新世纪全国高等医药院校规划教材

中医诊断学

（供中西医结合专业用）

主　编　陈家旭（北京中医药大学）

副主编　陈　群（广州中医药大学）

　　　　吴承玉（南京中医药大学）

　　　　周小青（湖南中医药大学）

　　　　刘燕平（广西中医学院）

U0335364

中国中医药出版社

·北京·

图书在版编目（CIP）数据

中医诊断学/陈家旭主编 . —北京：中国中医药出版社，
2008.1 （2016.1重印）

新世纪全国高等医药院校规划教材

ISBN 978 – 7 – 80231 – 365 – 1

Ⅰ. 中⋯　　Ⅱ. 陈⋯　　Ⅲ. 中医诊断学—医学院校—教材
Ⅳ. R241

中国版本图书馆 CIP 数据核字（2008）第 001730 号

中 国 中 医 药 出 版 社 出 版
北京市朝阳区北三环东路 28 号易亨大厦 16 层
邮政编码　100013
传真　64405750
河北欣航测绘院印刷厂印刷
各地新华书店经销

*

开本 850×1168　1/16　印张 19.75　字数 453 千字
2008 年 1 月第 1 版　　2016年1月第 7 次印刷
书　号　ISBN 978 – 7 – 80231 – 365 – 1

*

定价 24.00 元

网址　www. cptcm. com

全国高等中医药教材建设
专家指导委员会

周小青（湖南中医药大学）

赵　莺（成都中医药大学）

秦　忠（贵阳中医学院）

殷　鑫（陕西中医学院）

龚一萍（浙江中医药大学）

魏　红（辽宁中医药大学）

秘书　罗和古（北京中医药大学）

前　言

中西医结合是我国医药卫生事业的重要组成部分，是我国特有的一门医学学科。通过中西医的优势互补，许多疾病，尤其是一些疑难疾病的诊治取得了突破性进展，已成为我国乃至世界临床医学中不可取代的重要力量。人们越来越认识到中西医结合治疗的优势，越来越倾向于中西医结合诊疗疾病，由此中西医结合的队伍越来越壮大，不少高等医药院校（包括高等中医药院校和高等医学院校）适应社会需求，及时开设了中西医结合临床医学专业（或称中西医结合专业），甚至成立了中西医结合系、中西医结合学院，使中西医结合高等教育迅速在全国展开，有些院校的中西医结合专业还被省、市、地区评为当地"热门专业"、"特色专业"。但中西医结合专业教材却明显滞后于中西医结合专业教育的发展，各院校使用的多是自编或几个院校协编的教材，缺乏公认性、权威性。教材的问题已成为中西医结合专业亟待解决的大问题。为此，国家中医药管理局委托中国中西医结合学会、全国中医药高等教育学会规划、组织编写了高等医药院校中西医结合专业第一版本科教材，即"新世纪全国高等医药院校中西医结合专业规划教材"。

本套教材在国家中医药管理局的指导下，中国中西医结合学会、全国中医药高等教育学会及全国高等中医药教材建设研究会通过大量调研工作，根据目前中西医结合专业"两个基础、一个临床"的教学模式（两个基础：中医基础、西医基础；一个临床：中西医结合临床）以及中西医结合学科发展的现状，实行先临床后基础的分步实施方案，首先重点系统规划了急需的中西医结合临床教材和部分专业引导性教材共16部（分别为：《中外医学史》《中西医结合医学导论》《中西医结合内科学》《中西医结合外科学》《中西医结合妇产科学》《中西医结合儿科学》《中西医结合眼科学》《中西医结合耳鼻咽喉科学》《中西医结合骨伤科学》《中西医结合危重病学》《中西医结合皮肤性病学》《中西医结合精神病学》《中西医结合肿瘤病学》《中西医结合传染病学》《中西医结合口腔科学》《中西医结合肛肠病学》），组织全国开设中西医结合专业或中西医结合培养方向的78所高等中医药院校、高等医学院校的专家编写，于2005年正式出版发行并投入教学使用。

上述教材在教学使用过程中，得到师生的普遍好评，也被列为国家中西医结合执业医师考试的蓝本教材。为确保中西医结合专业教材的系统性，满足教学的需要，进一步编纂该专业的基础课程教材，成为许多学者关注的问题。为此，中国中西医结合学会、全国中医药高等教育学会先后在北京、长沙、广州等地组织了多次专家论证会，统一了思想，决定启动中西医结合基础课程的教材建设工作，认为基础课程教材的建设应遵守以下原则：①保持中西医基础课程的系统性与完整性，充分体现专业基础教材的科学性，突出"三基"，构筑中西医结合临床课程的专业基础，能支撑中西医结合临床课程的专业学习；②体现中西医结合学科学术发展的现状，保持教材的先进性、实用性和启发性；③突出中西医结合临床医学专业的专业基础特点，立足于本科教学层次的需要，把握适当的深度与广度。

根据上述原则与思路，中西医结合专业基础课程教材分为三个模块：

①西医基础课程：《系统解剖学》《局部解剖学》《组织学与胚胎学》《生理学》《生物化学》《免疫学与病原生物学》《病理学》《病理生理学》《医学生物学》《药理学》《诊断学》。

②中医基础课程：《中医基础理论》《中药学》《方剂学》《中医诊断学》《针灸推拿学》《中医经典选读》。

③中西医结合基础改革教材：《中西医结合生理学》《中西医结合病理学》《中西医结合免疫学》《中西医结合诊断学》《中西医结合药理学》《中西医结合思路与方法》。

为确保教材的科学性、先进性、权威性、教学适应性，确保教材质量，本套教材的编写仍然采用了"政府指导，学会主办，院校联办，出版社协办"的运作机制，这个"运作机制"有机地结合了各方面的力量，有效地调动了各方面的积极性，畅通了教材编写出版的各个环节，保证了本套教材按时、按要求、按计划出版。

全国78所高等中医药院校、医药院校专家学者参加了本套教材的编写工作，本套教材的出版，解决了中西医结合专业教育中迫切需要解决的教材问题，对我国中西医结合学科建设、中西医结合人才培养也将会起到应有的积极作用。

由于是首次编写中西医结合基础课程的高等教育规划教材，在组织、编写、出版等方面，都可能会有不尽如人意的地方，敬请各院校教学人员在使用本套教材过程中多提宝贵意见，以便重印或再版时予以修改和提高，使教材质量不断提高，逐步完善，更好地适应新世纪中西医结合人才培养的需要。

中国中西医结合学会

全国高等中医药教材建设研究会

2008 年 1 月

编写说明

新世纪全国高等医药院校中西医结合专业规划教材《中医诊断学》系国家级规划教材，由国家中医药管理局统一规划、宏观指导，中国中西医结合学会、全国中医药高等教育学会、全国高等中医药教材建设研究会具体负责，全国26所高等医药院校联合编写。

本教材参考了历版高等中医院校《中医诊断学》教材，结合编者长期的教学经验精心编撰而成。文字力求通俗简明，以便于教与学。全书分绪论及上、中、下三篇，共十一章。绪论扼要介绍中医诊断学的主要内容、中医诊断的基本原理与法则、发展简史及本课程的学习方法。上篇分别介绍望、闻、问、切四诊的基本概念、方法及常见症状、体征的临床特征与临床意义。中篇分别论述基本辨证方法和常见病证的概念、临床表现、证候分析及辨证要点。下篇阐明四诊与辨证、辨病的关系及其综合运用的法则，并依照国家中医药管理局颁布的《中医病案书写规范》，介绍病案书写的内容、格式与要求，以及本学科的最新研究进展。

本教材的编写，是按照"新世纪全国高等医药院校中西医结合专业规划教材"编写要求与体例，首先经编委会讨论确定教学大纲，然后根据大纲规定由编者分头编写。本教材的绪论由陈家旭编写，全身望诊由赵莺编写，局部望诊由刘燕平编写，望排出物、望小儿食指络脉、八纲证候间的关系、心与小肠病辨证由杨毅玲编写，望舌由龚一萍编写，闻诊由王明三编写，问诊分别由魏红、王国斌编写，脉诊由王忆勤编写，按诊由丁成华编写，八纲辨证的概念与源流、八纲基本证候由王建青编写，六淫辨证由邹小娟编写，情志内伤辨证由周小青编写，气血津液辨证由吴承玉编写，肝与胆病辨证由李晶编写，脾与胃病辨证、肺与大肠病辨证由陈群编写，肾与膀胱病辨证由刘晓伟编写，脏腑兼证辨证由张明敏编写，六经辨证、卫气营血辨证由邹志东编写，三焦辨证、中医误诊原因分析由李灿东编写，经络辨证由殷鑫编写，病情资料的综合处理、辨证思维的方法和步骤由秦忠编写，疾病诊断思路、辨证与辨病相结合由刘克林编写，病案书写由陆小左编写，研究进展由方朝义、殷鑫、周小青、罗和古、陈锐、刘华、陈家旭等编写，由于篇幅所限，参考文献从略。

初稿完成后，由主编陈家旭，副主编陈群、吴承玉、刘燕平、周小青审稿。编者根据审稿者意见修改后，又召开了第二次编委会会议，集体讨论、审稿。最后，全书由主编审定。

由于时间仓促，编写者水平有限，错误缺点难免，恳请专家和读者提出宝贵意见，以便再版时修订提高。

《中医诊断学》编委会
2007年12月于北京

目 录

中　篇　辨　证

绪　论

中医诊断学是根据中医学理论，研究诊察病情、判断病种、辨别证候的基础理论、基本知识和基本技能的一门学科。它是中医学的一门专业基础课，是中医基础理论与临床各科之间的桥梁，是中医专业课程体系中的主干课程。

中医诊断学的研究内容，包括对病人进行检查，收集患者的病情资料，进而运用中医的理论和思维对所获资料进行辨别、分析、综合的方法及技能，探讨病证的临床表现特点、病变规律及不同证候之间的鉴别等，为防治疾病提供依据。

在长期的医疗实践活动中，历代医家积累了丰富的临床诊断经验，形成了中医学完整的诊断体系。中医诊断学独特的诊察方法和对人体病理本质的整体、动态的认识，从古至今，一直指导着中医临床实践，并在实践中不断地丰富和发展。同时，也对国外医学产生了一定的影响。

一、中医诊断学的主要内容

中医诊断学由四诊、辨证、辨病和病案书写四大部分组成。其中，四诊和辨证为重点，辨病的内容主要见于临床各科，而病案书写则需要通过临床实习才能掌握，本课程只对其书写通则、基本内容及格式作适当介绍。

（一）四诊

四诊是医生检查病人以收集病情资料的方法，包括望、闻、问、切四种诊察手段。

望诊是指医生运用视觉，观察病人的神、色、形、态、身体局部及分泌物、排泄物的外观变化，从而获得病情资料的方法。望诊中，又以望面部和望舌最受重视，因为它们与人体的精气神和脏腑功能活动关系特别密切。

闻诊是指医生通过听觉及嗅觉，辨别病人的语言、呼吸、咳嗽等声音，身体及其排泄物、分泌物的气味，从而获得病情资料的方法。

问诊是医生对病人或陪诊者进行有目的地询问，了解病人的现在症状、疾病发生的可能原因、病程经过、诊疗经过，以及病人的过去病史、生活习惯、外在环境等，为诊断疾病收集相关资料。

切诊是指医生用手切脉和触按病人身体有关部位，以获取病人的脉象及其他有关体征的方法。

望、闻、问、切四诊从不同的侧面了解病情，它们相互补充而不能彼此取代，四者必须结合应用，才能正确地诊断疾病。

（二）辨证

辨证是中医诊断过程的核心，为了弄清辨证的含义，首先要掌握症、证、病等概念。

症即症状，包括症状和体征。前者是病人自己感觉到的身体不适及异常变化，如头痛、咳嗽、胸闷等；后者是医生检查病人身体所发现的异常征象，如面色白、舌质红、脉弦滑等。症是通过四诊获得的最有价值的病情资料，是中医诊断病证的基本依据。

证即证候，是疾病发生和演变过程中某一阶段病理本质的反映，它以一组相关的症状和体征为依据，不同程度地揭示出患者当前的病机（由病因、病位、病性、病势等综合而成）。例如，肝胆湿热证，临床表现为胁肋灼热胀痛、厌食腹胀、口苦尿赤或黄疸、舌红苔黄腻、脉弦数等，其病位在肝胆，病因为湿热，病机是肝胆湿热；又如脾气虚证，临床表现为食少纳呆、食后腹胀、大便溏薄、体倦乏力、神疲少气、舌淡脉弱等，其病位在脾脏，病性为气虚，病机是脾气虚。

病即疾病，是在病因作用下，正邪斗争、阴阳失调所引起的具有该病特定发展规律的病变全过程，具体表现为若干特定的症状和不同阶段前后衔接的证候。例如，温病是以急性发热、口渴尿黄等为临床特征的外感热性病，一般表现为由卫分证、气分证、营分证及血分证前后衔接组成的病变全过程。

辨证，是在中医理论指导下，对四诊收集到的病情资料进行辨别、分析、综合，判断其证候类型的思维过程，即确定现阶段属于何证的思维加工过程。它是将患者周围环境、体质强弱与疾病规律综合考虑的一种诊断方法，具有整体、动态和个体的特色。辨证之所以重要，就在于"证"是中医治疗的首要依据。

在长期临床实践中，历代医家创造了许多辨证方法，如八纲辨证、病因辨证、气血津液辨证、脏腑辨证、六经辨证、卫气营血辨证、三焦辨证、经络辨证等。这些辨证方法从不同的角度总结了各种疾病的证候演变的规律，各有侧重和特点，又相互联系和补充，构成了中医的辨证体系。

（三）辨病

辨病，亦称识病，是对疾病的病种作出判断，即作出病名诊断。疾病的病名，是对该病全过程的特点与规律所作出的概括。中医的诊断虽包括辨病（病名诊断）和辨证（证名诊断）两部分，但辨病是内、外、妇、儿等临床各科研究的主要内容。因此，辨病不是本课程研究的重点。

（四）病案书写

病案，又称病历，古称医案、诊籍，是关于病人诊疗情况的书面记录。病案是医疗、科研、教学的重要资料。病案书写是临床工作者必须掌握的基本技能，它要求将患者的临床表现、病史、诊断和治疗等情况，按一定的格式如实地、全面地记录下来。

二、中医认识疾病的基本原理

中医学认为，人体是一个有机的统一整体，人体患病决不是无缘无故的，事物之间存在着因果和其他的相互作用及联系。因此，不能用孤立片面的、静止不变的观点看待疾病，必须用普遍联系的、整体动态的观点来指导临床诊断，才能获得对疾病本质的认识。中医认识疾病时，常遵循以下三条原理。

（一）司外揣内

古代医家把"有诸内者，必形诸外"的古代哲学观点应用于医学，认识到人体内部的生理活动、病理变化必然在人体外部以一定的形式表现出来；反之，通过对人体外部现象的观察，就能测知人体内部的生理、病理状况。于是，"司外揣内"这一诊察疾病的原理便逐渐形成。

所谓司外揣内，又叫"从外知内"或"以表知里"，意为观察、分析病人的外部表现，就可以测知其体内的病理变化。正如《灵枢·本脏》所说："视其外应，以知其内脏，则知所病矣。"中医认为，病人的各种外部表现均属疾病的现象，体内脏腑气血失调的病机则概括了疾病的本质，而事物的现象与其本质之间存在着对立而统一的辩证关系，即本质通过现象表现出来，而现象是由本质决定的。基于这一认识，《灵枢·外揣》把病人的内脏病变与外在表现的关系，形象地比喻为日月之投影、水镜之照形、击鼓之有声，都体现了本质和现象的对立统一关系。医生诊断疾病时，通过观察、分析患者表现于外的症状、体征，去推测、认识存在于体内而不能直接感觉到的病机，是司外揣内原理在医学上的应用。临床上，望面色、听声音、问二便、切脉象、触肌肤等，均属"司外"；而对上述临床表现进行辨证思维，以审察病机，识别证候，便是"揣内"。

（二）见微知著

见微知著，意思是观察局部的、微小的变化，可以测知整体的、全身的病变。这是因为人体是一个不可分割的有机整体，其任何一部分都与整体或其他部分密切联系，因而局部可反映整体的生理、病理信息。

例如，舌只是人体很小的一部分，然而舌为心之苗，又为脾胃之外候，舌与其他脏腑以及经络也有着密切联系。因此，舌的局部变化可以反映脏腑气血的整体状况，这正是中医注重舌诊，把望舌作为诊断疾病必不可少的临床资料的原因所在。又如耳鸣、耳聋，不仅是耳的局部症状和疾病，更由于肾开窍于耳，足少阳胆经入通于耳，此二症常被诊断为肾精亏虚证或肝胆湿热证，即把局部病象视为脏腑乃至全身病变的一种局部反应。临床实践证明，这一原理不仅用于对众多局部症状、体征的辨证，而且有效地指导着治疗。

（三）以常达变

以常达变，是指以正常的状况为标准，发现太过或不及的异常变化。这一原理用于中医诊断，就意味着以健康人体的表现或状态去衡量病人，则可发现病人的异常之处及病变所在，从而为作出正确的诊断提供线索和依据。

要诊察病色、病舌、病脉，必须先认识正常面色、正常舌象、正常脉象。健康与疾病，正常与异常，色泽的差异，脉象的浮、沉、迟、数、虚、实，都是相对的。在诊察疾病时，要注意从正常中发现异常，从对比中找出差异，进而认识疾病的本质。

《素问·平人气象论》说："常以不病调病人，医不病，故为病人平息以调之为法。"所谓"以不病调病人"，就是以健康人的正常状况衡量病人；医生不患病，所以可用医生的正常呼吸去衡量病人的呼吸，同时以医生呼吸一次的时间脉搏跳动 4~5 次为正常脉率，不足 4 次为寒证，超过 5 次为热证。此为"以常达变"用于脉诊的一个具体例子。又如，医生常用手掌去触摸患者的额头或肌肤，以了解患者是否发热及发热的程度，也是基于此原理。

三、中医诊断疾病的基本法则

中医诊断是在中医基础理论指导下，依据直观诊察和逻辑思维去辨识病证的过程。临床上疾病的表现错综复杂、千变万化，为了正确诊断疾病，中医特别强调用以下三个法则来指导诊断。

（一）整体审察

整体审察，是指诊断疾病时，重视病人整体的病理联系；同时，还要将病人与其所处环境结合起来综合地判断病情。因此，整体审察可视为整体观念在中医诊断学中的集中体现。

1. 把人体作为一个整体来诊察

在生理情况下，人体各部分是一个有机联系、相互作用的整体；在病理情况下，人体各部分又按照一定规律相互传变、相互影响。人体一旦发生疾病，体表的病变可以传入脏腑，脏腑的病变也可以反映于体表；局部的病变可以影响全身或其他局部，全身的病变也可通过局部反映出来；精神刺激可以影响脏腑的功能，脏腑的病变也可以出现情志活动的变化。

从整体观念出发，任何局部病变都可以看做是局部和整体的辩证统一。所以任何疾病都与整体有关，局部表现只不过是整体病变在人体某个敏感或薄弱环节的反映而已。例如眼部疾患，中医不认为它只是眼睛的局部病变，而常把它与肝胆、脾胃、心肾的病理变化联系起来诊察，并可获得预期的疗效。

2. 重视环境对人体病变的影响

人的生命是自然界长期演变过程的产物，人体从组织结构到功能活动，都必须适应自然环境的变化，其生命过程随时受到自然界的影响，古人把这一规律称为"天人相应"。

人体的生命活动与外界环境密切联系，形成了体内外环境维持阴阳动态平衡的各种周期性调节机制。天气炎热时，人体阳气发泄，气血趋于表，则腠理疏松，加强汗出散热以维持正常的体温，从而适应炎热的气候；而天气寒冷时，人体为了保持稳定的体温，则阳气内藏，气血趋于里，则腠理致密而汗少，以减少散热，而多余的水液从小便排出。因此，诊察病人的体温、汗、尿等情况时，必须充分考虑到季节气候的影响。又如，受四时气候变化的影响，脉象亦有春弦、夏洪、秋毛、冬石的相应变化，因此，诊脉时要注意到这种影响，才能正确判断脉象及其临床意义。

感冒受季节、气候及地理环境的影响，有风寒、风热、夹暑、夹湿等不同证候类型。某些慢性病易发作或加剧于早春或晚秋（立春、立冬），就是因为这些时令气候极不稳定。哮喘、痹证及隐疹等病，多在气候剧变、季节转换或环境潮湿等情况下发作或加重。此外，四时或昼夜阴阳消长的变化，也可加重或缓解病情，并影响疾病的转归。这些都是诊断疾病时应加以考虑的重要因素。

（二）四诊合参

四诊合参，是指医者临证时必须将望、闻、问、切四诊收集的病情资料，综合判断，参照互证，以全面、准确地作出诊断。

四诊是获取病情资料的四种途径和方法，它们各自从一个侧面对患者的病情进行了解、诊察，又都具有一定的局限性，因此，它们能够互相补充而不能彼此取代。夸大任何一诊的作用，而忽视其他诊法的观点和做法都是片面的、有害的。只有全面地应用四诊，系统地收集诊断所需要的各方面资料和信息，为辨证提供尽可能完整的依据，才能保证诊断结论的正确。在临床实践中，四诊往往是同步或混合进行的，通常在询问病情的同时，也听其语言呼吸，望其神色形态，然后察舌切脉，触按肌肤。因此，所谓"一望即知"或"三指定乾坤"的说法和做法，既违背四诊合参的原则，也不符合临床实际，是必须加以反对的。

疾病的表现错综复杂、变化万千，尤其在疾病危重的时刻，不仅寒热并见，虚实夹杂，而且某些临床表现常以虚假的形式表现本质。在这种情况下，任何一诊的信息都有可能是假象，如果我们片面相信某一诊的决定性作用，先入为主，就容易被假象所迷惑，做出错误的诊断。因此，四诊合参是识别假象、去伪存真的重要措施。

四诊合参是正确诊断的需要。要认识疾病的本质，就必须对四诊获得的感性材料，在头脑中进行反复的思考，由此及彼，由表及里，去伪存真，分析综合，判断推理，准确辨证。这是一个完整的思维加工过程，只有四诊，没有合参，就等于只有感知，没有综合判断，认识仍停留在感性阶段，没有上升到理性阶段，这个认识过程就没有完成。

（三）病证结合

中医诊断包括辨病和辨证，中医的诊断结论由病名和证名组成。病与证是疾病诊断的两个不同的侧重点，辨病是探求病变全过程总的发展规律，认识贯穿疾病始终的基本矛盾；而辨证则是识别疾病进程中某一阶段的病理癥结（疾病的位置、性质等），抓住当前疾病的主要矛盾。中医历来既强调辨证，也不忽视辨病，提倡在病的框架内辨证，把辨证与辨病结合起来。需要指出，中医的病名多以主症或病机命名，如头痛、咳嗽、泄泻、黄疸、伤寒、风温等。这使得中医在诊断时，辨病与辨证常交织在一起，它既要求从纵的方面去辨别该病全过程的病机变化规律及临床特点，又要求从横的方面去辨别患者现阶段的证候类型。

中医诊断要求辨病和辨证结合，是中医诊断学的一个主要特点。然而中医学有"异病同治"和"同病异治"的说法，异病之所以同治是因为出现了相同的证，同病之所以异治是因为出现了不同的证。所以，在一般情况下，中医诊断仍是以辨证为主，结合辨病，这也是辨证论治成为中医学基本特征的原因所在。

四、中医诊断学发展简史

人类在生产、生活实践的过程中，不断与疾病进行斗争，逐渐积累丰富的医疗知识，总结出诊察疾病的方法，掌握了疾病变化的规律。中医诊断学就是在这样的过程中形成与发展起来的，具有中华民族特色的一门医学学科。

（一）秦汉及以前时期

在迄今出土的殷墟甲骨文中，有不少记载疾病的卜辞。据胡厚宣的考证，卜辞记载"人之病，凡有头、眼、耳、口、牙、舌、喉、鼻、腹、足、趾、尿、产、妇、小儿、传染等十六种"，具备今日之内、外、脑、眼、耳鼻喉、牙、泌尿、妇产、小儿、传染诸科。说明早在商代，中医诊断已具有一定水平，对疾病的分类较细，能够根据人体不同部位来命名疾病。甲骨文卜问疾病的记载，可看作我国现存最原始的病历。其中公元前13世纪的武丁期卜辞中"有疾齿住蛊"的记载，比《史记·扁鹊仓公列传》中提到龋齿要早一千多年，比国外早七百年以上，是世界上最早的记载。

《周礼》是记载周朝社会情况的古籍（书中掺杂了秦、汉社会的一些内容），书中将医生分为疾医、疡医、食医与兽医，可见当时已分内科、外科、营养科等。医生已采用望诊、闻诊等多种诊断方法，能够诊断多种疾病。病人死后，医师要填写死亡原因的报告，并加以保存，实际上，这也是一种早期的病历。公元前5世纪著名医家扁鹊就擅长"切脉、望色、听声、写形，言病之所在"。

约成书于公元前3世纪的《黄帝内经》，不仅在诊断学的方法上奠定了望、闻、问、切四诊的基础，更重要的是提出诊断疾病必须结合致病的内、外因素加以全面综合考虑。书中有大量关于望、闻、问、切四种诊法的记载，其中对望诊及切脉，叙述尤多，对问诊也十分重视。《内经》提出在诊察病人时，必须联系天时、地理、生活环境、个人体质等，强调四诊合参，全面了解病情，才能作出正确的诊断。在辨证方面，《内经》的病机十九条，以及脏腑、气血、阴阳五行诸理论，对后世的辨证论治有着原则性的指导意义。后世的一些辨证方法，如八纲辨证、脏腑经络辨证、气血津液辨证、病因辨证及六经辨证等均起源于《内经》。对于咳嗽、疼痛、伤寒、疟疾、痹证、厥证、水肿等常见疾病，《内经》的论述已显示出相当高的诊断和治疗水平。

据《史记》的记载，公元前2世纪的西汉名医淳于意对于所诊治的病人，均有"诊籍"，即病历，详细记录病人的姓名、居址、病状、方药及就诊日期等，并且以此来验证诊治的得失，使自己的医疗水平在实践中不断提高。这表明古代医家在诊断方面具有严谨的科学态度和良好的医疗作风。

东汉末年，张仲景的《伤寒杂病论》，是中医学中关于辨证论治的经典著作。关于四诊，张仲景尤重脉诊，在论述疾病时往往脉与证并列。此外，按脘腹、按肌表、按手足等都被列入切诊范围。问诊在书中也占有重要位置，如六经病的提纲内容，多由问诊获得。在望诊方面注意望面色和舌苔，还有根据闻诊来判断病位的记载。这些都表明张仲景在四诊方面较前人有了进一步的发展。张仲景总结了以前的诊疗经验，将病、脉、证、治结合起来，以六经为纲辨伤寒，以脏腑为纲辨杂病，理、法、方、药一气贯通，建立起比较完整的辨证论治体系，对中医诊断学作出了突出的贡献。

相传由华佗所著的《中藏经》中，有五脏六腑虚实寒热生死逆顺脉证诸篇，叙述脏腑病变时出现的脉与证。在八纲辨证方面，当论及阴阳、寒热、虚实时，亦多联系脏腑。因此，本书可视为脏腑辨证专书。

三国时代成书的《难经》，在诊法中独重切脉，并改人迎、气口、趺阳诸诊为独诊寸口之寸关尺，对后世影响极大。它标志着在汉末三国时代，脉诊从实践到理论，都已趋向成熟。

（二）晋唐宋金元时期

自两晋、南北朝至唐宋金元，中医诊断学有着很大的发展。

古代有关脉学的专书虽然名目不少，但多已亡佚。西晋王叔和撰集《内经》以来扁鹊、仲景、华佗等诸家关于脉学的论述，撰成我国最早的脉学专著《脉经》。该书阐述了脉象产生之原因，两手寸关尺所主之脏腑，24 种脉象的区别与所主病变，并联系外感、内伤、妇儿疾病加以论述。《脉经》对世界医学有着广泛影响，早在公元 6 世纪，脉学便传到朝鲜、日本等国。到 17 世纪，《脉经》已被翻译成多种文字在欧洲流传。

宋代崔嘉彦，撰《脉诀》，以浮沉迟数为纲，文字通俗，使初学者易于掌握。元代滑寿《诊家枢要》中，则以浮沉迟数滑涩六者为纲，使习脉者能执简驭繁。滑氏于论小儿脉时，根据宋代刘昉《幼幼新书》中看小儿指纹的叙述，明确指出三岁以下，看虎口三关纹色；三岁以上，方能据脉诊病。元代戴起宗鉴于当时流传的托名王叔和撰的《脉诀》谬误较多，文理亦晦，故考证经文，撰写《脉诀刊误集解》，对脉学颇有发明。元代危亦林于《世医得效方》中，描述了在病人垂危时出现的釜沸、鱼翔、雀啄等 10 种怪脉，为《内经》中的真藏脉提供了较为形象的说明。

这一时期对疾病的认识日益加深。晋代葛洪的《肘后备急方》中有关天行发斑疮（天花）、麻风等病的记载，还有不少关于急症的临床表现及预后的翔实叙述。隋代巢元方等的《诸病源候论》是我国第一部论述病源与证候诊断的专著，全书分 67 门，列各种疾病的证候 1 720 条，其中内科疾病最多，外科仅金创就有 27 种，眼科 38 种，妇科 140 多种，内容丰富，诊断指标明确；同时，对一些传染病、寄生虫病、妇科病、儿科病等的诊断，更有不少精辟的论述。书中对临床各科疾病的病源、病机与症状均有详细说明，特别对症状鉴别诊断的描述尤为细致，如将咳嗽病分为 15 类、痢疾分为 40 类等，可视为古代的鉴别诊断巨著。该书对后世医学影响颇巨，如《外台秘要》、《太平圣惠方》等对疾病的病因、证候的辨别，大都以此为据。

辨证之风亦在此时期兴起。除了宋代陈言提出三因致病说及病因辨证，刘完素在治疗外感病时立足火热进行辨证外，许多医家对脏腑辨证尤为重视。例如，唐代孙思邈在《千金要方》30 卷中，有 10 卷专从脏腑的生理、病理、脉象、症状各方面进行论述；宋代钱乙的《小儿药证直诀》，对小儿病专从五脏进行辨证；金代张元素的《医学启源》，以《内经》为依据，摘录《中藏经》中脏腑虚实寒热诸篇，参以《小儿药证直诀》的五脏辨证，从辨证、立法、处方、用药方面，对脏腑病机及证候进行了系统地阐述，从而突出了脏腑辨证在各种辨证中的主导地位。此外，尚有李东垣对脾胃及内伤、外感病的辨证，赵献可对肾病的辨证，王好古、朱丹溪对阴阳盛衰的辨证等，均有卓越的发挥。

（三）明清及民国时期

明清及民国时期在诊断方面的发展，主要表现在问诊、舌诊、切诊与辨证四个方面：

1. 问诊

问诊与书写病历，到了明代已基本定型。张介宾的《景岳全书》，归纳前人诊断经验，把问诊的基本内容归纳为"一问寒热二问汗，三问头身四问便，五问饮食六问胸，七聋八渴俱当辨，九因脉色察阴阳，十从气味章神见"。韩懋的《韩氏医通》提出医案书写，应包括望形色、闻声音、问情况、切脉理、论病源、治方术六方面。喻昌在《寓意草》中主张治病必先识病，议病然后议药，与门人定出议病式，即目前通称的病历格式，其内容详尽，有关病情、辨证、方药、治疗过程等，均囊括无遗。

2. 舌诊

继元代杜清碧增补的敖氏《伤寒金镜录》这本我国现存最早的验舌专书之后，明代申斗垣集舌诊之大成，著《伤寒观舌心法》，把《伤寒金镜录》中的 36 种舌象扩大为 137 种。清代张登又将《伤寒观舌心法》中的 137 个舌象缩减为 120 个，据舌辨证，以治伤寒。傅松元著《舌胎统志》，将舌苔的适用范围扩充至杂病。在分类上一改过去舌苔、舌质不分，仅以舌苔颜色分门之旧俗，而以舌色分门，分为枯白舌、淡白舌、淡红舌等八类。民国曹炳章著《辨舌指南》，集历代医家关于舌诊之论述及近世中西医对辨舌察病的见解于一炉，共列彩图百余幅。

3. 切诊

（1）脉诊　明代李时珍集诸家脉学精华，撰《濒湖脉学》，列 27 脉，详述诸脉形象、主病及相类脉之区别，并附崔嘉彦四言脉诀，对后世影响甚大。张介宾在《景岳全书·脉神章》中，对于各种脉象之主病、脉症之从舍等，多有发挥，分析精辟，议论发人深省。

清代医家对脉学的研究又深入一步。李延昰的《脉诀汇辨》以浮沉迟数虚实六脉为纲，还主张辨析相类之脉，对举相反之脉，熟悉兼至之脉，明察正常之脉，了解四时变脉，确认真藏之脉，明确提出脉诊之关键所在。周学霆则于《三指禅》中，以缓脉为平脉，其余脉为病脉，较之过去医家将缓脉既列为平脉，又视为病脉，有其独到之处；他还用对比的方法鉴别各种脉象，结合脉症论病用药，切合临床实用。周学海综合自《内经》、《难经》以来的诸家脉学著作，撰《重订诊家直诀》等脉学专著四种，对切脉方法、脉象、主病等阐述甚详，并提出以位、数、形、势、微、甚、兼、独八项作为辨脉纲领。古代医书中，论脉最详者，当推此书。

（2）按诊　肇端于《内经》，发挥在仲景。此后医家对此论述较少。到了清代，按诊又引起程钟龄、周学海、王孟英、张璐玉等医家的重视。俞根初在《通俗伤寒论》中，单列按胸腹一节，提出"欲知其脏腑何如，则莫如按胸腹，名曰腹诊"，内容有按胸膈胁肋、按虚里、按腹、按脐间动气等。何廉臣则明确认为诊胸腹较切太溪、跌阳脉更为可靠，足证当时医家对按诊之重视。

在脉学和舌诊取得进展的同时，亦出现了不少四诊的综合研究。明代张三锡《医学六要》之一的《四诊法》，内容虽偏重于切脉，但也详述了五官、色脉、听诊、问病、辨舌等诊察方法。清代吴谦等编撰的《医宗金鉴·四诊心法要诀》首列十二经脉歌，接着依次对四诊心法撮要、辨阴证阳证要诀、脉诊、望色、察面五官唇齿、辨舌，闻声及问诊等分别予以论述，并介绍八脉要诀，小儿诸诊歌及奇经八脉图歌等，多以韵语加注的形式阐述。清代林之翰的《四诊抉微》以《内经》色脉并重为依据，选取古今有关四诊论述编纂而成。望诊详论神气、形色、颜面、五官、苗窍、齿、项、爪甲等各种形色变化，并附小儿指纹的特殊观察方法。闻诊中指出听声审音，可察盛衰存亡，并可征中外情志之感。强调问诊为审察病机之关键。诊脉部分详于脉理，并结合诊断介绍治法。该书盛赞张介宾的"十问篇"详细得中、纲举目张，推崇李时珍的《濒湖脉学》为脉书之翘楚。此外，陈修园的《医学实在易·四诊易知》，论述四诊简明扼要，可为后学程式。

清代还出现了一些望诊专著，如汪宏的《望诊遵经》，收集历代有关望诊资料，从眼睑、口舌、唇、齿、须、发、腹、背、手、足等部位的形容、色泽和汗、血、便、溺的稀稠有无等，通过分析比较，以辨别病证的表里、虚实、寒热、阴阳，并预计其顺逆安危，内容精要而实用。又如周学海的《形色外诊简摩》，内容亦很丰富，足资临床参考。

4. 辨证

明清医家承袭前人经验，诊病辨证更为深入。《景岳全书·传忠录》首先讨论阴阳与六变，他说："阴阳既明，则表与里对，虚与实对，寒与热对，明此六变，明此阴阳，则天下之病，固不能出此八者。"明确地肯定了八纲辨证的重大作用。喻昌在《寓意草》中提倡的先议病后议药，其实质就是在全面诊察的基础上辨证论治。清代陈士铎的《辨证录》分叙伤寒、中寒、中风等病126门，700余证，其辨证着重于症状的鉴别分析。清代程国彭的《医学心悟》提出，疾病诊断错误，最重要的原因是切脉不真，浮沉迟数辨析不清；同时，认为诊病有其总要，即寒、热、虚、实、表、里、阴、阳八字而已。

在杂病的辨证方面，沈金鳌的《杂病源流犀烛》以脏腑疾病为纲，旁及奇经、外感、内伤、外科诸门，每种疾病均列源流、脉法、症状、方药等内容，博采诸家之说。叶天士的《临证指南医案》于每类疾病后，均有对此病的症状、病因、病机、用药的分析，法度严谨，能启迪后学。脏腑辨证与病因辨证在这一时期也进一步深化，如林珮琴、王旭高等对肝病的论述，王清任、唐容川对血症的辨证，叶天士对脾胃病的辨证，石寿棠对燥湿二气的辨证等。

明清致力于《伤寒论》六经辨证研究的医家众多，各有精辟见解。如清代柯琴所撰《伤寒来苏集》以证为主，将《伤寒论》原文归类阐释，并主张"仲景之六经为百病立法"。鉴于伤寒与温病的辨治长期混淆不清，元末明初王安道的《医经溯洄集》对二者作了原则上的区分，杨栗山在《伤寒温疫条辨》中针对伤寒与温病在病因、症状、治疗方面的差异作了较详细的说明。吴又可的《温疫论》、戴天章的《广瘟疫论》、余霖的《疫疹一得》等，阐述了疫疠，即急性传染病的辨证，指出它们与一般外感病的区别。

清代医家在辨证方面的最大成就，在于创造了外感温病的卫气营血辨证和三焦辨证纲领。叶天士的《外感温热篇》创立了卫气营血的辨证方法，并重视察舌、验齿等望诊法的重要临床意义。吴鞠通的《温病条辨》创立了温病的三焦辨证法则。清代温病学家根据新的临床实践，提出了与《伤寒论》截然不同的辨证方法，大大地丰富和发展了中医辨证学。

明清时期还出现了不少关于传染病诊疗的专著，如明代卢之颐的《痎疟论疏》，王孟英的《霍乱论》，罗芝园的《鼠疫约编》，专论白喉的《时疫白喉提要》、《白喉全生集》、《白喉条辨》，专论麻疹的《麻科活人全书》、《郁谢麻科合璧》、《麻证新书》、《麻症集成》等。

在清代，由于四诊与辨证已经基本定型，并形成了完整的诊断体系，医家对积累、总结诊疗经验更加重视，编写了大批的医案，其中影响较大者有《临证指南医案》、《古今医案按》、《名医类案》等，为中医学发展保存了丰富的资料。

新中国成立以来，中医诊断学发展迅速，取得了可喜的成就。编撰出版的中医诊断专业书籍有陈泽霖等的《舌诊研究》、赵金铎主编的《中医症状鉴别诊断学》、《中医证候鉴别诊断学》等，尤其是多版《中医诊断学》教材的编撰，使中医诊断学的内容趋向系统、完整和规范。

五、中医诊断学发展动态

随着医学与科学的发展，对疾病的诊察手段提出了新的要求，如对症状和体征不明显的患者，借助于实验诊断或仪器检测方法，从宏观到微观、从直接到间接、从定性到定量，为早期诊断及治疗提供依据。特别是研制、引用了一些用于诊断的仪器，如脉象仪、舌诊仪、腹诊仪等，使部分诊断手段得以客观化；在运用声学、光学、电学、磁学等知识和生物医学工程、电子计算机技术及网络技术等方面，使中医远程诊断得以起步。以上多学科的综合研究，获得了一些新苗头。

（一）诊法客观化的研究

在脉诊研究方面，主要针对脉象可视化、客观化和科学化的目的，进行了形式多样的脉象仪的研制，从心血管功能、血流动力学角度探讨了脉象的形成机理，建立了一些脉图的分析方法，探讨了常见病证与脉象、脉图的关系等。

在舌诊研究方面，探讨了临床常见疾病的舌象变化及演变规律，并将舌象作为某些疾病的重要诊断指标，研制了舌色检查仪等。此外，国外对腹诊研究较多，已形成独特的汉方腹诊；并通过对皮肤电阻等的研究，形成了以良导络为代表的经络诊断方法。

传统的中医望、闻、问、切四诊，主要依靠医生的视觉、触觉、听觉、嗅觉等进行病情资料收集。当今已应用生物工程技术、信息技术、模糊数学、图像识别与生物传感技术等，开展了中医舌象和脉象等临床信息多维综合采集分析系统的研究，并结合现代功能性检测仪器，不断提高中医诊断的水平。

（二）证候规范化的研究

根据中医历代文献及临床资料，明确病、证、症的关系，制订常见证候的诊断标准，使辨证趋于规范化。《中医证候鉴别诊断学》（赵金铎主编，人民卫生出版社1987年）收录311个证，《中医证候辨治轨范》（冷方南主编，人民卫生出版社1989年）收录308个证。由国家中医药管理局医政司组织专家起草、国家技术监督局发布的中华人民共和国国家标准"中医临床诊疗术语"（包括疾病部分、证候部分、治法部分），对于建立统一、科学的中医临床诊疗术语标准起到了积极意义。

证候诊断规范化的前提条件是症状的规范化。由于临床表现的多样性、复杂性，加之汉语的词汇丰富，因而中医学对症状的描述也极其精彩多样，同时，也导致中医对症状的描述在概念、程度、性质等方面存在模糊不清、用语不统一的现象。如病人不想吃饭和进食量少，就有不欲食、食欲不振、纳呆、纳少、纳谷不香、纳食不馨、食不下、恶食、厌食等一症多名的现象。所以，中医学对症状也进行了规范化研究。

（三）计量诊断

将中医思辨性的经验描述和宏观性概括过渡到高层次的分析与综合相结合，是中医诊断学现代化的重要方面，其实质是解决客观化与定量化问题，而计量诊断是解决此问题的一个基本途径。

计量诊断是以统计学概率论为理论，依据有关的医学理论，将症状、体征及各种化验检查结果量化，通过概率运算，使其成为诊断和鉴别诊断的重要依据，并可用以判断病情的发展趋势，评价治疗效果，作出预后诊断。通常就是先将已知的一定数量的确诊病例（参照组）的症状和体征，按照一定的数学模型，经过统计计算归纳成为一定的数学公式。当待诊患者就诊时，将其症状体征存在与否和/或轻重程度，按事先规定的计量标准转换成为变量，代入公式即可得出以数量或概率大小表示的诊断结果。

证候计量诊断的方法有半定量方法、多元分析方法、模糊数学方法等。症状体征是辨证的依据，症征的等级计量是基础。目前，在症状体征等软指标量化的研究中，对于能够分级的症状主要有两种分级方法。一种是分为不出现、轻度、中度、重度四级，分别记为0、1、2、3；一种是分为轻度、中度、重度和严重四级，分别记为1、2、3、4。而难以分级的症状体征分为不出现、出现，分别记为0、1。《中医量化诊断》制定了中医问诊信息模拟定量（级）参考标准，除将症状分为轻、中、重三级外，还分别对每一个症状的轻重信息程度进行了较具体的描述，从而使对症状的轻重程度判断的可操作性增强。

（四）证候的病理生理基础研究

结合证候的动物模型，开展证候的病理生理基础研究，目前已建立了百余种证的动物模型。

证候的基础研究，重点在脏腑辨证（主要是肾、脾，其次是心、肝）与气血辨证，在阐明证候科学内涵方面做了很多工作。例如，不少学者根据实验观察提出肾阳虚证与下丘脑－垂体－靶腺轴的功能紊乱或低下密切相关；肝郁证与神经内分泌免疫网络功能紊乱的关系；脾的病证涉及消化系统、免疫系统、自主神经系统、血液与内分泌等多系统的功能异常等。

（五）辨证方法体系的研究

中医临床常用的辨证方法，即八纲辨证、脏腑辨证、经络辨证、气血津液辨证、六经辨证、病因辨证、卫气营血辨证和三焦辨证，它们既有各自的特点，又有各自不同的适用范围，相互补充不能相互取代；既互相交叉重叠，而又未形成完整统一的体系。因此，中医辨证方法迫切需要创新，有必要建立统一的新的辨证方法。为此，有学者认为中医辨证的关键是要确定病位与病性等证素，中医辨证的思维原理与规律是根据证候，辨别证素，由证素组合成证名；并提出了构建以证素为核心的辨证新体系。

另外，中医诊断也在不断借助和吸收现代医学的诊断和检查手段，加强病证结合的诊断。

六、学习中医诊断学的方法

中医诊断学是一门理论性、实践性很强的学科，是中医基本理论、基本知识和基本技能的具体运用，既有理论知识，又有实际操作，还有诊断的辨证思维。因此，学习中医诊断学有一定难度，必须培养正确的学习方法。

首先，要熟练掌握中医学的基本理论。只有对人体的正常生理状态了如指掌，才能知常达变地把握疾病状态下的种种病机和证候。所以，学习中医诊断学的基本理论、基本知识，必须同复习、运用所学的中医基础理论结合起来，才能深入理解和牢固掌握中医诊断学的内容。

其次，要加强临床实践，重视能力培养。前人说"熟读王叔和，不如临证多"，说明医学理论必须与临床实践相结合。诊断的方法与技巧，只有在临床实践中，在长期操作过程中仔细揣摩，反复体会，才会逐渐掌握和不断提高，除此别无捷径可走。主动、积极地参与临床实践，感性和理性的交替转化，是学好中医诊断学这门知识课和技能课的必由之路。

第三，要学会中医习用的辩证思维方法。中医学扎根于临床，深深地打上了中国古代文化、哲学和辩证思维的烙印。中医的临床诊断过程，特别是辩证阶段，需要运用司外揣内、见微知著、以常达变、整体审察、四诊合参等原理和法则，而这些都是古代医家把当时的辩证思维方法用于中医诊断实践中所逐渐形成的。因此，要提高临床诊断水平，不仅要有渊博的医学知识，还要有辩证的思维方法。历代名医医案中，尤其在对疑难、危重病证的诊断过程中，蕴涵着丰富的辩证思维技巧及灵活运用经验，值得我们很好地继承和借鉴。

上篇 诊 法

第一章
望 诊

　　望诊，是医生运用视觉对病人全身和局部表现、舌象及排出物等进行有目的的观察，以收集病情资料的一种诊察疾病的方法。

　　中医学认为：人是一个以脏腑为中心，通过经络将体表和全身各个组织器官联系在一起的有机整体，体表或局部组织器官的病变可以通过经络内传脏腑；而脏腑功能失调，也能够通过经络反映于体表或影响相关的组织器官。所以，通过观察人体外部的各种表现及其变化，便可测知脏腑功能强弱及气血阴阳的盛衰。

　　望诊在四诊中占有重要地位，被列为四诊之首。因为在对客观事物的认识过程中，视觉与其他感官相比较，获取信息较为直接、方便。人的精神状态、面部色泽、形体强弱、舌象变化等重要的生命信息往往通过望诊获取，故有"望而知之谓之神"之说。因此，医生能否正确运用望诊，对于病证的诊断至关重要。只有熟练掌握中医基础理论，在日常生活和临床实践中注意培养和训练自己敏锐、准确的观察能力，善于总结望诊经验，才能娴熟地运用望诊技术。

　　望诊时，应注意以下几个方面：一是光线充足自然。望诊应在充足、自然柔和的光线下进行，若自然光线不足，也可借助于日光灯，但必要时需复查，特别要注意避开有色光源。二是诊室温度适宜。只有当诊室温度适宜时，病人的皮肤、肌肉自然放松，气血运行畅通，疾病的征象才可能真实地显露出来。如果室温太低，皮肤肌肉收缩，气血运行不畅，不仅影响望诊所获资料的真实性，而且，还有可能使病人因受凉而罹患它疾。三是充分暴露受检部位。望诊时，尽可能使受检部位充分暴露，以便完整、细致地观察到各个部位。

第一节　全身望诊

　　全身望诊，是指医生在诊察病情时，首先对病人的神、色、形、态等全身情况进行有目的的观察，从而对病人的整体病情作出初步判断的过程。

一、望神

（一）望神的概念及意义

　　中医所望之"神"有广义与狭义之分。广义的神是指生命活动的一切外在表现，是对生命现象的高度概括；狭义的神，是指人的意识、思维、精神、情感活动，即心所主之神，隶属于广义神的范畴。望神之神是广义之神。概括而言，望神是指医生通过观察人体生命活动的综合外在表现以判断整体病情的方法。

望神对于判断疾病具有重要意义。因为神是以物质为基础，源于先天之精而产生，依赖于后天之精的滋养而健旺。人体先后天之精充足，形体得以充养而健壮，神气亦随之旺盛；一旦脏腑精血亏损，形体失去营养而羸弱，神亦随之衰败。因此，观察病人神的旺衰，既可判断脏腑精血的盈亏和形体的强弱，也可判断病情的轻重和预后吉凶。

（二）望神的内容

1. 望神的要点

神作为生命现象的高度概括，可以通过生命活动的许多方面表现出来，如精神表情、意识思维、面色眼神、语言呼吸、动作体态、舌苔脉象等，都是组成神的内容。由于临床望神必须做到快速准确，尤其是在病情危重之时，这就要求望神时应该抓住要点，即重点观察神情、眼神、气色和体态，其中，望眼神尤为关键。

（1）眼神　是指神在眼睛的色泽形态方面的表现。由于五脏六腑之精气皆上注于目，目系通于脑，为肝之窍，心之使，神之舍，故目最能反映脏腑功能的强弱与盛衰。因此，医生望神首先应该察目，特别是病情危急时，甚至只需望目，就可以对病人神的状况做出初步判断。目神主要从目光是明亮还是晦暗，目珠运动是灵动还是呆滞等方面反映出来。

（2）神情　是指人的精神意识和面部表情。神情的具体表现有神志清楚还是模糊、思维有序还是混乱、反应灵敏还是迟钝、表情丰富还是淡漠等，是心神和脏腑精气盛衰的外在表现。

（3）气色　是指人的周身皮肤（以面部为主）和体表组织的色泽。气色的具体表现有荣润还是枯槁的不同，可以反映脏腑气血的盛衰和功能的强弱。

（4）体态　是指人的形体、姿态。形体是丰满还是羸瘦，姿态是自如还是反常，两者都是机体功能强弱的重要标志。

2. 神的表现形式

通过对以上四个方面的观察，可以对神的表现形式作出判断。临床上神的表现形式有多样，若按其盛衰情况，可划分为得神、少神、失神、假神四种。此外，还有以神志失常为主要表现的一类疾病。其各自的临床表现和意义如下：

（1）得神　是精充、气足、神旺的表现。又称为有神。

【临床表现】目光明亮，目珠灵活；神志清楚，思维有序，反应灵敏，表情丰富；面色荣润；形体丰满，姿态自如等。

【临床意义】说明脏腑精气充盛，正气充足，生命活动正常，为健康的表现；即使有病，也是脏腑精气未伤，正气未衰，生命活动尚未明显障碍，主病轻浅，预后良好。

（2）失神　是神气严重衰败的表现。又称为无神。临床有虚、实之分。

①正虚失神：是精亏、气虚、神衰的表现。

【临床表现】目无光彩，眼球呆滞；精神萎靡或神志昏迷，思维混乱，反应迟钝，表情淡漠；面色晦暗；形体羸瘦、动作艰难等。

【临床意义】提示脏腑精气亏虚，正气大伤，机能衰竭。多见于慢性久病之人，属病重，预后不良。

②邪盛失神：是邪盛、神伤的表现。

【临床表现】神昏谵语，躁扰不宁，循衣摸床，撮空理线；或壮热神昏，呼吸气粗，喉中痰鸣；或卒然昏仆，双手握固，牙关紧闭等。

【临床意义】提示邪气亢盛，内伤心神；或邪热亢盛，扰乱神明；或肝风夹痰，上蒙清窍。可见于急性危重病患者，亦属病重，预后不良。

（3）少神　是指精气不足、神气不旺的表现，又称神气不足，介于得神与失神之间。

【临床表现】两目乏神，目珠运动迟慢；神志清楚，但精神不振，思维迟钝；面色少华；肌肉松软，动作迟缓等。

【临床意义】提示脏腑精气轻度损伤，正气不足，机能减弱。常见于素体虚弱之人，或病情较轻，或病后恢复期而正气尚未复原之时。

（4）假神　是指重危病人突然出现精神暂时"好转"的假象，为临终前的预兆。

【临床表现】由失神时的目光晦暗，瞳神呆滞，突然变为目光明亮，但浮光外露；由神志昏迷或精神萎靡，突然变为神志清楚，精神躁动；由面色晦暗，突然变为颧赤如妆。除这些望诊所见之外，假神病人也可在饮食、语言等方面出现假象，如懒言少语，语声低微断续而突然变为言语不休，语声清亮；或久病毫无食欲或食量极少，而突然欲进饮食，甚至暴饮暴食等。

【临床意义】提示脏腑精气耗竭殆尽，正气将绝，阴不敛阳，虚阳外越，阴阳即将离决，属病危。古人将其比喻为"回光返照"、"残灯复明"。

假神应与重病转危为安的好转相区别。二者虽然都是以病情危重为前提，但假神出现多为重病治疗无效的前提下，突然出现个别现象的短暂性好转，与整体病情危重情况不相一致；而重病真正向愈则在治疗有效的基础上，从个别症状的改善，逐渐发展为全身的、稳步的好转。

（5）神乱　又称神志异常，为狭义之神异常的表现。按其临床特点可分为多种类型。

①神志不宁：具有精神易于激动、兴奋的临床特点。

【临床表现】烦躁易怒，坐卧不安，失眠惊悸，多言喜动等。

【临床意义】多由里热较盛或阴虚火旺，心神被扰所致。常见于情志或食积化火、外感热病或久病阴亏之人。

②精神抑郁：具有精神过度抑制的临床特点。

【临床表现】情绪低落，表情淡漠，默默无语，反应迟钝；或哭笑无常，焦虑恐惧，不敢独处；或愚笨痴呆，喃喃自语，妄见妄闻等。

【临床意义】多由情志内伤，气郁痰凝，蒙闭心神；或先天不足，脑神虚损，渐积而发。可见于郁病、癫病等。

③精神狂躁：具有精神过度兴奋而至狂乱的临床特点。

【临床表现】狂躁乱动，言行越常，打人毁物，骂詈不避亲疏，登高而歌，弃衣而走，逾垣跃屋，力逾常人等。

【临床意义】多由暴怒伤肝，气郁化火生痰，痰火扰乱心神所致。可见于狂病及热性病的极期等。

④意识障碍：以意识障碍（昏迷、昏睡）为其特征。

【临床表现】卒然昏仆，四肢抽搐，目睛上视，口吐白沫，伴有怪叫声（如猪羊叫声），醒后如常；或昏迷不醒，目闭口开，手撒遗尿等。

【临床意义】多由肝风夹痰，蒙闭清窍，也可因颅脑外伤或先天遗传所致。可见于痫病、中风等。

神志异常之神乱与邪盛失神的临床意义不同。前述邪盛所致神昏谵语，循衣摸床等，亦属神乱，但主要是指神志昏迷，一般出现于全身疾病的严重阶段，病重已至失神；此处所说神乱主要是指神志异常，多反复发作，缓解时常无"神乱"表现，神乱症状主要是作为诊病的依据。

（三）望神的注意事项

1. 重视第一印象

神的表现在患者无意之时流露最真，所以，医生要重视刚接触病人时的第一印象，做到静气凝神，一会即觉，通过暂短观察即能对病人神的状况有一个初步印象。

2. 做到神形合参

神为形之主，形为神之舍，两者关系密切。一般来说，形健则神旺，形弱则神衰。但临床亦有例外，如久病形羸色败，虽神志清醒，亦属失神；新病昏迷狂躁，虽形体丰满，亦非佳兆。故必须神形合参，才不致误诊。

3. 抓住关键表现

有些临床表现对判断失神具有决定性意义，应特别留意，如神昏谵语、循衣摸床；卒倒神昏、手撒遗尿；骨枯肉脱、形羸色败；目光呆滞、戴眼反折等。这些症状一旦出现，多为病重失神之象，不可大意。

二、望色

望色，又称色诊。是医生通过观察病人全身皮肤色泽变化来诊察病情的方法。临床一般以望面部色泽变化为主，故本节重点叙述望面色。

（一）面部色诊的原理及意义

望面部色泽之所以能够判断疾病，其原理是因为面部血脉分布丰富，人身"十二经脉，三百六十五络，其血气皆上于面而走空窍"（《灵枢·邪气脏腑病形篇》）；其次，面部皮肤薄嫩，体内气血盛衰变化，最易通过面部色泽变化显露出来。此外，病人面部多暴露于外，方便医生观察。面部色泽对于疾病的判断具有十分重要的意义，可归纳为以下几方面：

1. 判断气血的盛衰

面部是观察人体气血变化的窗口，体内气血的盛衰和运行状况在面部反映最为及时而明显。例如，面色红润光泽，为气血充盛；面色淡白无华，为气血不足；面色晦暗青紫，多属气血瘀滞等。

2. 识别病邪的性质

机体感受不同病邪，会引起体内不同的病理变化，反映在面部就会出现不同的色泽改变。如面部色赤多为热邪，色白多为寒邪，色青紫多为气滞血瘀，面目色黄鲜明为湿热熏蒸等。

3. 确定疾病的部位

面部具有"全息"现象，蕴藏着大量的脏腑生理、病理信息，观察面部不同部位的色泽变化，可以诊察相应脏腑的病变。根据《内经》记载，具体审察方法有两种。

（1）按照五色与五脏对应关系诊察　即青为肝色，赤为心色，白为肺色，黄为脾色，黑为肾色。正常情况下，五色隐约见于皮肤光泽之间，含蓄而不外露。一旦脏腑有病，其病色则可明显暴露于外，称为真脏之色外露。故观察不同的面色变化，有助于判断不同的脏腑病位。

（2）按照颜面分属脏腑部位诊察　颜面的脏腑分部法有两种。其一为《灵枢·五色》划分法：先将面部划分为不同的部位并给予命名，前额——庭（颜），眉间——阙，鼻——明堂，颊侧——藩，耳门——蔽（图1-1）；然后规定脏腑在面部的分属，庭（颜）候首面，阙上候咽喉，阙中（印堂）候肺，阙下（下极、山根）候心，下极之下（直下、年寿）候肝，肝部左右候胆，肝下（鼻端、准头、面王）候脾，方上（脾两指旁即鼻翼）候胃，中央（颧骨下）候大肠，颊（夹大肠）候肾，面王以上（即鼻端两旁上方）候小肠，面王以下（即人中部位）候膀胱、胞宫（图1-2）。其二为《素问·刺热》划分法：左颊候肝，右颊候肺，额候心，鼻候脾，颏候肾。

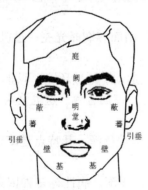

图1-1　明堂藩蔽图

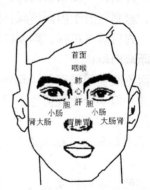

图1-2　面部脏腑相关部位图

当脏腑有病时，可在面部对应的区域出现色泽的改变，观察面部不同区域的色泽变化，有助于判断病变的具体脏腑定位。然而，疾病变化十分复杂，所以，对面部脏腑分部的望诊不能过于机械，一定要结合各个患者的不同病情灵活运用，并将面部色诊、分部色诊和其他四诊资料综合起来，分析判断。

4. 预测疾病的转归

凡面色明亮润泽、含蓄不露者为顺，是脏腑气血充足，精神健旺，能够上荣于面的表现；即使有病，病情较轻，预后良好。凡面色晦暗枯槁、鲜明暴露者为逆，表明气血匮乏，脏腑精气衰败，不能上荣于面，主病深重，预后较差。

另外，就色与泽相对而言，色属阴主血，既可反映血液的盈亏与运行情况，还可反映疾病的病性和病位；泽属阳主气，常反映脏腑精气和津液的盛衰。所以，察泽与望色必须结合起来，才能作出正确的判断。二者比较，对预测病情轻重和转归来说，泽比色更有意义。正如汪宏在其《望诊遵经》中所言："夫光明润泽者，气也；青赤黄白黑者，色也。有气不患无色，有色不可无气也。"

（二）望色的内容

1. 常色与病色

（1）常色的概念　即健康人面部的常见色泽，其特点是明润含蓄。提示人体精充神旺、气血津液充足、脏腑功能正常。中国人属黄种人，正常面色是红黄隐隐，明润含蓄。常色有主色和客色之分。

①主色：是指生来就有，一生基本不变的面色，多与种族和遗传有关。如同是中国人，由于遗传禀赋的不同又有五形人之分，即金形人肤色稍白、木形人肤色稍青、水形人肤色稍黑、火形人肤色稍红、土形人肤色稍黄，此即为主色。

②客色：是指受各种非疾病因素影响，面部发生短暂、轻微的色泽变化者。常见有以下几个因素：

气候：受四季气候变迁的影响，面色可发生相应的变化。如春季面色稍青，夏季面色稍赤，长夏面色稍黄，秋季面色稍白，冬季面色稍黑。

昼夜：白昼卫气浮于表，则面色略显红润；黑夜卫气沉于里，则面色微淡而干。

情绪：喜则神气发扬而面赤，怒则肝气横逆而面青，忧则气并于中而色沉，思则气结于脾而面黄，悲则气消于内而泽减，恐则精神荡惮而面白。

饮食：酒后脉络扩张，则面红目赤；饱食胃气充盈，则面容润泽光亮；过饥胃气消减，则面部色泽减而微枯。

上述面色改变均属客色。此外，人的面色也可因剧烈运动、地域环境、职业、年龄等不同而有差异。但不论面现何色，只要具备明润含蓄的特点，就属客色。这也是鉴别客色与病色的关键所在。

（2）病色的概念　即人体在疾病状态下面部出现的异常色泽，其特点是晦暗枯槁、鲜明暴露。

面部病色的显露程度与光泽的有无，受疾病的轻重、浅深、病性等多种因素的直接影响，故有善色与恶色的区别。

善色：指病色虽显但尚光泽润泽者。多见于新病、轻病、阳证，说明脏腑精气轻度受损，胃气尚能上荣于面，其病轻浅，预后良好。如黄疸病患者面色黄而鲜明如橘皮，即为善色。

恶色：指病色显现晦暗枯槁而暴露者。多见于久病、重病、阴证，说明脏腑精气大衰，胃气不能上荣于面，其病变深重，预后不良。如鼓胀病患者面色黄黑而晦暗枯槁，即为恶色。

2. 五色主病

病色大致可分为青、赤、黄、白、黑五种，分别提示不同脏腑和不同性质的疾病。这种根据病人面部五色变化以诊察疾病的方法即为五色主病，又称"五色诊"。

（1）青色

【主病】瘀血、寒证、痛证、惊风及肝病。

【临床意义】面色淡青，多为虚寒证。面色青黑，多为实寒证、剧痛。面色青黄，伴有胁下作痛者，可见于肝郁脾虚。面色青灰，口唇青紫，伴心胸憋闷疼痛者，多属心阳虚衰兼心血瘀阻；若突发剧烈胸痛，冷汗不止，肢厥脉微者，多属心阳暴脱；若咳喘气促，呼吸不利，多为肺气壅塞。小儿高热，若见眉间、鼻柱、唇周色青者，多属惊风或惊风先兆。

【机理分析】总属经脉瘀滞，气血运行不畅，外现于面部所致。

（2）赤色

【主病】热证、戴阳证。

【临床意义】满面通红者，为实热证，多见于外感发热，或脏腑火热炽盛。两颧潮红者，为虚热证，多见于阴虚阳亢的患者。久病、重病面色苍白，突然出现颧部嫩红如妆，游移不定者，为戴阳证，属病危。

【机理分析】多因热盛而脉络扩张，面部气血充盈所致；戴阳证患者见赤色，是脏腑精气衰竭殆尽，阴不敛阳，虚阳浮越所致。

（3）黄色

【主病】脾虚、湿证。

【临床意义】面色淡黄晦暗，面容消瘦者，称为萎黄，多属脾胃气虚，气血不足。面色淡黄而虚浮者，称为黄胖，属脾虚不运，湿邪内盛。一身面目俱黄、小便亦黄者，称为黄疸。其中黄色鲜明如橘皮者，为阳黄，乃湿热熏蒸为患；黄色晦暗如烟熏者，为阴黄，乃寒湿郁滞所致。

【机理分析】多由脾虚不运，气血不足，面部失荣，或湿邪内蕴所致。

（4）白色

【主病】虚寒、气血不足、失血。

【临床意义】面色淡白无华，伴眼睑、口唇、爪甲、舌色淡白者，多属气血不足。面色㿠白伴面目肢体浮肿者，属阳虚水泛。面色苍白，伴四肢厥冷，大汗淋漓者，多属阳气暴脱之亡阳证或大失血之人。

【机理分析】多由气虚血少，面部失于荣润；或阳气虚弱，无力行血上充于面部络脉所致。

（5）黑色

【主病】肾虚、寒证、水饮、血瘀。

【临床意义】面黑淡黯，伴腰膝酸冷，属肾阳虚。面黑干焦，伴头晕耳鸣者，属肾阴虚。眼眶周围色黑者，多属肾虚水饮或寒湿带下。面色黧黑伴肌肤甲错者，多为瘀血久停所致。

【机理分析】多因肾阳虚衰，血失温养；或肾精不足、肾阴亏虚，面部失荣；或血行不畅，瘀色外露所致。

（三）面部色诊的注意事项

1. 通过比较辨别病色

疾病对人体的影响，反映在面色上，并不总是显而易见的，常需细心观察、认真比较才能识别。比较时应注意三个方面：一是将病人面色与周围人群的常色相比较；二是将病人面部的色泽变化，与其自身其他部位的肤色进行比较；三是若病人素体肤色较深，不易辨别病色，或面色与病性、病位不一致时，应结合其他诊法进行综合判断，以免造成误诊。

2. 动态观察面色

疾病是发展变化的，疾病中的面色并非一成不变，因此，应以发展、动态的眼光察看面色，并借以推断病情的轻重，预后的吉凶。清代医家汪宏在《灵枢·五色》基础上，结合自己临床经验总结出了"望色十法"，具有一定的临床价值。即根据面色的浮沉（浮露与沉隐）区分病位的表里；根据面色的清浊（清明与浊暗）分辨病性之阴阳；根据面色的散抟（疏散与壅滞）预测病程的新久；根据面色的微甚（浅淡和深浓）判断疾病的虚实；根据面色的泽夭（润泽和枯槁）判断疾病的生死。在疾病过程中，若面色由浮转沉，说明病邪由表入里；若面色由沉转浮，说明病邪由里出表。若面色由清转浊，说明疾病由阳转阴；若面色由浊转清，说明疾病由阴转阳。若面色由微转甚，说明因虚致实；若面色由甚转微，说明由实转虚。若面色先散后抟，说明病邪渐聚；先抟后散，说明病邪渐散。若面色由润泽变为枯槁，说明脏腑精气渐衰，病情恶化；由枯槁转为润泽，说明脏腑精气渐复，疾病向愈。

三、望形体

望形体，是指医者通过观察病人形体的强弱胖瘦、体质类型来诊察病情的方法。

（一）望形体诊病原理及意义

筋、脉、肉、皮毛、骨称为"五体"，它是构成人们形体的五种基本组织，与五脏关系密切，即肺合皮毛，心合血脉，脾合肌肉，肝合筋腱，肾合骨骼。五体有赖五脏精气充养，而五体又能反映五脏功能的盛衰。五脏精气充盛，五体得以充养，表现为形体强健；五脏精气衰弱，五体失充，则表现为形体虚弱。因此，观察病人之形体的强弱胖瘦，可以测知其脏腑的虚实，气血的盈亏，进而判断病情的轻重和预后的吉凶。正如《素问·三部九候论》所云："必先度其形之肥瘦，以调其气之虚实。"此外，由于先天禀赋不同，人们的体质又有不同类型，对疾病的易感性和患病后疾病的预后也有所差异，所以，观察病人的体质类型有助于对疾病的判断。

（二）望形体的内容

1. 形体强弱的临床表现及意义

观察形体强弱主要根据骨骼的粗细、肌肉的丰瘦、皮肤的润枯、胸廓的宽窄等方面，并将机体的功能状态、神的衰旺等结合起来，进行综合判断。

（1）体强

【临床表现】体质强壮。表现为骨骼粗大，肌肉充实，皮肤润泽，胸廓宽厚，同时精力充沛，食欲旺盛。

【临床意义】说明内脏坚实，气血旺盛，抗病力强，即使患病，易于治疗，预后较好。

（2）体弱

【临床表现】体质衰弱。表现为骨骼细小，肌肉瘦削，皮肤枯槁，胸廓狭窄，同时精神不振，食少乏力。

【临床意义】说明内脏脆弱，气血不足，抗病力弱，有病难治，预后较差。

2. 形体胖瘦的临床表现及意义

正常人的体形适中，各部组织匀称。过于肥胖或过于消瘦都可能是病理状态。关于形体的胖瘦，中国古代并没有一定的标准，现在可以参考以下两种方法来判断：

标准体重法：标准体重(kg) = 身高(cm) − 105

体重较标准体重增加20%为肥胖；体重较标准体重减少10%为消瘦。

身体质量指数（BMI）法：身体质量指数（BMI）= 体重（kg）/身高（m^2）

具体评价方法见表1−1。

表1−1 形体胖瘦的评价表

评价	正常	肥胖	消瘦
男性	20~25	>25	<20
女性	19~24	>24	<19

（1）体胖

【临床表现】凡体重超过标准体重20%，或身体质量指数男性超过25，女性大于24者为体胖。

【临床意义】体胖能食，肌肉坚实，神旺有力者，多属形气有余，是精气充足、身体健康的表现；体胖食少，肉松皮缓，神疲乏力者，为形盛气虚，多因嗜食肥甘厚味，喜静少动，脾失健运，聚湿生痰，痰湿充斥形体所致。故中医有"胖人多气虚"，"肥人湿多"，"肥人痰多"之说。并认为肥人易患中风、胸痹等病证。

（2）体瘦

【临床表现】体重较标准体重减少10%，或身体质量指数男性小于20，女性不到19者为体瘦。

【临床意义】体瘦食多，属中焦有火；体瘦食少，属中气虚弱。体瘦颧红，伴潮热盗汗、口咽干燥者，多属阴虚火旺。若久病重病，卧床不起，骨瘦如柴者，为脏腑精气衰竭，气液干枯，属病危。即《内经》所谓"大骨枯槁，大肉陷下"，西医所谓的"恶病质"。中医认为"瘦人多阴虚"，"瘦人多火"。瘦人易患慢性咳嗽、肺胀、肺痨等病。

（三）体质类型

体质是个体在先天禀赋与后天环境等因素影响下，于生长发育过程中逐渐形成的形体结构和机能方面的个体差异性。每个人都有自己的体质类型及其特点，体质类型在一定程度上反映了机体阴阳气血盛衰的禀赋特点和对疾病的易感性。故观察辨别病人的体质类型，有助于对疾病的诊断和预后的判断。

早在《内经》中就有关于体质形态的划分和体质与疾病关系的论述，比较有代表性的是"五形人"的分类法。目前，一般按体质可分为阴脏人、阳脏人和平脏人三种。

1. 阴脏人

体形矮胖，头圆颈粗、肩宽胸厚、大腹便便，体多后仰。其体质特点是：阴偏盛阳较弱。此类人平素多喜热恶凉，易感受寒湿之邪，且受邪后多从寒化，容易产生湿滞、水肿、痰饮、血瘀等病理变化。临床用药当慎用寒凉。

2. 阳脏人

体形瘦长，头长颈细、肩窄胸平、腹部凹陷，体多前屈。其体质特点是：阳偏盛阴较亏。此类人平素多喜凉恶热，易感受阳热之邪，患病后易于从阳化热，表现为实证、热证，并易化燥伤阴，导致阴虚阳亢、血耗神乱等病理变化。临床用药当慎用温热。

3. 平脏人

体形适中，平素也无寒热喜恶之偏，是大多数人的体质类型。其体质特点是：阴阳平衡，气血调匀。临床用药当视其病情而论。

四、望姿态

望姿态，是医者通过观察病人的动静姿态和肢体的异常动作来诊察病情的方法。

（一）望姿态诊病原理及意义

病人的动静姿态是疾病的外在表现。根据"阳主动，阴主静"的一般规律，凡躁动不安者多属阳证、热证、实证；安静懒动者多为阴证、寒证、虚证。所以，观察病人的动静姿态，可以判断病性的阴阳、寒热、虚实。正如《望诊遵经》所云："善诊者，观动静之常，以审动静之变，合乎望闻问切，辨其寒热虚实。"

肢体活动与脏腑功能密切相关，《素问·灵兰秘典论》云："肾者，作强之官，伎巧出焉。"意指肾主骨生髓，若肾精充盛，骨髓充盈，则人体活动轻灵有力；肝主筋，若肝血充足，筋膜得养，则关节屈伸自如，肢体运动灵活；若肝血不足，筋脉失养，则可见手足震颤、屈伸不利等症。因此，观察患者肢体的某些异常动作，有助于判断脏腑功能的情况。

（二）望姿态的内容

1. 姿势异常

（1）不同坐姿的表现和临床意义　坐而喜伏，少气懒言为肺虚少气；坐而喜仰，胸胀气粗为肺实气逆。但坐不得卧，卧则气逆，为咳喘肺胀或饮停胸腹；但卧不得坐，坐则神疲晕眩为夺气脱血或见于眩晕病。坐而欲起为水气痰饮；坐卧不安为烦躁之征，或腹满胀痛之故。

（2）不同卧姿的表现和临床意义　卧时向外，身轻自能转侧多属阳证、热证、实证；卧时向内，身重难于转侧多属阴证、寒证、虚证。卧时蜷曲成团多为阳虚畏寒，或有剧痛；卧时仰面伸足多属阳盛发热。

2. 体态异常

（1）神态异常

中风：以卒然昏仆、半身不遂、肢体麻木、舌謇不语，或不经昏仆而仅以㖞僻不遂为主要表现的一种疾病，因气血逆乱或风中经络所致。若伴口开目闭，手撒遗尿，是中风脱证；伴牙关紧闭，两手握固，大小便闭者是中风闭证。

中暑：炎暑盛夏，久暴烈日之下或高温作业之人，因感受暑热之邪，而表现为卒倒神昏，四肢厥冷，胸腹灼热，面赤气粗者称中暑。多因暑热内郁，闭阻清窍所致。

血脱：由于大出血导致气随血脱，临床表现为突然晕厥，面色苍白，四肢厥冷，大汗淋漓，脉微细欲绝的病证。

气厥：是指卒然昏仆，不省人事，四肢厥冷，呼吸自续为特征的病证。多因肝气不舒，气机逆乱，阻塞清窍或元气素虚，又遇悲恐，气陷不升而致。

痫：卒然昏仆，不省人事，伴四肢抽搐，两目上视，口吐白沫，口中怪叫，醒后如常人为特征的病证。多因肝风夹痰，蒙蔽清窍，或因先天禀赋或因颅脑外伤而成。

痉：四肢抽搐，项背强直，角弓反张，两目上视者称痉。因肝风内动所致。常见于小儿惊风、破伤风等病证中。

（2）动作异常

震颤：眼睑、面部、口唇、手指或脚趾不时颤动，外感温热病为发痉的先兆，内伤病中则为血虚阴亏，筋脉失养，虚风内动之征。

抽搐：四肢不能自主控制的牵动或屈伸不已者称抽搐，也属肝风内动之证。

撮空理线：神昏患者双手伸向空中，手指时分时合，如同理线者叫撮空理线，是脏腑精气衰竭，正气大伤的恶候，见于久病重病患者。

痿：四肢筋脉缓纵不收，肌肉萎缩，痿软无力而无疼痛者称为痿。多由阳明湿热、脾胃气虚，或肝肾不足所致。

痹：四肢关节肿痛，以致动作困难者，称为痹。多由风、寒、湿三邪侵犯关节，使关节痹阻不通所致。

（3）体位异常

蹙额捧头，俯不欲仰为头痛；两手护乳，唯恐触碰见于乳痈患者；以手护腹，俯身前倾多为腹痛；以手护腰，弯腰曲背，行动艰难者多有腰腿病；行走之际，突然停步，以手护心，不敢行动者多为真心痛。

第二节　局部望诊

局部望诊是在全身望诊的基础上，根据诊断疾病的需要，重点观察病人某些局部形态、色泽等变化，以测知相应脏腑病变的诊察方法。人体是一有机整体，整体的病变可反映于相应局部，局部的病变也可影响于全身，故观察局部的异常变化，对临床疾病的诊断有着重要意义。

局部望诊要求熟悉各部位的生理特征及其与脏腑经络的内在联系，把病理征象与正常表现进行比较，并联系相应脏腑经络的关系，结合其他诊法，从整体角度进行综合分析，以明确局部病理征象所提示的临床意义。

局部望诊的内容包括望头面、五官、躯体、四肢、二阴、皮肤、小儿指纹等。

一、望头面

望头面包括观察头形、囟门、头发以及面形、面容异常等几个方面。

（一）望头部

头为精明之府，内藏脑髓，为元神所居之处；脑为髓海，髓为精化，精藏于肾，为肾所主；肾精化血，发为血之余，肾之华；头又为诸阳之会，手足三阳经、任督两脉及足厥阴肝经等皆上行于头；全身脏腑精气皆上注于头而荣养之，故望头部的情况，可以诊察肾、脑的病变和全身脏腑精气的盛衰。望诊时重点观察头颅、囟门、动态以及头发的异常。

1. 头颅

头颅的大小异常和畸形，多见于正值颅骨发育期的婴幼儿，可成为某些儿科疾病的典型体征。头颅的大小以头围（头部通过眉间和枕骨粗隆的横向周长）来衡量。一般新生儿约34cm，6个月时约42cm，1周岁时约45cm，2周岁时约47cm，3周岁时约48.5cm。4～10岁共增加约1.5cm。明显超出此范围者为头颅过大，反之为头颅过小，均属病态。

（1）大颅　小儿头颅膨大呈圆形，颅缝开裂，面部较小，伴智力低下。多属先天不足，肾精亏损，水液停聚于脑所致。

（2）小颅　小儿头颅狭小，顶部尖突高起，颅缝早合，伴智力低下。多因先天肾精不足，颅骨发育不良所致。

（3）方颅　小儿前额左右突出，头顶平坦，颅呈方形。多为肾精不足或脾胃虚弱，颅骨发育不良所致，可见于佝偻病、先天性梅毒等患儿。

2. 囟门

囟门是婴幼儿颅骨接合不紧所形成的骨间隙，有前囟、后囟之分。后囟呈三角形，约在出生后2～4个月内闭合；前囟呈菱形，约在出生后12～18个月时闭合，是临床观察小儿生长发育状况的主要部位之一。

（1）囟填　即囟门突起，多属实证。多因温病火邪上攻，或脑髓病变，或颅内水液停聚所致。小儿哭闹时囟门暂时突起不属病态。

（2）囟陷　即囟门凹陷，多属虚证。多因吐泻伤津、气血不足和先天精气亏虚、脑髓失充所致。6个月以内的婴儿囟门微陷属正常。

（3）解颅　即囟门迟闭，多属虚证。多因先天肾气不足，或后天脾胃虚弱，发育不良所致。多见于小儿佝偻病。常兼有五软（头软、项软、手足软、肌肉软、口软）、五迟（立迟、行迟、发迟、齿迟、语迟）等症状表现。

3. 头发

发为血之余，肾之华，头发的色泽、生长与肾气和精血的盛衰关系密切。正常人发黑浓密润泽，是肾气充盛，精血充盈的表现。望头发的色泽、发质和疏密，可以了解肾气的盛衰和精血的盈亏。

（1）发色　发黄干枯，稀疏易落，多属精血不足，可见于慢性虚损病人或大病之后；青少年白发，伴腰酸耳鸣等症者，多属肾虚；伴失眠健忘等症者，多为劳神伤血所致。亦有因先天禀赋所致无症状者，不属病态。

（2）发质　发稀不长，或发疏易断，多为肾虚精血不足，或阴虚血燥；小儿头发稀疏黄软，生长迟缓，甚至久不生发，或枕后发稀者，多因先天不足，后天失养，脾肾亏虚所致；小儿发结如穗，枯黄无泽，伴见面黄肌瘦，多为疳积病。

（3）脱发　突然片状脱发，显露圆形或椭圆形光亮头皮，称为斑秃，多为血虚受风所致。青壮年头发稀疏易脱，伴腰膝酸软、头晕耳鸣者，多为肾虚；伴头皮瘙痒，多屑多脂者，多为血热化燥或兼痰湿内蕴所致。

（二）望面部

面部又称颜面，包括额部在内的整个脸部。面部为脏腑精气所荣，又为心之外华。望面部的色泽形态和神情表现，不仅可以了解神的旺衰，而且可以诊察脏腑精气的盛衰和有关的病变。面部的色泽与神情表现已述于前，此处重点介绍面形、面容异常及其临床意义。

1. 面形异常

（1）面肿　面部浮肿，多为水肿病，是全身水肿的一部分。多因肺、脾、肾三脏功能失调，水液停聚，外渗肌肤所致。一般眼睑颜面先肿，伴发热恶风等症，发病较急者为阳水，多由外感风邪，肺失宣降所致；足部下肢先肿，伴畏寒肢冷等症，发病较缓者为阴水，多由脾肾阳虚，水湿泛滥所致。

（2）腮肿　一侧或两侧腮部以耳垂为中心肿起，边缘不清，局部灼热疼痛，多为痄腮，为外感温毒之邪所致，多见于儿童，属传染病。若颔下颌上耳前发红肿起，伴有寒热、疼痛者，称为发颐，为阳明热毒上攻所致。

（3）面脱　即面削颧耸。指面部肌肉消瘦，两颧高耸，眼窝、面颊凹陷，伴全身骨瘦如柴。为气血虚衰，脏腑精气消耗殆尽所致。多见于慢性病晚期的病危阶段。

（4）口眼㖞斜　即口眼歪斜。指患侧口角下垂，向健侧歪斜，面肌弛缓，额纹消失，患侧眼睑不能闭合，鼻唇沟变浅。突发口眼㖞斜而无半身不遂者，称为口僻，为风邪中络所致；若口角㖞斜兼半身不遂者，则为中风，多因肝阳化风，风痰阻络所致。

2. 特殊面容

（1）惊恐貌　即患者面部表情呈现惊恐状，多见于小儿惊风、瘰瘤等；若遇声、光、风刺激，或闻水声时出现者，多为狂犬病。

（2）苦笑貌　即患者呈现似哭非哭，似笑非笑的苦笑状面容。多为面部肌肉痉挛所致，乃破伤风的特殊征象。

（3）狮面　即患者面部肌肉出现斑块、结节，浸润性隆起，使面部凹凸不平，犹如狮子面容。常伴见鼻骨塌陷，眉毛、头发脱落等症，见于麻风病。

二、望五官

面部目、耳、鼻、口、舌五官为五脏之窍，与五脏相关联。故望五官的异常变化，可以了解相应脏腑的病变。望舌另有专章论述，故本处主要介绍望目、耳、鼻、口唇、齿龈和咽喉等内容。

（一）望目

目为肝之窍，心之使，五脏六腑之精气皆上注于目。《灵枢·大惑论》将目的不同部位分属于不同脏腑，后世医家据此发展为中医特有的"五轮学说"。即瞳人属肾，称为水轮；黑眼属肝，称为风轮；目眦及血络属心，称为血轮；白睛属肺，称为气轮；眼睑属脾，称为肉轮。因此，望目不仅是望神的重点，而且可以诊察相应脏腑的病变，对于一般病证的诊断亦具有见微知著的重要作用。望目应重点观察目神、目色、目形、目态的异常改变。

1. 目神

诊察两目神气的有无，是望神的重点。凡视物清晰，精彩内含，神光充沛者，是为有神，反映脏腑精气未虚，虽病易治；若视物昏暗，目无精彩，浮光暴露者，是为无神，提示脏腑精气亏极，病重难治。

2. 目色

正常人眼睑内（睑结膜）与两眦红润，白睛（巩膜）呈白色，黑眼（虹膜）呈褐色或棕色，角膜无色透明。其异常改变主要有：

（1）目赤肿痛　多属实热证。若白睛色红，为肺火或外感风热；两眦赤痛，为心火上炎；睑缘赤烂，为脾有湿热；全目赤肿，为肝经风热上攻所致。

（2）白睛发黄　为黄疸病的主要标志，常在皮肤轻微发黄不易察觉时即可早期发现。多由湿热或寒湿内蕴，肝胆疏泄失常，胆汁外溢所致。

（3）目眦淡白　多属血虚、气血不足，目络失养不能充盈所致。

（4）目胞色黑　多属肾虚。为肾精亏耗，或肾虚水泛、寒湿下注之象。

（5）黑睛灰白混浊　称为目生翳，属外障眼病，有虚实之分。实证多因六淫邪毒外侵，或肝郁化火上攻，或湿热蕴结熏蒸，或外伤气血瘀阻所致；虚证多属肝肾阴虚，虚火上炎，或脏气虚损，气血两虚所致。眼外伤、某些全身性疾病以及小儿疳积等均可出现，是黑睛疾病的常见症状。

3. 目形

（1）目胞浮肿　多为水肿的先兆和常见表现。因目胞属脾，脾恶湿，加之该处组织疏松，故水肿常先见于此处。健康人低枕睡眠后一时性胞睑微肿，活动后消失者，不属病态。

（2）眼眶凹陷　为伤津脱液或气血虚衰之症。眼眶微陷者多见于吐泻伤津或气血不足的病人，若久病、重病眼眶深陷，甚则视不见人，伴骨瘦如柴，则为脏腑精气竭绝之候，属病危。

（3）眼球突出　多为肺胀或瘿病之候。兼气喘胸满者，属肺胀，为痰浊阻肺、肺失宣降，呼吸不利所致；若兼颈前微肿，急躁易怒者，属瘿病，为肝郁化火、痰气壅结所致。

（4）胞睑红肿　若睑缘肿起结节如麦粒，红肿较轻者，称为针眼；若胞睑漫肿，红肿较重者，称为眼丹。二者皆为风热邪毒或脾胃蕴热上攻于目所致。

4. 目态

目的动态变化，主要观察瞳孔、眼球与目胞三方面的情况。正常人瞳孔呈圆形，双侧等大，在自然光线下直径为 3～4mm，对光反应灵敏，眼球运动随意灵活，目胞开合自如。其异常改变主要有：

（1）瞳孔缩小　瞳孔直径小于 2mm，多属中毒所致。如川乌、草乌、毒蕈、有机磷类农药及吗啡等药物中毒；也可见于中风病情危重的患者。

（2）瞳孔散大　瞳孔直径大于 5mm，对光反射迟钝或消失，提示病情危重。一侧瞳孔逐渐散大，多见于中风、颅脑外伤、颅内肿瘤等危重病人；若两侧瞳孔完全散大，对光反射消失，为脏腑功能衰竭、心神散乱、濒临死亡的重要指征之一。此外，瞳孔散大，也可见于青风内障（青光眼）或药物中毒等。

（3）目睛凝视　指病人眼球固定，不能转动。两眼固定前视者，称瞪目直视，伴神志昏迷，为脏腑精气将绝，病危。固定上视者，称戴眼反折；固定侧视者，称横目斜视。常伴神昏、抽搐等症，属病重，二者均属肝风内动，牵引目系所致。但目睛斜视也可见于外伤目系或先天禀赋所致。

（4）闭目障碍　眼胞闭合障碍。双目闭合障碍，多为痉病；单侧闭合障碍，多为风中面络；若小儿睡时露睛，眼球外露，多由脾气虚弱，气血不足，胞睑失养所致，常见于吐泻伤津和慢脾风的患儿。昏睡露睛，亦可见于中风、颅脑病变等危候。

（5）胞睑下垂　又称睑废，指胞睑无力张开而上睑下垂。双睑下垂者，多为先天不足，脾肾亏虚；单睑下垂者，多因脾气虚衰或外伤所致。

（二）望耳

耳为肾之窍，心寄窍于耳，手足少阳经布于耳，手足太阳经和足阳明经亦环绕耳周，故耳为"宗脉之所聚"。耳与全身均有联系，耳郭上有身形各部和各脏腑的反应点，所以望耳对于诊察肾、肝胆及全身的病变具有一定意义。望耳主要观察耳的色泽、形态及耳道的异常变化。

1. 色泽

耳郭色泽红润，是正常人气血充足的表现。耳轮淡白，多属气血亏虚；耳轮红肿，多为肝胆湿热或热毒上攻；耳轮青黑，多见于阴寒内盛或有剧痛的病人；耳轮干枯焦黑，多属肾精亏耗，精不上荣，为病重，可见于温病后期肾阴耗伤及下消等病人；小儿耳背有红络，多为出麻疹的先兆。

2. 形态

耳郭厚大，是正常人肾气充足的表现。耳郭瘦薄，是先天亏虚，肾气不足；耳轮肿大，多为邪气充盛；耳轮干枯萎缩，多为肾精耗竭；耳轮甲错，为久病瘀血入络之象。

3. 耳道

耳道流脓水，为脓耳。早、中期，脓黄而稠者，多为肝胆湿热循经上熏所致。若病程较长，日久不愈者，亦可由实转虚，而为肾阴亏虚，虚火上炎。若外伤后耳道流血水，多为颅底骨折，属病危。耳道内局部红肿疼痛，多为耳疖，多因邪热搏结耳窍所致；耳道内生赘物，称为耳痔，多因湿热痰火上逆，气血瘀滞耳道而成。

（三）望鼻

鼻居面部中央，为肺之窍，是呼吸的通道，主司嗅觉，又为脾之所应。鼻梁属肝，鼻翼属胃，鼻之周围有各脏腑的相应部位，五脏次于中央，六腑夹其两侧。此外，足阳明胃经分布于鼻旁，故望鼻不仅可以诊察肺及脾胃的病变，而且还可以判断脏腑的虚实、胃气的盛衰、病情的轻重及预后。望鼻应注意鼻的色泽、形态及鼻道的异常变化。

1. 色泽

鼻色红黄隐隐，明润光泽，是胃气充足之征象。鼻色淡白多属血虚或气血两虚，色赤多属肺脾蕴热，色青多属阴寒腹痛，色微黑多属肾虚寒水内停。鼻端微黄明润，见于新病为虽病而胃气未伤，属病轻；鼻头晦暗枯槁，是脾胃虚衰，胃气失荣之重证。

2. 形态

鼻头红肿生疮，多属胃热或血热；鼻头或鼻翼生红色粉刺，称为酒齄鼻，多因肺胃蕴热，侵入血络所致。鼻柱溃陷，多见于梅毒病人，多为梅毒、麻风恶候。鼻翼煽动，多见于哮病、喘病等，是肺失宣降，呼吸不利的表现，新病多属肺热壅盛；久病多属肺肾两虚；若见于重病，喘而额汗如油者，是肺气衰竭之危候。

3. 鼻道

鼻道通气良好，提示肺气宣通。鼻流清涕，多属外感风寒或阳气虚弱；鼻流浊涕，多属外感风热或肺胃蕴热；鼻久流腥臭脓涕而不愈者，称为鼻渊，多为外邪侵袭或胆经蕴热上逆于鼻所致。鼻腔出血，称为鼻衄，多因肺胃蕴热，或阴虚肺燥灼伤鼻络，或为外伤所致。鼻道内生赘物，气息难通，称为鼻痔（鼻息肉），多为湿热邪毒蕴结鼻窍所致。

（四）望口腔

望口腔包括望口、唇、齿、龈及咽喉等部位。脾开窍于口，其华在唇；齿为骨之余，龈乃胃之络；咽喉则为肺胃之门户，亦为足少阴肾经所循。故望口腔主要可以诊察脾、胃、肺、肾等多个脏腑的病变。

1. 望口

口为饮食通道，脏腑要冲，尤与脾胃关系密切。望口的异常变化，主要诊察脾与胃的病变。望口重点观察形态与动态的异常变化。

（1）形色　口角流涎，见于小儿多属脾虚湿盛，见于成人多为风中络脉或中风后遗症。唇内和口腔黏膜出现灰白色小溃疡，周围红晕，局部灼痛，为口疮；口腔黏膜糜烂成片，口气臭秽者，为口糜，多由脾胃湿热内蕴，上蒸于口所致。小儿口腔、舌上满布片状白屑，称为鹅口疮，多因心脾积热，上熏口舌所致。

（2）动态　常见异常动态有六种，即《望诊遵经》所言"口形六态"。一是口张，即口开不闭，气直不入，为肺肾之气将绝，属病危；二是口噤，即口闭难开，牙关紧急，多为肝风内动，筋脉拘急所致，可见于中风、痫病、惊风等；三是口撮，即口唇紧聚，为邪正交争所致，多见于新生儿脐风或破伤风；四是口僻，即口角歪斜，多为风痰阻络所致，常见于中风病人；五是口振，即战栗鼓颌，口唇振摇，多为阳衰寒盛或邪正剧争所致，可见于外感寒邪，温病、伤寒欲作战汗，或疟疾发作；六是口动，即频繁开合或口角掣动，前者多为胃气虚弱、后者多属动风之象。

2. 望唇

脾之华在唇，手足阳明经环绕于唇，故望唇的异常变化，主要诊察脾与胃的病变。望唇主要观察色泽、形态的变化。

（1）色泽　唇色诊法与望面色基本相同，但因其络脉分布丰富，且黏膜薄而透明，故其色泽变化比面色更易于观察。唇色红润，是正常人胃气充足、气血调匀的表现。唇色淡白，为血虚或气血两虚，唇失血荣所致；唇色深红，多属阳热内盛，唇络扩张所致；唇色呈樱桃红，多见于煤气中毒；唇色青紫，为血瘀所致，多见于心气、心阳虚衰或严重的呼吸困难病人；唇色青黑，多属寒盛、痛极、血脉凝滞，血络郁阻所致。

（2）形态　唇干燥裂，为津液已伤，多属燥热伤津或阴液亏损；嘴唇糜烂，多为脾胃湿热上蒸，灼伤唇部所致；唇边生疮，红肿疼痛，多为心脾积热；唇裂如兔唇者，多为先天发育畸形所致；久病人中沟变平，口唇翻卷不能覆齿，古称"人中满唇反"，为脾气将绝之危象。

3. 望齿

齿之润燥由肾精、胃液所主，故望齿可诊察肾、胃的病变及津液的盈亏。望齿应注意其色泽、润燥、动态等情况。

（1）色泽　牙齿洁白润泽而坚固，是肾气旺盛、津液充足的表现。牙齿干燥，为胃阴已伤；齿燥如石，为阳明热甚，津液大伤；燥如枯骨，为肾阴枯竭，精不上荣，见于温热病的晚期，属病重。牙齿枯黄脱落，见于久病者多为骨绝，属病重。

（2）动态　牙齿松动，齿根外露，多见于肾虚或老人；牙关紧急，多属肝风内动；咬牙啮齿，多为热极生风；睡中啮齿，多因胃热、虫积或消化不良所致，亦可见于正常人。

4. 望龈

手足阳明经络齿龈。故望龈重在诊察胃腑的病变及津液的盛衰。望龈应重点观察色泽及形态的变化。

（1）色泽　牙龈淡红而润泽，是胃气充足、气血调匀的表现。牙龈淡白，多属血虚或气血两虚，龈络失养所致；牙龈红肿疼痛，多为胃火上炎，熏灼牙龈所致。

（2）形态　齿龈出血，称为齿衄。兼齿龈红肿疼痛者，多为胃腑积热，胃火上炎，灼伤龈络；齿龈不红不痛而微肿者，属脾胃气虚血失统摄，或肾阴虚虚火上炎所致；齿龈萎缩，牙根暴露，牙齿松动，多属肾虚或胃阴不足；齿龈溃烂，流腐臭血水，甚则唇腐齿落，称为牙疳，多因外感疫疠之邪，积毒上攻所致。

5. 望咽喉

咽喉为呼吸、进食的要冲。咽通于胃腑，是饮食之道，为胃所系；喉连于气道，为气息之门，归肺所属，足少阴肾经循喉咙夹舌本，亦与咽喉关系密切。故望咽喉可以诊察肺、胃、肾的病变。

咽喉淡红润泽，不痛不肿，呼吸通畅，发音正常，吞咽无阻属正常状态。望咽喉应注意其色泽、形态变化及有无脓点、假膜等。

（1）色泽　咽部深红，灼痛明显，属实热证，多由肺胃热盛所致；咽部嫩红，微痛反复，属虚热证，多由肾阴亏虚，虚火上炎所致；咽部淡红漫肿，多为痰湿凝聚所致。

（2）形态

肿胀：咽部一侧或两侧喉核红肿疼痛，形如乳头或乳蛾，甚者溃烂有黄白色脓点，称为乳蛾，属肺胃热盛，火毒熏蒸，或虚火上炎，气血瘀滞所致；咽喉部红肿高突，疼痛剧烈，吞咽困难，身发寒热者，为喉痛，多因脏腑蕴热，复感外邪，热毒客于咽喉所致。

脓液：咽喉红肿高突，色深红，周围红晕紧束，发热不退者，多已成脓；咽部色浅淡，肿势散漫，无明显界限，疼痛不甚者，为未成脓。红肿溃破后出脓黄稠，脓液排出，创面愈合快者，多为实热证；脓液清稀，排出不尽，创面愈合慢者，多为虚寒证。

伪膜：咽部溃烂处表面所覆盖的一层黄白或灰白色膜，称为伪膜。伪膜松厚，容易拭去者，病情较轻，为肺胃热浊之邪上壅于咽；若伪膜色灰白，坚韧不易拭去，重剥出血，旋即复生者，称为白喉，为外感火热疫邪所致，属烈性传染病。

三、望躯体

望躯体的内容包括望颈项、胸胁、腹部和腰背部等。通过观察躯体不同部位的异常变化，可以测知相关脏腑的病变。

（一）望颈项

颈项是头和躯干连接的部分，前部称颈，后部称项。颈项起着支撑头部、连接头身的重要作用。气管、食道、脊髓和血脉行于内，为清气、饮食、气血、津液循行之要道；手足阳明经、太阳经、少阳经以及任督两脉均行于此，是经气运行之通路。故望颈项可以诊察全身脏腑气血的病变。望颈项应注意观察其外形、有无包块及动态等。

1. 外形

正常人颈项直立，两侧对称，气管居中，男性喉结突出，女性喉结不显，颈侧动脉搏动在安静时不易见到。其异常表现有：

（1）瘿瘤　颈前喉结处有肿块突起，或大或小，或单侧或双侧，可随吞咽上下移动。多因肝郁气滞痰凝所致，或与地方水土有关。

（2）瘰疬　颈侧、颌下有肿块如豆，推之可移，累累如串珠状。多由肺肾阴虚，虚火内灼，炼液为痰，结于颈部，或外感风火时毒，夹痰结于颈部所致。

（3）颈瘘　颈部痈肿、瘰疬溃破后，久不收口，形成管道，又名鼠瘘。多因痰火久结，气血凝滞，溃破成脓，疮孔不收所致。

2. 动态

正常人颈项活动自如，左右旋转75°，后伸35°，左右侧屈45°，其异常改变主要有：

（1）项强　指项部筋肉拘急或强硬，活动受限。若头项强痛不舒，兼恶寒发热等症，多是外感风寒，太阳经气不利；若项部强直，不能前俯，兼壮热头痛，甚者神昏抽搐，多为火热内盛，燔灼肝经，见于温病热极生风或破伤风等病。若睡醒后项部拘急疼痛不舒，称为落枕，是睡姿不当、经络气滞所致。

（2）项软　指颈项软弱，抬头无力。常见于小儿，为"五软"之一，多属先天不足，肾精亏损，或后天失养，脾胃虚弱，以致发育不良，多见于佝偻病患儿；久病、重病颈项软弱，头部下垂，目眶深陷，则为脏腑精气衰竭之象，属病危。

（3）颈脉异常　安静状态时人迎脉搏动明显可见，多为肝阳上亢或血虚重证。半卧位或坐位时颈脉明显充盈怒张，平卧时更甚者，可见于水肿或鼓胀等病。

（二）望胸胁

横膈以上，锁骨以下的躯干正面称为胸；胸部两侧，从腋下至第十二肋骨的区域谓之胁。胸腔由胸骨、肋骨和脊柱等构成，内藏心肺，属上焦，为宗气所聚；胸廓前有乳房，属胃经，乳头属肝经；胁肋为肝胆经脉循行之处。望胸胁主要可以诊察心、肺、肝胆的病变和宗气的盛衰，以及乳房疾患。望诊时应注意观察胸廓外形变化和呼吸运动有无异常等。

1. 外形

正常人胸廓两侧对称，呈椭圆形，左右径大于前后径（比例约 1.5∶1），小儿和老人则左右径略大于前后径或几乎相等。两侧锁骨上下窝对称。常见的胸廓变形有：

（1）扁平胸　胸廓前后径不及左右径的一半，呈扁平状。常见于肺肾阴虚或气阴两虚的病人，亦可见形瘦之人。

（2）桶状胸　胸廓前后径增加，与左右径约相等，甚至超过左右径，肋间增宽且饱满，胸廓呈圆桶状。常见于肺胀病，多因久病咳喘，耗伤肺肾，以致肺虚气逆，渐积而成。

（3）佝偻胸　有鸡胸、漏斗胸、肋如串珠等不同表现。胸骨下部明显前突，胸廓前后径长而左右径短，肋骨侧壁凹陷，形似鸡的胸廓，称为鸡胸；胸骨剑突显著内陷，形似漏斗状，称为漏斗胸；胸骨两侧的肋骨与肋软骨连接处明显隆起，状如串珠者，称为肋如串珠。此三者多因先天不足或后天失养，肾气不充，骨骼发育异常所致，常见于佝偻病患儿。

（4）胸廓不对称　一侧胸廓塌陷，肋间变窄，多见于肺痿、肺部手术后等病人；一侧胸廓膨隆，肋间变宽，多见于悬饮病、气胸等病人。

（5）乳痈　即乳房肿溃。妇女哺乳期乳房红肿热痛，乳汁不畅，甚则破溃流脓，身发寒热者，为乳痈。多因肝气不疏，胃热壅滞，或外感邪毒所致。

2. 呼吸

正常人呼吸均匀，节律整齐，每分钟 16 ~ 18 次，胸廓起伏左右对称。妇女以胸式呼吸为主，男子和儿童以腹式呼吸为主。常见的呼吸异常有：

（1）形式异常　胸式呼吸增强，腹式呼吸减弱，多为腹部有病，可见于鼓胀、积聚等，亦可见于妊娠期妇女；胸式呼吸减弱，腹式呼吸增强，多为胸部有病，可见于肺痨、悬饮、胸部外伤等；若两侧胸部呼吸不对称，即胸部一侧呼吸运动较另一侧明显减弱，为呼吸运动减弱侧胸部有病，可见于悬饮、肺痿、肺肿瘤等病人。

（2）时间异常　吸气时间延长，伴吸气时胸骨上窝、锁骨上窝及肋间凹陷，多因吸气困难所致，可见于急喉风、白喉重证等病人；呼气时间延长，伴口张目突、端坐呼吸，多为呼气困难所致，可见于哮喘、肺胀等病人。

（3）节律异常　呼吸急促，胸廓起伏显著，多为邪热、痰浊犯肺，肺失宣降所致；呼吸微缓，胸廓起伏不显，多为肺气亏虚，气虚体弱所致；呼吸不齐，表现为由浅渐深，再由深渐浅，以至暂停，往返重复，或呼吸与暂停交替出现，皆为肺气衰竭之象，属病重。

（三）望腹部

腹部指躯干正面剑突以下至耻骨以上的部位，属中、下焦，内藏肝、脾、肾、胆、胃、大肠、小肠、膀胱、胞宫等，亦为诸经循行之处。故望腹部可以诊察腹内脏腑的病变和气血的盛衰。

正常人腹部平坦对称，直立时腹部可稍隆起，约与胸平齐，仰卧时则稍凹陷。望腹部应注意观察其外形、动态变化。

1. 腹部膨隆

指仰卧时前腹壁明显高于胸骨至耻骨中点连线。若单腹鼓胀，四肢消瘦，多属鼓胀病，为肝郁脾虚，气滞血瘀，水湿内停所致。若腹部胀满，周身俱肿者，多属水肿病，为肺脾肾三脏功能失调，水邪停聚，泛滥肌肤所致；若腹局部膨隆，则多见于积聚等病，临证需结合按诊进行诊断。

2. 腹部凹陷

指仰卧时前腹壁明显低于胸骨至耻骨中点连线，亦称舟状腹。腹部凹陷，见于新病，多为剧烈吐泻，津液大伤；若见于久病，伴肉削骨著者，则为脏腑精血耗竭，属病危之象。

3. 青筋暴露

病人腹大坚满，腹壁青筋暴露，甚则肚脐突出。多因肝郁气滞，脾虚湿阻日久，导致血行不畅，脉络瘀阻所致。见于鼓胀重证。

4. 腹壁突起

腹壁有半球状物突起，多发于脐孔、腹正中线、腹股沟等处，每于直立或用力后发生者，多属疝气。

（四）望腰背部

背以脊柱为主干，为胸中之府；腰为身体运动枢纽，为肾之府。督脉贯脊行于正中，足太阳膀胱经分行夹于腰背两侧，经上有五脏六腑的腧穴，带脉横行环绕腰腹，总束阴阳诸经，皆与腰背部密切相关。故望腰背部可以诊察有关脏腑、经络的病变，重点观察脊柱及腰背部有无形态异常及活动受限。

1. 外形

正常人腰背部两侧对称，俯仰转侧自如，直立时脊柱居中，颈、腰段稍向前弯曲，胸、骶段稍向后弯曲，但无左右侧弯。其异常改变主要有：

（1）脊柱后弯　指脊骨过度后弯，致使前胸塌陷，背部凸起，称为驼背或龟背，多由肾气亏虚、发育不良，或脊椎疾患所致，亦可见于脊柱外伤或老年人。若久病之人背脊后突，两肩下垂，称为背曲肩随，为心肺精气衰败之象。

（2）脊柱侧弯　指脊柱偏离正中线，向左或右歪曲者，称为脊柱侧弯。多由小儿发育期坐姿不良所致，亦可见于先天不足、肾精亏损、发育不良的患儿和一侧胸部有病的病人。

（3）脊疳　指病人极度消瘦，以致脊骨突出似锯，为脏腑精气极度亏损之象，见于慢性重病患者。

2. 动态

正常人腰背部俯仰转侧自如。其异常改变主要有：

（1）角弓反张　指患者病中脊背后弯，反折如弓，兼见颈项强直，四肢抽搐。常见于肝风内动、破伤风等病人，为筋脉拘急之象。

（2）腰部拘急　指腰部疼痛，活动受限，转侧不利。多因寒湿内侵，腰部脉络拘急，或跌仆闪挫，局部气滞血瘀所致。

四、望四肢

四肢包括上肢的肩、臂、肘、腕、掌、指和下肢的股、膝、胫、踝、趾等部位。就其与脏腑的关系而言，因肺主四肢皮毛，心主四肢血脉，肝主四肢之筋，脾主四肢肌肉，肾主四肢之骨，五脏均与四肢有关，而脾与四肢的关系尤为密切；就其与经脉的关系而言，上肢为手三阴、手三阳经脉循行之处，下肢为足三阴、足三阳经脉循行之处。故望四肢可以诊察五脏六腑病变和循行于四肢的经脉病变。望四肢主要观察四肢的形色和动态变化。

（一）外形

1. 四肢肿胀

一般是全身浮肿的一部分，也有仅足跗肿胀者，按之有凹痕久不平复，见于水肿病。

2. 四肢萎缩

指四肢或某一肢体肌肉消瘦、萎缩、松软无力。多因气血亏虚（尤其是脾气虚）或经络闭阻，肢体失养所致。

3. 膝部肿大

若膝部红肿热痛，屈伸不利，多为热痹，由风湿热邪郁久化热所致；若膝部肿大，股胫消瘦，形如鹤膝，称为鹤膝风，多因寒湿久留、气血亏虚所致。

4. 下肢畸形

直立时两踝并拢两膝分离，称为膝内翻，又称"O"形腿或箩圈腿；两膝并拢而两踝分离，称为膝外翻，又称"X"形腿。踝关节呈固定形内收位，称足内翻；呈固定形外展位，称足外翻。皆属先天亏虚，肾气不充，或后天失养，发育不良所致。

5. 青筋暴露

指小腿脉络曲张，形似蚯蚓，甚则胀痛不舒，直立或行走时加剧。多因寒湿内侵，或瘀血阻络所致。

6. 手指畸形

一个或数个手指关节呈梭状畸形，活动受限；多由风湿久蕴，筋脉拘挛，或兼痰瘀阻络所致。指（趾）末端膨大如杵者，称为杵状指（趾）；多由久病咳喘，心肺虚损，痰瘀互结所致。

（二）动态

1. 手足颤动

指双手或下肢颤抖或振摇不定，不能自主。多由血虚筋脉失养或饮酒过度所致，亦或为动风先兆。

2. 手足蠕动

指手足掣动，迟缓无力，类似虫行。多由阴液亏虚，筋脉失养，虚风内动所致。

3. 手足拘急

指手足筋肉挛急不舒，屈伸不利。在手可表现为腕部屈曲，手指强硬，拇指内收贴近掌心与小指相对；在足可表现为踝关节后弯，足趾挺直而倾向足心。多因寒邪凝滞或气血亏虚，筋脉失养所致。

4. 四肢抽搐

指四肢筋脉挛急与弛张间作，舒缩交替，动作有力。多见于小儿惊风、破伤风、中风等病人，多因肝风内动，筋脉拘急所致。

5. 肢体瘘废

指肢体肌肉萎缩，筋脉弛缓，瘘废不用；多见于瘘病，常因脾胃亏虚或湿热侵淫，筋脉失养所致。单侧上下肢瘘废不用者，称为半身不遂，见于中风病人，多因风痰阻闭经络所致；若双下肢瘘废不用者，见于截瘫病人，多由腰脊外伤、瘀血阻络所致。

6. 撮空理线

指重病神识不清的病人伸手向空，手指时分时合，或伸手抚摸衣被、床沿等无意识动作。为心神失守，病重失神之危候。

五、望二阴

二阴包括前阴和后阴。前阴指生殖器和尿道外口，为肾所司，宗脉所聚，太阴、阳明经所会。尿窍通于膀胱，阴户通于胞宫并与冲任二脉密切相关，肝经绕阴器，故前阴病变与肾、膀胱、肝诸脏腑关系密切。后阴指肛门，肾司二阴，脾主运化，升提内脏，大肠主传导，故后阴病变与脾、胃、肠、肾相关。

（一）望前阴

男性前阴应观察阴茎、阴囊和睾丸是否正常，有无硬结、肿胀、溃疡和其他异常的形色改变；对女性前阴的诊察要有明确的适应征，由妇科医生负责检查，男医生需在女护士陪同下进行。前阴常见的异常改变有：

1. 外阴肿胀

男性阴囊或女性阴户肿胀，无红肿痒痛，称阴肿。阴肿而不痒不痛者多为全身水肿的局部表现，见于严重水肿病。阴囊肿胀，多为疝气病，多因小肠坠入阴囊，或内有瘀血、水液停积，多由肝郁、寒湿、湿热、气虚或久立远行所致。

2. 阴部湿疹

男子阴囊、阴茎，或女子大小阴唇，瘙痒灼热，甚者红肿湿烂，浸淫渗液，多为肝经湿热，循经下注所致；若日久皮肤粗糙变厚者，多为阴虚血燥之征。

3. 子宫脱垂

指妇女子宫从阴道中脱出，又称阴挺、阴茄。多由中气下陷所致，常见于体弱脾虚或产后劳伤之人。

4. 睾丸异常

小儿睾丸过小或触不到，多属先天发育异常，亦可见于痄腮后遗症。

（二）望后阴

观察后阴时，可嘱患者左侧卧位，双腿尽量前屈靠近腹部，使肛门充分暴露。检查者用双手将臀部分开，即可进行观察。注意肛门部位有无红肿、痔疮、肛裂、瘘管及其他病变。

1. 肛裂

肛门皮肤与肛管黏膜有狭长裂伤，可伴有多发性溃疡，排便时疼痛出血，称为肛裂。多因热结肠燥或阴津不足，大便燥结坚硬，挣努排便而撑裂。

2. 痔疮

肛门内外生有紫红色柔软肿块，突起如峙者，称为痔核，俗名痔疮。生于肛门齿线以内者为内痔，生于肛门齿线以外者为外痔，内外皆有者为混合痔。多由肠中湿热蕴结或血热肠燥，或久坐、负重、便秘等，使肛门部血络瘀滞所致。

3. 肛痈

肛门周围局部红肿高起，疼痛明显，甚至溃脓，称为肛痈。多由湿热下注或外感热毒，阻于肛周而发。

4. 肛瘘

肛痈或痔疮，溃破后久不敛口，外流脓水，逐渐形成瘘管，称为肛瘘。瘘管长短不一，或通入直肠，或开口于肛周，局部痒痛，脓水淋漓，缠绵难愈，其病因病机与肛痈、痔疮相同。

5. 脱肛

直肠或直肠黏膜组织脱出肛外，轻者大便时脱出，便后缩回；重者脱出后不能自回，需用手慢慢推还，多由脾虚中气下陷所致。

六、望皮肤

皮肤为一身之表，内合于肺，卫气循行其间，有保护机体的作用。脏腑气血通过经络荣养于皮肤。凡感受外邪或内脏有病，皆可引起皮肤发生异常改变而反映于外。因此，望皮肤不仅可以诊察皮肤所发生的病变，对于诊察脏腑的虚实、气血的盛衰、病变的轻重预后有重要意义。

正常人皮肤润泽、柔韧光滑。望皮肤应注意其色泽、形态的变化，以及皮肤特有的病证，如斑、疹、痘、痈、疽、疔、疖等。

（一）色泽外形

1. 望色泽

（1）皮肤发黄　面、目、皮肤、爪甲俱黄者，为黄疸。其黄色鲜明如橘皮色者为阳黄，多因外感湿热，内伤酒食，湿热蕴蒸，胆汁外溢肌肤而成；黄色晦暗如烟熏色者为阴黄，多因寒湿内侵、过食生冷，寒湿阻遏，胆汁外溢肌肤所致。

（2）皮肤发赤　皮肤发赤，色如涂丹，边缘清楚，灼热肿胀者，称为丹毒。发于头面者，称为抱头火丹；发于腰部者，称为缠腰火丹；发于小腿者，称为流火；发于全身，游走不定者，称为赤游丹。一般发于上部多由风热化火所致，发于下部多因湿热化火而成，亦有因外伤染毒而引起者。

（3）皮肤发黑　皮肤色黑而晦暗，多由肾阳虚衰，温运无力，血行不畅而引起；若色黑而干枯不荣，则属劳伤肾精，肌肤失养所致。

（4）皮肤白斑　皮肤局部明显变白，斑片大小不等，与正常皮肤界限清楚，无异常感觉，病程缓慢者，称为白癜风。多因风湿侵袭，气血失和，血不荣肤所致。

2. 望外形

（1）皮肤干燥　表现为皮肤干涩不荣，甚则有皲裂、脱屑。多为津液已伤，或营血亏虚，肌肤失养，或因外邪侵袭、气血滞涩所致。

（2）肌肤甲错　皮肤干枯粗糙，状若鱼鳞，称为肌肤甲错。多因瘀血久停，肌肤失养所致。

（二）皮肤病变

1. 斑疹

斑和疹均为全身性疾病表现于皮肤的症状，两者虽可互见并称，但实质有别。

（1）斑　凡色深红或青紫，多点大成片，平铺于皮肤，抚之不碍手，压之不褪色者，为斑。有阳斑、阴斑之分。

阳斑：色深红或紫红，兼身热、面赤、脉数等实热表现。多由外感温热邪毒，热邪亢盛，内迫营血而发。

阴斑：色淡青或淡紫，隐隐稀少，兼面白、神疲、脉虚等气虚表现。多由脾气虚衰，血失统摄所致。

（2）疹　凡色红，点小如粟米，高出皮肤，抚之碍手，压之褪色者，为疹。有麻疹、风疹、瘾疹的不同。

麻疹：疹色桃红，形似麻粒，先见于发际颜面，渐延及躯干四肢，后按发出顺序逐渐消退。因外感麻毒时邪所致，为儿科常见传染病。

风疹：疹色淡红，细小稀疏，皮肤瘙痒。为外感风邪所致。

瘾疹：皮肤突然出现淡红色丘疹，形态不一，小似麻粒，大如花瓣，皮肤瘙痒，出没迅速。为外感风邪或身体过敏所致。

2. 水疱

即皮肤上出现成簇或散在性小水疱，又有白㾦、水痘、热气疮、湿疹等不同类型。

（1）白㾦　皮肤出现白色小疱疹，晶莹如粟，高出皮肤，擦破流水，多发于颈胸部，四肢偶见，面部不发，常兼身热不扬，胸闷脘痞等症。多因外感湿热郁于肌表，汗出不彻而发，多见于湿温病。

（2）水痘　小儿皮肤出现粉红色斑丘疹，很快变成椭圆形小水疱，顶满无脐，晶莹明亮，浆液稀薄，皮薄易破，分批出现，大小不等，兼轻度恶寒发热表现。多因外感湿热时邪所致，属儿科常见传染病。

（4）热气疮　口角、唇边、鼻旁出现成簇粟米大小水疱，灼热痒痛。多因外感风热或肺胃蕴热上熏所致。

（5）湿疹　周身或局部皮肤先现红斑、瘙痒，迅速形成丘疹、水疱，破后渗液，形成红赤湿润之糜烂面。多因湿热蕴结，复感风邪，郁于肌肤而发。

3. 疮疡

指发于皮肉筋骨之间的疮疡类外科疾患。常见类型有痈、疽、疔、疖等。望疮疡应注意其形色特点，并结合其他兼症，以辨别其寒热虚实。

（1）痈　患部红肿高大，根盘紧束，灼热疼痛。其特点是：未脓易消，已脓易溃，脓液稠黏，疮口易敛。属阳证，多为湿热火毒蕴结，气血瘀滞而发。

（2）疽　患部漫肿无头，皮色不变或晦暗，局部麻木，疼痛不已。其特点是：未脓难消，已脓难溃，脓汁稀薄，疮口难敛。属阴证，多为气血亏虚，阴寒凝滞而发。

（3）疔　患处顶白形小如粟，根硬而深，麻木痒痛，多发于颜面手足。其特点是：邪毒深重，易于扩散。因外感风热或内生火毒而发。

（4）疖　患部形小而圆，红肿热痛不甚，根浅、脓出即愈。其特点是：病位浅表，症状轻微。因外感热毒或湿热内蕴而发。

第三节　望排出物

排出物是排泄物（人体排出的代谢废物）、分泌物（人体官窍所分泌的液体）及排出的病理产物的总称。望排出物就是观察病人排出物的形、色、质、量的变化来诊察病情的方法。

排出物变化总的望诊规律是：凡色白、清稀者，多属虚证、寒证；凡色黄、稠浊者，多属实证、热证。

一、望痰

痰为体内水液代谢失常所形成的一种病理产物。因肺、脾、肾三脏均与水液代谢密切相关，故有脾为生痰之源，肺为储痰之器，肾为生痰之根的说法。所以，望痰对于诊察肺脾肾三脏的功能状态及病邪的性质有一定的意义。

望痰主要是观察其色、质、量等变化。

痰稀白量多者，多属寒痰。因寒邪客肺，津凝不布，聚而为痰，或脾阳不足，湿聚为痰，上犯于肺所致。

痰黄稠结块者，多属热痰。因热邪内盛，煎炼津液成痰。

痰少黏难咯者，多属燥痰。因燥邪犯肺，耗伤肺津，或肺阴虚内热，肺失润养所致。

痰量多白滑易咯者，属湿痰。因脾失健运，水湿内停，湿聚为痰。

痰中带血或咯血者，多因火热灼伤肺络所致。

咯吐脓血痰，气腥臭者，为肺痈。是热毒蕴肺，化腐成脓所致。

二、望涕

涕是鼻腔分泌的黏液，涕为肺之液。

鼻流清涕是外感风寒。鼻流浊涕，是外感风热。鼻流腥臭脓涕，日久不愈者，称为鼻渊，多为外感风热或肝胆湿热上逆于鼻所致。

三、望涎

涎为脾之液，由口腔分泌，具有濡润口腔、协助进食和促进消化的作用。望涎可以诊察脾与胃的病变。

口流清涎量多者，多属脾胃虚寒，气不摄津所致。

口中时吐黏涎者，多属脾胃湿热，湿浊上泛所致。

口角流涎不止，可见于中风后遗症，或风中络脉之人，多因面肌收摄无力所致。若小儿口角流涎，涎渍颐下，称为滞颐。多由脾虚不能摄津所致，亦可见于胃热、虫积或消化不良。

四、望唾

唾是从口腔吐出的稠滞泡沫状黏液。唾为肾之液，然亦关乎胃。

时吐多量唾沫，多为肾虚、胃寒、湿滞、或有宿食。多因肾阳气不足，失其温养之职，气化失司，则水邪上泛所致；或胃中有积冷、湿邪留滞或宿食内停，唾液随胃气上逆而溢于口，故胃有实邪停滞亦见多唾。

五、望呕吐物

呕吐是胃气上逆所致，外感、内伤皆可引起。观察呕吐物的形、色、质、量的变化，有助于了解胃气上逆的原因和病性的寒热虚实。

呕吐清水，多为寒呕。是因胃阳不足，腐熟无力，或寒邪犯胃，损伤胃阳，导致水饮内停，胃失和降所致。

吐出物中夹有消化不全的食物残渣，多属伤食。因暴饮暴食，损伤脾胃，而致胃气上逆。

呕吐黄绿色苦水，多属肝胆郁热，以致胃失和降。

呕吐清水痰涎，胃脘有振水声者，为痰饮。因痰饮内停于胃腑，胃气不降所致。

吐血鲜红或紫暗有块，夹有食物残渣者，属胃有积热，或肝火犯胃，或胃腑瘀血。因热伤胃络，络破血溢所致。出血量多，立即吐出，则血色鲜红；出血量少、蓄积后吐出则血色紫暗。

六、望大便

大便的形成与脾、胃、肠的功能状况密切相关，同时还受肝的疏泄、命门火温煦及肺气宣降等作用的直接影响，故观察大便的异常改变，主要可以诊察脾、胃、肠的病变和肝、肾的功能状况，对病性的寒热虚实判断也有重要的参考意义。观察时应注意其形、色、质、量等方面的异常改变。

大便清稀如水样，多属寒湿泄泻。为外感寒湿，或饮食生冷，以致脾失健运所致。

大便黄褐如糜，多属湿热泄泻。为湿热或暑湿伤及胃肠，大肠传导失常所致。

大便清稀，完谷不化，或如鸭溏，多属脾虚泄泻或肾虚泄泻。常因脾胃虚弱，运化失职，或肾阳虚衰，火不暖土所致。

大便如黏冻，夹有脓血，多属痢疾。为湿热毒邪蕴结大肠所致。若血多脓少者偏于热；脓多血少者偏于湿。

大便色灰白，溏结不调，多见于黄疸。因肝胆疏泄失常，胆汁外溢，不能下注于肠以助消化所致。

大便干燥结硬，排出困难，甚者燥结如羊屎，属肠道津亏。多因热盛伤津，或胃火偏盛，大肠液亏，传化失职所致。亦可见于噎膈病人。

大便出血，也称"便血"。即指大便带血，或便血相混，或排出全为血液者。若血色鲜红，包裹在大便表面或在排便前后滴出鲜血者，为近血（降结肠及其以下部位出血）。可见于风热灼伤肠络所致的肠风下血，或肛裂、痔疮出血等。血色紫暗或色黑如柏油，与大便均匀混合者，为远血（升结肠及其以上部位出血），多因情志郁怒，饮食不节等原因损伤胃肠络脉所致。

七、望小便

小便的形成与体内的津液代谢直接相关，而津液代谢正常与否，又受机体阴阳盛衰及肾和膀胱的气化、肺的肃降、脾的运化、三焦的通调等多脏腑功能状态的直接影响。故观察小便的异常改变，不仅可以了解体内的津液代谢情况，也可以诊察机体阴阳二气盛衰以及各相关脏腑的功能状态。望诊时应注意其色、质、量的变化。

小便清长，多属虚寒证。因寒不消阴，水液下趋膀胱，故小便清长量多。可见于久病阳虚、或年高体弱之人。

小便短黄，多属实热证。因热盛伤津所致。可见于外感发热、或脏腑火热炽盛、或剧烈的汗、吐、泻病人。

尿中带血，多因热伤血络，或脾肾不固，或湿热蕴结膀胱所致。见于血淋、肾痨、膀胱癌等疾病。也可见于某些化学药物的毒副作用（如磺胺类、消炎痛、汞剂、甘露醇、抗凝剂、环磷酰胺等）所致。但若健康人，过量运动后，偶见血尿者，则无病理意义。

尿有砂石，多因湿热内蕴，煎熬尿中杂质结为砂石所致。见于石淋病人。

小便浑浊，多因肾气亏虚，固摄无力，脂液下流所致；或下焦湿热，气化失司，清浊不分并趋于下所致。可见于尿浊、膏淋等病人。

第四节　望小儿食指络脉

食指络脉，是指虎口至食指内侧（掌侧）的桡侧表浅静脉（也称指纹）。望小儿食指络脉，就是观察此络脉的变化以了解病情的方法。适用于3岁以内的小儿。

一、望小儿食指络脉原理与意义

由于小儿食指络脉与成人寸口脉同属手太阴肺经，故望食指络脉诊病原理与诊成人寸口脉原理基本相同。

3岁以内的小儿寸口脉部短小，加之诊脉时不易配合，常易哭闹，影响脉象的真实性。但一般对食指络脉色泽、形状影响不大，且小儿皮肤较薄嫩，食指络脉易于观察，故常以望食指络脉作为代替脉诊的一种辅助方法。

二、望小儿食指络脉的方法

观察时让家属抱小儿向光，医生先用左手拇指和食指卡住小儿食指，找到桡侧表浅静脉，再用右手拇指指腹部，从小儿食指指尖向指根部以轻重适中的力量推擦几次，然后观察络脉的变化。

将小儿食指按指节分为三关：食指第一节（掌指横纹至第二节横纹之间）为风关，第二节（第二节横纹至第三节横纹之间）为气关，第三节（第三节横纹至指端）为命关（见图1-3）。

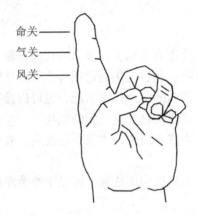

图1-3　食指分配脏腑

三、正常络脉

正常小儿食指络脉表现应是：浅红隐隐，或略带紫色，可见于掌指横纹处或略超出掌指横纹的部位，其形态多为斜形、单支，粗细适中。

四、食指络脉的变化与意义

病理情况下，应注意观察其浮沉、颜色、长短、形状等方面的变化。《幼幼集成》对小儿食指络脉病理改变及意义高度概括为"浮沉分表里，红紫辨寒热，淡滞定虚实，三关测轻重"。可作为临床诊病的参考。

（一）三关测轻重

络脉的长短反映着病情的轻重。一般病情越重，络脉越长。如络脉显于风关，是邪气初入，病情轻浅；络脉达于气关，为病情发展，病位较深；络脉达于命关，为邪深病重。络脉透过三关直达指端者，称透关射甲。病多凶险，预后不佳。

（二）浮沉分表里

络脉的浮沉变化，反映着病位的深浅。一般络脉浮露者，为病位较浅，可见于外感表证。因外邪袭表，正气抗邪，鼓舞气血趋向于表，故指纹浮显。络脉沉隐者，为病邪入里，可见于外感病的里证阶段或内伤病证。因邪气内困，阻滞气血，难以外达，故络脉沉隐。

（三）红紫辨寒热

络脉颜色的变化，多反映病邪的性质。若络脉鲜红，多属外感表证。络脉紫红，多属里热证。络脉青色，主疼痛、惊风。络脉紫黑，为血络郁闭，病属重危。络脉色淡，多属脾虚等虚弱患儿。一般来说，指纹色深暗滞者多属实证，是邪气有余；色淡不泽者多属虚证，是正气不足。

（四）淡滞定虚实

络脉浓滞增粗，多属实证、热证，是因邪正相争，气血壅滞所致。

络脉浅淡变细，分支不显者，多属虚证、寒证，是因气血不足，脉络不充所致。

第五节 望 舌

望舌是通过观察舌质和舌苔的变化，了解机体生理功能和病理情况的诊察方法，是望诊的重要内容，是中医诊法的特色之一。由于舌与脏腑气血津液关系十分密切，其变化与体内的各种变化同步，所以有人把舌象比作是反映内脏变化的"镜子"。临床实践证明，凡体质禀赋的强弱、正气的盛衰、病情的浅深、预后的吉凶均能客观地从舌象上反映出来，为医生临床诊断提供重要依据。

一、舌的形态结构与舌诊原理

（一）舌的形态结构

舌为一肌性器官，由黏膜和舌肌组成，它位于口腔底部，附着于下颌骨、舌骨，呈扁平而长形。其主要功能与味觉、发音、搅拌食物、协助吞咽有关。

舌的游离部分称为舌体，舌体的上面称舌背，下面称舌底。伸舌时一般只能看到舌体，故中医诊舌的部位主要是舌体。习惯上将舌体的前端称为舌尖；舌体的中部称为舌中；舌体的后部、人字形界沟之前称为舌根；舌两边称为舌边。舌体的正中有一条纵形沟纹，称为舌正中沟。当舌上卷时，可以看到舌底。舌底正中线上有一条连于口腔底的黏膜皱襞，称为舌系带。系带两侧各有一条纵行的大络脉，称为舌下络脉。系带终端两边各有一个小圆形突起，叫舌下肉阜，皆有腺管开口，中医认为是胃津、肾液上潮的孔道。

舌面覆盖一层半透明的黏膜，黏膜皱折成许多细小突起，称为舌乳头。根据舌乳头形态不同，分为丝状乳头、蕈状乳头、轮廓乳头和叶状乳头四种，其中丝状乳头与蕈状乳头对舌象形成有着密切联系，轮廓乳头、叶状乳头与味觉有关。

（二）舌诊的原理

舌与脏腑、经络、气血津液有着密切的联系。

1. 脏腑经络与舌象形成的关系

舌为心之苗，手少阴心经之别系舌本。通过望舌色，可以了解人体气血运行情况，从而反映"心主血脉"的功能。此外，舌体运动是否灵活自如，语言是否清晰，在一定程度上又能反映"心藏神"的功能。舌的味觉与心神的功能亦有关。

舌为脾之外候，足太阴脾经连舌本、散舌下。舌居口中司味觉，故中医有脾开窍于口之说。中医学还认为，舌苔是由胃气蒸化谷气上承于舌面而生成，与脾胃运化功能相应；舌体赖气血充养。所以舌象能反映脾胃功能的盛衰，是全身营养和代谢功能的反映。与脾主运化，化生气血的功能直接有关。

肾藏精，足少阴肾经夹舌本；肝藏血、主筋，其经脉络于舌本；肺系上达咽喉，与舌根相连。其他脏腑组织，通过经络直接或间接同舌产生联系，一旦体内发生病变，就会出现舌象变化。所以观察舌象的各种变化，可以测知体内脏腑的病变。

脏腑病变反映于舌面，具有一定的分布规律。根据历代医籍记载，其中比较一致的说法是：舌质候五脏病变，侧重血分；舌苔候六腑病变，侧重气分。舌尖多反映上焦心肺病变；舌中部多反映中焦脾胃病变；舌根部多反映下焦肾的病变；舌两侧多反映肝胆的病变。据临床观察，如心火上炎多出现舌尖红赤或破碎；肝胆气滞血瘀常见舌的两侧出现紫色斑点或舌边青紫；脾胃运化失常，湿浊、痰饮、食滞停积中焦，多见舌中厚腻苔；久病及肾，肾精不足，可见舌根苔剥等等，提示某些脏腑病变在舌象变化上有一定的规律，但并非绝对，因此，还需结合其他症状，加以分析辨别。

2. 气血津液与舌象的关系

舌为血脉丰富的肌性组织，有赖气血的濡养和津液的滋润。舌体的形质和舌色与气血的盛衰和运行状态有关；舌苔和舌体的润燥与津液的盈亏有关。舌下肉阜部有唾液腺腺体的开口，中医认为唾为肾液、涎为脾液，为津液的一部分，其生成、输布离不开脏腑功能，尤其与肾、脾胃等脏腑密切相关，所以通过观察舌体的润燥，可以判断体内津液的盈亏及病邪性质的寒热。

二、舌诊的方法和注意事项

舌诊以望诊为主，还可以结合闻诊、问诊和揩刮等方法进行全面诊察。

（一）望舌的体位和伸舌姿势

望舌时，患者可采取坐位和仰卧位，但必须使舌面光线明亮，便于观察。伸舌时，必须自然地将舌伸出口外，舌体放松，舌面平展，舌尖略向下，尽量张口使舌体充分暴露。如伸舌过分用力，舌体紧张、蜷曲或伸舌时间过长，都会影响舌的气血运行而引起舌色改变，或舌苔紧凑变样，或干湿度变化。

（二）诊舌的方法

望舌的顺序是先看舌尖，再看舌中、舌侧，最后看舌根部。先看舌体的色质，再看舌苔。因为舌质的颜色易变，若伸舌时间过久，舌体易随血管变形而色泽变化，导致舌质色泽失真，而舌苔覆盖于舌体上，一般不会随观察的时间而变化，所以望舌应该先看舌质、再看舌苔。在望舌过程中，既要迅速敏捷，又要全面准确。尽量减少病人的伸舌时间。如果一次望舌判断不清，可令病人休息3～5分钟后，重复望舌一次。

除了通过望诊了解舌象的特征之外，必要时还应配合其他诊察方法。如用刮舌验苔的方法，刮去浮苔，观察苔底是辨舌的一个重要方面。若刮之不脱或刮而留污质，多为里有实邪；刮之易去，舌体明净光滑则多属虚证。刮舌可用消毒压舌板的边缘，以适中的力量，在舌面上由后向前刮三五次；如需揩舌，则用消毒纱布裹于手指上，蘸少许生理盐水在舌面上揩抹数次。这两种方法可用于鉴别舌苔有根无根，以及是否属于染苔。

此外，还可询问舌上味觉的情况，舌体有无麻木、疼痛、灼辣等异样感觉。

（三）诊舌的注意事项

舌诊是临床诊断疾病的一项重要依据，为了使舌诊所获得的信息准确可靠，就必须注意排除各种操作因素所造成的虚假舌象。

1. 光线影响

光线的强弱与色调，对颜色的影响极大，稍有疏忽易产生错觉。

望舌以白天充足、柔和的自然光线为佳，光线要直接照射到舌面。避免面对有色的光线。如在夜间或暗处，用日光灯为好。光照的强弱与色调，常常会影响正确的判断。如光线过暗，可使舌色暗滞；用普通的灯泡或手电筒照明，舌苔黄白两色难以分辨；白炽灯下，舌苔偏黄色。周围有色物体的反射光，也会使舌色发生相应的改变。

2. 饮食或药品影响

饮食和某些药物可以使舌象发生变化。如进食后，由于口腔咀嚼的摩擦、自洁作用而舌苔由厚变薄；多喝水可使舌苔由燥变润；过冷过热或刺激性的食物可使舌色发生变化。刚进辛热食物，舌色偏红；多吃糖果、甜腻食品、服用大量镇静剂后，可使舌苔厚腻；长期服用某些抗生素，可产生黑腻苔或霉腐苔。

某些食物或药物，可以使舌苔着色，称为染苔。如饮用牛乳、豆浆等可让舌苔变白、变厚；蛋黄、橘子、核黄素等可将舌苔染成黄色；各种黑褐色食品、药品，或吃橄榄、酸梅，长期吸烟等可使舌苔染成灰色、黑色。染苔可在短时间内自然退去，或经揩舌除去，一般多不均匀地附着于舌面，与病情亦不相符。如发现疑问时，可询问病人的饮食、服药情况，或用揩舌的方法予以鉴别。

3. 口腔对舌象的影响

牙齿残缺，可造成同侧舌苔偏厚；镶牙可以使舌边留下齿印；张口呼吸可以使舌苔变干等等，这些因素引起的舌象异常，都不能作为机体的病理征象，应加以仔细鉴别，避免误诊。

三、舌诊的内容和正常舌象

（一）舌诊的内容

舌诊主要观察舌质和舌苔两个方面的变化。舌质即舌体，是指舌的肌肉脉络组织，为脏腑气血之所荣。望舌质包括舌的神态、颜色、形质和动态，以候脏腑的虚实，气血的盛衰。舌苔，是指舌面上附着的一层苔状物，是胃气上蒸所生。望舌苔包括诊察苔质和苔色变化，以分析胃气的存亡，病邪的深浅，邪正的消长。望诊时，必须综合分析舌质和舌苔，才能对病情有全面了解。

（二）正常舌象

正常舌象的特征是：舌色淡红鲜明，舌质滋润，舌体柔软灵活；舌苔均匀薄白而润。简称"淡红舌，薄白苔"。

正常舌象提示脏腑机能正常、气血津液充盈、胃气旺盛。

（三）舌象的生理变异

正常的舌象受内外环境影响，可以产生生理性变异。因此，在掌握正常舌象基本特征的前提下，了解生理性变异的特征和原因，及其在健康人群中的分布情况，就可以知常识变，有助于准确判断舌象。

1. 年龄因素

年龄是舌象生理变异的重要因素之一。如儿童阴阳稚弱，脾胃功能尚薄，生长发育很快，往往处于代谢旺盛而营养相对不足的状态，所以舌质多淡嫩，舌苔偏少易剥；老年人精气渐衰，脏腑功能减退，气血运行迟缓，舌色较暗红或带紫暗色，但均无明显的病变，故属生理性变异。

2. 性别因素

临床调查资料表明，舌象一般与男女性别无明显关系。但是女性因生理特点，在月经期可以出现蕈状乳头充血而舌质偏红，或舌尖边部点刺增大，月经过后可以恢复正常。

3. 体质、禀赋因素

由于先天禀赋的不同，每个人的体质也不尽相同，舌象可以因此而有差异。临床常见肥胖之人舌多胖大而质淡，消瘦之人舌体偏瘦而舌色偏红。

除上述外，尚有先天性裂纹舌、齿痕舌、地图舌等，多见于禀赋不足，体质较弱者，虽长期无明显临床症状，但可以表现出对某些病邪的易感性，或某些疾病的好发性。

4. 气候因素

季节与地域的差别，气候也随之变化，舌象相应发生改变。季节方面：夏季暑湿盛行，舌苔多厚，色偏黄；秋季燥气当令，舌多偏干；冬季严寒，舌多湿润。地域方面：我国东南地区偏热偏湿，西北及东北地区偏寒偏燥，舌象会相应发生相应的变异。

舌象能灵敏地反映机体内部的病变，其变化可早于自觉症状而出现。因此，还须把真正的生理变异与病变前期的病态舌象区分开来。一般说来，异常舌象长期不变，无任何不适症状出现，属于生理性变异所致。否则应考虑是疾病的前期病变，可以通过问诊加以区别。必要时进行随访，之后再作出判断。

四、望舌质

舌质，即舌的本体，故又称舌体，是舌的肌肉和脉络组织。望舌质主要观察舌神、舌色、舌形、舌态及舌下络脉五个部分，对于诊察脏腑精气盛衰存亡，判断疾病预后转归具有重要意义。

（一）舌神

舌神即舌体的荣、枯，主要以是否"红活润泽"作为辨别要点。

【舌象特征】舌质滋润，红活鲜明，活动自如为荣舌；舌质干枯，色泽晦暗，死板呆滞为枯舌。

【临床意义】荣舌是谓有神，说明病情较轻，预后良好；枯舌是谓无神，说明病情危重，预后不良。

【机理分析】舌质的荣枯，是衡量机体正气盛衰的标志之一，也是估计疾病的轻重和预后的依据。荣舌主要反映津液充足，气血充盈，精神健旺；枯舌则提示津液匮乏，气血大亏，精神衰败。

（二）舌色

舌色，即舌体的颜色。一般分为淡红、淡白、红、绛、青紫五种。

1. 淡红舌

【舌象特征】舌体颜色淡红润泽、白中透红。

【临床意义】为气血调和的征象，常见于正常人。疾病时见之多属病轻。

【机理分析】淡红舌主要反映心之气血充足，胃气旺盛的生理状态。红为血之色，明润光泽为胃气之华。

外感病初起，病情轻浅，尚未伤及气血及内脏时，舌色仍可保持正常而呈淡红；内伤疾病时见之，提示阴阳平和，气血充盈，多属病轻，或为疾病转愈之象。

2. 淡白舌

【舌象特征】舌色比正常浅淡，白色偏多红色偏少，称为淡白舌。如舌色白，全无血色，则称为枯白舌。

【临床意义】主气血两虚、阳虚。枯白舌主脱血夺气。

【机理分析】气血亏虚，血不荣舌，或阳气虚衰，运血无力，无以推动血液上充于舌，致舌色浅淡。阳虚则内寒，经脉收引，使舌的血行减少，也可见舌淡。若舌色淡而舌体瘦薄，属气血两虚；若淡白湿润，舌体胖嫩，多属阳虚水停。脱血夺气、精血不足、舌失充养，故见舌枯白无华。提示病情危重。

3. 红舌

【舌象特征】舌色较正常舌色红，呈鲜红者，称为红舌。

【临床意义】主热证。

【机理分析】血得热则行，热使血管扩张、血行加速，热使气血沸涌，致使舌体脉络充盈而舌色鲜红；或阴虚水涸，虚火上炎于舌络而舌红。

舌色稍红或仅见舌边尖红，多提示外感表热证初起。舌尖红赤，多为心火上炎。舌两边红赤，多为肝经热盛。舌色红而有苔者，多属实热证；舌色鲜红少苔或有裂纹、舌体瘦小，多为虚热证。

4. 绛舌

【舌象特征】较红舌更深，或略带暗红色者，谓之绛舌。

【临床意义】主热盛。

【机理分析】绛舌多由红舌进一步发展而成，比红舌的病情深重。其形成原因：一是邪热亢盛，气血沸涌，舌部血络充盈而舌红绛；二是因热入营血，耗伤营阴，血液浓缩，血热充斥于舌而舌绛；三是可因阴虚水涸，虚火上炎于舌络而舌红绛。

舌色红绛而有苔者，多由外感热病热邪炽盛，或内伤杂病，脏腑阳热偏盛所致，属实热证；舌色红绛而少苔或无苔者，提示阴虚阳亢，多由热病后期阴液受损，或久病阴虚火旺，属虚热证。

5. 青紫舌

【舌象特征】全舌呈均匀青色或紫色，或局部现青紫色斑点，均称青紫舌。青紫舌还有多种表现，舌淡而泛现青紫色，则为淡青紫舌；红绛舌泛现青紫色，则为紫红或绛紫舌；舌上局部出现青紫色斑点，大小不一，不高于舌面，称为"瘀斑舌"或"瘀点舌"。

【临床意义】主气血运行不畅。

【机理分析】紫舌是气血运行不畅所致。全舌青紫，表明瘀血较重，多是全身性瘀血所致；舌有紫色斑点者，瘀血程度较轻，多见于瘀血阻滞局部，或局部脉络损伤所致。

舌见紫色，主病有寒热之分，绛紫色深，干枯少津，多系邪热炽盛，阴液两伤，血气壅滞不畅之征；淡紫或青紫湿润，多因阴寒内盛，血脉瘀滞所致。

青紫舌还可见于某些先天性心脏病或药物、食物中毒等病证。此外尚有暴力外伤，损伤血络，血液溢出而舌现斑点，舌色可无明显异常。舌色紫暗或舌上有斑点，多为瘀血内阻。

（三）舌体的形质

舌体的形质包括荣枯、老嫩、胖瘦、点刺、裂纹、齿痕等方面特征。有关舌体的荣枯，见于舌神。

1. 老、嫩舌

【舌象特征】舌质纹理粗糙或皱缩，舌体坚敛苍老，舌色较暗者为老舌；舌质纹理细腻，舌体浮胖娇嫩，舌色浅淡者为嫩舌。

【临床意义】老舌多见于实证；嫩舌多见于虚证。

【机理分析】舌质老嫩是舌色和形质的综合表现。老和嫩是疾病虚实的标志之一。邪气亢盛，充斥体内，正气未衰，邪气壅滞于舌，故见舌质苍老。气血不足、无以上充于舌；或阳气亏虚，运血无力，则舌嫩色淡白。阴虚内热，则舌嫩红少苔。

2. 胖、瘦舌

【舌象特征】舌体比正常人大而厚，伸舌满口，为胖大舌。舌体胖嫩而大，色淡，称为胖嫩舌。舌体胀大满嘴，舌色鲜红或青紫，甚则舌肿胀难以收缩回口中，称为肿胀舌。舌体比正常舌瘦小而薄，称为瘦薄舌。

【临床意义】胖大舌多主水湿内停；肿胀舌主心脾热盛、酒毒；瘦薄舌主气血不足、阴虚火旺。

【机理分析】胖大舌多因脾肾阳虚、气化失常、津液输布障碍，体内水湿停滞所致。舌色淡白，舌体胖嫩者多为气虚、阳虚。

舌胀大而色红者多为里热。舌肿胀色红绛，多见于心脾热盛，热毒上壅；或素喜饮酒，酒毒上攻。此外,先天性舌血管瘤患者,可见舌的局部肿胀色紫,属于血络瘀阻的局部病变,多无全身辨证意义。

瘦薄舌总由气血阴液不足,舌失濡养所致。舌体瘦薄,舌色淡白者,多见于久病气血两虚,血不上荣;舌体瘦薄,舌色红绛,舌干少苔或无苔,多见于阴虚火旺,阴液亏虚无以滋养舌体故舌瘦薄,阴虚火旺则舌色红绛,阴液不能上承则舌干少苔或无苔。

3. 点、刺舌

【舌象特征】点,指舌面的红色或紫红色的星点。刺,是指蕈状乳头增大、高突,并形成尖峰,形如芒刺,抚之棘手,称为芒刺舌。点和刺可以并见,故合称点刺舌。点刺舌最多见于舌尖、边部。

【临床意义】提示脏腑阳热亢盛,或为血分热盛。

【机理分析】点刺多为邪热内蕴、充斥舌络所致。根据点刺所在的部位,可以推测热在何脏。如舌尖生点刺,多为心火亢盛;舌中生点刺,多为胃肠热盛;舌两边生点刺为肝胆火热等等。依据点刺数目的多少,可以确定邪热的程度。点刺越多,邪热越盛。观察点刺的颜色的变化,可以估计气血运行的状况。如点刺鲜红为血热内盛,或阴虚火旺;点刺色绛紫为热盛而气血壅滞。

4. 裂纹舌

【舌象特征】舌面上出现各种形状的裂纹、裂沟,深浅不一,多少不等,统称为裂纹舌。裂纹或裂沟中无舌苔覆盖者,多属病理性变化;裂纹可呈现"人"、"丨"、"井"等形状,严重者可呈脑回状、卵石状,或如刀割、剪碎一样。

如沟裂中有舌苔覆盖,则多见于先天性裂纹舌。

【临床意义】多为精血亏虚,热盛伤津,阴虚火旺,或脾虚湿浸。

【机理分析】裂纹舌,多由舌体失养,舌面乳头萎缩或组织皲裂所致。舌色淡白而裂者,是血虚之候,多为血不上荣于舌所致。舌色红绛而裂,则由热盛伤津,或阴虚火旺,阴津耗损,舌失濡养所致。全舌绛色,或有横直裂纹而短小者,表明阴虚液涸。舌色淡白胖嫩边有齿痕,又兼见裂纹多为脾虚湿浸。因脾失健运,湿邪内蕴,浸淫舌体,舌失气血濡养所致。

此外,在健康人中大约有0.5%的人在舌面上有纵、横间深沟,裂纹中有苔覆盖,且无不适症状,为先天性舌裂,必须与病理性裂纹舌作鉴别。

5. 齿痕舌

【舌象特征】舌边缘有牙齿压迫的痕迹,多伴舌体胖大。亦有舌体不胖大而出现齿痕,是舌质娇嫩的齿痕舌。

【临床意义】主脾虚、水湿内盛。

【机理分析】舌边有齿痕,多因舌体胖大受牙齿挤压所致。

舌淡胖大而润,舌边有齿痕,多由寒湿壅盛体内、或阳虚水湿内停而致;舌色淡红,舌边有齿痕,常见于脾虚、气虚;若舌红肿胀满口,舌边有齿痕,为湿热痰浊内蕴。

此外,有先天性齿痕舌者,多见舌体不大,舌淡红而嫩,边有轻微齿痕;病中见之表明病情较轻,常见于小儿及气血不足患者。

（四）舌的动态

舌态，指舌体的动态。舌体活动灵便，伸缩自如，为正常舌态，提示气血充盛，经脉通调，脏腑健旺。常见的病理舌态有舌体痿软、强硬、震颤、歪斜、吐弄和短缩等异常变化。

1. 痿软舌

【舌象特征】舌体软弱无力，不能随意伸缩回旋。

【临床意义】多为伤阴或气血俱虚。

【机理分析】痿软舌多因气血亏虚，阴液损伤，无以濡养舌肌与舌脉。舌痿软而红绛少苔，多见于外感热病后期，邪热伤阴；或内伤久病，阴虚火旺。舌痿软而舌色枯白无华，多属于气血俱虚。多因久病气血虚衰，舌体失养所致。

2. 强硬舌

【舌象特征】舌失柔和，屈伸不利，或板硬强直，不能转动。

【临床意义】多见于热入心包；或为高热伤津；或为风痰阻络。

【机理分析】强硬舌多因于外感热病，热入心包，心神受扰，致舌无所主；或高热伤津，筋脉失养，舌体失柔所致；或肝风夹痰、风痰阻络而致舌体强硬不能转动。

舌强硬而舌色红绛少津，多见于热盛之证；舌体强硬而舌苔厚腻，多见于风痰阻络；突然舌强，语言謇涩，伴有肢体麻木、眩晕者多为中风先兆。

3. 歪斜舌

【舌象特征】伸舌时舌体偏向一侧，或左或右，称为歪斜舌。一般舌歪在前半部明显。

【临床意义】多见于中风、或中风先兆。

【机理分析】歪斜舌多由肝风内动，夹有痰瘀，痰瘀阻滞一侧舌部经络，而致舌收缩无力，不能伸出，故常见伸舌时舌体向一侧歪斜。

4. 颤动舌

【舌象特征】舌体不自主地颤动，动摇不宁者，称为颤动舌。其轻者仅伸舌时颤动；重者不伸舌时亦抖颤难宁。

【临床意义】为肝风内动之象。

【机理分析】舌颤动是动风的表现之一。凡气血虚衰、阴液亏损，舌失濡养而无力平稳伸展舌体；或为热极动风、肝阳化风等，都可以导致舌颤动。

舌淡白而颤动者，多见于血虚动风；舌绛紫而颤动，多见于热极动风；舌红少苔而颤动，多见于阴虚动风。此外，舌颤动可见于酒毒内蕴者。

5. 吐弄舌

【舌象特征】舌伸于口外，不即回缩者，称为吐舌；伸舌即回缩，或反复舐口唇四周，掉动不宁者，均称弄舌。

【临床意义】多属心脾有热。

【机理分析】吐舌可见于疫毒攻心；病情危急时见吐舌，多为心气已绝。弄舌多为热甚动风的先兆。吐弄舌也可见于小儿智力发育不全。

6. 短缩舌

【舌象特征】舌体卷短、紧缩，不能伸长，严重者舌不抵齿。舌短缩常与舌痿软并见。

【临床意义】多为病情危重的征象。

【机理分析】舌短缩，色淡白或青紫而湿润，多属寒凝筋脉，或气血虚衰而致舌脉挛缩或舌体失养。舌短缩，色红绛而干，多属热病伤津，筋脉拘急所致；舌短缩而胖大，苔滑腻者，多属痰浊内蕴，风痰阻络。总之，短缩舌预示病情危重。

此外，先天性舌系带过短，亦可影响舌体伸出，称为绊舌。无辨证意义。

（五）舌下络脉

舌下络脉是位于舌系带两侧纵行的大络脉，管径小于 2.7mm，长度不超过舌下肉阜至舌尖的五分之三，淡紫色。望舌下络脉主要观察其长度、形态、颜色、粗细、舌下小血络等变化。

舌下络脉的观察方法是：先让病人张口，将舌体向上腭方向翘起，舌尖可轻抵上腭，勿用力太过，使舌体保持自然松弛，舌下络脉充分显露。首先观察舌系带两侧的大络脉粗细、颜色，有否怒张、弯曲等改变。然后再查看周围细小络脉的颜色、形态以及有无紫暗的珠状结节和紫色血络。

舌下络脉异常及其临床意义：舌下络脉细而短，色淡红，周围小络脉不明显，舌色和舌下黏膜色偏淡者，多属气血不足。舌下络脉粗胀，或舌下络脉呈青紫、紫红、绛紫、紫黑色，或舌下细小络脉呈暗红色或紫色网状，或舌下络脉曲张如紫色珠子大小不等的瘀血结节等改变，都是血瘀的征象。其形成原因可有寒、热、气滞、痰湿、阳虚等不同。需进一步结合其他症状进行分析。

舌下络脉的变化，有时会出现在舌色变化之前。因此，舌下络脉是分析气血运行情况的重要依据。

五、望舌苔

舌苔，指舌面上的一层苔状物，舌苔是脾胃之气上蒸胃阴而成。正常的舌苔，应该是薄白均匀、干湿适中。病理性的舌苔多由胃中腐浊之气上泛而成。由于人的胃气有强弱不同、感邪有寒热之分，故可形成各种不同的病理性舌苔。望舌苔要注意苔质和苔色两方面的变化。

（一）苔质

苔质即舌苔的质地、形态。主要观察舌苔的厚薄、润燥、腻腐、剥落、偏全、真假等方面的改变。

1. 薄、厚苔

【舌象特征】透过舌苔能隐隐见到舌体的苔称为薄苔，又称见底苔；不能透过舌苔见到舌质之苔则称厚苔，又称不见底苔。所以，舌苔的薄厚以"见底"、"不见底"作为衡量标准。

【临床意义】主要反映邪正的盛衰和病位的浅深。

【机理分析】薄苔见于正常人，多提示胃有生发之气；疾病过程中观察舌苔的厚薄，能帮助了解病邪的轻重及病情的进退。一般的说，疾病初起在表，病情轻浅，未伤胃气，舌苔多薄；或内伤病较轻胃气未伤，舌苔没有明显变化；而病邪传里，病情较重，则舌苔多厚；或胃肠内有宿食，痰浊停滞，主病位在里，病情较重。辨舌苔厚薄可测病位的深浅。舌苔由薄变厚，提示邪气渐盛，为病进，病位由浅入深；舌苔由厚渐化，舌上复生薄白新苔，提示正气胜邪，为病退，病位由深转浅。

舌苔的厚薄转化，一般是渐变的过程，如薄苔突然增厚，提示邪气极盛，迅速入里；厚苔骤然消退，舌上无新生薄苔，为正不胜邪，或胃气暴绝。

2. 润、燥苔

【舌象特征】舌苔干湿适中，不滑不燥，称为润苔；舌面水分过多，伸舌欲滴，扪之湿而滑，称为滑苔。舌苔干燥，望之枯涸扪之无津，甚则舌苔干裂，称为燥苔；苔质粗糙，扪之碍手，称为糙苔。

【临床意义】主要反映体内津液盈亏和输布情况。

【机理分析】润苔是正常舌苔的表现之一。若疾病过程中见到润苔，提示体内津液未伤，如风寒表证、湿证初起、食滞、瘀血等均可见润苔。

滑苔为水湿之邪内聚的表现，主寒、主湿、痰饮。如脾阳不振，寒湿内生，或痰饮停肺等证，都可出现滑苔。

燥苔提示体内津液已伤。如高热、大汗、吐泻后，或过服温燥药物等，导致津液不足，舌苔失于滋润而干燥。亦有因阳气为阴邪（痰饮水湿等）所阻，不能上蒸津液濡润舌苔而见燥苔者，是津液失于输布之象。

糙苔可由燥苔进一步发展而成。舌苔干结粗糙，津液全无，多见于热盛伤津之重症；苔质粗糙而不干者，多为秽浊之邪盘踞中焦。

舌苔由润变燥，表示热重津伤，或津失输布；反之，舌苔由燥转润，主热退津复，或饮邪始化。

3. 腻、腐苔

【舌象特征】舌面上覆盖着一层浊而滑腻的苔垢，颗粒细腻而致密，刮之难去，称为腻苔。苔质颗粒粗大、根底松浮，如豆腐渣堆铺舌面，边中皆厚，揩之可去，称为腐苔。

舌苔腻而垢浊者，称为垢腻苔；腻苔上罩有一层白色或透明的稠厚黏液者，称为黏腻苔；腻苔湿润滑利者，称为滑腻苔；腻苔干燥少津，称为燥腻苔等。

如苔上粘厚一层有如疮脓，则称脓腐苔。

苔质疏松，颗粒明显者，称为松苔，常见于腻苔、厚苔的欲化阶段。

舌上生糜点如饭粒，或满舌白糜形似凝乳，甚则蔓延至舌下或口腔其他部位，揩之可去，旋即复生，揩去之处舌面多光剥无苔，称为霉苔。

【临床意义】主湿浊、痰饮、食积。

【机理分析】腻、腐苔主要反映阳气与湿浊的消长。腻苔多由湿浊内蕴，阳气被遏，湿浊上泛舌面所致。舌苔腻而滑者，为痰浊、寒湿内阻，阳气被遏；舌苔稠厚而黏腻，是脾胃湿浊内蕴，邪气上泛所致；

腐苔的形成，多因邪热有余，蒸腾胃中腐浊之气上泛，聚集于舌，主食积胃肠、或痰浊内蕴。

脓腐苔多见于内痈或邪毒内结。是邪盛病重的表现。

松苔是湿浊之邪欲解的征象。当脾胃阳气宣通，邪浊始得疏解时，腻苔变松，厚苔化薄，新苔逐渐生长，提示正复邪化，病有转机，预后良好。

霉苔提示气阴两虚，湿热秽浊之邪泛滥，多见于重危病人或营养不良的小儿。

4. 剥苔、类剥苔

【舌象特征】舌苔全部或部分剥落，剥落处舌面光滑无苔者，称为剥苔。根据舌苔剥落的部位和范围大小不同，临床又分为以下几种。

舌前部苔剥落者，称前剥苔；舌中苔剥落者，称中剥苔；舌根部苔剥者，称根剥苔；舌苔多处剥落，舌面仅斑驳片存少量舌苔者，称花剥苔；舌苔全部剥落，舌面光滑如镜者，称为镜面舌，是剥苔最严重的一种。

舌苔剥落处，舌面不光滑，仍有新生苔质颗粒或乳头可见者，称类剥苔。舌苔大片剥落，边缘突起，界限清楚，剥落部位时时转移，称为地图舌。

【临床意义】一般主胃气匮乏，胃阴枯涸或气血两虚，亦反映邪正盛衰，判断疾病的预后。

【机理分析】剥落苔的形成，总因胃气阴两虚，不能上薰于舌面所致。鉴于胃气、胃阴损伤的程度不同，因而形成各种不同形状的剥落苔。

剥苔的范围大小，往往与气阴或气血亏损的程度有关。舌红苔剥多为阴虚；舌淡苔剥或类剥苔多为血虚，或气血两虚；镜面舌多见于重病阶段，镜面舌色红者，为胃阴干涸，胃无生发之气；镜面舌色白者，主营血大亏，阳气将脱，病重难治。

舌苔部分剥落，未剥落处仍有腻苔或滑苔者，多为正气已虚、湿浊之邪未化，病情较为复杂。

辨舌苔的剥落还应与先天性剥苔加以区别。先天性剥苔是生来就有的剥苔，其部位常在舌面中央人字沟之前，呈菱形，多因先天发育不良所致。

5. 偏全苔

【舌象特征】舌苔仅布于舌的前、后、左、右之某一局部称为偏苔；舌苔满布舌面，称为全苔。

【临床意义】舌苔偏于某一局部，常提示舌所分候的脏腑有邪气停聚；病中见全苔，常主邪气弥漫，多为湿邪、痰浊内阻。

【机理分析】偏外苔（舌尖为外），是邪气入里未深，而胃气先伤；偏内苔（舌根属内），是表邪虽减，胃滞依然；若仅见中根部有苔，为痰饮、食滞停留中焦；舌苔偏于左右一侧，为邪在半表半里，或为肝胆湿热。

若咀嚼习惯而苔偏于一侧，或因牙齿脱落而使一侧舌苔偏厚，与病理性偏苔要作区别。偏苔与剥落苔也不同，偏苔为舌苔分布上的病理现象，而剥落苔是因病而致某一部位舌苔剥落，而致舌苔显示偏于某处。

6. 真假苔

【舌象特征】舌苔紧贴舌面，刮之难去，或刮之舌面仍有苔迹，舌与苔如同一体，苔似从舌里长出来的称为有根苔，此属真苔；若苔不着实，似浮涂舌上，刮之即去，不像是从舌上长出来的，称为无根苔，即是假苔。

【临床意义】辨邪正虚实，胃气有无。有根苔多为实证、热证、表示有胃气；无根苔则多见于虚证、寒证，表示胃气衰。

【机理分析】判断舌苔的真假，以有根无根为标准。真苔是胃气上蒸胃阴、或湿邪、食浊上泛而成，苔有根基，故舌苔与舌体不可分离；假苔是胃气匮乏，不能续生新苔已生之旧苔逐渐脱离舌体，浮于舌面，苔无根基，刮之即去。

疾病的初、中期，舌见真苔说明胃气壅滞、病较深重；病之后期见真苔为胃气尚存。舌面上涂一层厚苔，望似无根，其下已生出一层新苔，此属疾病向愈的善候。

（二）苔色

苔色的变化主要有白苔、黄苔、灰黑苔三类，临床上可单独出现，也可相兼出现。各种苔色变化需要同苔质、舌色、舌的形态变化结合起来，作具体分析。

1. 白苔

【舌象特征】舌面上的舌苔呈现白色，是最常见的苔色。白苔有厚薄之分。舌上薄薄的分布一层白色舌苔，透过舌苔可以看到舌体者，是薄白苔；苔白而舌边尖稍薄，中根部较厚，舌体被舌苔遮盖而不被透出者，是厚白苔。

【临床意义】可为正常舌苔。疾病情况下主表证、寒证、湿证，也可见于热证。

【机理分析】薄白苔为正常舌苔的表现之一。感受外邪，病犹在表，尚未传里，见苔薄白。舌淡苔白，常见于里寒证。

舌苔薄白而润，可为正常舌象，或表证初起，外感邪气尚未入里，或是里证病轻，或是阳虚内寒。薄白而干，常见于风热表证；薄白而滑，多为外感寒湿，或脾阳不振，水湿内停。苔白厚腻多为湿浊内困，或为痰饮内停，亦可见于食积；白厚而干多为痰浊湿热中阻，津气不得宣化之象。苔白如积粉，扪之不燥者，称为积粉苔，常见于外感瘟疫和内痈，是由外感秽浊不正之气与热毒相结而成；苔白而燥裂，扪之粗糙，提示燥热伤津。

2. 黄苔

【舌象特征】舌苔呈现黄色谓之黄苔。根据黄色的浅深，黄苔有淡黄、深黄和焦黄苔之别。淡黄苔又称微黄苔，是在薄白苔上出现均匀的浅黄色；深黄苔又称正黄苔，苔色黄而略深厚；焦黄苔又称老黄苔，是正黄色中夹有灰褐色苔。黄苔还有厚薄、润燥、腐腻等苔质变化。

【临床意义】主热证、里证。

【机理分析】热邪薰灼，苔现黄色，故黄苔多与红绛舌同见。苔色愈黄，邪热愈甚。淡黄苔为热轻，深黄苔为热重，焦黄苔为热极。

舌苔由白转黄或黄白相间为外感表证，表里相兼，表邪入里化热的阶段；薄黄苔示邪热未甚，多见于风热表证，或风寒化热入里。

苔黄而质腻者，称黄腻苔，主湿热蕴结、痰饮化热，或食积热腐等证。黄而黏腻苔为痰涎、湿浊与邪热胶结之象。

苔黄而干燥，甚至苔干而硬，颗粒粗松，望之如砂石，扪之糙手者，称黄糙苔；苔黄而干涩，中有裂纹如花瓣形，称黄瓣苔；黄黑相兼，如烧焦的锅巴，称焦黄苔，均主邪热伤津，燥结腑实之证。

舌淡胖嫩，苔淡黄而润滑多津者，称黄滑苔，多为阳虚寒湿之体，痰饮聚而化热；或是气血亏虚者，感受湿热之邪。

3. 灰黑苔

【舌象特征】灰苔与黑苔同类，苔色浅黑为灰苔，苔色深黑为黑苔。并称为灰黑苔。

【临床意义】主邪热炽盛，或阴寒内盛，痰湿久郁等证。

【机理分析】苔色浅深与苔质润燥是鉴别灰黑苔寒热属性的重要指征。一般说黑苔多在疾病持续一定时日，发展到相当程度后才出现，灰黑苔既可见于里热证也可见于里寒证。但无论寒热均属重证。灰黑色浅而润多主寒湿内蕴，常见于寒湿为病；色深而干燥无津多属热。黑色越深，病情越重。

白腻灰黑苔为白腻苔日久不化，舌边舌尖呈白腻苔，而舌中根部出现灰黑苔，舌面湿润，舌质淡白胖嫩者，多属阳虚寒湿、痰饮内停。

黄腻灰黑苔多为湿热内蕴，日久不化所致。

苔焦黑干燥，舌质干裂起刺者，不论病起外感或内伤，均为热极津枯之证。

苔黄赤兼黑者为霉酱苔，常由胃肠宿食湿浊，积久化热，熏蒸秽浊上泛舌面而成，也可见于血瘀气滞或湿热夹瘀的病证。

六、舌象分析要点及舌诊意义

（一）舌象分析的要点

1. 察舌的神气和胃气

舌神是全身神气表现的一部分，舌神的基本特征反映在舌象上主要表现在舌色和舌体运动两方面。舌色红活鲜明，舌质滋润，舌体活动自如者为有神气；舌色晦暗枯涩，活动不灵便，为无神气，其中尤以舌色是否"红活"作为辨别要点。有神之舌说明正气充足、生机旺盛，病中见之也为善候，提示预后良好；无神之舌说明正气衰败，生机已微，预后较差。

舌有无胃气，主要观察舌苔是否有根。有根苔是有胃气的征象。无根苔提示胃气衰败，是无胃气的征象。

总之舌象有神气、有胃气者，表明正气未衰，病情较轻，或病情虽重，但预后良好；舌象表现无神气、无胃气者，多提示正气已虚，病情较重，或不易恢复，预后较差。

2. 舌质舌苔的综合分析

人体是复杂的整体，舌象与机体的脏腑、气血以及各项生理功能都有密切联系。但是，舌苔和舌质的变化，所反映的生理病理意义各有所侧重。一般认为，舌质颜色、形质主要反映脏腑气血津液的情况。舌苔的变化主要与感受病邪和病证的性质有关。所以，观察舌质可以了解脏腑虚实，气血津液的盛衰；察舌苔重在辨病邪的寒热、邪正消长。在临床诊病时，不仅要分别掌握舌质、舌苔的基本变化及其主病，还应注意舌质和舌苔之间的相互关系，将舌体和舌苔结合起来进行分析。

（1）舌苔或舌质单方面异常　一般无论病之久暂，意味着病情尚属单纯。如淡红舌而伴有干、厚、腻、滑、剥等苔质变化，或苔色出现黄、灰、黑等异常时，主要提示病邪性质、病程长短、病位深浅、病邪盛衰和消长等方面情况，正气尚未明显损伤，故临床治疗时应以祛邪为主。舌苔薄白而出现舌质老嫩，舌体胖瘦或舌色红绛、淡白、青紫等变化时，主要反映脏腑功能强弱，或气血、津液的盈亏以及运行的畅滞，或为病邪损及营血的程度等，临床治疗应着重于调整阴阳，调和气血，扶正祛邪。

（2）舌质和舌苔均出现异常

舌苔和舌质变化一致：提示病机相同，主病为两者意义的综合。例如舌质淡嫩，舌苔白润，主虚寒证；舌质红绛，舌苔黄而干燥，主实热证；舌体红绛而有裂纹，舌苔焦黄干燥，多主热极津伤；青紫舌与白腻苔并见，提示气血瘀阻，痰湿内阻等病理特征。

舌苔和舌质变化不一致：多提示病因病机复杂，应对二者的病因病机及相互关系进行综合分析。如淡白舌黄腻苔者，其舌淡白多主虚寒，而苔黄腻又常为湿热之征，舌色和苔色虽有寒热之别，但是舌质主要反映正气，舌苔主要反映病邪，所以脾胃虚寒而感受湿热之邪可见上述之舌象，表明本虚标实，寒热夹杂的病变特征。又如红绛舌白滑腻苔，舌色红绛属内热盛，而白滑腻苔又常见于寒湿内阻，苔和舌亦反映了寒、热两种病证，分析其成因可能是由于外感热病，营分有热，故舌色红绛，但气分有湿则苔白滑而腻；又有素体阴虚火旺，复感寒湿之邪或饮食积滞，亦可见红绛舌白滑腻苔。所以，当舌苔和舌质变化不一致时，往往提示体内存在两种或两种以上的病理变化，病情一般比较复杂，舌象的辨证意义亦是二者的结合，临床诊疗中要注意处理好几方面的标本缓急关系，而不能轻易从舍。

3. 舌象的动态分析

无论外感与内伤病，在疾病发展过程中，都有一个发生、发展、变化的动态过程，舌象亦随之发生相应的变化。因此观察舌象的动态改变，可以了解疾病的进退、顺逆。

外感病中舌苔由薄变厚，表明邪由表入里；舌苔由白转黄，为病邪化热的征象；舌色转红，舌苔干燥为邪热充斥，气营两燔；舌苔剥落，舌质红绛为热入营血，气阴俱伤等等。在内伤杂病的发展过程中，舌象亦会产生一定的变化规律，如中风病人舌色淡红，舌苔薄白，表示病情较轻，预后良好，如舌色由淡红转红，转暗红、红绛、紫黯，舌苔黄腻或焦黑，或舌下络脉怒张，表明风痰化热，瘀血阻滞。反之，舌色由暗红、紫黯转为淡红，舌苔渐化，多提示病情趋向稳定好转。掌握舌象与疾病发展变化的关系，可以充分认识疾病不同阶段所发生的病理改变，为早期诊断、早期治疗提供重要依据。

（二）舌诊的临床意义

舌象变化能较客观地反映病情，故对临床辨证、立法、处方、用药以及判断疾病转归，分析病情预后，都有十分重要的意义。临床意义有如下几个方面：

1. 判断邪正盛衰

正气的盛衰能明显地在舌上反映出来，如气血充盛，则舌色淡红而润；气血不足，则舌色淡白。气滞血瘀，则舌色青紫或舌下络脉怒张。津液充足，则舌质舌苔滋润；津液不足，则舌干苔燥。胃气旺盛，则舌苔有根；胃气衰败，则舌苔无根或光剥无苔。脏腑功能失常亦常见于舌，如脾失健运，湿邪困阻每见舌苔厚腻；肝风内动，多有舌体震颤或歪斜；心脾郁热，则舌生疮疡、红肿热痛或吐舌、弄舌等。

2. 区别病邪性质

不同的病邪致病，舌象特征亦各异。如外感风寒，苔多薄白；外感风热苔多黄厚，说明感邪性质不同，舌象的表现也不同。寒湿为病，舌淡而苔白滑；痰饮、湿浊、食滞或外感秽浊之气，均可见舌苔厚腻；燥热为病，则舌红苔燥；瘀血内阻，舌紫暗或有瘀点等。故风、寒、热、燥、湿、痰、瘀、食等诸种病因，大多可从舌象上加以辨别。

3. 分析病位浅深

病邪轻、浅多见舌苔变化，而病情深、重可见舌苔舌体同时变化。以外感温热病而言，其病位可划分为卫、气、营、血四个层次。邪在卫分，则舌苔薄白；邪入气分，舌苔白厚而干或见黄苔；舌色红、舌绛则为邪入营分；舌色深红、紫绛或紫黯，舌枯少苔或无苔为邪入血分。说明不同的舌象提示病位浅深不同。

4. 推断病势进退

病情发展的进退趋势，可从舌象上反映出来。由此，可以推断病势的变化情况。从舌苔上看，舌苔由白转黄，由黄转焦黑色，苔质由润转燥，提示热邪由轻变重、由表及里、津液耗损；反之，苔由厚变薄，由黄转白，由燥变润，为邪热渐退，津液复生，病情向好的趋势转变。若舌苔突然剥落，舌面光滑无苔，是邪盛正衰，胃气、胃阴暴绝的证候；薄苔突然增厚，是病邪急剧入里的表现，两者均为恶候。从舌质观察，舌色淡红转红、绛，甚至转为绛紫，或舌上起刺，是邪热深入营血，有伤阴、血瘀之势；舌色由淡红转为淡白、淡青紫，或舌胖嫩湿润，则为阳气受伤，阴寒渐盛，病邪由表入里，由轻转重，由单纯变复杂，病势在进展。

5. 估计病情预后

舌荣有神，舌面薄苔，舌态正常者为邪气未盛，正气未伤之象，预后较好。舌质枯晦，舌苔无根，舌态异常者为正气亏损，胃气衰败，病情多凶险。

附：危重症舌象的诊法

病情发展到危重阶段，患者体内脏腑气机紊乱，阴阳气血精津告竭，作为疾病外征的舌象也常有特殊的形、色变化，称为危重舌象。总结前人审察危重舌象的经验如下：

1. 猪腰舌

舌如去膜的猪腰，多见于热病伤阴，胃气将绝，主病危。

2. 镜面舌

舌深绛而光亮如镜，主胃气、胃阴枯涸；舌色㿠白如镜，毫无血色，也称㿠白舌，主营血大亏，阳气将脱，均为病危难治之症。

3. 砂皮舌

舌糙刺如砂皮，或干燥枯裂，主津液枯竭，病危。

4. 干荔舌

舌敛束而无津，形如干荔肉，主病津枯热炽，病危。

5. 火柿舌

舌如火柿色，或紫色而干晦如猪肝色，主内脏败坏，病危。

6. 赭黑舌

舌质色赭带黑，主肾阴将绝，病危。

7. 瘦薄无苔舌

舌体瘦小薄嫩，光而无苔，属胃气将绝，难治。

8. 囊缩卷舌

舌体卷缩，且阴囊缩入，属厥阴气绝，难治。

9. 语謇强直舌

舌本强直，转动不灵，且语言謇涩，难治。

10. 蓝舌而苔黑或白

舌质由淡紫转蓝，舌苔由淡灰转黑，或苔白如霉点、糜点，主病危重难治。

以上所裂的危重舌象，是前人望舌的经验总结，临证参考这些舌象，对推断病情轻重，预测病情吉凶，是有一定意义的。但是，仍应四诊合参，综合判断，积极治疗。

第二章

闻 诊

闻诊是指医生以听声音和嗅气味来诊察疾病的方法。听声音是指诊察病人的语言、呼吸、咳嗽、呕吐、呃逆、嗳气、叹息、喷嚏、肠鸣等，包括借助听诊器听到的各种声响。嗅气味是指嗅取病人体内发出的异味以及分泌物、排泄物和病室的气味。

人体所产生的声音和气味的变化，是机体生理活动和病理变化的外在表现。早在两千多年前的《黄帝内经》中就对闻诊有详细的描述，奠定了中医闻诊的理论基础。如《素问·脉要精微论》曰："声如从室中言，是中气之湿也；言而微，终日乃复言者，此夺气也……"《难经》亦云："闻而知之谓之圣。"可见历代医家十分重视闻诊在诊察疾病中的作用。

第一节　听声音

声音可反映脏腑功能活动和气血津液的盛衰。语声是由肺、喉、舌、齿、唇、鼻等器官共同协调活动所产生。肺主气，是发声的动力；肾藏精、主纳气，对肺司呼吸和发声有协同作用；脾主运化，化生气血津液滋养肺系。声音的形成与心、肝、胃、肠等脏腑也有密切关系。所以听声音不仅可以诊察局部的病变，对诊察整体的病变也有一定的意义。

一、正常声音

健康状态下人的语声因性别、年龄、体质强弱而有差异。但只要发声自然，声音柔和圆润，语音清晰，语言流畅，言与意符，即为正常声音的共同特点。语声还是表达情感的方式之一，可随喜怒哀乐而有变化，均属正常语声。

二、病变声音

由于疾病影响而反映于声音和语言上的变化称之为病变声音。对声音的诊察，要注意语声的有无，声音的高低、强弱、清浊，以及有无异常声音。一般而言，语声高亢有力，发音连续不断，多属阳证、实证、热证，是正气未虚，邪气盛实的表现。语声低微细弱，少气懒言，声音断续，是正气亏虚的反映。

（一）辨语声

语声高亢有力，声音连续，多是形壮气足，在病理情况下见于实证。外邪袭表，导致鼻塞，则声音重浊。语声低微而气短不续，多为体弱、宗气不足。语声极弱，气短不续，欲言而无力复言者，是宗气大虚之征。呻吟不止，多是身有痛楚。阵发性惊叫常见于小儿高热惊风。痫病发作时，喉中发声似猪羊叫声，多因肝风夹痰上逆所致。

声音嘶哑，甚则完全不能发声（失音），主病有虚实之分。新病音哑或失音，多因外感风寒、风热，以致肺气不宣，清肃失司，常伴发热、恶寒、咽喉肿痛等症，属于实证，古人喻为"金实不鸣"。久病重病导致音哑或失音，多因肺肾精气虚衰，失于濡养所致，属于虚证，即所谓"金破不鸣"。声音嘶哑伴有低热、舌红少苔、咽干口燥者，多为阴虚火旺。当情绪发生变化，也可突然发生失音，喉部检查无异常，多见于脏躁症。若出现持续性声音嘶哑，并逐渐加重，而咽喉无不适者，应及时检查咽喉有无肿瘤。

此外，应注意失音与失语是两个不同的症状。失音是声音不能发出；失语是不能言语，多见于中风后遗症患者。

（二）辨语言

辨语言主要是分析病人语言的表达能力有无异常、吐字是否清晰。"言为心声"，言语人的神明活动的反映，与心神病变关系密切。一般而言，因病而沉默寡言，语声低微，时断时续，多属虚证、寒证；烦躁多言，或胡言乱语，声音高亢者，多属实证、热证。语言失常可表现为谵语、郑声、独语、狂言、错语等，是心主神明功能失常的反映，多由热扰心神、心气大伤、痰迷心窍或痰火扰神等所致。

1. 谵语

是指神识不清，语无伦次，声高有力，烦躁多言，属热扰心神之实证。如温病热入心包或阳明腑实证等可出现谵语。

2. 郑声

是指神识不清，语言重复，时断时续，声低无力，属心气大伤，精神散乱之虚证。

3. 独语

表现为喃喃自语，首尾不续，见人则止，多为气血大伤，心神失养之虚证，也可见于痰浊蒙闭心神之癫病。

4. 狂言

表现为笑骂不休，不避亲疏，语无伦次，登高而歌，弃衣而走。多因情志不遂，气郁化火，痰火扰神所致。可见于狂病或伤寒蓄血证。

5. 错语

是指语言表述经常出错，错后自知。为气血不足，心神失养，或肾精亏虚，脑髓失养所致。

6. 语言謇涩

表现为虽神志正常，但吐字不清，舌强不灵。常兼见半身不遂，口眼㖞斜，是中风先兆或中风后遗症。

（三）辨呼吸

辨呼吸是辨析呼吸之强弱缓急。肺为气之主，肾为气之根。呼吸与肺肾两脏关系最为密切。外邪上受，首先犯肺，则呼吸气粗、气急，多属实证、热证。久病内伤，正气不足，则呼吸气微低怯，多属虚证。气粗为实，气微为虚，这是辨呼吸音的一般规律。病理性呼吸声音有气喘、哮鸣、少气等。

1. 喘

表现为呼吸困难，短促急迫，甚则张口抬肩，鼻翼煽动，难以平卧。气喘有虚实之分。实喘者发病急骤，呼吸气粗，声高息涌，仰首目突，唯以呼出为快，一般形体较壮实，脉实有力；多因风寒袭肺，或痰热郁肺，气道不畅所致。虚喘者发病徐缓，病程较长，喘声低微，息短不续，动则加剧，脉虚无力；多因肺气虚或久病及肾，气失摄纳所致。

2. 哮

是指呼吸急促，喉间鸣响的症状。多因宿痰内伏，复感外邪所引发。久居寒湿之地，或过食酸咸生冷，或体虚者接触过敏物质，均可诱发。哮与喘有一定关系，哮必兼喘，但喘未必兼哮。

3. 少气

是指气少不足以息，呼吸微弱表浅，声音低怯，言语无力的症状。多因体质虚弱，或久病肺肾气虚所致。

（四）辨咳嗽

咳嗽是肺失肃降，肺气上逆产生的症状，寒热虚实皆可伤及肺脏引起咳嗽。《素问·咳论》还指出："五脏六腑皆令人咳，非独肺也。"其他脏腑的病变，也会影响肺气的肃降而引起咳嗽。

咳嗽声音紧闷，兼有鼻塞流清涕，痰清稀色白量少，多为外感风寒初起。

咳声重浊不扬，痰色白而黏，甚则咳喘不能平卧，多为寒痰阻肺。

咳声清脆，干咳无痰，咽喉干燥，病程较短，多为燥热犯肺。

咳声低微，气短，少气，痰稀量少，多为肺气虚。

干咳阵作，无痰或痰中带血，兼消瘦，低热，为肺阴虚，多见于肺痨或肺癌晚期。

咳嗽连声不断，呈阵发性，咳嗽停止时喉中有如鹭鸶叫声，名为"顿咳"，或"百日咳"。因感受热毒所致，多见于小儿。

咳声如犬吠，吸气困难，喉部肿胀，见有白色伪膜，是"白喉"的特征。属于疫毒内侵的烈性传染病，可危及生命。

（五）借助听诊器诊察

1. 肺泡音异常

肺泡呼吸音一般形容为"微风声"，类似发出"夫"的声音，吸气时听到的声音较呼气时长而强、音调较高，肺的大部分均能听到。

肺泡呼吸音增强，多因邪热迫肺，肺失清肃，使气息粗高所致；若一侧或某局部肺泡呼吸音增强，则是由另侧或其他部位发生病变所致。

肺泡呼吸音减弱，可因咳嗽病久，肺气亏虚，肺司呼吸之功能减弱，或实热壅肺、痰瘀阻肺、肿瘤压迫，肺不主气，气道阻塞，或悬饮、气胸、肋骨骨折，使呼吸受限而导致。

2. 支气管呼吸音异常

借助听诊器在支气管附近可闻及支气管在呼吸时有哈气音，越靠近气管的区域声音越明显。若在肺部及其他区域听到支气管呼吸音，是病理现象。多因肺热炽盛或痰热壅肺，或因肺痈、肺痨、肺部恶性肿瘤等使肺部形成空洞，可有支气管呼吸音。或可见于悬饮或肺部肿瘤使肺组织受压致密，致使呼吸音传导增强。

3. 啰音

啰音可分为湿性啰音和干性啰音。

（1）湿性啰音　湿性啰音类似于用小管插入水中吹气时所产生的水泡破裂声，所以又称水泡音，是空气通过含有痰饮等分泌物的支气管时产生的声音。

若不借助听诊器就可听到，称为粗湿性啰音。可见于痰湿壅塞气道，患者无力咳出而成，也可见于肺痨空洞阶段。

若在吸气终了时出现，声音常带细爆裂性，发生的时限很短，是细湿性啰音。多见于痰饮阻肺或者邪热壅肺之咳喘、肺痨、肺痈等。

（2）干性啰音　干性啰音是一种持续时间较长的音乐性呼吸附加音，故亦称音乐性啰音。与气道狭窄、痉挛，或痰饮黏着气道，或肿瘤、异物压迫气道，或瘀血阻滞气道等有关，多见于肺咳、肺胀、哮病，心肾阳虚之水气泛滥等病证。

4. 心音听诊

借助听诊器，听诊心脏搏动产生的音响，是诊察心脏病变的重要方法。

心音听诊当中，心率、心律异常的临床意义与脉率、脉律异常基本一致。

听诊时若心音减弱，可见于肥胖而胸壁较厚者，病理情况下，见于心气虚弱、心阳不足、心脉瘀阻、心阳暴脱，或心肺气虚、气血亏虚等，亦可见于胸壁水肿、肺胀、悬饮和支饮等。若心音增强，可见于胸壁较薄、运动之后、情绪激动等生理状况下，病理情况下见于气分热盛，或阴虚火旺、肝阳上亢，或血虚之代偿性心音增强。

在心音之外听到杂音时，多见于心痹、胸痹、心瘅等心脏病变；或见于外感高热、瘿气、肝阳上亢等阳热亢奋的病证；亦可见于先天性心脏病、肺胀等心肾阳虚证患者。

（六）辨呕吐

呕吐是临床常见的症状之一，因胃气上逆所致。呕吐是指有声有物；有声无物，又称干呕或"哕"。引起呕吐的原因很多，有生理性和病理性之区别。

例如妇女受孕后，出现妊娠反应，多于晨间或闻到刺激性气味时发生恶心、呕吐。吸烟或气候因素，使咽部过于干燥；刷牙时，咽部受牙刷刺激；见到令人嫌恶的景象或闻到气味；精神极度紧张；晕船、晕车等原因，均可出现不同程度的恶心、呕吐，但这些都不属于病理变化。

辨呕吐，可根据声音强弱等特征，结合临床症状分析辨别寒热虚实。由虚寒证引起者，吐势徐缓，声音微弱。由实热证引起者，吐势较猛，声音壮厉。兼高热神昏，呕吐呈喷射状，提示邪热入营，扰乱神明，病情危重。肝阳上亢较重者，常出现头胀痛与泛泛欲吐并见。

痰浊上扰清窍，除有恶心呕吐外，常兼见头晕不能起坐，目不能开。

因食物中毒引起呕吐者，多兼有腹泻，常有集体发病的特点，需进一步了解饮食卫生状况。此外，呕吐还可能和某些药物的副作用有关，这些都需要结合问诊加以鉴别。

呕吐与暴泻并见，多为霍乱病。

朝食暮吐或暮食朝吐，古称"反胃"，是胃主降浊功能受阻，多见于胃部恶性肿瘤。

口干欲饮，饮后即吐，是"水逆证"的特征，由饮停中焦所致。

腹部绞痛阵作，大便不通而恶心呕吐，是肠道梗塞不通，浊气上逆的征象，可见于肠道寄生虫病、恶性肿瘤等。

因肝气郁结所致者，发病多与情志因素有关，兼有胸闷，两胁胀痛、情绪不悦等症。

恶心呕吐，兼发热、右胁胀痛、目黄，是肝胆湿热证。

（七）辨呃逆

呃逆，是气从咽部冲出，发出一种短促的冲击声，是胃气上逆，失于和降的一种表现。古称"哕"，俗称"打呃"。既可见于健康人，也可因疾病所致。

健康人进食或饮水过快，或饮酒刺激，或突然吸入冷空气，或大笑等原因引起呃逆，属生理现象，大多能自行终止。

在疾病过程中发生呃逆，可根据呃声高低和间歇时间之不同，辨别其寒热虚实，判断疾病的预后。

呃逆病程较短，连续有力，呃声高亢而有力，多见于实热证或寒实证。

病程较长，呃声低微无力，良久一声，持续不绝，多见于脾胃气衰或阳虚证。

久病形瘦骨立，精气衰竭而出现呃逆，是胃气将绝的表现之一。

此外，情志抑郁亦可发生频繁呃逆，甚则持续数日或数周，但入睡后呃逆自行停止。

（八）辨嗳气

嗳气，是胃中气体上冲，出于咽喉而发出长而缓声音，是胃气上逆的一种表现。古称"噫"，俗称"打饱嗝"。正常人饮食之后，偶有嗳气，并非病态。

嗳气酸腐，脘腹胀痛，是食滞胃脘的症状之一。

嗳气频频发作，嗳声响亮，随情绪变化而减轻或加剧者，属肝气犯胃。

嗳气声低，无酸腐气味，食欲减退，多属脾胃气虚。

（九）辨叹息

叹息，古名"太息"，是胸中郁闷不舒，引一声叹气而自觉舒缓所发出的声音。为肝气郁结的征象之一。

（十）辨鼻鼾

鼻鼾是指熟睡或昏迷时，喉鼻随呼吸发出的一种声响，提示气道不畅。

正常人入睡后有鼻鼾声而无其他症状，不属病态。中老年人、肥胖者多见。也有因鼻病，或因睡眠姿势不当所致。鼻鼾伴有短暂的间歇性呼吸停止，清气吸入不足，易导致脏腑组织功能早衰，须及时治疗。

昏迷不醒而鼾声不绝，多见于高热神昏或中风入脏之重症。

（十一）辨喷嚏

喷嚏是由肺气上冲于鼻而发出的声音。若鼻腔受特殊气体刺激，则喷嚏者属生理现象。

外感风寒，常兼鼻塞流清涕；外感风热，多伴有咽喉疼痛而干。

若喷嚏连续不断，反复发作，多见于卫表不固，或体质过敏者。

外感病日久不愈，忽有喷嚏者，是阳气来复，邪正相争，为疾病向愈之兆。

（十二）辨肠鸣与振水声

肠鸣是指停留于肠中之水辘辘作响。声响较大者，站在病人身旁即可听到。亦可用听诊器置于腹部，了解肠鸣音情况。振水声是停积于胃中的水液晃动时发出的振动声。

脘腹部水声辘辘，得温则减，受寒或饥饿时加重，是由脾胃虚寒，水饮停聚于胃肠所致。

肠鸣声响亮，伴腹部冷痛，大便濡泄，多为寒湿犯脾。

胃脘有振水声，为脾失健运，饮停于胃。

总之，听声音要掌握辨别寒热虚实的要点，仔细辨析各种病变声音的细微差异。如古人虽有"实则谵语，虚则郑声"之说，但临床上还必须注意兼夹症状，四诊合参，为正确辨证提供可靠的依据。

第二节　嗅气味

嗅气味是嗅取病体及排出物散发的各种异常气味以诊病。正常人气血流畅，脏腑气血得水谷精微充养而能进行正常的新陈代谢，故不产生异常气味。若脏腑为病邪所困，内生痼疾，久之与气血相并，邪气熏蒸，则会发生代谢紊乱，产生异常难闻的气味。所以我们可以通过诊察病人散发出的各种气味来判断病证的寒热虚实。嗅气味还广泛应用于临床各科，如在口腔科诊疗中，患者牙龈红肿化脓，常需要塞药线引流，当拔除药线时，需要运用闻诊辨脓液，若拔出的药线有腥臭味，多表示脓未尽。若药线无腥臭味，可以认为牙龈脓肿已消。

嗅气味，包括病体的气味、分泌物和排泄物气味，以及病室的气味。人体出现异常气味，与健康状况或某些脏腑疾病有关。因此，嗅气味可以分析疾病的病因、病性和病位。

一、病体气味

病体出现异常气味，与全身或局部病变有关，与分泌物、排泄物的异常变化也有关。

（一）口气

口腔不洁，或有龋齿，导致食物残渣留存齿缝，腐败后发出臭气。

胃中有饮食积滞，或胃有湿热，或便秘、睡前饱食，均可导致胃中浊气上泛出现口臭。

肺痈、牙疳、口腔溃疡日久不愈、口腔恶性肿瘤破溃，均可有臭鸡蛋样气味。

久病不能进食，或过度饥饿者，口中散发烂苹果样气味，是体能过度消耗的征象，也见于消渴病。

咯血或呕血者，在出血后一二天内，呼气中带有血腥气。

久病重病，内脏功能衰败，可出现尸臭之气。

呼气时伴有口气异常，还有多种外因。如进食具有特殊气味的食物（如大蒜、韭菜等）、饮酒、吸烟后，均有相应的气味；服毒者呼气时，伴有毒物的气味（如有机磷农药、汽油等），在急救时有重要的指导意义。

（二）鼻气

鼻出臭气，流黄稠浊涕不止，多为鼻渊。

鼻腔恶性肿瘤，流血性分泌物，有腐肉臭气。

（三）体气

两侧腋下散发特殊气味，出汗时加重，为狐臭病。

周身有腥膻气味，多因持续汗出，久蕴于皮肤所致，常见于湿温证。褥疮及其他疮疡溃腐者，体有腐臭气。

二、分泌物、排泄物气味

分泌物、排泄物包括汗液、痰、涕、大小便、经、带、恶露等。病人的分泌物、排泄物出现异常气味，能提示疾病的性质。一般而言，浊气浓重秽臭，多见于实热证；气微腥臭者，多属虚寒证。

如发热咳嗽，咯出大量脓血腥臭痰，是肺痈病。

大便臭秽浓重者，为热证或湿热证；大便微有腥臭或臭气不重者多为寒证。

小便黄赤浊臭为膀胱湿热证；小便量多色清无臭，多为虚寒证。

妇女带下色黄而秽臭为湿热下注；带下量多清稀而微腥，多为虚证、寒湿证。崩漏或带下奇臭，并杂见异常颜色，常见于妇科癌症。产后恶露臭秽者，多为湿热下注。

三、病室气味

病室气味是由病体或病人排出物所散发的气味。若病气充斥病室，说明病情危重甚至脏腑败坏，同时也表明卫生护理条件较差，应引起警惕，防止病情迅速恶化甚至疫病的发生。

病室有腐臭气，提示病情危重，是脏腑败坏之征兆。

病室有血腥气，病人多患失血症。

病室有尿臊气，多见于水肿病晚期（尿毒症）。

病室有烂苹果样气味，多见于消渴病晚期。

总之，嗅气味包括病体气味及其排出物所发出的异常气味，据此而辨别病证之寒热虚实。气味变化对许多疾病诊断是一项有价值的指标，且嗅气味其法简便易行，临床应加以重视。

第三章

问　诊

问诊是医生通过对病人或陪诊者进行有目的地询问，了解疾病的发生、发展、诊治经过、现在症状，以及其他与疾病有关的情况，以诊察疾病的一种方法。

第一节　问诊的意义及方法

一、问诊的意义

问诊在四诊中占有重要地位。通过翔实的问诊，可以收集其他三诊无法获取的病情资料，不仅能全面、系统地了解病情，而且还具有健康教育、心理治疗等作用。明·张景岳视之为"诊病之要领，临症之首务"。

（一）问诊是获取疾病诊断线索的重要途径

疾病的很多情况只有通过问诊才能获得，如疾病的发生、发展、变化过程、诊治经过，患者的自觉症状、既往病史、个人生活史、家族史等。这些资料是医生分析病情、辨证辨病的重要依据。尤其在某些疾病的早期，患者仅有自觉症状而尚未呈现客观体征时，只有通过问诊才能抓住诊断疾病的重要线索，为疾病的早期诊治提供依据。

（二）问诊对于其他三诊检查具有指导意义

问诊常为其他诊法的先导。医生通过问诊抓住病人的主诉后，要根据所学知识及临床经验围绕其主诉进行有目的、重点的询问与检查。问诊及其他检查的内容和形式取决于临床诊断的需求，问诊过程实际上是与辨证、辨病思维密切交互的。

此外，由于受条件限制，临床上许多属于其他三诊检查的内容往往也是通过问诊获得的。如病人的分泌物与排泄物的形、色、质、量，一些疾病在发作时病人的神、色、形、态及声音等方面的特征表现。

（三）问诊有助于健康教育及心理治疗

一些疾病，尤其是慢性疾病的发生，往往与病人的不良饮食及生活方式有关。另外，心理社会因素，或疾病本身所致的不良情绪，在疾病的发生、发展及康复的不同环节中也起着重要作用。通过问诊可以直接了解患者的发病原因、思想动态、情绪状况、家庭、工作等影响因素，便于及时给予病人具有针对性的健康教育和心理疏导，有利于疾病的早日康复。

二、问诊的方法

《难经·六十一难》言："问而知之谓之工。""工"即指技巧。医生问诊水平的高低与其知识的掌握和运用、问诊的方法和技巧以及临床实践的多少等多方面因素有关。临床中要运用好问诊，除必须熟练掌握问诊的内容，具有较扎实的理论基础和较丰富的临床经验外，还应掌握问诊的方法和沟通技巧，以提高问诊的效率，及时获取全面、准确的病情资料。

（一）抓住重点，全面询问

医生问诊既要重点突出，又要详尽全面，不应泛泛而问。问诊时首先要注意倾听病人的主诉，然后抓住重点，围绕其主要痛苦和不适，有目的地进行深入、细致的询问。如了解到病人以"腹痛"为主要痛苦时，应进一步询问其腹痛的部位、性质、程度、时间以及其他伴随症状等。为了准确判断疾病的性质，在进行重点询问的同时，也要兼顾到病人全身的其他情况，如饮食、睡眠、二便、精神情绪等，以免遗漏病情。

（二）边问边辨，问辨结合

问诊的过程，实际上也是一个医生辨证思维的过程。因此，在问诊过程中，医生必须注重和善于对患者的主要症状从纵、横两个角度进行思考与分析，并根据中医辨证理论，结合望、闻、切三诊的信息，不断追踪新的线索，以便进一步有目的、有重点的询问，做到边问边辨，边辨边问，问辨结合，从而减少问诊的盲目性，以利于疾病的正确诊断。

三、问诊的注意事项

（一）环境安静适宜，避免受到干扰

医患交流必须有一个安静适宜的诊室环境，既有利于医生静心凝神地投入医疗工作，也有利于患者敞开思想，充分叙述病情的各种感受，以便及时、准确地获取真实的病情资料，对于某些病情不便当众表述者尤为重要。

（二）态度认真和蔼，耐心仔细倾听

医生要有爱心，理解病人的疾苦，做到态度和蔼而严肃认真。既要耐心细致地询问、听取病人叙述病情，使其感到亲切可近而愿意主动陈述，还要注意结合观察患者的面部表情、身体姿势等，予以及时、适当的语言或非语言形式的反馈。

（三）语言通俗易懂，反应平和恰当

问诊时语言要亲切、通俗易懂，忌用病人听不懂的医学术语。在询问过程中，对于患者的病情，切忌有悲观、惊讶的语言和表情反应，以免给患者增加思想负担，不利于病情的恢复。

（四）抓住重点询问，全面深入细致

问诊既要重点突出，又要详尽全面。医生要善于抓住病人的主诉，并围绕其主诉有目的地进行深入细致的询问。既要重视疾病的主症，还要了解一般兼症，广泛收集有关病情资料，以避免遗漏病情，影响诊断。

（五）适当鼓励提示，避免诱导暗示

临诊时遇到病人叙述病情不够清楚、全面时，医生可以适当给予启发式提问；病人如有难言之隐不便说出、或不便当众表述时，应该单独询问。医生不能凭自己的主观意愿去暗示或诱导病人叙述病情，以避免所获得的病情资料片面或失真。

（六）急症重症病人，治疗抢救为先

对于急性或危重疾病患者，应抓住主症扼要询问，重点检查，以便争取时机，迅速治疗、抢救病人。待病情缓解后，再进行详细询问，切不可机械地苛求完整记录而延误治疗、抢救时机，给病人造成不良后果。

第二节　问诊的内容

问诊的内容主要包括问一般情况、主诉、现病史、既往史、个人生活史、家族史等。临床应根据就诊对象的具体情况，如初诊或复诊、门诊或住院等，进行系统而有重点的询问。

一、一般情况

一般情况主要包括姓名、性别、年龄、婚况、民族、职业、籍贯或出生地、现住址、工作单位及发病节气等。

询问一般情况的意义：一方面便于与病人或家属进行联系和随访，对病人的诊治负责；另一方面可使医生从中获取与疾病有关的资料，作为诊治疾病的参考。

不同的性别、年龄、职业、地域、发病节气等各有不同的多发病。如妇女有月经、带下、妊娠、产育等方面的特殊疾病；男子则有遗精、阳痿等特有病变。小儿易患水痘、麻疹、顿咳等病；中老年易患中风、肺胀、胸痹等病。青壮年气血充盛，抗病力强，患病多属实证；老年人气血已衰，抗病力弱，患病虚证居多。长期从事水中作业者易患寒湿痹病；矽肺、汞中毒、铅中毒等疾病常与从事的职业有关。血吸虫病多见于长江中下游一带，疟疾在岭南等地发病率较高，高山地区因缺碘易患瘿瘤病。此外，四时的变更、节气的变化，对疾病的发生也有影响。如麻疹、水痘等传染病多发于春季，中暑、痢疾等病多发于夏季，秋季易患燥证，冬季多患感冒、咳喘等病。

二、主诉

主诉是病人就诊时所陈述的最感痛苦的症状、体征及其持续时间。如"四肢关节游走性疼痛1个月"，"咳喘反复发作20年，加重伴心悸1周"等。

主诉通常是促使病人就诊的主要原因，也是疾病的主要症状，是进一步调查、分析、处理疾病的重要线索和依据。通过主诉常可初步估计疾病的范畴和类别、病势的轻重缓急。

确切的主诉常可作为某系统疾病诊断的向导。但是，病人在陈述其症状时可能是凌乱而主次不清的。因此，医生在问诊时首先要善于抓住主诉并问深问透，要将主诉所述症状或体征的部位、性质、程度、时间等询问清楚。如果病情复杂，病程较长，多脏腑病变，症状繁多者，提取主诉相对困难，这时应以病人目前最感痛苦而急于解决的症状或体征作为主诉。

主诉要用简洁、精练的医学术语进行归纳书写，不能照搬患者的言词，文字一般不超过20个字。通常不把病名或病人的诊断检查结果作为主诉。若患者就诊时无自觉症状，仅仅是现代医学体检、化验或仪器检查发现异常时可以例外。

三、现病史

现病史是指围绕主诉，从起病到此次就诊时疾病的发生、发展、变化及诊治经过。内容包括起病情况、病变过程、诊治经过、现在症状四部分。

（一）起病情况

起病情况主要包括发病时间、起病缓急、发病原因或诱因、最初的症状及其特点、当时曾作过何种处理等。询问病人的发病情况，对辨别疾病的病因、病位、病性等具有重要作用。

一般起病急，时间短者，多为外感病，属实证；患病已久，反复发作，经久不愈者，多为内伤病，属虚证或虚实夹杂证。如因情志不舒而致胁肋胀痛、急躁易怒者，多属肝气郁结；因暴饮暴食而致胃脘胀满、嗳气纳呆者，多属食滞胃脘等。

（二）病变过程

病变过程是指从起病到就诊时，患者病情的发展变化情况。一般按发病时间的先后顺序进行询问。如发病后症状的性质、程度有何变化，何时好转或加重，何时出现新的症状，病情变化有无规律等。通过询问病变过程，有助于了解疾病的病机演变及发展趋势。

（三）诊治经过

诊治经过是指病人患病后到此次就诊前所接受过的诊断与治疗情况。对于初诊患者应按时间顺序详细询问，如曾作过哪些检查，结果怎样，作过何种诊断，经过哪些治疗，治疗的效果及反应如何等。了解既往诊治情况，可作为疾病当前诊断与治疗的参考。

（四）现在症状

现在症状是指病人就诊时所感到的一切痛苦与不适的症状表现。现在症状是辨病与辨证的重要依据，是问诊的主要内容。虽然属于问现病史范畴，但因其包括的内容较多，故专列一节详细叙述。

四、既往史

既往史是指病人平素的身体健康状况以及过去所患疾病的情况。

（一）平素健康状况

病人平素的健康状况与当前的疾病可能有一定联系，故可作为分析判断病情的参考依据。如素体健壮者，现患疾病多为实证；素体衰弱者，现患疾病多为虚证；素体阴虚者，易感温燥之邪而多发热证；素体阳虚者，易感寒湿之邪而多发寒证。

（二）既往患病情况

既往患病情况是指除本次所患疾病之外的既往患过的其他疾病，还包括过敏史、手术史、输血史、预防接种史等。病人既往所患的疾病，可能与现患疾病有密切关系，因而对诊断现患疾病有一定的参考价值。如哮病、痫病等，虽经治疗后症状消失，但由于尚未根除，某些诱因可导致其旧病复发；儿童在麻疹流行季节，出现一些类似将出疹的表现，通过询问既往是否患过麻疹，即可作出鉴别诊断。

五、个人生活史

个人生活史包括患者的生活经历，平素的饮食起居、精神情志及婚育状况等。

（一）生活经历

生活经历包括出生地、居住地及经历地。询问时，要特别注意某些地方病、传染病的流行区域及患者的居住环境与条件，以便判断现患疾病是否与此相关。如长期居住潮湿地带，易患风湿痹病等。

（二）饮食起居

饮食起居包括平时的饮食嗜好与生活起居习惯等。饮食偏嗜及生活起居失调易导致某些疾病的发生。如嗜食肥甘者，多病痰湿；偏食辛辣者，易患热证；贪食生冷者，易患寒证；饮食无节，嗜酒过度者，易患胃病、肝病。好逸恶劳懒动者，气血多滞，易生痰湿；劳累过度，房室不节者，易耗伤精气，常患诸虚劳损；起居无常，烦劳过度者，易患失眠、头晕等诸疾。

（三）精神情志

不良的情志刺激，可导致脏腑功能紊乱、气血阴阳失调进而引起疾病的发生。因此，询问了解患者平素的性格特征、此次患病与情志的关系等，将有助于疾病的诊断与治疗。如患者平素性格内向，处事谨小慎微，多气恼忧思者，易患抑郁、焦虑等精神疾患，故在药物治疗的同时，还应辅以心理疏导，以促进其早日康复。

（四）婚育状况

对成年男女患者应询问其是否结婚、结婚年龄、有无生育、配偶健康状况以及有无传染病、遗传病等。对女性患者要询问并记录其经、带、胎、产情况，如月经初潮年龄或绝经年龄、月经周期、行经天数，月经和带下的量、色、质等情况。对已婚妇女还应询问妊娠次数、生产胎数以及有无流产、早产和难产等。

六、家族史

家族史主要询问与患者有血缘关系的直系亲属（如父母、子女、兄弟姐妹等），以及与患者生活有密切关系的亲属（如配偶等）的健康与患病情况。必要时应询问亲属的死亡原因。询问家族史，有助于某些遗传性疾病及传染性疾病的诊断。

第三节 问现在症

问现在症是对患者就诊时所感到的痛苦和不适，以及与其病情相关的全身情况的详细询问。现在症状是病人当前病理变化的反映，是医生诊病、辨证的主要依据。

现在症状多是病人的主观感觉，如疼痛、胀满、恶心、头晕、麻木等，只有通过详细的询问才能了解清楚。因此，问现在症是问诊的主要内容，对病情诊断具有重要的意义。

问现在症涉及的范围广泛，内容较多，初学者可参考"十问歌"进行问诊。即"一问寒热二问汗，三问头身四问便，五问饮食六胸腹，七聋八渴俱当辨，九问旧病十问因，再兼服药参机变，妇女尤必问经期，迟速闭崩皆可见，再添片语告儿科，天花麻疹全占验。"十问内容言简意赅，便于初学者记诵，但在实际运用时，应根据病人的不同情况灵活而有主次地进行询问，不能千篇一律地机械套问。

一、问寒热

问寒热是指询问病人有无怕冷或发热的感觉。寒与热是疾病的常见症状之一，是辨别病邪性质、机体阴阳盛衰及病属外感或内伤的重要依据。

寒即怕冷，是病人的主观感觉，临床细辨又有恶风、恶寒、畏寒、寒战之别。恶风是指患者遇风觉冷，避之则缓者。恶寒是指患者自觉寒冷，但加衣被或近火取暖仍不能缓解者。畏寒是指患者自觉寒冷，但加衣被或近火取暖则能缓解者。寒战是指患者恶寒严重，而伴有全身发抖者。

热即发热，是指患者的体温高于正常，或体温正常，但患者自觉全身或某一局部发热。如五心烦热（病人自觉胸中烦热，伴有手足心发热）、骨蒸发热（病人自觉有热自骨内向外蒸发感）。

寒热的产生，主要取决于病邪的性质和机体阴阳盛衰两个方面。一般来说，寒为阴邪，其性清冷，感受寒邪则多见恶寒；热为阳邪，其性炎热，感受热邪则多见发热。机体阴阳失调时，阳胜则热，阴胜则寒；阴虚则热，阳虚则寒。

问寒热时，首先应询问病人有无怕冷或发热的症状，如有寒热症状，则应进一步询问怕冷与发热是否同时出现，寒热出现的时间、轻重、持续时间及有关兼症等。

临床常见的寒热症状有恶寒发热、但寒不热、但热不寒、寒热往来四个类型。

（一）恶寒发热

恶寒发热是指病人在恶寒的同时出现发热（体温升高），多见于外感病初期阶段，是诊断表证的一个重要依据。由于外邪侵袭肌表，卫阳被遏，肌表失于温煦则恶寒；邪气外束，腠理闭塞，卫阳失于宣发则郁而发热。

在外感病中，恶寒是发热的前奏。外邪袭表，无论是否发热，恶寒为必有之症，故古人有"有一分恶寒便有一分表证"之说。由于感受邪气性质的不同，寒热并见的症状也有轻重之别，临床据此可判断表证的类型。

1. 恶寒重发热轻

因外感寒邪所致，见于风寒表证（表寒证），常伴有无汗、头身疼痛、脉浮紧等症。由于寒为阴邪，袭表郁遏阳气，故见恶寒重而发热轻。

2. 发热重恶寒轻

因外感热邪所致，见于风热表证（表热证），常伴有微汗出、面红、咽喉肿痛、脉浮数等症。由于热为阳邪，易致阳盛，故见发热重而恶寒轻。

3. 发热轻而恶风

因外感风邪所致，见于伤风表证（表虚证），常伴有自汗、脉浮缓等症。由于风为阳邪，其性开泄，使腠理疏松，阳气郁遏不甚，故见恶风而发热轻微。

外感表证的寒热轻重，除与病邪性质有关外，还与邪正盛衰密切相关。如邪正俱盛者，恶寒发热皆较重；邪轻正衰者，恶寒发热均较轻；邪盛正衰者，多恶寒重而发热轻。

此外，个别里证也有恶寒发热并见者，应当详辨。如疮疡在火毒内发的早期，或酿脓的中期等，均可出现恶寒发热并见，此为邪正相搏的反映。

（二）但寒不热

但寒不热是指患者只感怕冷而不觉发热的症状，多见于阴盛或阳虚所致的寒证。根据发病的缓急、病程的长短，可分为新病恶寒和久病畏寒两种类型。

1. 新病恶寒

指病人突感恶寒肢冷，得温不减。见于外感病初起尚未发热时（表寒证），或寒邪直接侵袭脏腑者（里寒证）。若病人感受寒邪后恶寒，伴鼻塞喉痒、打喷嚏、流清涕、头身疼痛、脉浮紧等症，属表实寒证；为外感初期，寒邪外束，肌表失温所致。若病人突感恶寒肢冷，伴脘腹冷痛、喜温拒按，或咳喘痰鸣、脉沉迟有力等症，属里实寒证；多因感受寒邪较重，阳气郁遏，机体失于温煦所致。

2. 久病畏寒

指病人经常畏寒肢冷，得温则缓。常伴神疲面白、少气懒言、脘腹冷痛、喜温喜按、舌淡嫩、脉沉迟无力等症，属里虚寒证。多因素体虚弱，或久病伤阳，阳气亏虚，形体失于温煦所致。

（三）但热不寒

但热不寒是指病人只感发热不觉怕冷，甚或反恶热者。多属阳盛或阴虚所致里热证。根据发热的轻重、时间、特点的不同，又可分为壮热、潮热、微热三种类型。

1. 壮热

指病人身发高热（体温39℃以上），持续不退，甚至不恶寒反恶热者。多因表邪入里，邪正相搏，阳热内盛，蒸达于外所致。属里实热证。常见于外感温热病气分阶段，或伤寒病的阳明证，多兼见面赤、汗出、烦渴饮冷、舌红苔黄、脉洪大等热盛表现。

2. 潮热

指病人发热如潮汐之有定时，即定时发热，或定时热甚者。根据发热的特征和病机的不同，又可分为阳明潮热、阴虚潮热、湿温潮热三种情况。

（1）阳明潮热　热势较高，日晡热甚（日晡即申时，下午 3～5 时），又称日晡潮热。见于阳明腑实证，属里实热证，常伴见腹满硬痛拒按、大便秘结、舌红苔黄燥等症。由于邪热入里，与胃肠糟粕互结，日晡之时阳明经气正旺，抗邪力最强，故此时发热更甚。

（2）阴虚潮热　午后或入夜低热，自觉其热有自骨内向外蒸发之感，又称骨蒸潮热。常伴见形体消瘦、颧红、盗汗、舌红少苔等症。由于阴虚不能制阳，虚热内生所致。

（3）湿温潮热　身热不扬（肌肤初扪不觉热，扪之稍久，即感灼手者），午后尤甚；常伴有身重、脘痞、苔腻等症，多见于湿温病。因湿热蕴结，湿邪遏制，热难透达，湿郁热蒸所致。

3. 微热

指病人热势不高（多在 37℃～38℃之间），或仅自觉发热，又称低热。一般发热时间较长，多属内伤疾患所致，常见于久病阴虚或气阴两虚证，或外感温热病后期，或见于妇女更年期。微热按病机可分为以下四种情况：

（1）阴虚发热　表现为长期微热，其病机及意义见"阴虚潮热"。

（2）气虚发热　表现为长期微热，烦劳则甚，常伴有神疲乏力、少气懒言、自汗、脉虚等症。由于脾气虚弱，清阳不升，久郁而发热。

（3）气郁发热　表现为情志不舒，时有微热，常伴有急躁易怒、胁肋胀痛、脉弦等症。多因情志不畅，肝气郁结化火所致。

（4）气阴不足发热　表现为小儿在夏季气候炎热时长期低热，至秋凉时不治自愈，又称小儿夏季热。常兼见烦躁口渴、无汗多尿等症，多因小儿气阴不足，不能适应夏季炎热气候所致。

（四）寒热往来

寒热往来是指恶寒与发热交替发作，又称往来寒热。是邪正相争于半表半里，互为进退的病理表现，可见于少阳病和疟疾。临床常见以下两种类型：

1. 寒热往来，发无定时

指病人寒热往来交替而作，发无时间规律；常伴有口苦、咽干、目眩、胸胁满闷、不欲饮食、脉弦等症，见于伤寒少阳病。多因病邪侵入少阳，邪正相争于半表半里所致。

2. 寒热往来，发有定时

指寒战和高热交替发作，发有时间规律。一日一作，或二三日一作；伴剧烈头痛、口渴、多汗等症，见于疟疾。因疟邪内侵，潜伏于半表半里的膜原部位，入内与阴相争则恶寒战栗，外出与阳相争则壮热，故寒战与高热交替出现，休作有时。

二、问汗

问汗是指询问病人有无汗出异常的情况。《素问·阴阳别论》云："阳加于阴谓之汗。"故汗是由阳气蒸化津液从玄府（汗孔）达于体表而成。正常汗出具有调节体温、滋润皮肤、排除废物等作用。一般人体在体力活动、进食辛辣、气候炎热、衣被过厚及情绪紧张等情况下汗出，属生理现象。

若全身或身体的某一局部当汗出而无汗，或不当汗出而多汗者，均属病理现象。异常汗出与感受病邪的性质、机体阳气的盛衰、津液的盈亏及腠理的开合等多种因素有关，因此，通过详细询问病人有无汗出，汗出的时间、部位、多少及其伴随症状等情况，对于判断病邪的性质以及机体阴阳的盛衰等具有重要意义。

（一）无汗

无汗是指病人表现为当汗出而不出者。在疾病过程中，可表现为全身或某一局部无汗。

1. 表证无汗

多见于外感风寒所致的表实寒证。寒性收引，使腠理致密，玄府闭塞，因而无汗。除无汗外，常伴有恶寒重发热轻、头身疼痛、鼻塞、流清涕、脉浮紧等症。

2. 里证无汗

多见于久病虚证患者。常因阳气不足，蒸化无力，或因津血亏虚，生化乏源所致。

3. 局部无汗

表现为半身无汗，即半侧身体（或左或右，或上或下）经常无汗，常见于中风、痿证和截瘫病人。多因风痰、瘀血、风湿之邪，阻闭患侧经络，使气血运行不周所致。

（二）有汗

有汗是指病人表现为不当汗出时而出汗，或汗出较多者。在疾病过程中，可表现为全身或某一局部汗出。

1. 表证有汗

可见于外感风热所致的表实热证，或外感风邪所致的伤风表证。因风热袭表，热性升散，腠理疏松而汗出者，常伴见发热重恶寒轻、咽喉肿痛、鼻塞流浊涕、脉浮数等症；因风邪袭表，风性开泄，腠理不密而汗出者，常伴见恶风发热、脉浮缓等症。

2. 里证有汗

常见自汗、盗汗、大汗、绝汗、战汗几种情况。多因阳气亏虚、或阴虚内热、或阳盛实热、亡阳或亡阴等导致。临床应结合汗出的特点及其兼症进行辨证求因。

（1）自汗　指日间经常汗出不止，活动后尤甚者，常见于气虚、阳虚证；多伴有神疲乏力、少气懒言、畏寒肢冷等阳气不足表现。因阳气亏虚，不能固卫肌表，玄府不密，津液外泄所致。因动则耗气，故活动后汗出尤甚。

（2）盗汗　指入睡时汗出，醒后则汗止者，多见于阴虚内热，或气阴两虚证；常伴有潮热、颧红、舌红少苔等阴虚内热表现。由于阴虚生内热，加之入睡后卫阳入里，内热加重，肌表失固，虚热蒸津外泄，故睡时汗出；醒后卫阳复出于肌表，肌表固密，故醒后汗止。若气阴两虚，临床常自汗与盗汗并见。

（3）大汗　指汗出量多者。病机有虚实之别，常见于里实热证，或见于亡阳、亡阴证。

若病人蒸蒸大汗，伴见壮热烦躁、大渴引饮、脉象洪大者，属里实热证。因里热亢盛，蒸津外泄所致。

若久病或重病患者，突然出现大汗不止，称为绝汗、脱汗，见于亡阳或亡阴。亡阳之汗，表现为凉汗淋漓如水，兼见面色苍白、四肢厥冷、脉微欲绝等症；因阳气暴脱，津液随阳气外泄所致。亡阴之汗，表现为热汗质黏如油，伴见高热躁扰、烦渴、尿少、脉细数或疾等症；因阴液大伤，虚热蒸腾，逼迫津液外泄所致。

（4）战汗　指病人先见恶寒战栗而后汗出者，多见于外感热病中，提示邪正相争剧烈。战汗是病情变化的转折点，应注意观察战汗后的病情变化。若汗出热退，脉静身凉，是邪去正复之佳兆；若汗出而身热不减，烦躁不安，脉来疾急，是邪盛正衰之危候。

3. 局部有汗

指局部汗出较多者。包括头部汗出、心胸汗出、手足汗出、阴部汗出等。

（1）头部汗出　指仅在头部或头项部出汗较多者，亦称"但头汗出"。若因进食辛辣、热汤，或饮酒时出现头汗较多者，不属病态。导致头汗较多的常见原因有以下三种：①上焦热盛，邪热迫津外泄，表现为头面汗多，兼面赤心烦、口渴、舌红苔黄、脉数等。②中焦湿热郁蒸，逼津上越，表现为头面汗多，兼见身重脘痞、身热不扬、舌红苔腻等。③元气将脱，虚阳上越，津随阳泄，表现为头额部冷汗不止，伴见面色苍白、四肢厥冷、脉微欲绝等。

（2）心胸汗出　指心胸部容易汗出或出汗较多者，多为虚证。伴心悸失眠、食少便溏、神疲倦怠者，属心脾两虚；伴心悸心烦、失眠多梦、腰膝酸软者，属心肾不交。

（3）手足汗出　指手足心部汗出过多者。常见原因有以下三种：①中焦湿热郁蒸所致者，常兼头身困重、身热不扬、苔黄腻等；②阳明热盛所致者，常兼身热、烦渴饮冷、尿赤便秘、脉洪数等；③阴虚内热所致者，常兼见咽干口燥、五心烦热、脉细数等。

（4）阴部汗出　指男女外阴部及其周围汗出过多者，多由下焦湿热郁蒸所致。

三、问疼痛

疼痛是临床上最常见的自觉症状之一。人体任何部位都可能发生疼痛。导致疼痛的原因很多，一般可概括为虚实两类：凡感受外邪，或外伤，或气滞血瘀，或痰浊凝滞，或食积、虫积、结石等，导致脏腑经络不通，气血运行不畅者，属邪实而致痛，即所谓"不通则痛"；凡气血亏虚，或阴精不足，导致脏腑经脉失养者，属正虚而致痛，即所谓"不荣则痛"。

对疼痛病人的询问，应注意疼痛的多维性，辨析疼痛的原因、部位、性状、程度、时间、喜恶及兼症等。

（一）问疼痛的性质

对疼痛采用可靠的量化和性状特征分析，能对正确诊断和治疗起到很大作用。很多研究发现医卫人员对病人的疼痛程度、性状常估计不足，特别是当病人以中度或重度反映疼痛时。这也是对疼痛诊断和治疗不足的常见原因。因此，正确应用规范的语言，准确描述疼痛的性状，如隐痛、重痛、窜痛、掣痛、反跳痛等，有助于对疼痛的正确评估和治疗。根据疼痛的性状、程度及临床特点，一般可归纳为 13 种。

1. 胀痛

疼痛部位有发胀感的症状，是气滞致痛的特征；常见于胸胁、脘腹等部位，多因气机郁滞、经气不通所致。但头目胀痛，则多由肝阳上亢或肝火上炎所引起。

2. 刺痛

疼痛部位犹如针刺感觉的症状，是瘀血致痛的特征；常见于头部及胸胁、胃脘等处。多因瘀血阻滞，气机不通，血行不畅所致。

3. 窜痛

疼痛部位游移不定，或走窜攻冲作痛的症状，是风胜或气滞致痛的特征；常见于胸胁、脘腹、四肢，乃至于周身，多因风性走窜或气机郁滞所致。若胸胁脘腹疼痛而走窜不定，多因气机郁滞，脏腑阴阳气血失和所致；若四肢关节疼痛而游走不定，多属经络病变。因风邪偏盛，留滞经脉，闭阻气血所致。

4. 固定痛

疼痛部位固定不移的症状，是瘀血致痛的特征；常见于头部、胸胁、胃脘、四肢关节，甚至表现为躯体性。若胸胁脘腹部固定作痛，多是瘀血为患；若肢体关节固定作痛，多因寒湿、湿热之邪，留滞经脉，闭阻气血所致。

5. 冷痛

疼痛部位有冷感，甚至触之觉凉的症状，是阴盛或阳虚致痛的特征；常见于腰脊、脘腹及四肢关节等部位。因寒邪阻滞经络所致者，为实寒证；由阳气不足，脏腑经络失于温煦所致者，为虚寒证。

6. 灼痛

疼痛部位有发热感，甚至触之灼手的症状，是阳盛或阴虚致痛的特征；常见于头部、胸胁、胃脘、四肢关节等部位。由火热之邪循经窜络，热熏火灼所致者，多属实热证；因阴虚火旺，脏腑组织被灼所致者，为虚热证。

7. 绞痛

疼痛部位痛势剧烈，犹如刀割样，或撕裂样或绞榨样的症状，是有形实邪阻塞经络或寒邪凝滞气机致痛的特征；常见于胸胁、腰腹、胃肠等部位。如心脉痹阻所致的"真心痛"；结石阻塞尿路所致的腰腹痛；结石阻塞胆道所致的上腹痛；寒邪内侵肠胃所致的脘腹痛等，多具有绞痛的特点。

8. 隐痛

疼痛不甚剧烈，尚可忍受，但绵绵不休的症状，为疼痛程度之最轻者，是因虚致痛的特征；常见于头部、胸胁、脘腹、腰背等部位。多由精血亏虚，或阳气不足，阴寒内盛，脏腑经络失养所致。

9. 重痛

疼痛部位有沉重或压迫感，甚则状若灌铅的症状，是湿浊阴邪致痛的特征；常见于头部、四肢、腰部，乃至全身。多因湿邪留滞筋肉、困阻气机所致。但头部重痛，亦有因肝阳上亢，气血上壅所致者。

10. 酸痛

疼痛部位有酸软不适感的症状，是湿邪、气血亏虚致痛的特征；常见于腰背肌肉、四肢关节等部位。多因湿邪侵袭肌肉关节，气血运行不畅所致。亦可由肾虚骨髓失养，或气血亏虚，组织失荣所引起。

11. 掣痛

疼痛由一处连及它处，有抽掣牵拉、拘急收缩，或呈条状感觉的症状。又称"引痛"、"彻痛"，是气滞、瘀血、阴寒、痰浊致痛的特征。常见于头项、胸胁、脘腹、四肢等部位。如风寒外袭，上犯巅顶，凝滞经脉，可致头痛连及项背；寒凝筋脉，气血闭阻，可致四肢关节拘急疼痛；瘀血、痰浊、阴寒、气滞等阻痹心脉，可致胸痛彻背、背痛彻心等。

12. 空痛

疼痛部位有空旷虚豁感觉的症状，是因虚致痛的特征。常见于头部、胃脘、腰脊等部位。多由气血精髓亏虚，组织器官失其充养所致。如肾精亏虚，髓海不足，脑窍失荣则头痛伴空感；肾精不足，腰府失其濡养、温煦则腰间隐隐然疼痛而空豁。

13. 反跳痛

用手指先按痛处，稍停片刻，使压痛趋于稳定，然后将手突然抬起，患者疼痛骤然加剧，并有痛苦表情者，谓之反跳痛。反跳痛的出现，多提示局部有实质性病变，多因结石、瘀血、肿瘤、脏器破裂等有形实邪，壅聚停积于体内所致。

总之，按时间可分为急性（新病）和慢性（久病）；按程度可分为轻度、中度和重度；按病因可分为邪气盛与精气夺；按病性可分为虚、实、寒、热。凡突发疼痛，痛势较剧，持续不解，痛而拒按者，多属实证；久病疼痛，病势较缓，时痛时止，痛而喜按者，多属虚证；冷痛喜温，遇寒加剧者，属寒证；灼痛喜凉，遇寒觉舒者，属热证。

（二）问疼痛的部位

由于机体的各个部位与一定的脏腑经络相联系，所以通过询问疼痛的部位，对于判断疾病所在之脏腑经络和病因诊断具有重要价值。

1. 头痛

指头的某一部位（如前额、两侧、巅顶或后枕部）或整个头部疼痛的症状。根据头痛的具体部位，结合经络的循行规律，可明确头痛病于何经。如阳明经与任脉行于头前，故前额连眉棱骨痛者，病在阳明经；太阳经与督脉行于头后，故枕部连项背者，病在太阳经；少阳经行于头两侧，故头两侧痛者，病在少阳经；足厥阴肝经系目系达巅顶，故巅顶痛者，病在厥阴经等。

头痛可见于多种疾病过程中，大多无特异性。因此，临证时当首定病位、次辨病性。凡外感风、寒、暑、湿、燥、火、疠气，以及瘀血、痰浊、癥积、寄生虫等邪阻滞或上犯脑窍所致者，属实证；凡气、血、阴、精亏虚，不能上荣于头，脑窍失充所致者，多属虚证。

此外，外伤、中毒及眼、耳、鼻和齿病亦可引起头痛。临床应根据病史、兼证及头痛的性质，辨析其成因。

2. 胸痛

指胸部正中或偏于某一侧疼痛的症状。胸部是心肺藏栖之所，大气汇聚之地，大凡十二经脉除足太阳膀胱经外，均循行于此。因此，胸痛之成因较为复杂，但主要与心肺病变关系密切。问诊时，应根据胸痛的确切部位、性质和兼症进行审辨。如左胸心前区和胸骨后方憋闷疼痛，并放射至左肩和左臂内侧，甚至达无名指与小指者，多是瘀血、痰浊、寒凝、气滞等邪痹阻心脉所致，可见于胸痹；胸痛剧烈，并有恐惧、面青、肢冷等濒死感者，多因心脉急骤闭塞所致，可见于厥心痛（真心痛）；胸痛，伴干咳、盗汗、潮热者，多因肺阴亏虚，虚火灼肺所致，可见于肺痨等病；胸痛，伴壮热、咳吐脓血腥臭痰者，多因痰热阻肺，热壅血瘀、腐肉败血所致，可见于肺痈。

总之，胸痛是临床上多种疾病过程中的常见症状，有虚证，有实证，更有虚实夹杂证；有寒证，有热证，亦有寒热错杂证，临证时应注意鉴别。

3. 胁痛

胁指侧胸部，是腋部以下至第十二肋骨部分的统称。胁痛，是指胁的一侧或两侧疼痛的症状。两胁为足厥阴肝经和足少阳胆经的循行部位，肝胆又位于右胁部，其气常行于左，故胁痛多与肝胆病变有关。如胁部胀痛，伴有精神抑郁、胸闷太息者，多因肝郁气滞所致，可见于郁证等病；胁部胀痛，伴有身目发黄、厌食油腻者，多因湿热壅滞肝胆，胆汁泛溢所致，可见于黄疸等病；胁部刺痛，固定拒按，入夜痛甚，或胁下触及癥块者，多因气滞血瘀，脉络不通，积久成块所致，可见于癥积等病；胁痛，伴有病侧肋间饱满，甚则胸廓隆起，咳唾引痛者，多为饮停胸胁，气机受阻，压迫肺脏所致，可见于悬饮病。

4. 脘痛

指上腹近心窝处胃之所在部位疼痛的症状，又称胃脘痛。胃腑以通为用，以降为顺。胃气阻滞，失于和降，不通则痛。其特点是进食后疼痛加剧至为突出。因胃阴不足或脾胃阳虚所致者，属虚证，其特点是进食后疼痛缓解最为明显；胃脘冷痛，得温则减，遇寒加剧者，属寒证；胃脘灼痛，喜凉恶热者，属热证。

临床应注意的是，胃脘剧痛暴作，出现压痛及反跳痛者，多系胃脘穿孔之急重症；胃脘疼痛无规律，痛无休止而伴日渐消瘦者，应考虑胃癌的可能。

总之，脘痛是临床常见症状，其病因甚为复杂，临证时应详问其病因、病史，并根据疼痛的性质及兼症，分辨其寒热虚实。

5. 腹痛

指胃脘以下、耻骨毛际以上部位发生疼痛的症状。腹部的范围较广，可分为大腹、小腹、少腹三部分。脐以上为大腹，属脾胃；脐以下至耻骨毛际以上为小腹，属膀胱、胞宫、大小肠；小腹两侧为少腹，是足厥阴肝经所过之处。足见腹痛一证，广涉肝、胆、脾、肾、膀胱、大小肠及胞宫等脏的虚实寒热之变。

询问腹痛时，当与按诊密切配合。首先查明疼痛的确切部位，精心查问病史，判断病变所在的脏腑经络。然后结合疼痛的性质及兼症，明确引起腹痛的具体原因，以辨病证之虚实。一般而言，凡因寒凝、热结、湿热、气滞、瘀血、结石、虫积等所致者，多属实证。如小腹胀满疼痛，小便频急灼热而涩痛者，系膀胱湿热证；少腹冷痛拘急，牵引外阴收缩痛者，系寒凝肝脉证；脐腹窜痛，扪及条索状包块者，系虫积肠道等。由气虚、血虚、阳虚、阴虚所致者，多属虚证。如大腹隐痛，喜温喜按，食少便溏者，多是脾胃虚寒证等。

此外，某些外科疾病所出现的腹痛，如脏器的炎症、瘀血、肿瘤、脏器破裂、扭转以及腹膜的刺激（炎症、出血等）等，不可单以虚实概括而应以急缓轻重、以急救为先的原则。

6. 背痛

指颈以下，腰以上部位疼痛的症状。背部中央为脊骨，督脉贯脊而行于正中，足太阳膀胱经分布并夹于腰背两侧,其上有五脏六腑腧穴,两肩背又是手三阳经分布之处,故背痛之成因甚多。然而其局部病变仍占多数,尤以督脉及足太阳经病变最为常见。如脊背痛不可俯仰者,多因寒湿阻滞或督脉受损所致;背痛连项,伴有恶寒发热者,多因风寒客于太阳经所引起。

7. 腰痛

指背部第十二肋骨以下至髂嵴以上部位疼痛的症状,或表现为腰脊正中,或表现为腰部两侧疼痛。腰部中央为脊骨,腰部两侧为肾脏所在部位,故称"腰为肾之府",足三阳经循腰而下,足三阴经和奇经之脉循腰而上,带脉横行环绕腰府,总束阴阳诸经,可见腰部为经脉所过的重要部位。临床上辨析腰痛应结合按诊,如病人腰部两侧有无叩击痛等,作为诊断的重要依据。若腰痛以两侧为主且伴有酸软不适者,多属肾虚所致;腰部冷痛沉重,以脊柱痛为主,活动受限,阴雨天加重者,多为寒湿痹证;腰痛如刺,固定不移,痛处拒按,日轻夜重者,多为瘀血阻络或腰椎病变;腰痛牵掣少腹或侧腹,伴血尿者,多为结石阻塞所致。此外,骨痨、外伤亦可导致腰痛。总之,临床应根据疼痛的性质和病史以确定引起腰痛的病因病机。

8. 四肢痛

指四肢的肌肉、筋脉、关节等部位疼痛的症状,多为经络病变,常见于痹证。引起四肢疼痛的疾病种类繁多,病因复杂,既可是单纯性的四肢病变,也可能是全身疾病的局部反映。常见病因多为风寒湿邪侵袭,或湿热蕴结,使气血凝滞,经络痹阻不通所致;亦可因脾胃虚弱,气血不达四肢,或肝肾亏虚,四肢筋脉失养所引起。若独见足跟部疼痛者,多是肾虚所致,常见于老年人或体弱患者。

9. 周身疼痛

指头身、腰背、四肢,乃至全身肌肉筋骨等部位皆痛的症状。一般来说,新病周身疼痛,多属实证,以外感风寒、风湿,或湿热疫毒引起者居多。久病卧床不起而周身作痛,多属虚证,常因气血亏虚,形体、筋脉失养所致。临床上应注意询问患者疼痛的性状、病史、时间及兼症,以确定疼痛的原因。

四、问头身胸腹及其他不适

是指询问头身胸腹除疼痛之外的其他不适感觉。主要有头晕、胸闷、心悸、胁胀、脘痞、腹胀、身重、麻木和乏力等症状。这些症状不仅临床常见,各有其重要的诊断意义,而且只有病人自己才能体察到,因此应详问其病史,并注意其不适的程度、时间,有否诱因及兼症等。

(一) 头晕

指病人感到自身或周围环境物体旋转或摇动不稳的症状。轻者闭目即止,重者如立舟车,不能站立,是临床常见症状之一,常与目眩并见。头晕原因甚多,可因病因不同而异。故对头晕的询问,应注意了解引发或加重头晕的可能原因及兼有症状。头晕,伴头胀痛若刀劈,面红目赤,烦躁易怒,脉弦数者,多因肝火上炎,脑神被扰所致;头晕,伴头目胀痛,头重脚轻,腰膝酸软,耳鸣耳聋,脉细数者,多因肝阳亢于上,肾阴亏于下所致;头晕,伴面色㿠白，神疲乏力，劳累即发或加重，脉细弱者，多因气血亏虚，脑失充养所致；头晕伴头重昏蒙，如物裹缠，恶心呕吐，痰多苔腻者，多因痰湿内阻，清阳不升所致；头晕日久不愈，精神萎靡，腰膝酸软，健忘，脉弱不甚者，多因肾精亏虚，髓海失充所致；外伤后头晕刺痛者，多因瘀血阻滞脑络所致。

（二）胸闷

指病人自觉胸中堵塞不畅、满闷不舒的症状，亦称胸痞。胸闷可见于多种病证之中，但主要与心、肺二脏病变有关。胸闷，伴心悸气短、神疲乏力者，多因心气不足或心阳不振所致；胸闷，伴心悸怔忡、心前区憋闷疼痛者，多因心脉痹阻所致；胸闷憋气，伴咳喘气粗、壮热鼻煽者，多因邪热或痰热壅肺所致；胸闷，伴两胁胀满、精神抑郁、善太息者，多因肝气郁结所致；胸闷，伴气喘、少气不足以息者，多因肺气虚或肺肾气虚所致。

此外，气管、支气管异物，气胸等，均可导致胸闷。

（三）心悸

指病人自觉心慌心跳，惊惕不安，甚则不能自主的症状，临床上常被描述为心脏扑动或胸内扑腾样感觉，多是心神失藏或心脏病变的标志。心悸一般分惊悸和怔忡两种。因惊恐而致心悸，或心悸易惊而惊恐不安者，称为惊悸；常由外受异常刺激所引起，如目见异物，遇险临危，或剧烈精神刺激等，使心神浮动而失藏所致。惊悸属心悸之轻者，多呈发作性，全身情况较好，常属心脏功能性改变。无明显外界诱因，心跳剧烈，上至心胸，下至脐腹，终日悸动不安，稍劳即发而重者，称为怔忡；多由久病体虚，心脏受损所致。怔忡多由惊悸发展而来，病情较惊悸为重，多呈持续性，全身性情况较差，常见于心脏器质性病变。

心悸的成因较为复杂，如惊骇气乱，神摇不安；气血亏虚，心失所养；阴虚火旺，心神被扰；心阳虚衰，心失温养；脾肾阳虚，水气凌心；心脉痹阻，血行不畅等。临床上应根据心悸的特点、程度、时间及兼症，综合分析以辨之。

（四）胁胀

指病人自觉胁肋部一侧或两侧有胀满、支撑感觉的症状，多与肝胆病变有关。胁胀，伴有精神抑郁、太息或易怒者，多由肝气郁结所致；胁胀，伴有口苦尿黄、苔黄腻者，多因肝胆湿热所致；胁胀，伴肋间饱满、咳嗽引痛者，为悬饮病，多因饮停胸胁，脉络受阻，肺气郁滞所致。

（五）脘痞

指病人自觉胃脘部窒塞满闷，触之无形，按之柔软无痛的症状，又名心下痞，是脾胃病变至为突出的表现，多因中焦气机阻滞、脾胃升降失职所致。脘痞，伴食少便溏、神倦乏力、时轻时重者，多属脾胃气虚所致；脘痞，伴嗳腐吞酸、进食尤甚者，多为食积胃脘，气失和降而滞所致；脘痞，伴纳呆呕恶、头身困重、苔腻者，多为痰湿中阻，脾胃升降失和所致；脘痞，伴胃中有振水声、呕吐清水者，多因饮邪停于胃脘，胃失和降所致；脘痞，伴胸胁胀满、嗳气吞酸、精神抑郁、善太息者，为肝气横逆犯胃，胃气郁滞所致。

（六）腹胀

指病人自觉腹部胀满、痞塞不舒，甚则如物支撑的症状，多与脾胃、肝胆、肾、大小肠病变有关。腹胀有虚实之分。腹部时胀时减而喜按者属虚，多因脾胃气虚，腐熟运化无力所致；腹胀持续不减而拒按者属实，多因食积胃肠，或燥热结滞肠道，或肠道气机阻滞所致；腹大胀满，绷急如鼓，皮色苍黄，脉络显露者，为鼓胀病，多由肝脾肾受损，气滞血瘀，水停腹中所致。

（七）身重

指病人自觉肢体沉重如负重物，懒于动作的症状，主要与湿邪困阻或气虚不运有关。身重，伴头重如裹、脘闷纳呆、口黏苔腻者，多因湿困脾阳，水湿内停所致；身重，伴浮肿、肢节酸楚，多因水湿泛溢肌肤所致；身重，伴疲乏、嗜卧、纳呆便溏者，多因脾气虚弱，不能运化水谷精微于四肢、肌肉所致；身重，伴肢体关节、肌肉疼痛酸楚，屈伸不利者，多因湿郁肌表，阻滞气机所致。此外，热病后期见身重乏力者，则系邪热耗伤气阴，形体失养所引起。

（八）麻木

指病人自觉肌肤或四肢感觉减退，甚或消失的症状，亦称不仁。多因气血亏虚、风寒入络、肝风内动、风痰阻络，痰湿或瘀血痹阻经络，使筋脉、肌肤失养所致。

历代医家多把麻木列为中风先兆之一，尤其高血压患者自觉拇指及食指麻木时，多系中风先兆。因此，辨析麻木之成因，对防治中风具有重要意义。

（九）乏力

指病人自觉精神困倦，肢体软弱无力的症状，亦称疲乏。

疲乏是临床上极为常见的症状，是机能衰减性疾病的典型标志，几乎所有急慢性疾病，均可出现不同程度的疲乏。若病人以疲乏为主症就诊时，当考虑或为暑热伤气所致，或为脾虚湿困使然，而更多的可能是气血两虚，机体失养所致。

五、问耳目

耳目均为头面部的感觉器官，分别与人体内脏、经络有着密切的联系。故询问耳目听视状况，不仅可以了解耳目局部有无病变，而且有助于推断全身性生理病理变化。

（一）问耳

耳司听觉，为肾之窍；手足少阳经脉分布于耳，耳为宗筋之所聚；心寄窍于耳。所以耳的病变常与肾、肝胆和心有着密切的关系。

1. 耳鸣

指外界无声源而病者自觉单耳或双耳内鸣响，且听力无明显改变的症状。促发和影响耳鸣的因素甚多，而且与患者的心理状态有关。故诊断耳鸣，应明确其病变部位，推求其病因病机，方能作出正确的诊断。一般而言，耳鸣突发，声大如蛙聒，按之不减，甚或加重者，属实证；多为肝胆火热上扰，痰火壅结或风热外袭所致。耳鸣渐发，声小如蝉鸣，按之可减或暂止者，属虚证；多因肝肾阴虚、肝阳上亢，或肾精亏损、髓海空虚，或气血不足，耳窍失养所致。

2. 耳聋

指病人单耳或双耳主观感觉和客观检查均有不同程度的听力减退，甚至听力完全丧失的症状。临证诊断耳聋，应注意询问发病之缓急，病程之久暂，病因之属类，病性之虚实，以及先天与后天和老年性耳聋等。一般而言，突发耳聋，病程短暂，外感性的，多属实证，多因肝胆火逆，或风邪袭耳，或痰火上扰所致；渐起耳聋，病程较长，内伤性的，多属虚证，多因肝肾精气亏损，耳窍失养而成。此外，耳聋也可因药毒、噪伤等因素所引起。

总之，耳鸣、耳聋均是听力异常的症状。耳鸣是以耳中鸣响声为主要表现，听力损失并不明显；而耳聋则是以听力下降，甚或听力丧失为主要症状。耳聋多由耳鸣日久不愈发展而来，病情较耳鸣为重。二者症状虽然不同，但病因病机及辨证基本一致。

3. 重听

指病人自觉听力减退，听音不真，声音重复的症状，属耳聋之轻者。渐发重听，以虚证居多；多因肾精亏虚，耳窍失荣所致；多见于年老体衰患者。骤发重听，以实证居多；常因痰浊上蒙，或风邪上袭耳窍所致。

（二）问目

目司视觉，为肝之窍，心之使，血之宗，五脏六腑之精气皆上注于目，故目病关乎五脏，更与心、肝、肾三脏病变攸关。

1. 目痛

指病人单目或双目疼痛的症状。目痛证因复杂，是眼科疾病最常见症状之一，内外障皆可见之，且以实证多于虚证为临床特点。头目剧痛，突发势急，持续不断，喜冷拒按者，为热证、实证。如眼目剧痛难忍，面红目赤者，多由肝火上炎所致；目赤肿痛，羞明多眵者，多因风热火毒壅盛所致。两目隐痛，渐发势缓，时作时止，喜温喜按者，为寒证、虚证。如两目隐隐而痛，时作时止，昏花干涩者，多因气血不足或阴虚火旺所引起。

2. 目眩

指病人自觉眼前发黑，视物昏花，眼前如有蚊蝇飞动或荧光飞舞感觉的症状，亦称眼花，常见于内障眼病。其实者多由肝火上炎，或肝阳化风，或痰湿上蒙清窍所致；其虚者，多因肝肾阴虚，或肝血不足，或虚火上炎，目失所养而致。若因久坐久卧，骤然起立而觉头昏眼花者，为坐起生花，多为气血不足或肝肾阴虚所致。目眩，亦可见于正常人。

3. 目昏、雀盲、视歧

目昏是指病人自觉视物昏暗，模糊不清的症状。雀目，又称鸡蒙眼，即今之夜盲，是指白昼视力正常，每至黄昏则视物不清的症状。视歧是指病人自觉视一物为两物的症状，相当于今之复视。目昏、雀盲、视歧三者，均为视觉障碍的表现，虽各有特点，但其病因病机基本相同，多由肝肾阴虚，或精血不足，目失所养，或风邪入络，眼肌麻痹所引起。

六、问睡眠

睡眠是生命所必需的，是人体适应自然界昼夜节律性变化，维持机体阴阳平衡协调的重要生理活动。睡眠的情况与人体卫气的循行和阴阳的盛衰有着密切的关系。正常情况下，卫气昼行于阳经，阳气盛则醒；夜行于阴经，阴气盛则眠。即如《灵枢·口问》所说："阳气尽，阴气盛，则目暝；阴气尽，而阳气盛，则寤矣。"此外，睡眠还与人体气血的盛衰，心肾等脏的功能活动有着密切的关系。

问睡眠应主要询问睡眠时间的长短、入睡的难易程度、有无多梦，尤其是睡眠质量等情况，并结合其他兼症，探求其病因病机。临床常见的睡眠异常主要有失眠和嗜睡。

（一）失眠

指病人自觉睡眠不足的症状。亦称不寐。临床多以入睡困难，或睡而易醒，难以复睡，或时时惊醒，不复安睡，或彻夜不眠，或睡眠不能使精神焕发等为主要特点，常伴有多梦。值得提及的是，对任何一位特定病人来说，睡眠时间长短不能充分评估睡眠是否足够，因为正常睡眠时间可因年龄、个体差异而差别很大。但在成人生活中，每天所需睡眠的时间是相对稳定的。

失眠是机体阴阳平衡失调，阴虚阳盛，阳不入阴，神不守舍的病理表现。虚者多因阴虚火旺，心肾不交，或营血亏虚，心神失养，或心胆气虚，心神不安所致；实者多为邪气干扰，导致心神不宁而发，常见病因有心火、肝火、痰热、食积、瘀血等。总之，由阴虚阳亢而致失眠者临床多见。

（二）嗜睡

指病人不论昼夜，睡意极浓，经常不自主地入睡，甚至不分场合，卧倒即睡的症状。亦称多寐或多睡眠。嗜睡的病机关键是湿、浊、痰、瘀困滞阳气，心阳不振，或阳虚气弱，心神失荣。病位主要关乎心、脾、肾三脏。

困倦嗜睡，伴头目昏沉，胸闷脘痞，肢体困重者，多是痰湿困脾，清阳不升所致；饭后困倦嗜睡，伴食少便溏，少气懒言者，多因脾失健运，清阳不升，脑失所养所致；精神极度疲惫，神识朦胧，倦怠嗜卧，肢冷脉微者，多因心肾阳虚，神失温养所致；嗜睡，伴轻度意识障碍，叫醒后不能正常回答问题者，多因热邪，或痰热，或湿浊闭阻心神所致，此常是昏睡、昏迷的前期表现。大病之后，精神疲乏而嗜睡，是正气未复的表现。

嗜睡与昏睡、昏迷不同。嗜睡者，神志清醒，极易入睡，但呼之即醒，醒后应答准确；昏睡者，指病中日夜沉睡，虽能唤醒，但神识不清，答非所问，偶能正确回答，后旋即复睡，是昏迷之先兆或曰浅昏迷；昏迷者，指神志模糊，不省人事，或者昏睡不醒，呼之不应，对外界刺激毫无反应的症状，亦称深昏迷，多提示病已危重。

七、问饮食口味

指对病理情况下的口渴与饮水、食欲与食量，以及口中味觉等情况的询问。临床很多疾病过程都能影响饮食口味而发生异常改变。由于饮食的摄纳与消化吸收，主要与脾胃、肝胆、大小肠、三焦等脏腑功能活动密切相关，故通过询问饮食口味变化，可以了解体内津液的盈亏和水谷精气的盛衰，识别脾胃及相关脏腑功能的病理变化，其临床诊疗价值是不可忽视的。

询问饮食口味，应注意了解有无口渴，饮水多少，有无食欲、食量多少，以及口中有无异常味觉和气味等。

（一）问口渴与饮水

口渴，是指口干而渴欲饮水的期望。饮水，是指实际饮水量的多少。口渴与饮水量的关系既有一致性，亦有非一致性。因此，了解口渴与饮水的异常，尤其是对二者关系的辨识，对于判断体内津液的盛衰和输布情况，以及病证的寒热虚实之性具有重要意义。

1. 口不渴饮

指病人不觉口干，亦不欲饮水的症状。提示津液未伤。多见于寒证、湿证，或见于无明显燥热的病证。因寒、湿之邪为阴邪，无伤津耗液之弊，或虽病而津液未伤，故不觉口干，也不欲饮。

2. 口渴多饮

指病人自觉口干渴，且饮水量明显增多的症状。是体内津液大伤的突出表现。多见于燥证，实热证，消渴病，或汗、吐、下之后。由于燥邪、热邪为阳邪，或严重吐泻，或大汗出、或利尿太过等，均可导致津液大伤，故口渴甚而欲饮水自救。若口渴多饮、伴多食、多尿、形体消瘦者，为消渴病。

3. 渴不多饮

指病人虽有口干或口渴的感觉，但又饮水不多的症状。是津液轻度损伤或输布障碍的表现。此症病机较为复杂，可见于阴虚、湿热、痰饮、血瘀及温病营分证等多种病证中。若口渴咽干而不多饮，伴潮热盗汗，五心烦热，舌红少津者，属阴虚证，因虚热伤津不甚，故口干而不多饮；渴不多饮，伴身热不扬，头身困重，苔黄腻者，属湿热证，邪热耗伤阴津则口渴，然而，体内有湿故不多饮；渴喜热饮而量不多，甚或水入即吐者，系饮停胃脘证的特征，因痰饮内阻，或阳弱而津不上承于口，故口渴，但胃内有饮邪，故不多饮，甚或饮入即吐；口干，但欲漱水而不欲咽，伴面色黧黑，或肌肤甲错，舌紫暗或有瘀斑者，属血瘀证，瘀血内阻，气机不通，津失输布故口干，体内津液本不缺乏，故但欲漱水润口而不欲咽；渴不多饮，伴身热夜甚，心烦不寐，舌红绛无苔者，属温病营分证，因热邪耗伤阴津，故口渴，但热邪入营又可蒸腾营阴上潮于口，同时气分热势已减，故不多饮。

临床上口渴与饮水的辨证，只有根据口渴的特点，饮水量的多少和有关兼证加以综合分析，方能探明其病因病机。

（二）问食欲与食量

食欲，是指对进食的期望。食量，是指进食的实际数量。食欲与食量的关系既可表现为一致，亦可表现为不一致。胃主受纳、腐熟，脾主运化吸收，故食欲和食量与脾胃功能的盛衰至关密切。人以胃气为本，胃气的有无直接关系到疾病的轻重和转归。所以，询问患者的食欲与食量，尤其是对二者关系的辨识，对于判断脾胃功能的强弱，乃至相关脏腑的功能状态和疾病的轻重预后具有重要意义。

1. 食欲减退

包括不欲食，纳少与纳呆，三者含义相似，但所指不尽相同。不欲食，是指病人不想进食，或食之无味，是食量减少的症状。又称食欲不振。纳少，是指病人实际进食量的减少，常由不欲食引起。纳呆，是指病人无饥饿感和进食要求的症状，即无食欲。

食欲减退是临床常见症状，虽然有不欲食、纳少、纳呆的不同称谓，但都是表现为饥饿和食欲的缺如。是脾胃病变的主要标志。一般而言，新病食欲减退者，多是正气抗邪的保护性反应，故病情轻浅，预后良好；久病食欲减退，伴食后腹胀，纳少便溏，神疲倦怠，面色萎黄者，多因脾胃虚弱，腐熟运化无力所致；食少纳呆，伴头身困重，脘痞腹胀，舌苔厚腻者，多由湿邪困脾，脾气郁滞所致，但应区分痰湿、寒湿、湿热之不同；纳呆食少，伴脘腹胀闷、嗳腐食臭者，多因食滞胃脘，腐熟不及所引起。

2. 厌食

指病人厌恶食物，甚至恶闻食气的症状。亦称恶食。厌食，伴嗳气酸腐，甚或呕吐酸馊食物者，为食积胃脘，腐熟不及所致；厌食油腻，伴脘腹胀闷，呕恶身重，苔黄腻者，多因湿热蕴脾，运化机能障碍所致；厌恶油腻厚味，伴胁肋胀痛灼热、口苦尿黄、身目发黄者，为湿热壅滞肝胆，胆汁泛溢所致；妇女妊娠初期厌食，多是妊娠反应，因妊娠后冲脉之气上逆，影响胃之和降所致，属生理现象。若厌食伴严重恶心呕吐者，则为妊娠呕吐，当属病态反应。

3. 消谷善饥

指病人食欲过于旺盛，进食量多，甚则食后不久即感饥饿的症状。又名善饥或多食易饥。常兼烦渴多饮，形体消瘦等症。多因胃火炽盛，腐熟太过所致。消谷善饥，伴多饮、多尿消瘦者，为消渴病；消谷善饥，伴颈前有肿物，烦热心悸多汗，眼突手抖者，为瘿病；消谷善饥，伴大便溏泄者，属胃强脾弱。所谓胃强，是指胃之腐熟功能过亢，故多食易饥；所谓脾弱，是指脾运化水谷功能减弱，故大便溏泄。诚如《医学入门》所说："能食不能化者，为脾寒胃热。"

4. 饥不欲食

指病人虽有饥饿感，但又不想进食，或进食很少的症状。常兼有嘈杂，干呕等症。是胃阴不足证的临床特征。胃阴不足，虚火内扰，则有饥饿之感；同时胃阴亏虚，胃腑失润，胃之受纳腐熟功能减退，故不欲食。

5. 偏嗜食物或异物

指嗜食某种食物或某种异物的症状。多见于小儿虫积。妇女妊娠期间，偏食辛辣等食物，当属生理现象。

正常人由于地域与生活习惯的不同，常有饮食偏嗜，一般不会引起疾病。但若偏嗜太过，则有可能导致病变。如偏嗜肥甘，易生痰湿；偏食生冷，易伤脾胃；嗜食辛辣，易病燥热等。若病人嗜食生米、泥土、煤炭等异物，称为嗜食异物，多见于小儿虫积。可能病因为虫积肠道，导致机体营养缺乏和失调所致。

6. 除中

指危重病人，本无食欲或本不能食，突然食欲亢进或能食的症状。是脾胃之气将绝的"假神"征象之一，常危在旦夕。

临床上，即或日常生活中，往往以进食量的多少作为胃气盛衰的重要标志。如食欲渐复，食量渐增，是胃气渐复，疾病向愈之佳兆；若食欲渐退，食量渐减，是脾胃功能渐衰之征，提示疾病逐渐加重。

（三）问口味

指询问病人口中是否有异常味觉或气味。当感受外邪，或饮食所伤，或七情失调，或劳倦过度等，导致脏腑功能失调，尤其是脾胃功能失调时，口味变化常至为突出。临床常见的异常口味有：

1. 口淡

指病人味觉减退，口中乏味，甚至无味的症状。多见于脾胃虚寒证。多由脾虚水湿不化，寒湿内停，上泛于口所致。

2. 口苦

指病人自觉口中有苦味的症状。多见于肝胆火热证。多因火热熏蒸，胆汁之气上泛于口所致。

3. 口甜

指病人自觉口中有甜味的症状。若口中甜而黏腻不爽，伴脘腹痞闷胀满，舌苔黄腻者，多属脾胃湿热。多因过食肥甘厚味，郁积化热，积湿于脾，热蒸脾气上溢于口所致；若因脾虚所致者，则多伴有神疲乏力，纳呆食少等症。

4. 口酸

指病人自觉口中有酸味，或泛酸，甚至闻之有酸腐气味的症状。多见于伤食、肝胃郁热等证。口酸时作，伴心烦易怒者，多由肝郁化热，横逆克脾犯胃所致；口酸而嗳腐气秽者，则多因食滞胃脘，化腐生酸而上泛使然。

5. 口咸

指病人自觉口中有食盐之咸味的症状。多见于肾虚。肾阳虚而不摄，寒水生而上泛，或肾阴虚而火逼，肾液上乘，皆可致口中发咸。

6. 口涩

指病人自觉口中有食生柿子之涩味感的症状。常与舌燥同时出现。多为燥热伤津，或脏腑阳热偏盛，气火上逆所致。

7. 口黏腻

指病人自觉口中有黏腻不爽的症状。常伴舌苔厚腻。多由湿浊、痰饮、食积等，壅脾滞胃，浊气上泛于口所致。口黏腻常与味觉异常同见，如黏腻而甜，多为脾胃湿热；黏腻而苦，多属肝胆湿热等。

八、问二便

大小便的排出是人体新陈代谢的必然现象。大便虽由肠道排出，但与脾胃的腐熟运化、肝的疏泄、命门的温煦、肺气的肃降等有着密切关系。小便虽由膀胱排出，但与肾的气化、脾的运化、肺的肃降、肝的疏泄、小肠的泌别和三焦的决渎等至为攸关。故询问大小便的情况，如大小便的性状、颜色、气味、便量、便次、排便感觉以及兼有症状等，不仅可以了解水谷在体内的新陈代谢状况，亦是判断相关脏腑病变和疾病寒热虚实性质的重要依据。诚如《景岳全书·传忠录·十问篇》所说："二便为一身之门户，无论内伤外感，皆当察此，以辨其寒热虚实。"

有关二便的气味等内容，已于闻诊中述及，此着重介绍二便的次数、颜色、性状、便量和排便异常感。

（一）问大便

正常人每日排便一次，便量与便次常因所进食物的种类、进食量的多少及脾胃的功能状态而异。排出时应为黄褐色圆柱形软便（成人），或金黄色糊状便（婴儿）。且排便顺畅，无脓血、黏液及未消化的食物等。病理状况下，主要有如下改变：

1. 便次异常

（1）便秘　指大便次数减少（少于隔日一次），粪质干硬如丸，或便量及质地正常只是解出费力的症状。又称大便难。总由大肠传导功能失常所致。大凡热结肠道而津伤，或肝脾气滞而不通，或阴寒内盛而凝滞所致者，属实证；阴虚肠失濡润，或血虚肠道失荣，或气虚传送无力，或阳虚阴寒凝滞所致者，属虚证。便秘除常因肠道病变外，偶亦可有因肛周病变或肠外肿瘤压迫所致，故临证时应根据其不同特征而详加审辨。

（2）泄泻　指排便次数增多，粪质稀薄或完谷不化，甚至泻出如水样的症状。泄泻的病因病机甚为复杂。外感寒湿或暑热疫毒之邪，或饮食所伤，或情志失调，肝郁气滞，或久病脾肾阳虚，或先天禀赋不足等，均可导致脾失健运，小肠不能分清别浊，大肠传导功能亢进，水湿下趋而成泄泻。一般新病暴泻者多属实证；久病缓泻者多属虚证。如泻下清稀，甚则如水样，纳少腹痛，或兼恶寒发热者，是寒湿内盛，脾失健运，清浊不分所致；泻下粪便臭如败卵，泻后痛减，脘胀嗳腐者，多因宿食内停，阻滞胃肠，传化失职所致；泻下急迫，或泻而不爽，肛门灼热，舌苔黄腻者，多属湿热蕴结大肠，气机阻滞所致；精神紧张之时发生腹痛泄泻，泻后觉舒者是肝气不疏，横逆犯脾，脾失健运所致；若黎明前脐腹作痛，肠鸣即泻，泻后则安，形寒肢冷，腰膝酸软者，称为"五更泄"，多由肾气亏虚，命门火衰，阴寒湿浊内积所致；大便时溏时泻，迁延反复，食后脘闷，神疲乏力者，因脾失健运，清浊不分所致。

2. 便色异常

（1）白陶土样便　指病人大便颜色灰白若陶土色的症状。常见于各种原因引起的阻塞性黄疸。每因肝胆疏泄失常，胆汁外溢，不能下注于肠协助消化所致。

（2）黏冻、脓血便　指病人粪便中夹有黄白色不透明黏冻或脓血的症状。常见于痢疾和肠癌等病。多因湿热蕴结，熏灼肠道，气血壅滞，脂络伤损所致。其中以血为主，血中带脓者偏于热，病在血分；以脓为主，脓中带血者偏于湿，病在气分。

3. 便质异常

除便秘和泄泻均包含有便质异常外，临床常见的便质异常还有以下几种：

（1）完谷不化　指粪便中含有较多未消化食物的症状。久病体虚者见之，多因肾阳不足，命门火衰，不能温煦脾土，致脾失健运，传化无力所致；新病暴食者见之，多因食滞胃肠，腐熟不及所致。

（2）溏结不调　指大便时干时稀的症状。常伴有腹痛，肠鸣等症。多因肝郁气结，乘脾犯胃，中焦气化失司所致。若大便先干后稀者，多属脾肺气虚，传送无力所引起。

（3）便血　指血液由肛门排出的症状。便血颜色可呈鲜红、暗红或紫黑，甚或黑如柏油样。一般见于胃肠或肝病患者。多因脾胃虚寒，气不摄血，或胃肠积热，湿热蕴结，气滞血瘀所致。若血色暗红或紫黑或黑便如柏油状者，谓之远血，多与胃脘、肝病有关。若血色鲜红，血附便外或于排便前后滴出者，谓之近血，多见于内痔、肛裂、结肠憩室及锁肛痔（直肠癌）等肛门部的病变。除胃肠病变外，许多全身性疾病，如疫斑热、稻瘟病、血液病、紫癜病、食物中毒、药物中毒等，亦可见到便血。

4. 排便感异常

（1）肛门灼热　指排便时肛门有烧灼感的症状。多因大肠湿热，或热结旁流，热迫肛门所致。常见于湿热痢疾、暑湿泄泻等证。

（2）里急后重　指腹痛窘急，时时欲便，肛门重坠，便出不爽，便意频数的症状。多因湿热蕴结大肠，气血壅滞、腑气不通所致。里急后重是痢疾患者的主症之一，常伴有赤白脓血便。

（3）排便不爽　指便出不通畅，有涩滞难尽感觉的症状。泻下如黄糜而黏滞不爽者，多因湿热蕴积大肠，气机不畅，传导不利所致；腹痛欲便而排出不爽，胁胀嗳气者，多因肝郁脾虚，肠道气滞所致；腹泻不爽，大便酸腐臭秽者，多因食积化腐，肠道气机不畅所致。

（4）滑泄失禁　指排便难以控制，滑出不禁，甚则便出而不自知的症状。多因督脉损伤，久病正虚，久泄不愈，脾虚气陷，肠道湿热瘀阻等，引起脾肾虚损，肛门失约所致。常见于久病年老体衰，或久泻、久痢、脱肛、肠道癌瘤及脊柱外伤等病。若骤起暴泻，后阴难以约束，或神志昏迷而大便自行流出者，多见于食物中毒或昏迷病人。

（5）肛门气坠　指肛门下坠，甚或感觉有肛脱欲出的症状。肛门气坠常于劳累或排便后加重，多因脾气虚衰，中气下陷所致。常见于久泻久痢或体弱患者。

（二）问小便

一般情况下，健康成人日间排尿 4～6 次，夜间排尿 0～2 次，24 小时尿量约为 1 000～2 000ml。排尿次数和尿量，可受饮水、气温、出汗、年龄等因素的影响而略有不同。机体津液输布代谢或三焦气化功能失常时，即可出现异常情况。临证时应重点询问尿量、尿次、尿色质及排尿时的感觉。

1. 尿量异常

（1）尿量增多　指排尿量、尿次均明显超过正常量（即成人尿量超过 2 500ml/24h）次的症状。小便清长而量多者，常见于虚寒证。多因阳虚不能蒸化水液，水津直趋膀胱所致；尿量增多，伴多饮、多食、消瘦者，为消渴病。多由肾阴亏虚，肾失固摄所致；若大量饮水而引起多尿者，则属精神性多饮，即脑神病变所致。

（2）尿量减少　指排尿量明显少于正常量（即成人尿量低于400ml/24h）次的症状。常见于各种热病或严重之汗、吐、下后或水肿病等。大凡热病，均以温热伤津、阴液耗损为特点，故源亏则尿少；大汗伤津，吐泻亡液，故尿量减少常见于汗、吐、下之后；水肿之成因，多系肺失通调，脾失转输，肾失开阖，三焦水道不通所致。今水停体内而不出，故尿量因之而减少。若尿量减少见于肾和膀胱病变者，则多因湿热蕴结，或尿路损伤、阻塞，水道不利所致。

2. 尿次异常

（1）小便频数　指单位时间内排尿次数增多的症状。又称尿频。新病小便频数，伴有尿急、尿痛，小便短赤者，多因湿热蕴结下焦，膀胱气化失司，热迫尿道所致，常见于淋病（热淋）等；久病小便频数，量多色清，夜间尤甚者，多因肾阳亏虚，或肾气不固，膀胱失约所致，常见于老年体衰，久病肾虚患者。

（2）癃闭　指尿量减少而排尿困难，甚至小便不通的症状。小便不畅，点滴而出为癃；小便不通，点滴不出为闭，合称癃闭。癃闭的成因至为复杂，临床辨证，当首分虚实，实者多由瘀血、结石、或湿热蕴结，尿道阻塞所致。虚者多因年老气虚，肾阳虚衰，膀胱气化不利，开合失司所致。

3. 尿色质异常

正常新鲜尿液清澈透明。尿之颜色受饮食和药物等影响，一般呈淡黄色至深黄色。新鲜尿液发生浑浊或颜色发生异常改变时，主要有下列表现：

（1）小便清长　指排尿量多，质清透明的症状。见于病人多属虚寒证。因阳虚气化无力，水津不化，下趋膀胱，膀胱失约，故小便清长量多。

（2）小便短黄　指排尿量少，色黄或深浓的症状。以内热所致者为多。多因热盛伤津，或汗、吐、下、利致水府枯竭所致。

（3）尿中带血　指尿中含有一定量的血液（红细胞）而呈淡红色云雾状，或洗肉水样，或混有血凝块的症状。亦称"血尿"。血尿多因结石损伤水道，或热伤血络，或湿热蕴结膀胱，或疫毒、药毒伤肾，或脾肾气虚，血失统摄所致。常见于石淋、热淋、肾与膀胱肿瘤及某些血液病、传染病等。

（4）小便浑浊　指小便浑浊不清，白如米泔，状如脂膏的症状。亦称尿浊。一般不伴有涩痛不利感。因脾虚气陷，精微下泄，或肾气亏虚，清浊不分，脂液下漏所致者，属虚证，多见于淋病（劳淋）患者；因湿热下注，气化不利，不能制约脂液下流所致者，属实证，多见于淋病（膏淋）等。

（5）尿有砂石　指尿液中夹有砂石块的症状。多伴有排尿涩痛，或排尿时突然中断，尿道窘迫疼痛，少腹拘急，甚则牵及外阴等症状。多因湿热蕴结下焦，煎熬尿中杂质，久而结为砂石所致。常见于淋病（石淋）等。

4. 排尿感异常

（1）尿道涩痛　指病人排尿时感觉耻骨上区，会阴部和尿道内涩滞不畅，灼热疼痛的症状。又称尿痛。可因湿热内蕴、热灼津伤、结石或瘀血阻塞、肝郁气滞、阴虚火旺、脾肾两虚所致。常见于各种淋证，偶亦可见于膀胱肿瘤患者。

（2）余沥不尽　指小便后仍有少许尿液点滴不尽的症状。多由肾气亏虚，固摄无权，膀胱失约所致。常见于老年或久病体弱患者。偶可见于湿热留著于尿路等所致的淋证病人。

（3）小便失禁　指小便不能随意控制而自行遗出的症状。多因肾气亏虚，下元不固，或脾虚气陷及膀胱虚寒而失约所致。尿路损伤，或湿热、瘀血阻滞，使膀胱气化失司，亦可致小便失禁。若神志昏迷而小便自遗者，则属病情危重。

（4）遗尿　指睡眠中小便不自主排出的症状。俗称尿床。多因禀赋不足，肾气亏虚，或脾虚气陷及膀胱虚寒失约所致。亦可见于3岁以内的健康儿童。

九、问经带

妇女有经、带、胎、产、乳等生理病理特点，所以，对妇女的问诊，应注意询问月经、带下、妊娠、产育、乳病等方面的异常情况。其中，妇女妊娠、产育、乳病的异常，将在《中医妇产科学》中专门讨论。

妇女月经、带下的异常，不仅是妇科的常见病，也是全身性病理改变的反映。因此，即便所患为一般性疾病，也应询问月经、带下的情况，作为妇科或一般疾病的诊断依据。

（一）问月经

月经，是指有规律的周期性子宫排血现象。因其按月来潮且潮之有时，因此，古有"月汛"、"月事"等称谓。女子一生中的第一次子宫排血现象称初潮，多在 14 岁左右。妇女一生中的最后一次行经称绝经，多在 49 岁左右。从前次月经的第一天，到此次月经的第一天，是一个月经周期，一般情况一个周期的时间是 28 天左右。行经时间是 3～5 天，经量中等，（一般为 50～100ml），经色正红（似静脉血之色）无块，经质不稀不稠，且有轻微之血腥气味。由于脏腑、气血、经脉（冲任）是产生月经的生理基础，所以询问月经的有关情况，可以了解相关脏腑的功能状况及气血的盛衰运行。

问月经主要询问月经的周期，行经的天数，月经的色、质、量以及有无闭经或行经腹痛等情况。必要时可询问末次月经日期，以及初潮或绝经年龄。

1. 经期异常

（1）月经先期 指连续 2 个月经周期均出现月经提前 7 天以上的症状。又称"月经提前"等。多由气虚不固，或阳盛血热，或瘀血阻滞冲任所致。

（2）月经后期 指连续 2 个月经周期均出现月经推迟 7 天以上的症状。又称"月经错后"等。若偶尔一次错后，则不属病态。由于营血亏损、肾精不足，或因肾阳不足，无以化血，终致血海不能按时满溢施泄所致者，属虚证；因寒凝气滞，或痰湿阻滞，冲任不畅，经血不能按时而行所致者，属实证。

（3）月经先后不定期 指月经连续 3 个周期时提前、时延后 7 天以上的症状。又称"乱经"，是月经周期严重异常的病证。临证时当首辨病变在肝、在肾，还是在脾，或是肝肾同病、脾肾同病，并根据月经量、色、质，结合兼症，舌脉进行辨证。本症多因肝气郁滞，气机逆乱，或脾肾虚损，冲任气血失调，血海蓄泄失常所致。

2. 经量异常

（1）月经过多 月经周期和持续时间基本正常，但经量较常量明显增多或经量超过 100ml，连续出现 2 个月经周期以上者，称为月经过多，常与周期、经期异常并发。月经过多，多因热伤冲任，迫血妄行；或脾肾气虚，冲任不固；或瘀血停聚，积于冲任，新血不得归经而妄行所引起。

（2）崩漏 指经血非时而下的症状。若来势迅猛，出血量多者，谓之崩（中）；势缓而量少，淋漓不断者，谓之漏下，合称崩漏。崩与漏虽然在病势上有缓急之分，但发病机理基本相同，且在疾病演变过程中，常互相转化，交替出现。崩漏属妇科疑难病证，亦是急重病证，主要原因为热伤冲任，迫血妄行；或脾肾气虚，冲任不固；或瘀阻冲任，血不归经；或肾阴不足，阴虚火旺，虚火迫血妄行所致。

（3）月经过少　月经周期基本正常，但经量较常量明显减少，甚或点滴即净，或经期不足2天，经量少于正常，连续出现2个月经周期以上者，称为月经过少。月经过少，虚实各异。虚者或因肾虚精亏血少，血海不盈，或因化源不足，血海亏虚所引起。实者，多因寒凝、瘀血、痰湿阻滞、冲任不畅所致。

（4）闭经　指女子年逾18周岁，月经尚未来潮，或已行而又中断达3个月以上的症状。若在妊娠期或哺乳期或绝经期的月经停闭，属生理性月经停闭；还有部分少女初潮后的两年内偶尔出现月经停闭现象，又无其他不适者，并非病态。

病理性闭经，其虚者多由肝肾不足，气血亏少，血海空虚，经血无源可化所致；其实者，多因气滞血瘀，或阳虚寒凝，或痰湿阻滞，胞脉不通，经血无路可行所致。

3. 经色、经质异常

指月经颜色、经血质地异常的症状。经色淡红质稀，多属气虚或血少不荣；经色深红质稠，多为血热内炽；经色紫暗，夹有血块，兼小腹冷痛者，多属寒凝血瘀。

4. 痛经

指行经时或经前经后（1周以内），出现周期性小腹疼痛，或痛引腰骶，甚至剧痛难忍的症状。又称经行腹痛。常见于月经初潮后2~3年的青年妇女。辨析痛经，贵在辨痛，即根据疼痛发生的时间、性质、部位以及疼痛的程度，结合月经的期、量、色、质及兼症，判断其寒热虚实。若经前或经期小腹胀痛或刺痛拒按，多属气滞血瘀；小腹冷痛，得温痛减者，多属寒凝胞宫或阳虚不温；经后小腹隐痛而喜按，多属气血两虚，胞脉失养所致。

（二）问带下

带下是指一定年龄阶段的健康女性阴道所溢出的一种无色透明、无臭，黏而不稠，其量适中的分泌物，俗称白带，即生理性带下。具有润滑和清洁阴道，协助精子获能作用。若带下量明显增多，淋漓不断，或色、质、气味异常时，即为病理性带下。

问带下应注意询问带下的量、色、质和气味等情况。带下颜色有白带、黄带、赤带、青带、黑带、赤白带及五色带等名称。临床以白带、黄带及赤白带较为多见。

1. 白带

指妇女阴道内经常流出白色黏液，质稀如涕，绵绵如带的症状。多因脾肾阳虚，寒湿下注，带脉失约，任脉不固所致。

2. 黄带

指妇女阴道内流出淡黄色，甚则色浓如茶汁，气味臭秽的稠黏状分泌物的症状。多因湿热下注或湿毒蕴结，伤及任、带二脉所致。

3. 赤白带

指白带中混有血液，赤白杂见的症状。多因肝经郁热或湿毒蕴结所致。

4. 黄赤略褐带

指妇女阴道内流出黄赤略褐（古称五色带），伴气味臭秽的症状。多为湿热夹毒下注所致，预后多不良。若绝经后妇女赤白带淋漓不绝者，可能由癌瘤引起，应做妇科检查，进一步明确诊断。

十、问男子

由于男子生殖生理和性生理的特殊性，所以，对男子的问诊，应注意询问阳痿、阳强、遗精、早泻、性欲亢进、性欲减退、不射精、不育等情况。其中性欲亢进、性欲减退、不射精、不育等将在相关学科中论述。

阳痿、阳强、遗精与早泄，不仅是男科的常见病，也是全身性病理改变的反映，因此，即便所患为一般性疾病，也应注意询问有否阳痿、阳强、遗精、早泄等情况，作为男科或一般疾病的诊断依据

（一）阳痿

指阴茎萎软不举，或举而不坚，或坚而不久，不能进行性交的症状。今称"阴茎勃起功能障碍"。阳痿的病因十分复杂，临证时应详细询问其病史，了解其程度，是否伴有性欲减退、射精异常和性高潮障碍，既往是否患有影响勃起功能的疾病等。阳痿，伴腰膝酸软，畏寒肢冷者，多因命门火衰，性机能衰减所致；阳痿，伴心悸失眠，纳呆腹胀者，多因思虑过度，损伤心脾所致；阳痿，伴精神抑郁，胁胀脘闷者，多因肝气郁结，失于疏泄所致；阳痿，伴心悸易惊，胆怯多疑者，多系大惊卒恐，伤于心肾所致；阳痿，伴阴囊潮湿，睾丸坠胀作痛者，多因湿热下注，宗筋弛纵所致。

（二）阳强

指在无性欲，无性刺激时阴茎长举不痿的症状。亦称"强中"。多责之于肝、肾二经病变。阳强，伴口苦，尿色黄赤，苔黄腻，脉弦数有力者，为肝经湿热、瘀滞闭阻玉茎，而致强中不得收所致，属实证；阳强，伴精液自泄，舌红口干，脉细数无力者，多系肾水亏乏，相火妄动，而致纵挺不收所致，属虚证。

（三）遗精

指不在性交或手淫的情况下而发生精液遗泄的症状。其中，因梦而遗精的称为"梦遗"，无梦而遗精，甚至清醒时精液自溢的谓之"滑精"。滑精虽较重于遗精，但二者病因基本一致。

遗精大多发生于未婚青壮年。凡成年未婚男子，或婚后夫妻分居，长期无性生活者，1月遗精1~2次，为精满自溢的生理现象。若过度频繁的遗精，1周1次，甚至清醒时精液自出，伴有头晕等明显不适感者，则属病理表现。遗精，失眠多梦，腰膝酸软，颧红潮热者，多由肾阴亏虚，相火扰动精室所致；遗精，过劳则甚，心悸失眠，纳呆腹胀者，多由心脾两虚，气不摄精所致；遗精频作，甚则滑精，腰膝酸软，面色淡白，头晕耳鸣者，多由肾气亏虚，精关不固所致；遗精，小便混赤，苔黄腻者，多是湿热下注，扰动精室所致。

（四）早泄

指性交时泄精过早，甚至未交精液即出的症状。多与遗精、阳痿相伴出现。流行病调查学显示，早泄是最常见的男性性功能障碍症状之一。早泄，伴阴肿、阴痒、口苦、苔黄腻者，多由肝经湿热下注，精关不固所致；早泄，伴性欲亢进，五心烦热者，多由肾阴不足，相火亢盛所致；早泄，伴心悸怔忡，神疲乏力，食少便溏者，多由心脾两虚，气不摄精所

致；早泄，伴性欲减退，腰膝酸软，夜尿清长者，多由肾气损伤，封藏失职引起。

十一、问小儿

小儿科古称"哑科"，由于小儿表述不清，不仅问诊困难，而且也不一定准确，故医生主要通过询问陪诊者，获得有关病情的资料。

小儿在生理上具有脏腑娇嫩，生机蓬勃，发育迅速的特点。在病理上具有发病较快，变化较多，易实易虚的特征。因此，问小儿除询问一般内容外，还要结合小儿的生理病理特点，着重询问以下几个方面：

（一）问出生前后情况

新生儿（出生后至1个月）的疾病多与先天因素或分娩情况有关，故应着重询问妊娠期及产育期母亲的营养健康状况，有何疾病，曾服何药，分娩时是否难产、早产等，以了解小儿的先天情况。

婴幼儿（1个月至3个月）发育较快，需要充足的营养供给，但其脾胃功能又较弱，若喂养不当，易患呕吐、泄泻、营养不良以及"五软"、"五迟"等病。因此，应着重询问喂养方法及坐、爬、立、走、出牙、学语的迟早等情况，从而了解小儿后天营养状况和生长发育是否正常。

（二）问预防接种、传染病史

初生婴儿（特别是母乳喂养者）禀受母体抗病能力，因此，一般在6个月内很少有传染病。6个月至5周岁之间，从母体获得的先天免疫力逐渐消失，而后天自身的免疫机能尚未形成，故易感染水痘、麻疹等多种传染病。预防接种可帮助小儿建立后天免疫功能，以减少感染发病。患过某些传染病如麻疹，常可获得终身免疫力而不会再患此病。若密切接触过传染病的患者，如水痘、丹痧及某些肝病等常可引起小儿感染发病。因此，询问上述情况，有助于作出正确诊断。

（三）问发病原因

小儿脏腑娇嫩，抵抗力弱，调节功能低下，易受气候、饮食及环境影响而发病，尤其易感受六淫邪气而导致外感病，出现发热恶寒、咳嗽、咽痛等症；小儿脾胃薄弱，消化力差，极易伤食，出现呕吐、泄泻等症；婴幼儿脑神经发育不完善，易受惊吓，而见哭闹、惊叫惊风等症。所以，应注意围绕易使小儿致病的因素进行询问。

此外，还应询问小儿家族遗传病史。

第四章

切 诊

切诊分脉诊和按诊两部分，是医生用手对病人体表某些部位进行触、摸、按、压，从而获得病情资料的一种诊察方法。脉诊是切按病人一定部位的脉搏；按诊是对病人的肌肤、手足、胸腹及其他部位进行触摸按压。古代切诊主要指脉诊，而按诊较为简略。本章分脉诊和按诊两个部分介绍。

第一节 脉 诊

脉诊即切脉，是医生用手指切按患者的脉搏，感知脉动应指的形象，以了解病情、判断病证的诊察方法。中医脉学理论渊深博奥，中医脉诊操作简便易行，是中医诊断学中独具特色的一种诊断方法。

传统脉诊是凭借医生手指的灵敏触觉来体会分辨。因此，学习脉诊既要掌握脉学的基本理论、基本知识，又要掌握切脉的基本技能，勤于实践，悉心体会，才能做到心里明了，指下易辨。

一、脉象形成的原理

脉象是脉动应指的形象。脉象的形成与心脏的搏动、脉道的通利和气血的盈亏直接相关。人体的血脉贯通全身，内连脏腑，外达肌表，运行气血，周流不休，故脉象能反映全身脏腑和精气神的整体状况。

（一）心脏搏动是形成脉象的动力

心主血脉，心脏搏动以推动血液在脉管内正常运行，从而形成脉的搏动。因此，心脏搏动是形成脉象的动力。而心脏的搏动和血液在血管中的运行均由心气所主宰，并为宗气所推动。《灵枢·邪客》说："宗气积于胸中，出于喉咙，以贯心脉而行呼吸焉。"此"贯"字，即贯通、推动之意。

（二）气血运行是形成脉象的基础

脉管是气血运行的通道。心脏搏动的强弱、节律赖气的调节，血液的运行赖气的推动；而血为气的载体，脉管自身亦需要血液的润养才能维持其功能。因此，气血在脉管内运行是脉象形成的物质基础；反之，脉象可在一定程度上反映气血的状况。例如，气血充足，则脉象和缓有力；气血不足，则脉象细弱无力；气滞血瘀，则脉象迟涩不畅。

（三）五脏协同是脉象正常的保证

血液能在脉管中运行不息，流布全身，除了心脏的主宰、推动作用外，还必须有其他四脏的协调、配合。肺主气，司呼吸，肺脏通过"肺朝百脉"参与宗气的生成而调节全身气血的运行，即具有助心行血的功能。脾胃受纳、运化水谷精微，为气血生化之源，决定着脉象"胃气"的多少；脾主统血，保障血液在脉管内循行而不溢于脉外。肝藏血，主疏泄，既能调节循环血量，又可促使气血运行畅通无阻。肾藏精，为元阴、元阳之根，也是脉象之根；而肾精可以化血，又是血液的重要来源。可见，正常脉象的形成，有赖于五脏功能的协同、配合。

二、脉诊的部位和方法

（一）脉诊的部位

切脉可按部位分为遍诊法、三部诊法和寸口诊法。自晋以来主要用寸口诊法，遍诊法和三部诊法已较少采用，只在危急的病证及两手寸口无脉时，才配合使用。

1. 三部九候诊法

切脉的部位有头、手、足三部，每部又各分天、地、人三候，合而为九，故称为三部九候诊法。《素问·三部九候论》曰："人有三部，部有三候，以决死生，以处百病，以调虚实，而除邪疾。"这是一种古老的诊脉方法。

2. 人迎、寸口、趺阳诊法

人迎、寸口诊法见于《黄帝内经》，在《伤寒论》发展成诊人迎、寸口、趺阳三脉。其中，以寸口候十二经，以人迎、趺阳分候胃气。也有去趺阳，加太溪脉，以候肾气者。

3. 寸口诊法

寸口又称气口或脉口，其位置在腕后高骨（桡骨茎突）内侧桡动脉所在部位（见图4-1）。寸口诊法，始见于《内经》，详于《难经》，推广于晋代王叔和的《脉经》。

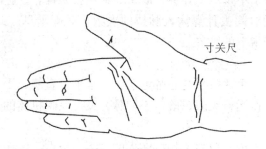

图4-1　诊脉寸关尺示意图

诊脉独取寸口的原理，一是寸口脉为手太阴肺经原穴太渊所在之处，十二经脉之气汇聚于此，故称为"脉之大会"，因而寸口脉气能够反映五脏六腑的气血状况；二是手太阴肺经起于中焦，与脾胃之气相通，因此在寸口可以观察胃气的强弱，进而推测全身脏腑气血之盛衰；三是寸口在腕后，此处肌肤薄嫩，脉易暴露，切按方便。

每侧寸口又分寸关尺三部，两手合而为六部脉。《难经》将寸口的寸关尺三部，各又分浮中沉三候，这就是寸口诊法的三部九候，与遍诊法的三部九候名同而实异。

寸关尺分候脏腑首见于《内经》，其所述的内容为：

左寸外以候心，内以候膻中；右寸外以候肺，内以候胸中。

左关外以候肝，内以候膈；右关外以候胃，内以候脾。

左尺外以候肾，内以候腹中；右尺外以候肾，内以候腹中。

后世对寸关尺分候脏腑，多以《内经》为依据而略有变更（见表4－1）。

表4－1　　　　　　　寸口分候脏腑的几种学说比较表

学说	寸		关		尺		说明
	左	右	左	右	左	右	
难经	心	肺	肝	脾	肾	肾	大小肠配心肺是表里相属。右肾属火，故命门亦候于右尺
	小肠	大肠	胆	胃	膀胱	命门	
脉经	心	肺	肝	脾	肾	肾	
	小肠	大肠	胆	胃	膀胱	三焦	

必须指出，寸口部寸关尺分配脏腑，其所候的是五脏六腑之气，而不是脏腑之脉出于何部。

（二）脉诊的方法

1. 时间

《内经》认为清晨是诊脉的最佳时间，因为清晨尚未饮食及活动，阴阳未动，气血未乱，经络调匀，故容易诊得病人的真实脉象。说明诊脉时要求病人要处于平静的内外环境之中。

切脉的操作时间，每手不少于1分钟，以3分钟左右为宜。诊脉时，医生的呼吸要自然均匀，用自己一呼一吸的时间去计算病人脉搏的次数，此即平息。此外，医生必须全神贯注，仔细体会，才能识别指下的脉象。

2. 体位

病人取坐位或正卧位，手臂放平与心脏近于同一水平，直腕，手心向上，并在腕关节背部垫上脉枕，这样可使气血运行无阻，既便于切脉，又可反映机体的真正脉象。

3. 指法

医生面对病人，一般来说，以左手切按病人的右手，以右手按病人的左手。

（1）定位　诊脉下指时，首先用中指定关，即医生用中指按在病人掌后高骨内侧关脉部位，接着用食指按关前的寸脉部位，无名指按关后的尺脉部位。小儿寸口部位甚短，一般多用一指定关法诊脉，即用拇指统按寸关尺三部脉。

（2）布指　三指呈弓形，指端平齐，以指尖与指腹交界处的指目按触脉体，因指目感觉较灵敏。布指疏密合适，要和病人的身长相适应。身高臂长者，布指宜疏；身矮臂短者，布指宜密。

（3）单按与总按　三指平布，同时用力按脉，称为总按。其目的是总体体会三部九候脉象。分别用一指单按其中一部脉象，重点体会某一部脉象特征，称为单按。临床上总按、单按常配合使用。

（4）举按寻 这是诊脉时运用指力的轻重和挪移手指，以探索、辨别脉象的指法。用指轻按在皮肤上叫举，又叫浮取或轻取；用指重按在筋骨间，叫按，又叫沉取或重取；指力从轻到重，从重到轻，左右前后推寻，以寻找脉动最明显的特征，称为寻。诊脉时应细心体会举、按、寻之间的脉象变化（见图 4 - 2）。

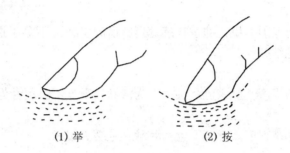

(1) 举　　　　　(2) 按

图 4 - 2　指法示意图

三、脉象要素及正常脉象

（一）脉象要素

中医脉象名目繁多，而不同类型的兼脉则更难以计数，况且历代医家对一些脉象的理解和描述还存在差异，这更增加了脉诊的难度。所以，历来就有主张将脉象分纲别类地论述，以期达到执简驭繁的目的。

脉象要素通常以位、数、形、势四方面进行分析归纳，以四要素统括 28 脉。正如晚清医家周学海在《脉简补义·诊法直解》中所说："盖求明脉理者，须将位、数、形、势讲得真切，便于百脉无所不赅，不必立二十八脉之名也。"后世医家在此基础上也有提出五要素的，即位、数、形、势、律。

脉位是指脉动部位的浅深。脉率是指脉搏频率的快慢。脉形是指脉动的形状和性状，具体是指脉形的粗细、长短，脉管的硬度及脉搏往来的流利度。脉势是指脉搏应指的强弱，与脉的硬度和流利度也相关。脉律是指脉动周期间隔时间的规律性。近代通过对脉学文献的深入理解和实验研究的资料总结，可将构成各种脉象的主要因素，大致归纳为脉象的部位、至数、长度、宽度、力度、流利度、紧张度、均匀度八个方面。这些特征的不同程度变化的组合，就表现为各种不同的脉象形态。

1. 脉位

指脉动显现部位的浅深。脉位表浅为浮脉；脉位深沉为沉脉。

2. 至数

指脉搏的频率。中医以一个呼吸周期为脉搏的计量单位。一呼一吸为"一息"。一息脉来四五至为平脉，一息五至六至为数脉，一息不足四至为迟脉。

3. 脉长

指脉动应指的轴向范围长短。即脉动范围超越寸关尺三部称为长脉，应指不及寸、尺两部，但见关部或寸部者均称为短脉。

4. 脉力

指脉搏的强弱。脉搏应指有力为实脉，应指无力为虚脉。

5. 脉宽

指脉动应指的径向范围大小，即手指感觉到脉道的粗细（不等于血管的粗细）。脉道宽大的见洪脉，狭小的见细脉等。

6. 流利度

指脉搏的流利通畅程度。脉来流利圆滑者为滑脉；艰难不流利者为涩脉。

7. 紧张度

指脉管的紧急或弛缓程度。脉管绷紧为弦脉；弛缓为缓脉。

8. 均匀度

包括两个方面，一是脉动节律是否均匀；二是脉搏力度、大小是否一致。一致为均匀；不一致为参差不齐。

掌握上述几项主要因素，就能执简驭繁，知常识变，逐步学会辨识各种脉象的形态特征。

（二）正常脉象

正常脉象也称为平脉、常脉，就是指正常人的脉象，既具有基本的特点，又有一定的变化规律和范围，而不是指固定不变的某种脉象。正常脉象反映机体气血充盈，气机健旺，阴阳平衡，精神安和的生理状态，是健康的象征。

1. 正常脉象的特点

《素问·平人气象论》说："人一呼脉再动，一吸脉亦再动，呼吸定息，脉五动，闰以太息，命曰平人，平人者，不病也。"正常脉象的形态是三部有脉，一息四至（闰以太息五至，相当于60～90次/分），不浮不沉，不大不小，从容和缓，柔和有力，节律一致，尺脉沉取有一定力量，并随生理活动和气候环境的不同而有相应正常变化。古人将正常脉象的特点概括为"有胃"、"有神"、"有根"。

（1）脉有胃气　胃为水谷之海，后天之本。人有胃气则生，少胃气则病，无胃气则死；脉亦以胃气为本，充则健，少则病，无则亡。脉象从容、和缓、流利，是有胃气的基本特征。即使是病脉，不论浮沉迟数，但有徐和之象，便是有胃气。

（2）脉贵有神　心主血而藏神，脉为血之府，血、脉为神之基，神为血、脉之用，因此，健康人的脉象必然有神。脉象有神的主要表现是柔和有力，节律整齐。即使微弱的脉，不至于散乱而完全无力为有神；弦实的脉，弦实之中仍带有柔和之象的为有神。神以精气为物质基础，故诊神之有无，可察精气之盛衰。

（3）脉贵有根　肾为先天之本，元阴、元阳之所藏，是人体脏腑组织功能活动的原动力。肾气充足，反映于脉象必根基坚实。诊脉根之有无，可察肾气之盛败，亦知疾病之预后。脉象有根主要表现为沉取应指有力，尺部尤显。病虽重，尺脉尚滑实有力，提示肾气犹存，还有生机。因此，诊察脉象根之有无，可测知肾精的盈亏和肾气的盛衰。

总之，脉象之有胃、有神、有根是正常脉象所必备的要素。由于生理上的联系，脉之有胃、有神、有根是不可分割，相互包含的。无论何种脉象，只要有力之中不失柔和，和缓之中不失有力，节律整齐，尺部应指，就是有胃、神、根的表现，脉属正常，或虽患病，精气未败，生机犹存，预后尚好。

2. 脉象的生理变异

平脉随人体内外因素的影响而有相应的生理性变化。《医宗必读·脉法心参》说："酒后之脉常数，饮后之脉常洪，远行之脉必疾，久饥之脉必空，室女尼姑多濡弱，婴儿之脉常七至。"可见不同的生理状态对脉象的影响是很显著的，切脉时应考虑这一点。

（1）四季气候　外界环境的变化时时影响着机体的生理活动。人体适应这种变化的生理性调节又可以反映在脉象上。故平人应四时，而有春微弦、夏微洪、秋微浮、冬微沉的脉象变化。因为春季阳气初升，寒未尽除，气机有约束之象，故脉稍弦。夏天阳气隆盛，脉气来势盛而去势衰，故脉稍洪。秋天阳气欲敛，脉象洪盛已减，轻浮如毛，故脉稍浮。冬天阳气潜藏，脉气沉而搏指。此为应时之脉，属无病，反此则病。

（2）地理环境　地理环境也能影响脉象。南方地势低下，气候温热、潮湿，人体肌腠疏松，故脉多细软或略数；北方地势高峻，空气干燥，气候偏寒，人体肌腠紧缩，故脉多沉实。

（3）性别　性别不同，则体质有差异，脉象亦不同。妇女脉象较男子濡弱而略快，妊娠期脉常见滑数而冲和。

（4）年龄　年龄越小，脉搏越快，婴儿每分钟脉搏 120 次；五六岁的幼儿，每分钟脉搏 90～110 次；年龄渐长则脉象渐和缓。青年体壮脉搏有力；老人气血虚弱，精力渐衰，脉搏较弱。儿童脉象较软，老人脉多兼弦。

（5）体格　身躯高大的人，脉的显现部位较长；矮小的人，脉的显现部位较短。瘦人肌肉薄，脉常浮；肥胖的人，皮下脂肪厚，脉常沉。运动员脉多缓而有力。凡常见六脉沉细等同，而无病象的，叫做六阴脉；六脉常见洪大等同，而无病象的，叫做六阳脉。

（6）情志　一时性的精神刺激，也可引起脉象变化。如喜则伤心而脉缓、怒则伤肝而脉急、惊则气乱而脉动等，当情志恢复平静之后，脉象也恢复正常。

（7）劳逸　剧烈运动和远行之后，脉多急疾；入睡之后，脉多迟缓；脑力劳动之人，脉多弱于体力劳动者。

（8）饮食　饭后、酒后脉多数而有力；饥饿时脉象稍缓而少力。

此外，少数人脉不见于寸口，而从尺部斜向手背，名叫斜飞脉；若脉出现在寸口的背侧，名叫反关脉；还有出现于腕部其他位置的，都是生理变异的脉位，即桡动脉解剖位置的变异，不属病脉。

四、常见脉象及其临床意义

在脉学发展过程中，由于医生对脉象的体会不同，而且对脉象命名也不一致，以致脉象的名称繁多。《内经》记载脉象 21 种，我国最早的脉学专书《脉经》提出 24 种脉象，《濒湖脉学》提出 27 种，李士材的《诊家正眼》又增加疾脉，故近代多从 28 种脉论述。脉象的辨别是通过位、数、形、势等四方面来体察的，具体地说，是通过脉象的部位、至数、长度、宽度、力度、流利度、紧张度、均匀度八方面来辨识的。如浮沉是脉位的不同，迟数是至数的不同，虚实是力量强弱（气势）的不同。有些脉象，又是几个方面相结合的，如洪、细则是形态和气势的不同。

1. 浮脉

【脉象特征】举之有余，按之不足。

浮脉脉位表浅，轻取即得，重按至筋骨反而稍减。

【临床意义】主表证，亦主虚证。

【机理分析】邪袭肌腠，卫阳抵抗外邪，则脉气鼓动于外，应指而浮，浮而有力。但久病体虚，也有见浮脉的，多浮大无力，不可误作外感论治。

生理性浮脉可见于形体消瘦，脉位表浅者。夏秋之时阳气升浮，也可见浮脉。

2. 沉脉

【脉象特征】举之不足，按之有余。

沉脉脉位深沉，位于皮下筋骨，轻取不应，重按始得。

【临床意义】主里证，有力为里实，无力为里虚。

【机理分析】病邪在里，正气相搏于内，气血内困，则脉沉而有力；若脏腑虚弱，正气不足，阳虚气陷，不能升举，脉气鼓动无力，故脉沉而无力。

生理性沉脉可见于肥胖之体，脉管深沉者。

3. 迟脉

【脉象特征】脉来迟慢，一息不足四至。

【临床意义】迟脉主寒证，有力为寒积，无力为虚寒。

【机理分析】寒凝气滞，阳失健运，故脉象见迟，迟而有力为冷积实证；迟而无力，多属虚寒。脉迟不可概认为寒证，如邪热结聚，阻滞气血流行，也可见迟脉，但迟而有力，按之必实，如伤寒阳明病脉迟可下之类。所以临证当脉症合参。

生理性迟脉可见于久经锻炼的运动员，脉迟而有力。

4. 数脉

【脉象特征】脉来急促，一息五六至。

【临床意义】数脉主热证，有力为实热，无力为虚热。

【机理分析】邪热亢盛，气血运行加速，故见数脉，必数而有力；久病阴虚，虚热内生，脉也见数，但数而无力；若阳虚外浮而见数脉，则数大而无力，按之豁然而空。

生理性数脉可见于儿童和婴儿。正常人在运动和情绪激动时，脉率也加快。

5. 洪脉

【脉象特征】脉来浮大，充实有力，状若波涛汹涌，来盛去衰。

【临床意义】主气分热盛，亦主邪盛正衰。

【机理分析】阳气有余，气壅火亢，内热充斥，脉道扩张，气盛血涌，故脉见洪象。而阴竭阳越之洪脉，孤阳独亢而外越，阴竭而脉体失充，故浮取洪盛，沉取无力无神。

生理性洪脉可见于夏季。因夏季阳气亢盛，脉象稍显洪大。

附：大脉　大脉脉体宽大，但无脉来汹涌之势。大脉的出现提示病情加重。脉大而数实为邪实；脉大而无力则为正虚。大脉可见于健康人，其特点为脉大而和缓、从容，寸口三部皆大，为体魄健壮之征象。

6. 细脉（小脉）

【脉象特征】脉细如线，但应指明显。

【临床意义】主气血两虚，诸虚劳损。又主湿病。

【机理分析】营血亏虚不能充盈脉道，气虚则无力鼓动血液运行，故脉体细小而软弱无力；湿邪阻遏脉道，气血运行不利，也见细脉；若温热病昏谵见细数脉，是热邪深入营血或邪陷心包的证候。

生理性细脉可见于冬季。因寒冷刺激，脉道收缩，故脉象偏于沉细。

7. 微脉

【脉象特征】极细极软，按之欲绝，若有若无。

【临床意义】主气血大虚，阳气衰微。

【机理分析】阳衰气微，无力鼓动，故见微脉。浮以候阳，轻取之似无是阳气衰；沉以候阴，重按之似无是阴气竭。久病脉微，气血被耗，是正气将绝之兆；新病脉微主阳气暴脱。

8. 散脉

【脉象特征】浮散无根，稍按则无。

【临床意义】主元气离散，脏腑之气将绝。

【机理分析】气虚血耗，阴阳不敛，元气耗散，脉气不紧，故举之浮散而不聚，重按则无，漫无根蒂，故《濒湖脉学·散（阳）》有"散似杨花散漫飞，去来无定至难齐"之说。表示正气耗散，为脏腑之气将绝的危候。

9. 虚脉

【脉象特征】三部脉举之无力，按之空虚。

【临床意义】主虚证。

【机理分析】气不足以运其血，故脉来无力；血不足以充于脉，则脉道空虚，由于气虚不敛而外张，血虚气无以附而外浮，故虚脉包括气血两虚及脏腑诸虚。

10. 实脉

【脉象特征】三部脉举按均有力。

【临床意义】主实证。

【机理分析】邪气亢盛而正气不虚，正邪相搏，气血壅盛，脉道坚满，故应指有力。

11. 滑脉

【脉象特征】往来流利，如珠走盘，应指圆滑。

【临床意义】主痰饮，食滞，实热。

【机理分析】实邪壅盛于内，正气不衰，气实血涌，故脉往来甚为流利，应指圆滑。

生理性滑脉可见于妊娠妇女，是气血充盛而调和的表现。正常人脉滑而冲和，是营卫充实之象，亦为平脉。

12. 涩脉

【脉象特征】脉细而缓，往来艰涩不畅，如轻刀刮竹。

【临床意义】主伤精，血少，气滞血瘀，夹痰，夹食。

【机理分析】精亏血少，不能濡养经脉，血行不畅，脉气往来艰涩，故脉涩而无力；气滞血瘀或痰食胶固，气机不畅，血行受阻，则脉涩而有力。

13. 长脉

【脉象特征】脉形长，首尾端直，超过本位。

【临床意义】主肝阳有余，阳盛内热等有余之证。

【机理分析】阳亢、热盛、痰火内蕴，使气逆壅盛，脉道充实，故脉象长而满溢，超过尺寸。

生理性长脉可见于正常人。脉长而和缓，是中气充足，升降流行畅通，气血都无亏损的脉象。即所谓"长则气治"。

14. 短脉

【脉象特征】首尾俱短，不及三部。

【临床意义】有力为气郁，无力为气损。

【机理分析】气虚不足，无力鼓动血行，故脉短而无力，所谓"短则气病"。又有因气郁血瘀，或痰滞食积，阻碍脉道，以致脉气不伸而见短脉，则短涩而有力。故短脉不可概作不足论，应注意脉之有力无力。

15. 弦脉

【脉象特征】端直而长，如按琴弦。

【临床意义】主肝胆病，诸痛，痰饮，疟疾。亦主虚劳，胃气衰败。

【机理分析】肝主疏泄，调畅气机，以柔和为贵。邪气滞肝，疏泄失常，气机不利，诸痛、痰饮，阻滞气机，脉气因而紧张，则出现弦脉。虚劳内伤，中气不足，肝病乘脾，亦常见弦脉；若弦而细，如循刀刃，便是胃气全无，病多难治。

生理性弦脉可见于春季。应自然界生发之气，故脉象弦而柔和。老年人阴血不足，血脉失于濡养而失柔和之性，亦可见弦脉。

16. 芤脉

【脉象特征】浮大中空，如按葱管。

【临床意义】主失血，伤阴。

【机理分析】因突然失血过多，血量骤减，营血不足，无以充脉，或津液大伤，血不得充，血失阴伤则阳无所附而散于外，故见芤脉。

17. 紧脉

【脉象特征】脉来紧张，状如牵绳转索。

【临床意义】主寒证，痛证，宿食。

【机理分析】寒邪侵袭人体，寒性收凝，以致脉道紧张而拘急，故见紧脉。寒邪在表，脉见浮紧；寒邪在里，脉见沉紧。剧痛、宿食之紧脉，也是寒邪积滞与正气相搏的缘故。

18. 缓脉

【脉象特征】一息四至，来去缓怠。其脉率稍慢于正常脉而快于迟脉。

【临床意义】主湿证，脾胃虚弱。

【机理分析】湿性黏滞，气机为湿所困，或脾胃虚弱，气血不足以充盈鼓动，故脉见缓怠无力，弛纵不鼓。有病之人脉转和缓，是正气恢复之征。

生理性缓脉见脉来从容不迫，应指均匀，和缓有力，是神气充沛的正常脉象。

19. 革脉

【脉象特征】浮而弦硬，中空外坚，如按鼓皮。

【临床意义】多主精血亏虚。临床常见于亡血，失精，半产，漏下。

【机理分析】由于正气不固，精血不藏，以致气无所恋而浮越于外，以致脉来如按鼓皮，外强中干。临床常见亡血，失精，半产，漏下，如老年人出血即可见革脉。

20. 牢脉

【脉象特征】脉形沉而实大弦长，轻取中取均不应，沉取始得，坚着不移。

【临床意义】主阴寒内实，疝气癥瘕。

【机理分析】因阴寒内积，阳气沉潜于下所致。牢脉主实，有气血之分，癥积有形肿块，是实在血分；瘕聚、疝气为无形痞结，是实在气分。

21. 弱脉

【脉象特征】极软而沉细。

【临床意义】主气血俱虚，阳虚。

【机理分析】血虚脉道不充，则脉细；阳气虚无力鼓动于脉，则脉沉软。病后正虚，见脉弱为顺；新病邪实，见脉弱为逆。

22. 濡脉

【脉象特征】浮而细软，搏动力弱，不任重按，按之则无。

【临床意义】主诸虚，又主湿。

【机理分析】因阴虚不能敛阳则脉浮软，精血不充则细弱。湿气阻遏脉道，也见濡脉。

23. 伏脉

【脉象特征】脉位深沉，推筋按骨始得，甚则伏而不见。

【临床意义】主里证。常见于邪闭，厥证，痛极。

【机理分析】因邪气内伏，脉气不得宣通所致。伏而无力为气血虚损，阳气欲绝，不能鼓脉于体表所致。若两手脉潜伏，同时太溪与趺阳脉都不见的，属险证。

24. 动脉

【脉象特征】脉形如豆，厥厥动摇，滑数有力。关部尤为明显，且动摇不定。

【临床意义】主痛，惊。

【机理分析】痛则阴阳不和，气为血阻；惊则气血紊乱，脉行躁动不安，阴阳相搏，升降失和，使其气血冲动，故脉道随气血冲动而呈滑数有力，气为血阻故脉体较短。

25. 促脉

【脉象特征】脉来数而时一止，止无定数。

【临床意义】主阳盛实热，气血痰饮宿食停滞，亦主脏气虚弱，阴血衰少。

【机理分析】阳盛实热，阴不和阳，故脉来急数有力，气血痰饮宿食停滞，脉气接续不及而时见歇止。促脉亦主真元衰惫，若促而细小无力，则为脏气虚弱，阴血衰少，致脉气不相接续，多是虚脱之象。

26. 结脉

【脉象特征】脉来缓而时一止，止无定数。

【临床意义】主阴盛气结，寒痰血瘀。亦主气血虚衰。

【机理分析】阴盛而阳不和，故脉缓慢而时一止。寒痰瘀血，气郁不疏，脉气阻滞，则为邪结，其脉必结而有力；久病虚损，气血虚弱，脉气不继，多见结而无力。

27. 代脉

【脉象特征】脉来中止，止有定数，良久方来。

【临床意义】主脏气衰微。亦主风证、痛证，七情惊恐，跌打损伤。

【机理分析】气血亏损，元气不足，以致脉气不能衔接而止有定数。至于风证、痛证，七情惊恐，跌打损伤诸病而见代脉，是因病而致脉气不能衔接，脉亦见歇止。

生理性代脉可见于孕妇，是因气血养胎之故。

28. 疾脉

【脉象特征】脉来急疾，一息七八至。

【临床意义】主热盛阳极，亦主亡阴、亡阳。

【机理分析】伤寒、温病在热极时往往有疾脉，疾而按之益坚是阳亢无制，真阴垂危之候；疾而无力是阴液枯竭，阳气外越欲脱之候。

生理性疾脉可见于剧烈运动后，婴儿脉来一息七至也是平脉，不作疾脉论。

五、脉象的鉴别、相兼脉和真脏脉

（一）相似脉的鉴别

上述28种脉象通过位、数、形、势可以进行区别，但有些很相似，容易混淆不清，必须加以鉴别。历代医家对脉象的鉴别有丰富的经验，如王叔和在《脉经》中已指出一些相类脉象的差异，李时珍在《濒湖脉学》中编有"相类诗"加以鉴别，徐灵胎更具体说明了脉象鉴别的方法，提出了比类法和对举法，这是鉴别脉象的好方法。

1. 比类法

用近似脉象相比的方法进行脉象鉴别，称为比类法。将28脉进行归类、分纲，就能提纲挈领，执简驭繁。历代医家归类的方法各有不同，如张仲景把脉分为阴阳两大类，滑寿主张以浮、沉、迟、数、滑、涩六脉来统领各脉，陈修园则主张以浮、沉、迟、数、虚、实、大、缓八脉统领各脉。现在一般多采用浮、沉、迟、数、虚、实六个纲脉的归类法加以区别（见表4-2），并和八纲辨证相呼应。

表 4 – 2   六纲脉比较表

脉纲	脉名	脉象	主病
浮脉类	浮	举之有余，按之不足	表证，亦主虚证
	洪	脉来浮大，充实有力，状如波涛汹涌，来盛去衰	气分热盛，亦主邪盛正衰
	濡	浮而细软，搏动力弱，不任重按，按之则无	主虚，又主湿
	散	浮散无根，稍按则无	元气离散，脏腑之气将绝
	芤	浮大中空，如按葱管	失血，伤阴
	革	浮而弦硬，中空外坚，如按鼓皮	精血亏虚
沉脉类	沉	举之不足，按之有余	里证
	伏	脉位深沉，推筋按骨始得，甚则伏而不见	邪闭，厥证，痛极，里证
	牢	脉形沉而实大弦长，轻取中取均不应，沉取始得，坚着不移	阴寒内实，疝气癥瘕
	弱	极软而沉细	气血俱虚，阳虚
迟脉类	迟	脉来迟慢，一息不足四至	寒证
	缓	一息四至，脉来缓怠。其脉率稍慢于正常脉而快于迟脉	湿证，脾胃虚弱，
	涩	脉细而缓，往来艰涩不畅，如轻刀刮竹	气滞血瘀，精伤血少，夹食，夹痰
	结	脉来缓而时一止，止无定数	阴盛气结，寒痰血瘀。亦主气血虚衰
数脉类	数	脉来急促，一息五六至	热证，亦主虚证
	促	脉来数而时一止，止无定数	阳盛实热，气血痰饮宿食停滞，亦主脏气虚弱，阴血衰少
	疾	脉来急疾，一息七八至	主热盛阳极亦主亡阴、亡阳
	动	脉形如豆，厥厥动摇，滑数有力	痛，惊
虚脉类	虚	三部脉举之无力，按之空虚	虚证
	微	极细极软，按之欲绝，若有若无	气血大虚，阳气衰微
	细	脉细如线，但应指明显	气血两虚，诸虚劳损，主湿
	代	脉来中止，止有定数，良久方来	脏气衰微，亦主风证、痛证，七情惊恐，跌打损伤。
	短	首尾俱短，不及三部	有力为气郁，无力为气损
实脉类	实	三部脉举按均有力	实证
	滑	往来流利，如珠走盘，应指圆滑	痰饮，食滞，实热
	紧	脉来紧张，状如牵绳转索	寒证，痛证，宿食
	长	脉形长，首尾端直，超过本位	肝阳有余，阳盛内热
	弦	端直而长，如按琴弦	肝胆病，诸痛，痰饮，疟疾。亦主虚劳

　　将 28 种脉按上述六大类归类后，我们再把相近似的脉加以比较，寻找它们之间的脉象差异，更易于掌握各自的脉象特征。如：

　　浮脉与虚、芤、散脉四者相类似，其脉位均表浅，但不同的是浮脉举之泛泛有余，重按稍减而不空，脉形不大不小；虚脉形大无力，重按空虚；芤脉浮大无力，中间独空，如按葱管；散脉浮散无力，漫无根蒂，稍用力则形散若无。

沉脉与伏、牢脉三者脉位均在深部，轻取均不应，不同的是沉脉重取乃得；伏脉较沉脉部位更深，着于筋骨，故重按亦无，须推筋着骨始得，甚则暂时伏而不见；牢脉沉取实大弦长，坚牢不移。

迟脉与缓脉均以息计，迟脉一息不足四至；缓脉稍快于迟，一息四至，脉来有冲和徐缓之象。

数脉与滑、疾脉。滑脉与数脉有相似之处，滑脉流利，圆滑似数。但滑脉指形与势，数指至数言，一息五至以上。数脉，疾也以息计，疾脉更快于数，一息七八至，相当于每分钟脉搏在 120 次以上。

实脉与洪脉在脉势上都是充实有力，但洪脉状若波涛汹涌，盛大满指，来盛去衰，浮取明显；而实脉长大坚实，应指有力，举按皆然，来去俱盛。

细脉与微、弱、濡脉四者都是脉形细小且软弱无力。但细脉形小而应指明显；微脉则极细极软，按之欲绝，有时至数不清，起落模糊；弱脉沉细而无力，濡脉浮细而无力，即脉位与弱脉相反，轻取可以触知，重按反不明显。

芤脉与革脉都有中空之象，但芤脉浮大无力中空，如按葱管，显示了脉管柔软；革脉浮大搏指，弦急中空，如按鼓皮，显示脉管较硬。

弦脉与长、紧脉。弦脉与长脉相似，但长脉超过本部，如循长竿，长而不急；弦脉虽长，但脉气紧张，指下如按琴弦。弦脉有似紧脉，二者脉气均紧张，但弦脉如按在琴弦上，无绷急之势，紧脉如按在拉紧的绳索上，脉势绷急，在脉形上紧脉比弦脉大。

短脉与动脉二者在脉形上均有短缩之象，但短脉是形状短缩且涩常兼迟，不满三部；动脉其形如豆，常兼滑数有力。

结、代、促脉都属于节律失常而有歇止的脉象。但结、促脉是不规则的间歇，歇止时间短；而代脉则是有规则的歇止，且歇止的时间较长，这是结、促脉与代脉不同之处。结脉与促脉虽都有不规则的间歇，但结脉是迟而歇止，促脉是数而歇止。

2. 对举法

在相反脉象之间采取对比的方法鉴别脉象，称为对举法。

浮脉与沉脉是脉位浅深相反的二种脉象。浮脉脉位表浅，轻取即得，主表属阳；沉脉脉位深沉，轻取不应，重按始得，主里属阴。

迟脉与数脉是脉率快慢相反的二种脉象。迟脉搏动比正常脉慢，即一息不足四至，主寒；数脉搏动则比正常脉快，即一息五至以上，主热。

虚脉与实脉是脉的搏动力量强弱相反的二种脉象。虚脉三部举按均无力，主虚证；实脉举按均有力，主实证。

滑脉与涩脉是脉的流利度相反的二种脉象。滑脉往来流利通畅，指下圆滑；涩脉往来艰难滞涩，极不流利，如轻刀刮竹。

洪脉与细脉是脉体宽度和气势均相反的二种脉象。洪脉脉体阔大，充实有力，来势盛而去势衰；细脉脉体细小如线，脉力较差，但应指明显。

长脉与短脉是脉气长短相反的二种脉象。长脉的脉气搏动超过寸关尺三部，如循长竿；短脉则脉气不及，前达不到寸或后不及尺部。

紧脉与缓脉是脉的紧张度相反的二种脉象。紧脉紧张有力，如按转绳；缓脉脉势和缓松弛，且一息四至。

（二）相兼脉与主病

28 脉中，有些脉象属单一特征脉，如浮、沉、迟、数等；有些脉本身就是复合特征脉，即由几种单一特征脉合成的，如弱脉由虚、沉、细三脉合成，濡脉由虚、浮、细三脉合成，牢脉由沉、实、大、弦、长五脉合成，等等。所谓相兼脉，是指两个或两个以上单一或复合脉象相兼出现的脉。这些相兼脉象的主病，一般等于各组成脉象主病的总和。例如，浮脉主表，数脉主热，浮数脉即主表热；浮脉主表，紧脉主寒，脉浮紧则主表寒。又如，浮数而无力之脉主里虚表热，或虚阳外越；沉迟而有力之脉主里实寒证，余可类推。由于临床病情错综复杂，相兼脉在临床上十分常见。

现将临床上常见的相兼脉及其主病举例如下：

浮紧脉主外感风寒之表寒证，或风寒湿痹。

浮缓脉主风邪伤卫，营卫不和，太阳中风的表虚证。

浮数脉主风热袭表的表热证。

浮滑脉主表证夹痰或风痰，常见于素体痰盛而又感受外邪者。

沉迟脉主里寒证，常见于脾肾阳虚、阴寒凝滞的病证。

沉弦脉主肝郁气滞、寒滞肝脉或水饮内停。

沉涩脉主血瘀，尤常见于阳虚而寒凝血瘀者。

沉缓脉主脾虚而水湿停留。

弦数脉主肝热证，常见于肝郁化火或肝胆湿热等病证。

弦细脉主肝肾阴虚、血虚肝郁或肝郁脾虚。

弦滑数脉见于肝郁夹痰、风阳上扰或痰饮内停等证。

滑数脉主痰热、痰火、湿热或食积化热。

洪数脉主气分热盛，多见于外感热病的中期。

细数脉主阴虚火旺。

（三）真脏脉

在疾病危重期出现无胃、无神、无根的脉象，称为真脏脉，又称怪脉、败脉、死脉、绝脉。多见于疾病的后期，是病邪深重，元气衰竭，胃气败绝的征象。古代医家将真脏脉归纳为"七绝脉"，临床上有时会遇到。现简介于下：

1. 釜沸脉

【脉象特征】脉在皮肤，浮数之极，至数不清，如釜中沸水，浮泛无根。

【临床意义】为三阳热极，阴液枯竭之候，多为临死前的脉象。

2. 鱼翔脉

【脉象特征】脉在皮肤，头定而尾摇，似有似无，如鱼在水中游动。

【临床意义】为三阴寒极，阳亡于外之候。

3. 虾游脉

【脉象特征】脉在皮肤，如虾游水，时而跃然而去，须臾又来，其急促躁动之象仍如前。

【临床意义】为孤阳无依，躁动不安之候。

4. 屋漏脉

【脉象特征】脉在筋肉之间，如屋漏水渗，良久一滴，即脉迟而结代，搏动无力。

【临床意义】为胃气、营卫将绝之候。

5. 雀啄脉

【脉象特征】脉在筋肉间，连连数急，三五不调，止而复作，如雀啄食之状。

【临床意义】为脾胃衰败，精气已经绝于内。

6. 解索脉

【脉象特征】脉在筋肉之间，乍疏乍密，如解乱绳状，为时快时慢，散乱无序的脉象。

【临床意义】为肾与命门元气将绝。

7. 弹石脉

【脉象特征】脉在筋肉之下，如指弹石，辟辟顶指，毫无柔软和缓之象。

【临床意义】为肾气竭绝之象。

当代研究和临床实践表明：真脏脉绝大部分属心律失常的脉象，而其中心脏器质性病变又占了大部分；真脏脉的出现，预示疾病已发展至极严重的阶段，但并非都是必死不治之证，仍应尽最大努力进行救治。

六、诊妇人脉和小儿脉

（一）妇人脉

妇人有经、孕、产等特有的生理变化及相关疾病，其脉象亦出现相应改变。

1. 诊月经脉

妇女经期气血调和，则脉现滑数。妇人左关尺脉，忽洪大于右手，口不苦，身不热，腹不胀，是月经将至。寸关脉调和，而尺脉绝不至者，月经多不利。

妇人闭经有虚实之分。尺脉虚细涩，是精血亏损的虚证；尺脉弦涩有力，是邪阻胞宫的实证。

2. 诊妊娠脉

妇人婚后月经停止，脉象滑数冲和，尺脉尤显，兼饮食异常，嗜酸或呕吐等症者，为妊娠之候。若午睡初起，脉亦滑疾有力，不可诊为孕脉。

孕脉须同病脉相鉴别。劳损、积聚等亦可闭经。但劳损之脉，多虚细或弦涩；积聚之脉，多弦紧涩结或沉伏；而孕脉必滑而兼数，且带柔和之象。

3. 诊死胎脉

凡妊娠必阳气动于丹田，脉见沉滑，才能温养胎形。如果脉见沉涩，是精血不足，胎孕便可能受到损害。所以，妊娠期脉象沉而流利有力者，提示阳气和畅，胎孕正常；如脉沉而涩滞乏力，则胞孕可能有损，或是死胎。

4. 诊临产脉

孕妇将分娩时，其脉象亦有所变化。妇人临产之时，一是尺脉转为紧急而数，二是中指顶节两旁脉动较平时明显而剧烈。

（二）小儿脉

小儿脉与成人不同，其寸口脉位狭小，难分寸关尺；而且小儿临诊时常惊动啼哭，脉气随之亦乱，故难于掌握。因此，诊小儿除需望食指络脉及注重四诊合参外，其脉诊也有其特色。

1. 一指三部诊法

用左手握小儿手，对三岁以下的小儿，用右手大拇指按在高骨脉上，分三部以定息数；对四岁以上的小儿，则以高骨中线为关，以一指向两侧转动以寻三部；七八岁可以挪动拇指诊三部；九至十岁以上可以次第下指，依寸关尺三部诊脉；十五岁以上可以按成人三部诊法进行。

2. 小儿脉象主病

三岁以下的，一息七八至为平脉；五六岁的，六至为平脉，七至以上为数脉，四五至为迟脉。只诊浮沉、迟数、强弱、缓急，以辨别阴阳寒热表里，邪正盛衰，不详求二十八脉。

浮数为阳，沉迟为阴。强弱可测虚实，缓急可测邪正。数为热，迟为寒。沉滑为痰食，浮滑为风痰。紧急主寒，和缓主湿，大小不齐为积滞。

小儿肾气未充，脉气止于中候。无论何脉，重按多不见。如重按乃见，便与成人的牢实脉同论。

七、脉诊的临床意义及脉症从舍

诊脉是中医临床不可缺少的诊察步骤和内容。脉诊之所以重要，是由于脉象能传递机体各部分的生理病理信息，是窥视体内功能变化的窗口，可为诊断疾病提供重要依据。脉诊在临床中的意义，可归纳为以下四个方面：

（一）识别疾病的病位和病性

疾病部位有表里之分，外感病大多病位表浅，脉象多浮；内伤杂病多伤及气血阴阳，病变部位相对在里，故脉象大多不浮；若病在气，气虚为虚脉，气滞为短脉；病在血，则血虚为细脉，血瘀为涩脉，血寒为沉迟或弦紧，血热为滑数；病在五脏，脾虚多濡脉，肝病多弦脉，肺虚多虚脉，肾虚多细弱脉，心病多结、代、促、迟、数等脉。

病证复杂多变，但病性无外乎寒热虚实。脉象能较客观地反映疾病性质。寒病脉多迟、紧、弦；热病脉多数、滑、洪；虚证脉多虚弱无力，如细、弱、濡、缓、微、散等；实证脉多应指力强，如洪、弦、滑、长、紧等。

（二）推测疾病的病因和病证

从脉象推测病因病机在许多古医籍中都有记载，如《金匮要略·水气病脉证并治》曰："寸口脉沉而迟，沉则为水，迟则为寒，寒水相搏。"又如《金匮要略·胸痹心痛短气病脉证治》曰："阳微阴弦，即胸痹而痛。"阳微阴弦是指关前（寸部）脉微弱，关后（尺部）脉弦急，阳微为胸阳不足，阴弦为阴邪内盛，二者结合，说明上焦阳虚，下焦阴邪乘虚冲逆于上，导致胸痹而痛。

（三）判断疾病的进退和预后

在疾病发生发展过程中，脉象随之会出现相应的变化。及时准确地辨清脉象，对预测疾病的进退，有一定的临床意义。如外感病脉象由浮转沉，病证由表入里，病情加重；若实热证热势渐退，脉象和缓，是热退将愈之候，反之脉急数，烦躁不安，则病情加重；若久病、重病，虽精神不振，但脉渐和缓有力，是胃气渐复，疾病向愈之佳兆。

（四）脉象的顺逆和从舍

脉象是机体生理病理变化在寸口的反映，是疾病在发生、发展、演变过程中的体征之一，较客观地反映了机体的生理病理状态。脉症相应者为顺，不相应者为逆。一般情况，脉象与病证、症状属性是一致的，但由于病情复杂多变，往往出现与病证不相符的情况。例如：外感表实证脉浮而有力反映邪盛正实，正气与邪气交争剧烈，是脉症相应的顺证；若表实证出现细、微、虚、弱等虚脉，提示正气已虚或正气被邪郁闭，脉象先于症状出现，为脉症相反的逆证。久病脉来沉、细、微、虚、弱者，提示正气虽不足而邪气亦不盛，脉象反映了病证的真实属性，为顺证；若久病见浮、洪、实、数脉，提示病情加重，为逆证。

舍脉从症：在症真脉假的情况下，必须舍脉从症。例如：症见腹胀满，疼痛拒按，大便燥结，舌红苔黄厚焦躁，而脉迟，此症属实热内结肠胃是真，而脉迟主寒，与病证的实热病机不相符，为假象，是热邪阻滞血脉运行所致，应当舍脉从症。

舍症从脉：在症假脉真的情况下，必须舍症从脉。例如：形瘦纳少，腹部胀满，脉见微弱，结合四诊，此症属于脾胃虚弱所致的虚胀，脉虚弱则反映的是真虚，故当舍症从脉。又如：热邪郁闭于里，症见胸腹灼热，渴喜冷饮，心烦尿黄，四肢厥冷，舌红苔黄，脉滑数。症状中四肢厥冷的寒象与病因病机不相符，而舌脉真实地反映了疾病的本质，故舍症从脉。

总之，脉与症的从舍应四诊合参，仔细辨别，综合分析病情后才能取舍得宜，作出正确判断。

第二节　按　诊

按诊是医生用手直接触摸或按压病人某些部位，以了解局部冷热、润燥、软硬、压痛、肿块或其他异常变化，从而推断疾病部位、性质和病情轻重等情况的一种诊断方法。

一、按诊的方法与意义

（一）按诊的方法

1. 触法

用手指或手掌轻触病人局部皮肤，了解其凉热、润燥等（温度、湿度）。

2. 摸法

用手指稍用力寻抚局部，了解局部的感觉及肿物的大小形态。

3. 按法

用重法按压或推寻局部，了解深层部位有无压痛或肿块，肿块的形态、质地、大小、活动程度等。

4. 叩法

用手叩击病体某部，通过震动产生叩击音、波动感或震动感，以定病性和程度的方法。

（1）直接叩击法　手指直接叩击或拍打诊察部位，通过听声音或叩击手指的感觉判断病证。

（2）间接叩击法　分拳掌叩击法和指指叩击法。

拳掌叩击法：医生左手掌平贴于诊察部位，右手握成空拳叩击左手背，边叩边问患者的感觉，有无叩击痛，并结合医生左手的震动感，来判断病位、病性及程度。

指指叩击法：医生左手中指第二指节紧贴诊察部位，右手中指叩击左手第二指节前端，听叩击音响以辨病性及病位。

（二）按诊的临床意义

按诊为切诊的重要组成部分，按诊不仅可以进一步确定望诊之所见，补充望诊之不足，而且亦可为问诊提示重点，特别是对脘腹部疾病的诊断有着更为重要的作用，例如肠痈、癥瘕（肿瘤、肥气、肝积、肠覃、石瘕之类）等有形病变，通过接诊可以进一步探明疾病的部位、性质和程度，使其诊断更加客观。

二、按诊的内容

按诊的应用范围很广，包括按胸胁、按脘腹、按肌肤、按手足、按腧穴等。

（一）按胸胁

胸胁即前胸、侧胸及胁下部的统称。前胸部即缺盆（锁骨上窝）至横膈以上。侧胸部指胸部两侧，由腋下至十一、十二肋骨端的区域。胸部为心肺所居。胁下指侧胸下方、胃脘部两侧的部位，右胁乃肝胆所居，两胁下均为肝胆经脉所分布。因此，按胸胁可诊察心、肺、肝、胆、乳房等脏器组织的病变（见图4-3）。

1. 按胸部

胸部即前胸和侧胸部的统称。前胸部即缺盆（锁骨上窝）至横膈以上。侧胸部又称胁肋部或胁

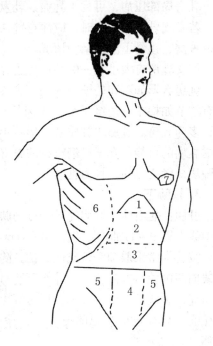

图4-3　胸腹部位划分图

1. 心下　2. 胃脘　3. 大腹

4. 小腹　5. 少腹　6. 胁肋　7. 虚里

部，即胸部两侧，由腋下至十一、十二肋骨端的区域。

胸为心肺所居之处，按胸部可以了解心、肺、虚里及腔内（胸膜）等的病变情况。

胸部按诊患者多采取坐位，若病人不能坐时，可先仰卧位诊察前胸，然后侧卧位诊察侧胸及背部。方法多采用卧位诊察前胸，然后侧卧位诊察侧胸及背部。方法多采用触法、摸法和指指叩击法，采取指指叩击法叩击时，左手中指应沿肋间隙滑行（与肋骨平行），右手指力应适中。顺序应由上而下地按前胸、侧胸和背部进行，并应注意两侧对称部位的比较。

正常胸（肺）部叩诊呈清音，但胸肌发达者、肥胖者或乳房较大者叩诊稍浊，背部较前胸音浊，上方较下方音浊。胸部自上而下叩诊时，浊音与实音交界处即为肺下界，平静呼吸时，肺下界正于锁骨中线第6肋（左侧可因胃脘鼓音区影响而有变动）、腋中线第8肋、肩中线第10肋。

肺下界下移可见于肺胀、腹腔脏器下垂等；肺下界上移可见于肺痿、悬饮、鼓胀、腹内肿瘤或癥积等。前胸高突，叩之膨膨然有如鼓音，其音清者，系肺气壅滞所致，多为肺胀，可见于气胸；叩之音浊或呈实音，并有胸痛，亦多为饮停胸胁，或肺痨损伤，或肺内有肿瘤，或为肺痈、痰热壅肺者。胸部压痛，有局限性青紫肿胀者，多因外伤（肋骨骨折等）所致。

2. 按乳房

乳房局部压痛，可见于乳痈、乳发、乳疽等病变。

若发现乳房内肿块时，应注意肿块的数目、部位、大小、外形、硬度、压痛和活动度，以及腋窝、锁骨下淋巴结的情况。

妇女乳房有大小不一的肿块，边界不清，质地不硬，活动度好，伴有疼痛者，多见于乳癖。乳房有形如鸡卵的硬结肿块，边界清楚，表面光滑，推之活动而不痛者，多为乳核。乳房有结节如梅李，边缘不清，皮肉相连，病变发展缓慢，日久破溃，流稀脓夹有豆渣样物者，多为乳痨。乳房块肿质硬，形状不规则，高低不平，边界不清，腋窝多可扪及肿块，应考虑乳癌的可能。女子月经将行的青春发育期，或男子、儿童一侧或两侧乳晕部有扁圆形稍硬肿块，触之疼痛，称为乳疬。

3. 按胁下

肝胆位居右胁，肝胆经脉分布两胁，故按胁肋主要是了解肝胆疾病。脾脏叩诊区在左侧腋中线上第9~11肋间，宽为4~7cm的部位，左胁部接诊应考虑排除脾脏病变。

按胁部常采取仰卧位或侧卧位，除在胸侧腋下至肋弓部位进行按、叩外，还应从上腹部中线向两侧肋弓方向轻循，并按至肋弓下，以了解胁内脏器状况。按诊时应注意是否有肿块及压痛，肿块的质地、大小、形态等。正常情况下，两胁部（包括肋缘下）无脏器可触及，无压痛。只有腹壁松弛的瘦人，在深吸气时在肋弓下缘可触到肝脏下缘，质地柔软，无压痛。

（二）按脘腹

通过触按、叩击胃脘部及腹部，了解其凉热、软硬、胀满、肿块、压痛以及脏器大小等情况，从而推断有关脏腑的病变及证候性质。

1. 脘腹分区

脘腹各部位的划分：膈以下统称腹部。大体分为心下、胃脘、大腹、小腹、少腹等部分。剑突的下方，称为心下；心下的上腹部，称胃脘部；脐以上的部位称大腹；有称脐周部位为脐腹者；脐以下至耻骨上缘称小腹；小腹的两侧称少腹。按腹部主要是诊断肝、胆、脾、胃、肾、小肠、大肠、膀胱、胞宫及其附件组织的病证。

2. 脘腹按诊的方法

按诊时，根据所诊脏腑的不同，首先确定诊区目标。一般肝脏诊区位于大腹右上方至右肋缘下及剑突下方；脾脏诊区位于大腹左侧上方至左肋缘下方；胆位于大腹右侧腹直肌外缘与肋缘交界处；胃位于上腹部偏左；肠位于脐周围（十二指肠在脐右上方，小肠及结肠在脐周围），乙状结肠在左髂窝部，盲肠位于右下腹；肾脏诊区位于腰部左右肋缘下方；膀胱胞宫位于小腹部耻骨联合的上方；胞宫附件位于左右少腹部。

按脘腹采取的体位，通常采用仰卧位或侧卧位。取坐位时，医生应在病人右侧，左手稍扶病人肩背部，右手第二、三、四、五指自然并拢，用指腹或食指桡侧按腹；取仰卧位时，病人两腿稍屈曲，以免局部肌肉紧张，医生应在病人右侧，右手第二、三、四、五指自然并拢，用指腹或食指桡侧按寻。无论采取何种体位，按时皆从脐水平线处开始逐渐移向上腹部剑突下方，如果有明显痞块，应从健康部位逐渐移向病变部位。按时应由浅入深，由轻而重，指力适中。边按边询问，边观察病人表情。注意了解局部手感情况，有无胀满、痞块、软硬程度，以及有无压痛、压痛程度等。

肝的按诊：病人宜取仰卧位，两腿曲起，医生位于病人右侧，以左手掌及四指置于病人右腰部并向上托，大拇指固定于右肋下缘，以右手平放于脐部右侧，用并拢的四指尖部或食指桡侧对着肋缘，并压向深部，在病人吸气时，右手手指稍向肋缘方向推进，但勿随腹壁抬起，如此，逐渐向肋缘按摸。

脾的按诊：病人可采取仰卧或右侧卧位，两腿稍屈曲，医生以左手掌置于病人左胸外侧第7～10肋处，固定胸廓，右手平放于腹部，与肋弓成垂直方向，以稍弯曲的手指末端轻压向腹深部，并随病人腹式呼吸运动逐渐由下向上接近左肋弓，以寻摸有无肿大的脾脏。

肾脏按诊：一般采取仰卧位，必要时亦可采取立位。诊右肾时，医生在病人右侧，右手放在右季肋部，以微曲的指端置于肋缘下方，左手平放于右后腰部肾区，随病人呼吸将右手逐渐压向腹深部，同时以左手将后腹壁推向前方，前后两手相互配合寻按肾脏。诊左肾时，医生位于病人左侧，两手相对地更换位置，如上法进行寻按。

3. 脘腹按诊的内容

按诊脘腹部，主要应了解其凉热、软硬、胀满、肿块、压痛以及脏器大小等，以推断脏腑病位和证候性质。

正常情况下，除大肠（结肠）、膀胱（充盈时）按诊可触及外，其他脏器不能触及。一般来说，凡腹部按之肌肤凉而喜温者，属寒证；腹部按之肌肤灼热而喜凉者，属热证；腹痛喜按者多属虚证；腹痛拒按者多属实证。按诊腹部皮肤温凉，对判断真热假寒证有非常重要的意义，无论患者四肢温凉与否，只要胸腹灼热，就基本可以断定疾病的实热本质。

正常人腹壁按之柔软、张力适度。若全腹紧张度降低，触之松软无力，多见于久病重病之人，精气耗损，气血亏虚以及体弱年老之人和经产妇等；若全腹紧张度消失，多见于痿病和脊髓受损导致腹肌瘫痪等；全腹高度紧张，状如硬板，常因急性胃肠穿孔或脏器破裂引起；若右下腹紧张，多见于肠痈患者；湿热蕴结胆腑，胆汁瘀滞者，可见右上腹紧张。

腹满有虚实之别，凡脘腹部按之手下饱满充实而有弹性、有压痛者，多为实满；若脘腹部虽然膨满，但按之手下虚软而缺乏弹性，无压痛者，多属虚满。脘部按之有形而胀痛，推之辘辘有声者，为胃中有水饮。腹部高度胀大，如鼓之状者，称为鼓胀。鉴别鼓胀类别时，医生两手分置于腹部两侧相对位置，一手轻轻叩拍腹壁，另一手则有波动感，按之如囊裹水者，为水鼓；一手轻轻叩拍腹壁，另一手无波动感，以手叩击如击鼓之膨膨然者，为气鼓。当腹腔内有过多液体潴留时，因重力的关系，可通过体位的改变，在腹腔低处叩击出浊音；若肠内有气体存在，叩击呈鼓音，此鼓音区域多漂浮在腹水浊音区上面。另外，肥胖之人腹大如鼓，按之柔软，无脐突，无病证表现者，不属病态。

若腹部有肿块，按诊时要注意肿块的部位、形态、大小、硬度、有无压痛和能否移动等情况，凡肿块推之不移，痛有定处者，为癥积，病属血分；肿块推之可移，痛无定处，聚散不定者，为瘕聚，病属气分。肿块大者为病深；形状不规则，表面不光滑者为病重；坚硬如石者为恶候。若腹中结块，按之起伏聚散，往来不定，或按之形如条索状，久按转移不定，或按之手下如蚯蚓蠕动者，多为虫积。小腹部触及肿物，若触之有弹性，不能被推移，呈横置的椭圆或球形，按压时有压痛，有尿意，排空尿后肿物消失者，多系因积尿所致而胀大的膀胱；排空尿后小腹肿物不消，若系妇女停经后者，多为怀孕而胀大的胞宫；否则可能是石瘕等胞宫或膀胱的肿瘤。

腹痛喜按，按之痛减，腹壁柔软者，多为虚证，常见的有脾胃气虚等；腹痛拒按，按之痛甚，并伴有腹部硬满者，多为实证，如饮食积滞、胃肠积热之阳明腑实、瘀血肿块等。局部肿胀拒按者，多为内痈；按之疼痛，固定不移，多为内有瘀血；按之胀痛，病处按此连彼者，为病在气分，多为气滞气闭。

（三）按肌肤

1. 触按寒热

按肌肤的寒热可了解人体阴阳的盛衰、病邪的性质等。

一般肌肤寒冷、体温偏低者，为阳气衰少；若肌肤冷而大汗淋漓、脉微欲绝者，为亡阳之征。

肌肤灼热，体温升高者，多为实热证；若汗出如油，四肢肌肤尚温而脉躁疾无力者，为亡阴之征。

身灼热而肢厥，为阳热内闭，不得外达，属热厥。

外感病汗出热退身凉，为表邪已解；皮肤无汗而灼热者，为热甚。

身热初按热甚，久按热反转轻者，为热在表；久按其热反甚者，为热在里。

肌肤初扪之不觉很热，但扪之稍久即感灼手者，称身热不扬。常兼头身困重，脘痞、苔腻等症，主湿热蕴结证。由于湿性黏滞，湿邪遏制，阳热内伏而难以透达于外，湿郁热蒸，故身热而不扬。

局部病变通过按肌肤之寒热可辨证之阴阳。皮肤不热，红肿不明显者，多为阴证；皮肤灼热而红肿疼痛者，多为阳证。

2. 触按润燥滑涩

通过触摸患者皮肤的滑润和燥涩，可以了解汗出与否及气血津液的盈亏。

一般皮肤干燥者，尚未出汗；湿润者，身已出汗；干瘪者，为津液不足；肌肤滑润者，为气血充盛；肌肤枯涩者，为气血不足。

新病皮肤多滑润而有光泽，为气血未伤之表现。久病肌肤枯涩者，为气血两伤；肌肤甲错者，多为血虚失荣或瘀血所致。

3. 触按疼痛

通过触摸肌肤疼痛的程度，可以分辨疾病的虚实。

一般肌肤濡软，按之痛减者，为虚证；硬痛拒按者，为实证；轻按即痛者，病在表浅；重按方痛者，病在深部。

4. 触按肿胀

用重手按压肌肤肿胀程度，以辨别水肿和气肿。

按之凹陷，不能即起者，为水肿；按之凹陷，举手即起者，为气肿。

5. 触按疮疡

触按疮疡局部的凉热、软硬，可判断证之阴阳寒热。

一般肿硬不热者，属寒证；肿处灼手而有压痛者，属热证；根盘平塌漫肿者，属虚证；根盘收束而隆起者，属实证。患处坚硬多无脓；边硬顶软的已成脓。

（四）按手足

按手足，可辨别阴阳盛衰及病邪属性。凡四肢手足俱冷者，为阳虚寒盛；四肢手足俱热者，为阳盛热炽。凡内伤及劳役饥饱不节者，多为手心热盛；外感风寒者，多为手背热盛。热证见手足热者，属顺候；热证反见手足逆冷者，属逆候，提示病情严重。手心热可与额上热比较，若额头上热甚于手心热者为表证；手心热甚于额上热者为里证。

小儿手按诊，一般足心热主热；足胫寒主寒；手指尖冷主惊厥；中指独热，主外感风寒；中指指尖独冷，为麻疹将发之兆。

诊手足寒温，还可推测疾病预后。如阳虚之证，四肢犹温，为阳气尚存，病虽重尚可治；若四肢厥冷，多预后不良。

（五）按腧穴

按压身体的某些特定穴位，通过穴位的变化和反应来判断内脏某些疾病的方法。

腧穴是脏腑经络之气转输之处，是内脏病变反映于体表的反应点。因此，早在《灵枢·背俞》就有记载："欲得而验之，按其处，应在中而痛解，乃其俞也。"

按腧穴可据接诊需要，取坐位或卧（仰卧、俯卧、侧卧）位，关键在于找准腧穴。医生用单手或双手的食指或拇指按压腧穴，若有结节或条索状物时，手指应在穴位处滑动按寻，进一步了解指下物的形态、大小、软硬程度、活动情况等。

按腧穴要注意发现穴位上是否有结节或条索状物，有无压痛或其他敏感反应，然后结合望、闻、问诊所得资料综合分析判断疾病。

正常腧穴按压时有酸胀感、无压痛、无结节或条索状物、无异常感觉和反应。腧穴的病理反应，则有明显压痛，或有结节，或有条索状物，或其他敏感反应等。如肺俞穴摸到结节，或按中府穴有明显压痛者，为肺病的反应；按上巨虚穴下 1～2 寸处有显著压痛者，为肠痈的表现；肝病患者在肝俞或期门穴常有压痛等。这种具有诊断意义的特定腧穴，在《灵枢·九针十二原》记载有十二原穴，曾说："五脏有疾也，应出十二原。十二原各有所出。明知其原，睹其应，而知五脏之害矣。"临床观察发现，背部腧穴亦同样具有重要的诊断价值。

诊断脏腑病变的常用腧穴有：

肺病：中府、肺俞、太渊。

心病：巨阙、膻中、大陵。

肝病：期门、肝俞、太冲。

脾病：章门、太白、脾俞。

肾病：气海、太溪。

大肠病：天枢、大肠俞。

小肠病：关元。

胆病：日月、胆俞。

胃病：胃俞、足三里。

膀胱病：中极。

中篇 辨 证

第五章
八纲辨证

表、里、寒、热、虚、实、阴、阳八个纲领，简称八纲。八纲是从临床错综复杂病证中抽象出来的带有普遍规律的证候，是中医辨证的纲领，并且较为突出地反映了中医学的辩证法思想。

第一节 八纲辨证的概念与源流

一、八纲辨证概念

八纲辨证是指医生将诊法所获得的各种临床资料，根据病位的深浅、正邪盛衰、疾病性质和病证类别八个纲领进行分析、归纳、综合，得出八种类型证候的辨证方法。

二、八纲辨证源流

成书于2000多年前的《黄帝内经》虽没有"八纲"一词，但在其许多篇章的论述中已有八纲的内容。如："沉浊在内，浮泽在外"，提出了病位的内外；"阳胜则热"，"阴胜则寒"，提出了寒热病证产生的机理；"邪气盛则实，精气夺则虚"，揭示了虚实的本质；"察色按脉，先别阴阳"，强调了阴阳是辨别病证的总纲；从而奠定了八纲辨证的理论基础。

汉代张仲景继承了《内经》的理论，在《伤寒杂病论》中创立了六经辨证方法，在对伤寒病及杂病的辨证中都结合了八纲辨证的内容。如"腹满时减，复如故，此为寒"；"病人脉浮在前，其病在表；浮者在后，其病在里"；"发热恶寒者发于阳也，无热恶寒者发于阴也"；"病者腹满，按之不痛为虚，痛者为实，可下之"等。

宋代朱肱《类证活人书》对八纲证候有了较深入的阐释。明代张介宾《景岳全书》明确提出了"二纲六变"说，二纲是阴阳，六变是表里寒热虚实，将阴阳二纲置于六变之上，并对表里证、寒热证、虚实证进行了系统分析。到了清代，八纲得到医家的普遍应用。正式提出"八纲"一词是在近代，首见于祝味菊《伤寒质难》"所谓八纲者，阴阳表里寒热虚实是也。"之后，八纲作为辨证的总纲逐渐被中医学界认可，正式将八纲列为专章进入中医教科书，最早见于《中医诊断学》二版教材。

第二节 八纲基本证候

八纲基本证候，即表证与里证、寒证与热证、虚证与实证、阴证与阳证，是四对既互相对立又互有联系的证候。

一、表里辨证

表里是辨别病位内外和病势深浅的两个纲领。表里的概念有广义和狭义之分。

广义的表里是相对的，从病位来说，躯壳与脏腑相对而言，躯壳为表，脏腑为里；脏与腑相对而言，腑属表，脏属里；经络与脏腑相对而言，经络属表，脏腑属里；经络中三阳经与三阴经相对而言，三阳经属表，三阴经属里；皮肤与筋骨相对而言，皮肤为表，筋骨为里等；从病势深浅来看，病邪入里一层为深为里，病邪出表一层为浅为表。狭义的表里，认为身体的皮毛、肌腠相对为外为表；脏腑、骨髓、气血相对为内为里。所以从广义的表里来说，病位的内外和病势深浅，都不可作绝对地理解；但狭义的表里则有所特指，从表里两纲的具体内容而论，更侧重狭义的表里概念。

因此，从某种角度上说，外有病属表，病较轻浅；内有病属里，病较深重。从病势上看，外感病中病邪由表入里，是病渐增重为病进；病势由里出表，是病势减轻为病退。

任何疾病的辨证，都应分辨病位的表里。内伤杂病的证候一般属于里证范畴，因此，对于内伤杂病的证候应以分辨具体脏腑等病位为主。而对于外感病来说，分辨表里其意义则尤为重要。这是因为外感病往往具有由表入里、由轻而重、由浅而深的传变发展过程。所以，表里辨证是对外感病发展阶段性的最基本的认识，它可说明病情的轻重浅深及病机变化的趋势，从而掌握疾病的演变规律，取得诊疗的主动权。从某种意义上说，六经辨证、卫气营血辨证，都可理解为是表里、浅深、轻重层次划分的辨证分类方法。

（一）表证

表证是对外感邪气经皮毛、口鼻而入，侵入机体的皮毛、肌腠，正气（卫气）抗邪所表现的轻浅证候。

【临床表现】恶寒（或恶风）发热，头身疼痛，舌淡红，苔薄白，脉浮。或兼见鼻塞、流清涕、喷嚏、咽喉痒痛，微咳等症。

【证候分析】外感邪气客于皮毛肌腠，阻遏卫气的正常宣发，郁而发热。卫气受遏，失其"温分肉，肥腠理"的功能，肌表得不到正常的温煦，则出现恶风寒的症状。外邪郁滞经络，气血流行不畅，以致头身疼痛。邪未入里，舌象尚无明显变化，故见舌淡红，苔薄白。外邪袭表，正气奋起抗邪，脉气鼓动于外，故脉浮。肺外合皮毛，鼻为肺窍，邪气从皮毛、口鼻而入，内应于肺，肺失宣降，则出现鼻塞流涕、喷嚏、咽喉不适或痒痛、咳嗽等症状。

【辨证要点】以恶寒（或恶风）发热，头身疼痛，苔薄白，脉浮为辨证要点。表证一般具有起病急、病情轻、病程短、有感受外邪的病史等特点。

表证又有表寒证、表热证、表虚证等之分。表证主要见于外感疾病初期阶段。由于表证病位浅，正气未伤，病情轻，一般一至两周就可能痊愈。但若外邪太重或治疗不当等，外邪则可进一步内传，而形成半表半里证或里证。

（二）里证

里证是病变部位在内，脏腑、气血、骨髓等受病所反映的证候。

【临床表现】里证涉及范围极为广泛，临床表现复杂多样，症状繁多。很难说哪几个症状就是里证的代表症状，在排除表证及半表半里证特有症状后，余下的症状基本可归为里证的症状，如但寒不热、但热不寒、厚苔、脉沉等。里证的具体证候辨别，必须结合脏腑辨证、病性辨证等，才能进一步明确。里证按八纲辨证分类有里寒证、里热证、里实证、里虚证。

【证候分析】里证的成因，大致有三种情况：一是外感邪气客于皮毛肌腠，先形成表证，但因所感的外邪太盛或误治、失治等因素，使在表的邪气不解，内传入里，侵犯脏腑气血等，邪正交争于里形成里证；二是外邪直接入里，侵犯脏腑等部位，即所谓"直中"为病；三是因情志内伤、饮食劳倦、痰饮、瘀血等因素，直接损伤脏腑使脏腑气机失调或致气血津精等受病而出现的各种证候。

因形成里证的途径不同，涉及的病种、证候繁多，所以，各里证之间的发病情况、轻重情况、预后情况等差异很大，在排除表证及半表半里证后，均可归为里证的症状。

【辨证要点】里证多见于外感病的中、后期阶段或内伤疾病之中。里证其起病可急可缓，与表证相比一般病情较重、病程较长。排除表证及半表半里证后，基本可诊断为里证。

附：半表半里证

半表半里证是指病位即不在表也不在里的证候，多是因外感邪气由表内传而未达里，或在里的邪气向外透发而未达表，邪气相搏于半表半里之间而形成的证候。临床常见于伤寒病中的少阳病证。

少阳病证是指外感病邪由表入里的过程中，邪正分争，少阳枢机不利，病位处于表里进退变化之中所表现的证候，以寒热往来、胸胁苦满、嘿嘿不欲饮食、口苦咽干、脉弦等为特征性表现。

（三）表里证鉴别要点

表证和里证鉴别，主要从症状和病史特点进行辨别。症状鉴别重点是审察寒热、舌象、脉象等变化。具体鉴别内容如下：①表证多发热恶寒同时并见；但发热不恶寒或但寒不热的属里证；寒热往来的属半表半里证。②表证以头身疼痛，鼻塞或喷嚏等体表官窍症状为常见症状；里证以脏腑相关症状如心悸、咳喘、胸腹痛、呕泻等表现为主症；半表半里证则有胸胁苦满等特有表现。③表证及半表半里证舌苔变化不明显，里证舌苔多有变化；表证多见浮脉，里证多见沉脉或其他多种脉象。

（4）病史特点上表证起病急、病情轻、病程短等；里证虽起病可缓可急，但一般病情较重，病程较长。

二、寒热辨证

寒热是辨别疾病性质的两个纲领。

机体阴阳的偏盛偏衰具体体现于证候的寒热性质，阴阳是决定疾病性质的根本，所以说寒热是辨别疾病性质的两个纲领。致病邪气有阴阳属性之分，阳邪为病，机体阳气偏盛则形成热证；阴邪为病，机体阴气偏盛则形成寒证。即《素问·阴阳应象大论》所谓"阳胜则热，阴胜则寒"。人体正气有阳气、阴液之分。阴液亏虚，阳气偏盛则为热证；阳气亏虚，阴寒偏盛则为寒证。即《素问·调经论》所谓"阳虚则外寒，阴虚则内热"。

判断寒证或热证，不能单凭恶寒或发热的单一症状，必须四诊合参，全面分析辨别。因为，寒证热证和寒象热象具有本质上的差别，如恶寒、发热，指的是寒热的具体症状，恶寒既可出现于表寒证也可出现于表热证，发热既可出现于表热证也可出现于表寒证；而寒证与热证则是对疾病处于某一阶段的病理概括，它能反映疾病的本质，是论治的前提和依据。

寒象热象与寒证热证既有区别又有联系。寒证多见寒象，热证多见热象，在一般的疾病中，疾病的本质和现象多是相符的，这是矛盾的普遍性。然而，也可能出现本质与现象不一致的情况，如真热假寒证可见表面有寒象，真寒假热证可见表面有热象，这是矛盾的特殊性。

（一）寒证

寒证是感受寒邪，或阳虚阴盛，导致机体功能活动衰减，表现出以寒冷为特点的证候。

【临床表现】恶寒，畏寒，肢凉，冷痛，喜暖，口淡不渴，肢冷蜷卧，痰、涎、涕清稀，小便清长，大便稀溏，面色白，舌淡苔白而润，脉紧或迟等。

【证候分析】临床上寒证有实寒证、虚寒证之分。实寒证从病位上又划分为表寒证和里实寒证。表寒证是风寒邪气袭于肌表所致，其起病急，病程短；里实寒证多是因外感寒邪直中于里，或过服生冷寒凉所致，其起病急骤，病人体质壮实，病程较短；虚寒证即阳虚证，病位在里，多因内伤久病，阳气耗伤而阴寒偏胜所形成，也可从实寒证发展而来，病程长，其起病缓慢，病人体质虚弱，多反映为喜热畏寒等脏腑阳气不足，功能衰退的症状。因寒证有虚实差异、病位的表里之别，因此，临床表现各有不同，但"冷"、"凉"症状是它们的特征

阳气亏虚或寒邪遏制阳气，阳气不能发挥其温煦形体的作用，故见恶寒、畏寒、肢凉、冷痛、喜暖、蜷卧等症；阴寒内盛，津液未伤，故口不渴，痰、涎、涕、尿等分泌物、排泄物澄澈清冷，苔白而润；寒邪遏阳或阳虚，阳气鼓动温煦功能下降，水湿内生下注肠道则大便稀溏；阳气亏虚鼓动血脉之力不足故脉迟；寒凝滞脉道，脉道拘急收缩则脉紧。

【辨证要点】以恶寒、畏寒、肢凉、冷痛，痰、涎、涕清稀，舌淡苔白而润，脉紧或迟等，具有"冷"、"凉"特点的症状为诊断依据。

（二）热证

热证是感受热邪，或机体阳盛阴不虚，或阴虚阳盛，导致的以温热为特点的证候。

【临床表现】发热，恶热喜冷，口渴喜饮，面赤，烦躁不宁，神昏谵语，痰、涕黄稠，

吐血衄血，小便短黄，大便干结，舌红苔黄、干燥少津，脉数等。

【证候分析】临床上热证有实热证、虚热证之分。实热证从病位上又划分为表热证和里实热证。表热证多为风热之邪袭于肌表所致，其起病急，病程短，病情轻浅；里实热证多是因火热阳邪侵袭于里，或过服辛辣温热之品，或体内阳热之气过盛所致，其病势急而形体壮，因热为阳邪，最易伤人阴液，所以热邪轻则伤津耗液，重则致津枯血少而引起动风、亡阴等病变；虚热证病位在里，多是因内伤久病，阴液耗损而致虚阳偏亢所致，其起病缓，形体多瘦弱，常见于慢性消耗性疾患，病程长。因热证有虚实差异、病位有表里之别，因此临床表现各有不同，但"火"、"热"症状是它们的特征。

阳热偏盛，则发热如壮热、恶热而喜冷。热盛伤阴，津液被耗，故小便短赤、大便干结。津液亏虚引水自救，故口渴喜冷饮。火性上炎，浮络充盈，则见面红目赤。热邪扰乱心神，则烦躁不宁，甚者神昏谵语。火热煎熬津液，则痰、涕等分泌物黄稠。热邪迫血妄行，灼伤血络，则吐血衄血。舌红苔黄燥为里热伤阴之征。阳热亢盛，加速血行，故脉数。

【辨证要点】以发热，口渴喜饮，面赤，痰、涕黄稠，溲黄便秘，舌红苔黄，脉数等，具有"火"、"热"特点的症状为诊断依据。

（三）寒热证鉴别要点

寒热两纲是机体阴阳盛衰的反映，是疾病性质的主要体现，因此寒证与热证的鉴别是临床诊病辨证的重要内容。辨别寒证与热证，不能孤立地根据某一症状作判断，应结合四诊获得的临床资料，对疾病的全部表现进行综合观察、细致地分析各种临床表现，其中对寒热的喜恶，口渴与否，面色的赤白，四肢的温凉，二便，舌象，脉象等内容的甄别尤为重要。具体鉴别内容如下：①寒证恶寒或畏寒喜温，热证恶热喜凉；寒证四肢多不温，热证四肢多灼热。②寒证多口不渴；热证多口渴喜饮。③寒证面色白；热证面色红。④寒证小便清长、大便稀溏；热证小便短赤、大便干结。⑤寒证舌淡红或淡白苔润、脉迟或紧；热证舌红或红绛苔黄、脉数。

三、虚实辨证

虚实是辨别正气强弱与邪气盛衰的两个纲领。实主要指邪气盛实，邪气与正气相争；虚主要指正气不足，正气无力抗邪。《素问·通评虚实论》所谓"邪气盛则实，精气夺则虚"。

虚与实主要反映的是病变过程中人体正气和致病邪气的盛衰变化及力量对比，而邪正斗争是疾病全过程中的根本矛盾，所以分析疾病中邪正的盛衰关系，作出疾病的虚实判断是辨证的基本要求之一。通过虚实辨证，可以了解病体的邪正盛衰，为治疗提供依据。实证宜去其有余，祛除邪气；虚证宜益其不足，补其正气。临床上虚实辨证时需与表里寒热、脏腑气血等联系起来，全面分析方使攻补适宜。

（一）实证

实证是对感受外邪，或其他因素使脏腑功能、阴阳气血失调致气机紊乱、火热邪气内生，以及痰瘀等病理产物聚积所形成的各种临床证候的概括。

实证以邪气盛实为主，正气不虚，有充分的抗邪能力，故邪正斗争一般较为剧烈，而表现为有余、亢奋、停聚的特点。

【临床表现】因邪气侵袭或停留的部位不同及邪气性质不同，导致临床上形成各种实证证候。这些实证证候各自有着不同的表现，使实证表现出来的症状繁多，很难以哪几个症状作为实证的代表。但这些不同的实证证候因有着共性的病理特点，所以在临床表现上有着共性的特征。

常见的症状有发热烦躁，神昏谵语，痰涎壅盛，胸闷气粗，腹胀满痛拒按，大便秘结，暴泻，里急后重，小便淋漓涩痛，舌质苍老苔厚腻，脉实有力等。病史上一般具有新病、暴病、病情急剧、病程较短、体质壮实等特点。

【证候分析】实证有表实证和里实证之分，里实证有寒热之别且病位又有在脏腑气血等的不同，范围极为广泛。形成实证的主要途径有两方面：一是外感六淫、疫疠等邪气侵袭机体，二是精神因素、劳逸、饮食不节等致脏腑机能失调，使机体气机郁滞，产生的火热、宿食、痰瘀、水湿等邪气停聚于体内。

邪热亢盛，故发热；邪热扰乱心神，故烦躁不宁、神昏谵语；痰浊阻肺，宣降失司，故痰涎壅盛、胸闷气粗；实邪积于肠胃，腑气不通，故腹胀满痛拒按、大便秘结；湿热蕴结肠道，传导失常，则见暴泻、里急后重；湿热下注膀胱，则小便淋漓涩痛；邪气内盛，湿浊停积，故舌质苍老苔见厚腻；邪正相争，搏击于血脉，则脉实有力等。

【辨证要点】以有余、亢奋等症状为辨证要点。舌质苍老、脉实有力是实证的共性特点，多见于新病、暴病及体质壮实者。

（二）虚证

虚证是对人体正气虚弱所产生的各种虚弱证候。虚证反映人体正气亏虚而邪气并不明显。

人体正气亏虚包括阳气、阴液、精、血、津液、营、卫等亏虚及脏腑虚损。因正气亏虚，虚证以抗邪能力减弱、功能活动低下、衰退为特点。

【临床表现】阳气、阴液、精、血、津液、营、卫亏虚及脏腑虚损可形成各种表现极不一致的虚证，很难用几个症状全面概括虚证的表现。但临床上虚证一般多见于病程长，体质素弱者。常见的症状有神疲乏力，面色少华，畏寒肢冷，声低息微，懒言，自汗或盗汗，消瘦，颧红，舌质娇嫩，脉虚无力等。

【证候分析】虚证的形成，有先天禀赋不足和后天失养两方面，以后天失养为多见，其中饮食不节、劳逸过度、房室过度等为最常见的致病因素。虚证病位在里，从八纲划分有虚寒虚热之别。阳气虚弱，鼓动、温煦、固摄功能下降，则神疲乏力、面色少华、畏寒肢冷、声低息微、懒言、自汗；阴液亏虚，机体失于滋润濡养则消瘦，阴虚虚热内生则颧红盗汗；阳气亏虚、阴液不足则舌质娇嫩；气虚鼓动无力则脉虚无力。

【辨证要点】以不足、功能低下、衰退等症状为辨证要点。舌嫩、脉虚无力是虚证的共性症状，多见于久病、病程长，体质素弱者。

（三）虚实证鉴别要点

辨别虚证与实证，主要审察发病的缓急，病程的长短，体质的强弱，精神的好坏，声息的高低，胀满的减与不减，痛处的喜按或拒按，以及二便、舌脉等方面的改变。具体鉴别内容如下：①实证精神多亢奋；虚证多萎靡不振。②实证体质多壮实；虚证体质多虚弱。③实证病程短，多见于新病之人；虚证病程长，多见于久病之人。④实证腹满胀痛拒按；虚证腹满胀痛喜按。⑤实证舌质苍老，脉实有力；虚证舌质娇嫩，脉虚无力。

四、阴阳辨证

在阴阳学说中，阴阳对事物的属性分类是高度抽象的概念，而在对机体生理、病理等的阐述上有具体的物质内容，所以阴阳辨证的应用主要有两个方面。

（一）阴阳是类证的纲领

阴、阳分别代表事物相互对立的两个方面。凡热的、动的、兴奋的、强壮的、在外的属阳；反之，寒的、静的、抑制的、衰弱的、在里的属阴。

根据阴阳学说中阴与阳的基本属性，临床上的各种证候，最终都可归属于阴证或阳证的范畴。在八纲辨证中表证、热证、实证归属为阳证；而里证、寒证、虚证归属为阴证。

由于阴证阳证是对各种病情从整体上做出最基本的概括，阴阳两纲可以概括其余六纲，所以说阴阳辨证是辨别疾病证候类别的两个纲领，是八纲辨证的总纲。

（二）阴阳辨证的特定内容

中医学中的阴阳不仅是抽象的哲学概念，而且有了许多具体的医学内容，如阳气、阴液、心阴、脾阳等，所以，阴阳辨证又包含有具体的辨证内容，主要有阳虚证、阴虚证、阴盛证、阳盛证以及亡阳证、亡阴证等。其中阴盛证即是实寒证，阳盛证即是实热证，具体内容见寒热辨证。

1. 阳虚证

阳虚证是指体内阳气亏损，机体温煦、推动、蒸腾、气化等作用减退表现出人体机能活动低下并有寒象的证候。

【临床表现】畏寒肢冷，口淡不渴，或渴喜热饮，自汗，小便清长或尿少浮肿，大便溏薄，面色白，舌淡胖嫩，苔白滑，脉沉迟或沉弱无力。兼有神疲、乏力、气短等症状。

【证候分析】导致阳虚证形成的原因很多。常见于三个途径：一是久病耗伤阳气；二是久居寒凉之处或过服苦寒之品使阳气逐渐耗伤；三是年高体衰致阳气不足。

阳虚可见于许多脏器组织的病变，如有心阳虚证、脾阳虚证、胃阳虚证、肾阳虚证等，因此，表现出各自证候特点。阳气亏虚致脏腑机能减退是共性特点。阳气的温煦、推动功能减退，则畏寒肢凉、神疲、乏力、气短、面色白、脉沉迟或沉弱无力；阳气蒸腾、气化无力，水湿内生则见小便清长或尿少浮肿、大便溏薄、舌淡胖嫩苔白滑。

阳虚证往往是气虚证进一步演变发展的结果，所以阳虚常与气虚同时存在。阳虚证可演变发展为亡阳证、阴阳两虚证（因阴阳互根，阳虚损阴）；阳虚证因其温煦、推动、蒸腾、气化等作用减退还可导致气机郁滞、瘀血水湿痰饮停积而形成既有阳气亏虚又有邪气盛实的证候。

【辨证要点】以畏寒肢凉、面色白、便溏尿清或尿少浮肿、舌淡胖、脉迟无力等为辨证要点。多见于久病体弱或老年患者，病势较缓，病程较长。

2. 阴虚证

阴虚证是指体内阴液亏少无以制阳，以及濡养、滋润等作用减退，表现出机体生命活动物质不足并有热象的证候。

【临床表现】形体消瘦，骨蒸潮热，五心烦热，颧红盗汗，口燥咽干，小便短黄，大便干结，舌红少苔，脉细数。

【证候分析】形成阴虚证的原因主要有：各种内伤杂证日久耗伤阴液；实热证中热邪伤阴或气郁化火日久耗伤阴血；房劳过度或过服温燥之品，耗伤阴液；年高体衰而阴血亏虚。

阴液亏虚机体失却濡润滋养，则形体消瘦、口燥咽干、小便短黄、大便干结；同时由于阴液亏虚，阴不制阳，则阳气相对偏亢而生内热，故骨蒸潮热、五心烦热、颧红盗汗、舌红少苔、脉细数。

阴虚证可见于多个脏器组织的病变如肺阴虚证、心阴虚证、胃阴虚证、脾阴虚证、肝阴虚证、肾阴虚证等，诊断时需将阴虚证的常见共性症状与各脏器的各自症状特点相结合作为辨证依据。

阴液亏虚有精亏、血少、津液不足等差别，因阴阳互根，阴虚可于气虚、阳虚同时存在而成气阴两虚证、阴阳两虚证等。阴虚进一步发展可形成亡阴证及动风证候。

【辨证要点】以潮热颧红、五心烦热、小便短黄、大便干结、舌红少苔、脉细数等为主要辨证依据。

3. 阴虚证与阳虚证的鉴别

阴虚证的病机是阴液不足，阴不制阳，虚火内生；阳虚证病机为阳气不足，阳不制阴，虚寒内生。阴虚证与阳虚证的鉴别应从寒热、面色、汗出、口渴、二便、舌脉等方面加以区别：①阳虚证畏寒肢冷喜暖；阴虚证发热，可出现低热或骨蒸潮热、五心烦热。②阳虚证面色苍白或暗淡；阴虚证两颧潮红。③阳虚证多为自汗；阴虚证多为盗汗。④阳虚证口淡不渴，小便清长，大便稀溏；阴虚证口干咽燥，小便短黄，大便秘结。⑤阳虚证舌淡胖嫩，苔白润，脉沉迟无力；阴虚证舌红绛苔少或无苔，脉细数。

4. 亡阳证

亡阳证是指体内阳气极度衰微而表现出阳气将脱的危重证候。

【临床表现】神志不清或神情恍惚，大汗淋漓，汗冷质稀味淡，畏寒，手足厥冷，呼吸气微，面色苍白，舌淡而润，脉微欲绝。

【证候分析】在慢性虚损的病证中，亡阳证一般多是阳虚证进一步发展的结果。但因阴寒之邪极盛而致阳气暴伤，或因大汗、失精、大失血等阴血消亡而阳随阴脱，或因剧毒刺激、严重外伤、瘀痰阻塞心窍使阳气暴脱等原因也可形成亡阳证。由于阳气极度衰微而欲外脱，失却温煦、固摄、推动之能，故见冷汗、肢厥、面色苍白、神昏或神情恍惚、呼吸微弱、脉微欲绝等症状。

【辨证要点】见于危重患者。以面色苍白、大汗淋漓、汗冷质稀、四肢厥冷、脉微欲绝等为辨证要点。

5. 亡阴证

亡阴证是指体液大量耗损，阴液严重亏乏而表现阴液欲竭的危重证候。

【临床表现】神志不清或神情烦躁，汗热味咸质黏如油，身灼肢温，恶热，口渴欲饮，皮肤皱瘪，小便极少，面色赤，唇舌干燥，脉细数疾。

【证候分析】亡阴证可以是在阴虚证基础上发展而来，也可因汗、吐、下太过或严重烧伤或大出血等致阴液暴失而成。由于阴液欲绝，阴不制阳，虚热逼迫阴津外泄，故见汗出如油、脉细数疾、身灼烦渴、面赤唇焦等症状。

【辨证要点】见于疾病危重阶段。以汗出如油、身灼肢温、神昏或神情烦躁、面色赤、舌干燥、脉细数疾等为辨证要点。

6. 亡阴证与亡阳证的鉴别

由于阴阳是互根的，阳气衰竭，阴液可因无以化生而耗尽；阴液耗竭，阳气可因无以依附而散越。所以亡阴可迅速导致亡阳，亡阳之后也往往出现亡阴，只是有先后主次的不同而已。亡阳证和亡阴证均出现于疾病的危重阶段，故必须及时、准确地辨识，抓住疾病的主要本质，以免贻误诊疗，失去抢救的机会。

在病情危重的基础上，若突然出汗不止，往往是亡阴或亡阳之兆。若是从慢性虚损的病证发展而来，亡阳证多有阳虚证的病史；亡阴证多有阴虚证的病史。若是见于急性病中，亡阳证和亡阴证多有高热大汗、剧烈吐泻、失血过多、严重外伤等病史特点。

从临床症状上鉴别亡阳证和亡阴证主要有以下内容：①亡阳证之汗，冷汗淋漓，味淡而质稀；亡阴证之汗，汗热味咸质黏如油。②亡阳证畏寒，四肢厥冷；亡阴证恶热，肢温身热。③亡阳证面色苍白；亡阴证面色潮红颧赤。④亡阳证舌淡而润，脉微欲绝；亡阴证舌红少津，脉细数疾而按之无力。

第三节 八纲证候间的关系

八纲中，表里寒热虚实阴阳，各自概括一方面的病理本质。然而病理本质的各个方面是互相联系着的，即寒热病性、邪正相争不能离开表里病位而存在，反之也没有可以离开寒热虚实等病性而独立存在的表证或里证。因此，用八纲来分析、判断、归类证候，并不是彼此孤立、绝对对立、静止不变的，而是相互间可有兼夹错杂，可有中间状态，并随病变发展而不断变化。临床辨证时，不仅要注意八纲基本证候的识别，更应把握八纲证候之间的相互关系，只有将八纲联系起来对病情作综合性分析考察，才能对证候有比较全面、正确地认识。

八纲证候间的相互关系，主要可归纳为证候相兼错杂、证候转化、证候真假三个方面。

一、证候相兼错杂

证候相兼错杂是疾病某一阶段的证候，不仅表现为病变部位既有表又有里，而且呈现寒、热、虚、实相互交错，表现为表里同病、寒热错杂、虚实夹杂，临床辨证应对其进行综合考察。

（一）表里同病

表证和里证在同一时期出现，称表里同病。出现的原因有两类：一类是外感病，由表证兼见里证；或外感病未愈，复伤于饮食劳倦等。一类是内伤病未愈而又感外邪。

表里同病时，往往出现虚、实、寒、热等各种情况。它们之间的排列组合较为复杂。以表里与虚实或寒热分别组合而言，可见表里俱寒、表里俱热、表里俱虚、表里俱实、表热里寒、表寒里热、表虚里实与表实里虚等八种情况，现简述如下：

1. 表里俱寒

里有寒而表寒外束，或外感寒邪，内伤饮食生冷等，均可引起此证。症状有头身疼痛、恶寒重发热轻、肢冷、腹痛、吐泻、脉迟或浮紧等。

2. 表里俱热

凤有内热，又感风热之邪，可见此证。症状有发热、喘而汗出、咽干引饮、烦躁谵语、便秘溲赤、舌质红、舌苔黄燥或见芒刺舌、脉数等。

3. 表寒里热

表寒未解而里热已作，或里本有热而表受寒邪，可见此证。症状有恶寒发热、无汗、头痛、身痛、口渴引饮、心烦、便秘溲黄、苔黄白相兼等。

4. 表热里寒

素体阳气不足，或伤于饮食生冷，同时感受温热之邪，可见此证。若表热证未解，过用寒凉药以致损伤脾胃阳气亦属此类。症状有发热恶寒、汗出、饮食难化、便溏溲清、舌体胖、苔略黄等。

5. 表里俱实

外感寒邪未解，内有痰瘀食积，可见此证。症状有恶寒发热、无汗、头痛、身痛、腹部胀满、二便不通、脉实等。

6. 表里俱虚

气血两虚、阴阳双亏时可见此证。症状有自汗、恶风、眩晕、心悸、食少、便溏、脉虚等。

7. 表虚里实

内有痰瘀食积，但卫气不固，可见此证。症状有自汗恶风、腹胀拒按、纳呆、便秘、苔厚等。

8. 表实里虚

素体虚弱，复感外邪，可见此证。症状有恶寒发热、无汗、头痛身痛、时或腹痛、纳少或吐、自利等。

（二）寒热错杂

寒热错杂可分为表里与上下两部分。表里的寒热错杂表现为表寒里热及表热里寒，详见表里同病。上下的寒热错杂表现为上热下寒及上寒下热。

1. 上热下寒

患者在同一时间内，上部表现为热，下部表现为寒的证候。如既见胸中烦热，频欲呕吐的上热证；又见腹痛喜暖，大便稀薄的下寒证，即属此类病证。

2. 上寒下热

患者在同一时间内，上部表现为寒，下部表现为热的证候。例如：胃脘冷痛，呕吐清涎；同时又兼见尿频，尿痛，小便短赤。此为寒在胃而热在膀胱之证候。

上热下寒、上寒下热病因多由寒热错杂，病理为阴阳之气不相协调。或为阴盛于上，阳盛于下；或阳盛于上，阴盛于下所致。

（三）虚实夹杂

由虚证中夹有实证，或实证中夹有虚证，以及虚实并见的，都是虚实夹杂证。例如表虚里实、表实里虚、上虚下实、上实下虚等。

例如：妇女干血痨证，形容憔悴，身体尪羸，五心烦热，饮食少思，一片虚象显然；但肌肤甲错，舌质紫暗，边缘有瘀点，月经停久不来，脉象涩而有力，此乃虚中夹实。又如鼓胀病久，其证腹大筋露，面色苍黄或黧黑，形瘦肢肿，饮食即胀，二便不利，舌质红绛或起刺，苔干糙黄腻，脉象濡缓或沉细弦数，此为实中夹虚。

兹就实证夹虚，虚证夹实，虚实并重三种情况，说明如下：

1. 实证夹虚

此证常常发生于实证过程中正气受损的患者，亦可见于原来体虚而新感外邪病人。它的特点是以实邪为主，正虚为次。例如，外感伤寒，经发汗，或经吐、下之后，心下痞硬，噫气不除，这是胃有痰湿、浊邪而胃气受损的实中夹虚之证。

2. 虚证夹实

此证往往见于实证深重，拖延日久，正气大伤，余邪未尽的病人；亦可见于素体大虚，复感邪气的患者。其特点是以正虚为主，实邪为次。例如：春温病的肾阴亏损证，出现于病的晚期，是邪热劫烁肝肾之阴而呈现邪少虚多的证候；症见低热不退，口干，舌质干绛。此时治法以滋阴养液、扶正为主，兼清余邪。

3. 虚实并重

此证多见于以下两种情况：一是原为严重的实证，迁延时日，正气大伤，而实邪未减者。二是原来正气甚弱，又感受较重邪气的病人。其特点是正虚与邪实均十分明显，病情比较沉重。例如：小儿疳积，大便泄泻，完谷不化，腹部膨大，形瘦骨立，午后烦躁，贪食不厌，苔厚浊，脉细稍弦。病起于饮食积滞，损伤脾胃，虚实并见，治应消食化积与健脾同用。

二、证候转化

八纲中相互对立的证候之间，在一定条件下，可以发生相互转化。证候转化，大多是指一种证候转化为对立的另一种证候，本质与现象均已变换，因此它与证候的相兼错杂、真假等概念皆不相同。但应看到，在证候转化这种质变之前，往往有一个量变的过程，因而在真正的转化之先，又可以呈现出相兼夹杂之证候关系。

（一）表里出入

疾病在发展过程中，由于正邪相争表证不解，可以内传而变成里证，称为表证入里；某些里证,其病邪可以从里透达向外,称为里邪出表。掌握病势的表里出入变化,对于预测疾病的发展与转归,及时改变治法,及时截断、扭转病势,或因势利导,均具有重要意义。

1. 表邪入里

指先有表证,然后出现里证,然后表证随之消失,即表证转化为里证,其病机谓外邪入里,如外感风热之邪,形成表热证,若表邪不解,向里而成里热证。表证入里一般见于外感病的初、中期阶段,是病情由浅入深,病势发展的反映。

2. 里邪出表

指在里之病邪,有向外透达之势,是邪有出路的好趋势,一般对病情向愈有利。如麻疹患儿,热毒内闭则疹不出而见发热、喘咳、烦躁,若麻毒外透,则疹出而烦热喘咳亦除;外感温热病中,高热烦渴之里热证,随汗出而热退身凉;热入营血,随斑疹、白㾦的出现而身热、谵语、烦躁减轻。但这并不是里证转化成表证。

(二)寒热转化

寒证与热证,有着本质的区别,但在一定的条件下,寒证可以化热,热证可以转寒。

1. 寒证化热

指原为寒证,后出现热证,而寒证随之消失的病变。常见于外感寒邪未及时发散,而机体阳气偏盛,阳热内郁到一定程度,于是寒证变成热证;或是寒湿之邪郁遏而机体阳气不衰,常易由寒而化热;或因使用温燥之品太过,亦可使寒证转化为热证。如寒湿痹病,初为关节冷痛、重着、麻木,病程日久,或温燥太过,而变成患处红肿灼痛;哮病因寒引发,痰白稀薄,久之见舌红苔黄、痰黄而稠;痰湿凝聚的阴疽冷疮,其形漫肿无头,皮色不变,以后转为红肿热痛而成脓等,均是寒证转化为热证的表现。

2. 热证转寒

指原为热证,后出现寒证,而热证随之消失的病变。常见于邪热毒气严重的情况下,或因失治、误治,以致邪气过盛,耗伤正气,正不胜邪,机能衰败,阳气散失,故而转化为虚寒证,甚至表现为亡阳的证候。

寒证与热证的相互转化,是由邪正力量的对比所决定,其关键又在机体阳气的盛衰。寒证转化为热证,是人体正气尚强,阳气较为旺盛,邪气才会从阳化热,提示人体正气尚能抗御邪气;热证转化为寒证,是邪气衰而正气不支,阳气耗伤并处于衰败状态,提示正不胜邪,病情险恶。

(三)虚实转化

在疾病发展过程中,由于正邪力量对比的变化,实证可以转变为虚证,虚证亦可转化为实证。实证转虚临床常见,基本上是病情转变的一般规律;虚证转实临床少见,实际上常常是因虚而致实,形成本虚标实证。

1. 因实致虚

在疾病的过程中,有些本来是实证,由于病邪久留,损伤正气,而转为虚证。

2. 因虚致实

在疾病的过程中,有些由于正虚,脏腑功能失常,而致痰、食、血、水等凝结阻滞为患,成为因虚致实。

三、证候真假

某些疾病在病情危重阶段，可以出现一些与疾病本质相反的假象，必须认真辨别，才能去伪存真，抓住疾病的本质，对病情作准确的判断。

（一）寒热真假

当疾病发展到寒极或热极的时候，有时会出现与疾病本质相反的一些假象，如"寒极似热"即为真寒假热；"热极似寒"即为"真热假寒"。

1. 真寒假热证

真寒假热证是指内有真寒而外见某些假热的"寒极似热"证候。真寒假热证实际是虚阳浮越证，亦有称阴盛格阳证、戴阳证。

阳气虚衰，阴寒内盛，逼迫虚阳浮越于上或格越于外，即阴盛格阳、虚阳浮越的"戴阳"、"格阳"。

其表现既有四肢厥冷、下利清谷、小便清长、舌淡苔白等一派真寒之象，又有面赤、身热、口渴、脉大的热象。但面虽赤，仅颧红如妆，时隐时现，与热证之满面通红不同；身虽热而反欲盖衣被，或自感烦热而胸腹必无灼热，下肢必厥冷；口虽渴但不欲饮或不多饮或喜热饮，与热证之渴喜冷饮不同；脉虽浮大但按之必无力，与热证之脉洪大有力不同。由此可以判定其面赤、身热、口渴、脉大均为假热。

2. 真热假寒证

真热假寒证是指内有真热而外见某些假寒的"热极似寒"证候。真热假寒证常有热深厥亦深的特点，故可称作热极肢厥证，亦有称阳盛格阴证。

邪热炽盛，阳气郁闭于内而不能外达，致四肢厥冷，且热越盛肢厥越严重，即所谓"热深厥亦深"，亦称阳盛格阴证。

其表现既有高热烦渴饮冷，口鼻气热，咽干口臭，甚则神昏谵语，小便短赤，大便燥结或热痢下重，舌红苔黄而干，脉数有力等一派热证，但又会出现四肢厥冷、脉沉的寒象。虽肢冷而不恶寒、反恶热，且胸腹必灼热；脉虽沉但必数而有力，由此可以判断肢冷、脉沉均为邪热炽盛，阳气郁闭于内而不能外达四肢所致。

3. 真假寒热辨别要点

了解疾病发展全过程，一般情况下假象多出现在疾病的后期，而真象多始终贯穿疾病全过程。

假象的出现，多在四肢、皮肤和面色方面，而脏腑、气血、津液等方面的内在表现，是如实反映了疾病的本质，故辨证时应以里证、舌象、脉象等作为诊断的依据。

假象毕竟和真象不同。如假热之面赤，是面色白而仅在颧颊上浅红娇嫩，时隐时现，而真热的面红却是满面通红；假寒常表现为四肢厥冷却胸腹部大热、按之灼手、或周身寒冷而反不欲近衣被，真寒是身蜷卧，欲得衣被。

（二）虚实真假

当病情发展到比较严重阶段或比较复杂时，有时会出现假虚或假实的情况，即所谓

"至虚有盛候"，"大实有羸状"。

1. 真虚假实证

真虚假实证是指本质为虚证，反见某些实盛现象的证候，即"至虚有盛候"。

脏腑虚衰，气血不足，运化无力，以致阻闭不通，而见某些似实的假象。

其表现胸腹不坚硬而喜按、气短、舌淡、脉象无力、病久体弱等为真虚的表现，而腹满、气喘、二便闭涩等系因虚所致为假实。

例如，久病脾虚腹胀者，当虚到极点时，会出现胀满拒食，胸闷气逆，大便不畅等实证症状。但此腹胀不似实证之不减，会时胀时减腹胀满必不拒按，或按之痛减，或按之软，这与实胀之硬满拒按不同。虽气不舒必有气短息弱；大便虽闭但腹部不硬，且脉必无力、舌体淡胖而苔不厚腻，故此胀为假实。这些假实之症，实因正气虚甚，气机不运所致。

2. 真实假虚证

真实假虚证是指本质多实证，反见某些虚羸现象的证候，即"大实有羸状"。

实邪内阻，大积大聚，经脉阻滞，气血不畅，以致未得温煦濡养，而见某些似虚的假象。

其表现声高气粗、胸腹硬满拒按、脉搏按之有力等为真实的表现，神情默默、倦怠懒言、身体羸瘦、脉象沉细等并非真虚。

例如，腹部有实邪积聚者，严重时会出现虚假的虚象。虽默默不语但语必声高有力，不同于虚证之语声低微、少气懒言；虽不欲动，但动辄有力、动之反舒，不似虚证之动则加剧；虽泄泻不实，但泻后多感腹部反舒，不似虚证之泄后更加神倦无力；而且脉必有力，舌质苍老，舌苔厚腻。故其静而少动等均为假虚之象。其机理是实邪壅盛，阻遏气机、而外呈不足之象。

3. 虚实真假辨别要点

虚实真假总的关键所在，古人多以脉象为根据，如张景岳说："虚实之要，莫逃乎脉。如脉之真有力、真有神者，方是真实证；似有力、似有神者，便是假实证。"杨乘六则提出注意舌诊以分虚实之真假，他说："证有真假凭诸脉，脉有真假凭诸舌。"总的来说，辨别虚实真假，应注意下述几点：①脉象的有力无力，有神无神；浮候如何，沉候如何。尤以沉取之象为真谛。②舌质的嫩胖与苍老，舌苔的厚腻与否。③言语发声的高亮与低怯。④病人体质的强弱，发病的原因，病的新久，以及治疗经过如何。

第四节　八纲辨证的意义

八纲是从具体事物中抽象出来的概念，用八纲辨别归纳证候，是分析疾病共性的辨证方法，是八纲概念在中医学中应用的一个方面。

八纲中的表和里，是用以辨别疾病病位最基本的纲领；寒热虚实，是用以辨别疾病病因病性最基本的纲领；阴与阳则是区分疾病类别、归纳证候的总纲。由于八纲是对疾病过程中机体反应状态最一般的概括，是对辨证诊断提出的最基本的原则性要求，通过八纲可找出疾病的关键，掌握其要领，确定其类型，预测其趋势，为治疗指出方向。

八纲辨证是辨证的基础，在诊断疾病的过程中，有执简驭繁、提纲挈领的作用，适用于临床各科、各种疾病的辨证，而其他辨证分类方法则是八纲辨证的具体深化。

八纲辨证是从八个方面对疾病本质作出纲领性的辨别。但是，这并不意味着八纲辨证只是把各种证候简单、截然地划分为八个区域。由于八纲之间不是彼此孤立的，而是相互联系的、可变的，其间可以相兼错杂、转化，如表里同病、虚实夹杂、寒热错杂、表证入里、里邪出表、寒证化热、热证转寒、实证转虚、因虚致实等，并且有可能出现证候的真假，如真热假寒、真寒假热、真实假虚、真虚假实等。这就大大增加了八纲辨证的复杂程度，从而可组合成许多种较为具体的类证纲领，如表实寒证、表寒里热证等，于是扩大了对病情进行辨证的可行性、实用性。临床上的证候尽管复杂、多变，但都可用八纲进行概括。

当然，八纲辨证对疾病本质的认识，应该说还是不够深刻、具体的，如里证的概念就非常广泛，八纲尚未能提示到底是何脏何腑的病变，又如寒与热不能概括湿、燥等所有的病理性质，虚证、实证也都各有种种不同的具体病变内容。因此，八纲毕竟只是"纲"，八纲辨证是比较笼统、抽象的辨证，临床时不能满足于对八纲的分辨，而应当结合其他辨证分类方法，对疾病的证候进行深入地分析判断。

我们不能把八纲辨证仅仅理解为只是几类较为笼统证候的简单归纳，而应认识到八纲的概念通过其相互关系，较为突出地反映了辩证法的思想，中医学的许多辩证观点都是通过八纲的关系而体现出来的。理解了八纲之间的辩证关系，就可认识到疾病中的各种事物是处在相互联系的矛盾之中、变动之中，矛盾着的事物不仅有对立面的存在，并且是与对立面相对而确定的，彼此间有中间、过渡阶段，而且可以互相转化等。因此，八纲概念的确立，标志着中医辩证逻辑思维的完善，它反映了逻辑思维的许多基本内容，抓住了疾病中带普遍性的主要矛盾。这对于其他中医辨证方法的学习，对于临床正确认识疾病过程，具有重要的指导意义。

第六章

病 性 辨 证

病性辨证是在中医学理论的指导下，运用病因、气血津液相关的理论，对四诊所收集的各种病情资料进行分析、综合，从而确定疾病当前病理变化性质的辨证方法。

病性是指病理变化的性质，是对疾病一定阶段整体反应状态的概括，是对邪正关系的综合认识，具有整体、动态的特点，其结果直接关系到治疗方法的确定，所以说辨病性是辨证中最重要的环节，任何疾病的辨证都不可缺少。

病性与病因的概念不同。病因是指导致疾病发生的原始病因，如六淫、七情内伤、饮食失宜、劳逸过度、外伤、寄生虫等，是发病的必要条件；而病性是反映原始病因在人体内引起病理变化的本质属性，它是以患者的临床表现为依据，通过对其症状和体征的分析，综合了邪正双方情况而对疾病当前病理本质所作出的结论。

病性辨证主要包括六淫辨证、情志内伤辨证和气血津液辨证。

第一节   六淫辨证

六淫辨证，是运用六淫之邪的性质和致病特点，对四诊所收集的各种病情资料进行分析、综合，从而辨别疾病的病理本质是否存在着六淫证候的辨证方法。

六淫病证是因感受外界邪气而致，其发生常与季节气候和环境有关。如春季多风淫为病，夏季多暑淫为病，秋季多燥淫为病，冬季多寒淫为病，居住湿地和水上作业，易湿淫为病等。六淫病证既可以单独存在，也可相互兼夹，在一定条件下可发生转化。

此外，临床上还有一些并非外感六淫所致，而是在疾病过程中，因脏腑功能失调所产生的化风、化寒、化湿、化燥、化热、化火等病理反应，其临床表现虽与六淫的证候类似，但属于"内生五邪"的病理过程，称为内风证、内寒证、内湿证、内燥证、内火证等，临证时应加以鉴别。

一、风淫证

风淫证是指外感风邪所表现的证候，亦称为外风证。

【临床表现】恶风，微发热，汗出，头痛，喷嚏，鼻塞流涕，咽喉痒痛，干咳，舌苔薄白，脉浮缓；或突发皮肤瘙痒、隐疹；或突发颜面麻木不仁，口眼㖞斜；或肌肉强直、痉挛，抽搐，角弓反张；或肢体关节游走性疼痛；新起颜面、眼睑、肢体浮肿等。

【证候分析】本证的形成，主要是因气候寒暖失常，环境不适，体弱；或创伤等因素而感受外界风邪所致。风为百病之长，其性轻扬，善行数变，具有发病急，变化快，游走不定的特点。

风邪袭表，腠理疏松，卫外不固，营阴不能内守，故见恶风微热、汗出、苔薄白、脉缓；风邪上扰，则头痛；风邪袭肺，肺气失宣，肺系不利，则见干咳、鼻塞流涕、喷嚏、咽喉痒痛；风邪客于肌腠，营卫郁滞不畅，则引起皮肤瘙痒或隐疹；风邪或风毒侵袭经络，经气阻滞不通，轻者局部麻木、口眼㖞斜，重者肌肉强直、牙关紧闭、抽搐、角弓反张；风与寒湿合邪，痹阻经络、流窜关节，则表现为肢体关节游走性疼痛；风邪袭肺，肺失通调，水津失布，风水相搏，故见浮肿突发于颜面、眼睑，然后遍及全身。

风淫证根据其所反映病位的不同，其常见的证型有风邪袭表证、风邪犯肺证、风客肌肤证、风中经络证、风毒窜络证、风水相搏证等。

【辨证要点】本证以恶风、汗出、喉痒、脉浮缓；或突起丘疹、瘙痒、麻木、关节游走性疼痛等为辨证要点。

二、寒淫证

寒淫证是指外感寒邪所表现的证候，或称实寒证。

【临床表现】恶寒重，或发热，无汗，头身疼痛，鼻塞流涕，脉浮紧。或痰鸣喘嗽；或腹痛肠鸣，腹泻；或局部冷痛拘急；或四肢厥冷，面色苍白，口淡不渴；或渴喜热饮，小便清长，舌苔白润，脉紧或沉迟有力。

【证候分析】本证的形成，主要是因淋雨、涉水、衣单薄、露宿、食生、饮冷等因素而感受外界阴寒之邪所致。

寒邪束表，玄府闭塞，卫气失宣，故恶寒发热、无汗。寒凝经脉，经气不利，故头身疼痛。寒邪客肺，肺失宣降，肺系不利，故鼻塞流涕、痰鸣喘嗽。寒袭于表，脉道紧束而拘急，故脉浮紧。寒邪直中，损伤或遏制中阳，阻滞气机，则腹痛肠鸣、腹泻。寒主收引，经脉收缩而挛急，则见局部冷痛拘急。寒邪遏制阳气，阳气不能温煦四肢，故四肢厥冷。寒凝而气血不能上荣于面，则面色苍白。阴寒内盛，津液未伤，故口淡不渴、或渴喜热饮、小便清长。舌苔白润，脉紧或沉迟有力为阴寒内盛之征。

寒淫证有伤寒证和中寒证之分。"伤寒证"指寒邪外袭，伤人肌表，卫阳奋起抗邪于外的浅表证候，亦称风寒束表证、表寒证、寒邪束表证、太阳表实证、太阳伤寒证等。临床表现为恶寒重，发热轻，无汗，头身疼痛，鼻塞，流清涕，微咳，苔薄白，脉浮紧。

中寒证指寒邪直接侵入脏腑、气血，损伤或遏制阳气，阻滞脏腑气机和气血运行所表现的里实寒证。因寒邪所犯脏腑的不同，临床常见的中寒证有寒邪犯肺证、寒滞胃肠证、寒凝肝脉证、寒滞心脉证等。其证候有新起恶寒，咳喘，咯吐白痰；或脘腹或腰背等处冷痛，得温则舒，或寒呕腹泻；或四肢厥冷，蜷卧，小便清长，面唇色白或青，舌苔白，脉紧或沉弦等。

【辨证要点】本证以新病突起、病势较剧、恶寒肢冷、局部冷痛、口淡面白、苔白润、脉紧或迟有力为辨证要点。

三、暑淫证

暑淫证是指夏月炎暑之季，外感暑邪所表现的证候。

【临床表现】发热恶热，汗出，口渴喜饮，心烦，气短神疲，肢体困倦，小便短黄，舌红，苔白或黄，脉虚数。或发热，猝然昏仆，汗出不止，口渴，气急，甚或昏迷惊厥，舌绛干燥，脉细数。

【证候分析】本证是因夏季气候炎热而感受外界暑邪所形成。暑性炎热升散，蒸腾津液，故见发热恶热、汗出、气急、尿黄等症；暑热内扰则心烦；暑邪伤津耗气，则见口渴喜饮、气短神疲、脉虚数；暑夹湿邪，可见肢体困倦、苔白或黄；暑热上扰清窍，内灼神明，因而猝然昏仆；暑闭心神，引动肝风，则见昏迷惊厥；暑热炽盛，营阴受损，故见舌绛干燥、脉细数。

暑淫证常见的证型有暑湿袭表证、暑伤津气证、暑闭气机证、暑闭心神证、暑热动风证等。

【辨证要点】本证以夏季有发热、口渴喜饮、汗多心烦、气短神疲、尿黄等表现为辨证要点。

四、湿淫证

湿淫证是指外感湿邪所表现的证候，亦称为外湿证。

【临床表现】微恶寒发热，头重如裹，肢体困重，关节酸痛重着、屈伸不利，胸闷，脘痞不舒，口腻不渴，纳呆，恶心欲呕，困倦嗜睡，大便稀溏，小便混浊，妇女带下量多质稠，皮肤渗漏湿液，瘙痒，面色晦垢，舌苔白厚腻，脉濡缓或细。

【证候分析】因气候和居处潮湿，以水为事，淋雨涉水，冒受雾露等而感受外界湿邪。湿遏卫表，卫气失和，则微恶寒发热；湿性重浊，湿邪外袭，困遏清阳，则头重如裹；湿邪留滞肌肤、经络、筋骨、关节，气血不畅，则见肢体困重、关节酸痛重着、屈伸不利。湿邪黏滞，阻滞气机，清阳不升，湿浊上犯，故见胸闷、困倦嗜睡、面色晦垢。湿困脾胃，纳运失职，升降失常，可见口腻不渴、脘痞、纳呆、恶心欲呕、大便稀溏。湿邪重浊黏滞，易侵袭阴位，故见小便混浊、妇女带下量多质稠。湿邪浸淫肌肤，可见皮肤渗漏湿液、瘙痒。舌苔白厚腻，脉濡缓或细为湿浊内盛之征。

湿性黏腻难去，故病势缠绵，病程迁延而难愈。湿的病理性质偏阴，故多为寒湿之证；但湿郁则易于化热，而成湿热之证。

临床常见的证型主要有风湿袭表证、寒湿凝滞筋骨证、寒湿困脾证、湿热蕴脾证、肝胆湿热证、大肠湿热证、膀胱湿热证、湿浊下注证、痰湿犯头证等。

【辨证要点】本证以困重、闷胀、酸楚、腻浊、脉濡缓或细为辨证要点。

五、燥淫证

燥淫证是指外感燥邪所表现的证候，又称外燥证。

【临床表现】口燥咽干唇裂，鼻燥少涕，干咳少痰，痰黏难咯，口渴欲饮、皮肤干燥，大便干结，小便短黄，舌苔干燥，脉浮。

【证候分析】因秋令气候干燥；或居气候干旱少雨之处而感受外界燥邪。燥邪外侵，损伤肺津，肺失滋润，清肃失职，故见干咳少痰、痰黏难咯；肺系失润，则见口燥咽干、鼻燥少涕。燥邪伤津，津伤失润，故见口渴欲饮、唇裂、皮肤干燥、大便干结、小便短黄、舌苔干燥等一派干燥少津之象。

燥淫证有温燥和凉燥之分。温燥多见初秋季节，因秋初气候尚热，炎暑未消，气偏于热，燥热迫于肺卫，故多伴见发热微恶风寒、少汗、舌干苔黄、脉象浮数等风热表证。凉燥多见深秋季节，因秋令肃杀，气寒而燥，故除有干燥少津之征外，尚见恶寒微发热、无汗、脉浮紧等寒邪外束之表寒证候。

燥淫证常见的证型有：燥邪犯表证、燥邪犯肺证、燥干清窍证等。

【辨证要点】本证以秋季干咳，口、鼻、咽、唇、皮肤干燥为辨证要点。

六、火淫证

火淫证是指外感火热之邪所表现的证候。

【临床表现】壮热喜冷，面红目赤，渴喜冷饮，汗多，烦躁或神昏谵语，小便短赤，大便秘结，吐血，衄血，痈肿疮疡，舌质红或绛，苔黄而干或灰黑干燥，脉洪滑数。

【证候分析】因外感火热邪气；或因其他外邪郁积化热而成。火、热、温邪同属一类性质，仅有轻重之别。温为热之渐，火为热之极，故常有火热、温热并称。火热为阳邪，其性燔灼，火热炽盛，充斥于外，故见壮热喜冷。火热上炎，则面红目赤。热扰心神，轻则烦躁，重则神昏谵语。邪热逼津外泄，可见汗多。热盛伤津，故口渴饮冷、大便秘结、小便黄赤。热盛动血，血液妄行，故见吐血、衄血。火热郁结不解，局部气血壅滞，肉腐血败，则发为痈肿疮疡。舌红绛，苔黄而干或灰黑干燥，脉洪滑数均为火热炽盛之象。

火淫证的常见证型有：风热犯表证、肺热炽盛证、心火亢盛证、胃热炽盛证、热扰胸膈证、肠热腑实证、肝火上炎证、肝火犯肺证、热闭心包证、热入营血证等。

【辨证要点】本证以壮热、渴喜冷饮、出血、局部红肿热痛、舌红绛、苔黄而干、脉数有力等为辨证要点。

附：疫疬辨证

疫疬是指感受疬气所表现的一类外感病证。具有发病急剧，传变迅速，病情险恶，传染性强等特点。

疫疬一般可分为瘟疫、疫疹、瘟黄三大类。

1. 瘟疫证候

瘟疫是指感受疫疬之毒而引起的病证。其特点是具有传染性，发病急剧，证情险恶。

【临床表现】初起恶寒而后发热，头痛身疼，胸痞呕恶；继而内外俱热而不恶寒，昼夜发热，日晡益甚，头痛如劈，头汗多，舌红绛，苔白如积粉或焦黄，脉数有力。

【证候分析】邪在膜原，向外影响于卫，故见寒热身痛等症；瘟疫夹湿浊蕴阻于内，气机不畅，胃失和降，故胸痞呕恶。疫邪化热入里，则内外俱热，昼夜发热，日晡益甚。疫邪上攻则头痛如劈。火性炎上，毒火盘踞于内，津液受其煎熬，热气上腾，如笼上熏蒸之露，故头汗独多。瘟疫邪毒，秽浊蕴积，故苔白如积粉。舌红绛，苔焦黄，脉数有力为热毒壅盛之征。

【辨证要点】本证以发病急骤，寒热俱重，舌红绛，苔白如积粉，脉数等为辨证要点。

2. 疫疹证候

疫疹是指感受燥热疫毒而引起的发疹性病证。

【临床表现】初起发热遍体炎炎，头痛如劈，斑疹透露，或红或赤，或紫或黑，脉数。如初起六脉细数沉伏，面色青，昏聩如迷，四肢逆冷，头汗如雨，其痛如劈，腹内绞痛，欲吐不吐，欲泄不泄，摇头鼓颔为闷疫。

【证候分析】疫毒火邪从皮毛或口鼻而入，侵袭肺胃，充斥表里，则见初起发热遍体炎炎，头痛如劈。疫毒火邪内迫血分，故见斑疹透露。毒热郁蒸则脉数。诊其脉即知其吉凶，浮大而数者，其毒发扬；沉细而数者，其毒已深；不浮不沉而数者，为热毒陷于半表半里"膜原"之间的证候。疫毒内伏而不外达，则见初起六脉细数沉伏、面色青。热毒上扰心神，则昏聩如迷。热深厥亦深，则四肢逆冷。火热上攻，则头汗如雨，其痛如劈。疫毒深伏于内，不能发露于外，则可见腹内绞痛、欲吐不吐、欲泄不泄、摇头鼓颔等症。

【辨证要点】本证以发热、斑疹透露、舌红、脉数等为辨证要点。

3. 瘟黄证候

瘟黄是指感受瘟毒夹有湿热而引起卒然发黄的病证。

【临床表现】初起可见发热恶寒，随即卒然发黄，全身、齿垢、白睛黄色深，名急黄。严重者变证蜂起，或四肢逆冷，或神昏谵语，或直视，或遗尿、旁流，甚至舌卷囊缩，循衣摸床，撮空理线。

【证候分析】瘟毒与湿热外袭，郁于皮肤、肌腠之间，则初起可见发热恶寒。瘟毒与湿热内阻中焦，脾胃运化失职，湿热熏蒸肝胆，胆汁不循常道而外溢肌肤，则见随即卒然发黄，全身、齿垢、白睛呈深黄色等症。疫毒内入于五脏，阴阳格拒而不相顺接，则四肢逆冷；内扰心神则神昏谵语；上干脑系，蒙蔽清窍，则直视；下犯于肝肾，下焦失固，则遗尿、旁流，甚而囊缩；流窜肝经，筋脉拘挛，则舌卷；热盛动风，可见循衣摸床、撮空理线。

【辨证要点】本证以来势凶猛、发热之后即发黄、高热神昏、或有发斑、出血等为辨证要点。

第二节 情志内伤辨证

情志内伤辨证，是根据病人所表现的症状、体征等，对照情志致病的特点，通过分析，辨别疾病当前病理本质中是否有情志内伤证候的存在。

　　情志活动，是人体的精神意识对外界事物的反应，主要有喜、怒、忧、思、悲、恐、惊"七情"。情志证候，是指由于精神刺激过于强烈或过于持久，人体不能调节适应，导致神气失常，脏腑、气血功能紊乱所表现出的证候。

　　涉及情志作为致病因素和结果的中医情志内伤学说，除七情所伤外，主要还有五志伤五脏〔喜伤心、怒伤肝、思伤脾、忧（悲）伤肺、恐伤肾〕的学说；肝气郁结证为核心的情志致病学说；癫、狂、痫精神疾病学说。

　　情志为病，具有先伤神、后伤脏，先伤气、后伤形的特点，即情志为病应有精神情志方面异常的症状，如抑郁、烦躁、多怒、失眠等，同时可有脏腑气机失常的症状，如胸闷、腹胀、气短、心悸等，严重时可神志失常，出现癫狂，并可并发昏仆等神志丧失等证。不同的情志变化，对内脏有不同的影响，会产生不同形式的气机逆乱。如《素问·举痛论》说"喜伤心、怒伤肝、忧伤肺、思伤脾、恐伤肾"；"怒则气上、喜则气缓、悲则气消、恐则气下、惊则气乱、思则气结"等。所以，辨证时除应注意分析情志因素之外，还须细致审察脏腑气机逆乱的见症。

一、基本证候

（一）喜伤证

　　喜伤证是指由于过度喜乐，导致神气失常，以喜笑不休、精神涣散等为主要表现的情志证候。

　　【临床表现】喜笑不休，心神不安，精神涣散，思想不集中，甚则语无伦次，举止失常，肢体疲软，舌淡苔薄，脉缓等。常见于心脏神经官能症、反应性精神病、躁狂症、癔病、心律失常等疾病。

　　【证候分析】喜为心志，适度喜乐能使人心情舒畅，精神焕发，营卫调和。然喜乐无制，则可损伤心神，使心气弛缓，神气不敛，故见肢体疲软、喜笑不休、心神不安、精神涣散、思想不集中等症；暴喜过度，神不守舍，诱发痰火扰乱心神，则见语无伦次、举止失常等症。

　　【辨证要点】有导致喜悦的情志因素存在，以喜笑不休、精神涣散等为主要表现。

（二）怒伤证

　　怒伤证是指由于暴怒或过于愤怒，导致肝气横逆、阳气上亢，以烦躁多怒、胸胁胀闷、面赤头痛等为主要表现的情志证候。

　　【临床表现】烦躁多怒，胸胁胀闷，头胀头痛，面红目赤，眩晕，或腹胀、泻泄，甚至呕血、发狂、昏厥，舌红苔黄，脉弦有力。常见于偏执性精神障碍、甲状腺功能亢进、高血压、更年期综合征等疾病。并发症如脑血管意外，中医所称中风之中脏腑。

　　【证候分析】怒为肝志，怒则气上。大怒不止，可使肝气升发太过，阳气上亢而成本证。肝气郁滞而欲发，则见胸胁胀闷、烦躁易怒；肝气上逆，血随气涌，故见面红目赤、头胀头痛、眩晕，甚至呕血；阳气暴张而化火，冲扰神气，可表现为发狂，或突致昏厥；肝气横逆犯脾，则见腹胀、泻泄；舌红苔黄，脉弦有力，为气逆阳亢之征。

【辨证要点】有导致愤怒的情志因素存在，以烦躁易怒、胸胁胀闷、面赤头痛等为主要表现。

（三）忧伤证

忧伤证是指由于过分忧愁，导致气机郁滞，以忧愁不乐、善太息等为主要表现的情志证候。

【临床表现】情志抑郁，忧愁不乐，胸闷胁胀，善太息，声低懒言，少寐多梦，舌淡，脉沉弦。常见于癔病、忧郁症、神经官能症、甲状腺机能低下、神经衰弱、慢性疲劳综合征等疾病。

【证候分析】忧则气郁，神气郁滞，故见情绪忧虑、郁郁寡欢、表情淡漠，甚或忧伤欲哭；气郁不舒则胸闷胁胀、善太息；气郁过久则损伤气机，致声低懒言、少寐多梦。

【辨证要点】有导致忧愁的情志因素或事件存在，以情绪忧愁不乐、善太息等为主要表现。

（四）思伤证

思伤证是指思虑过度或凝神过久，导致中焦脾胃气结，升降失调，神不守舍，以不思饮食、精神涣散、神疲倦怠等为主要表现的情志证候。

【临床表现】神疲倦怠，失眠多梦，头晕健忘，少食纳呆，脘腹胀满，心悸怔忡，精神涣散，肌肉松弛，四肢无力，舌淡苔白，脉细弱。常见于神经衰弱、神经性厌食、眩晕、慢性疲劳综合征等疾病。

【证候分析】思伤脾，思虑过度，最易损伤脾胃，使中焦气机不畅，受纳、运化失常，则见少食纳呆、脘腹胀满；脾气不运，久则气血亏虚，故可见神疲倦怠、肌肉松弛、四肢无力；思虑过度，暗耗营血，血不养心则心悸怔忡，血不养神则精神涣散、失眠多梦、头晕健忘。

【辨证要点】有导致思虑过度的情志因素存在，以精神涣散、食少腹胀、神疲倦怠等为主要表现。

（五）悲伤证

悲伤证是指悲伤过度，导致肺气耗伤，神不内守所表现的以情绪悲哀、神疲乏力等为主要表现的情志证候。

【临床表现】自言自语，神情恍惚，神不内守，孤独自处，时欲悲哭，心悸怔忡，健忘失眠，少寐多梦，语声低怯，面白无华，倦卧少动，气短懒言，舌淡嫩苔薄，脉虚弱无力。常见于抑郁性神经症、反应性精神病、更年期精神障碍等疾病。

【证候分析】悲则气消，悲哀太过，则神气涣散，故出现自言自语、神情恍惚、心神不安、孤独自处、时欲悲哭；过度悲伤，耗伤肺气，则意志消沉、精神萎靡、疲乏无力、面白无华。

【辨证要点】有导致悲伤的情志因素存在，以情绪悲哀、神疲乏力等为主要表现。

（六）恐伤证

恐伤证是指遭遇恐怖事件或恐惧因素长期不释，导致气泄下行，肾失固摄所表现的以恐惧不安、胆怯易惊为主要表现的情志证候。

【临床表现】胆怯易惊,恐惧不安,心悸失眠,常被恶梦惊醒,甚则二便失禁,或为滑精、阳痿等。常见于睡眠幻觉症、恐怖性神经症、广泛性焦虑症等疾病。

【证候分析】恐伤肾,恐则气下,肾气不固,胆气不壮,神气不宁,故见胆怯易惊、恐惧不安、心悸失眠,常被恶梦惊醒,甚至出现二便失禁、滑精、阳痿等症。

【辨证要点】有导致恐惧的情志因素存在,以恐惧不安、胆怯易惊等为主要表现。

(七)惊伤证

惊伤证是指卒然遭受惊吓,导致气行逆乱,心神不宁所表现以易于惊醒、胆怯为主要表现的情志证候。

【临床表现】心悸不宁,不能安睡,易于惊醒,胆怯恐惧,遇事易惊,做事从快,自汗神疲,小便频数清长,舌淡红苔薄白,脉短或动。常见于紧张性头痛、小儿夜啼、血管抑制性晕厥、睡行证等疾病。

【证候分析】惊则气乱,突然受惊,致气机紊乱,心神不宁,故见心悸不宁、易于惊醒、胆怯恐惧;气乱不摄汗,故见自汗神疲,气不摄津,故见小便频数清长。

【辨证要点】有卒然遭受惊吓的情志因素存在,以易于惊醒、胆怯为主要表现。

二、临床特点

(一)情志病证致病规律

情志致病首先伤气,引起喜则气缓、恐则气下、怒则气上、思则气结、惊则气乱等气机升降出入紊乱;进而伤及脏腑,虽然有不同情志所伤脏腑各异,如"思伤脾"、"怒伤肝"、"恐伤肾"等,但由于心主神明,与情志关系密切,故损伤各脏的同时多累及心,导致神不守舍。

(二)情志病证临床特征

情志致病既可成为发病的直接病因,出现脏腑功能失调的病理征象;又可成为疾病的诱因,加重原有病证或引发新的疾病而伤及五脏,直接影响着病情的发展、变化与转归。所以,在临床上情志病证以情志异常症状明显,病位涉及广泛,兼证繁多复杂,并且患者具有易感性强、病情波动性大、自觉症状突出为临床特征。

第三节 气血津液辨证

气血津液辨证,是根据病人所表现的症状、体征等,分析、判断疾病当前病理本质是否存在气血津液亏虚或运行障碍的辨证方法。

气血津液常见病证,有虚实之分。虚证有气虚证、气陷证、气虚不固证、气脱证,血虚证,津液亏虚证等;实证有气滞证、气逆证、气闭证,血瘀证、血热证、血寒证、津液内停证。

气血津液密切相关，病理上常互相影响，或同时发病，或互为因果。临床常见的气血津液同病证型有气血两虚证、气虚血瘀证、气不摄血证、气随血脱证、气滞血瘀证、气随津脱证、气滞津停证、痰瘀互结证。

一、气病辨证

气病类证包括气虚类证及气滞类证。其中气虚类证包括气虚证、气陷证、气虚不固证、气脱证等；气滞类证，有气滞证、气逆证、气闭证。

（一）气虚证

气虚证是指元气不足、脏腑功能减退，以气短、神疲、脉虚等为主要表现的虚弱证候。

【临床表现】气短懒言，神疲乏力，或头晕目眩，自汗，舌质淡嫩，脉虚。动则诸症加重。

【证候分析】多因先天不足，后天失养，久病、重病、劳累过度、年老体弱等，导致元气不足，推动、固摄、防御、气化无力。元气不足，脏腑机能减退，故气短懒言、神疲乏力；气虚推动乏力，营血不能上荣，则头晕目眩、舌淡嫩；卫气虚弱，不能固摄津液，则自汗；气虚鼓动无力，故脉虚；"劳则气耗"，故活动劳累后诸症加重。

临床常见的气虚证有心气虚证、肺气虚证、脾气虚证、肾气虚证、胃气虚证等，也可多脏气虚证候并存。

气虚可导致血虚、阳虚、痰湿、水停、气滞、血瘀及易感外邪等多种病理变化，也可与血虚、阴虚、阳虚、津亏等相兼为病。

【辨证要点】气短懒言、神疲乏力、脉虚等共见为辨证要点。

（二）气陷证

气陷证是指气虚无力升举，而反下陷，以气坠、内脏下垂为主要表现的虚弱证候。气陷一般是指中焦脾虚气陷，故又称中气下陷证或脾虚气陷证。

【临床表现】头晕眼花、耳鸣，神疲气短，气坠或内脏下垂，或脱肛、阴挺等，舌质淡嫩，脉弱。

【证候分析】为气虚的特殊表现形式，因气虚无力升举而下陷。清阳不升，头目耳失养，故见头晕眼花、耳鸣；元气不足，脏腑机能衰退故见神疲气短；气虚无力升举，内脏位置不能维固而下坠故见气坠，或内脏下垂，或有脱肛、阴挺。舌质淡嫩，脉弱为气虚之象。

【辨证要点】气坠，或脏器下垂等与气虚症状共见为辨证要点。

（三）气虚不固证

气虚不固证是指气虚而失其固摄功能，以自汗、出血、二便失禁等为主要表现的虚弱证候。

【临床表现】气虚证的证候表现，并有自汗，易感外邪；或出血；或二便失禁、遗精、滑胎。

【证候分析】为气虚的特殊表现形式，因气虚而不能固摄。肺气亏虚，肌腠不密，卫气不固故常有自汗，易感外邪；脾气亏虚，不能统摄血液，血溢脉外故见各种出血；肾气亏虚，下元固摄失职则二便失禁、遗精、滑胎。

【辨证要点】肺、脾、肾等脏气失于固摄的特征性表现与气虚症状共见为辨证要点。

（四）气脱证

气脱证是指元气亏虚已极，气息欲脱，以气息微弱，昏迷或昏仆，汗出不止，脉微欲绝等为主要表现的危重证候。

【临床表现】呼吸微弱而不规则，昏迷或昏仆，汗出不止，肢厥身凉，面色苍白，口开目合，手撒身软，二便失禁，脉微欲绝，舌质淡白，苔白润。

【证候分析】多由气虚进一步发展，元气亏极而外脱。元气欲脱，脏气衰微，肺无力司呼吸，则呼吸微弱而不规则；津随气泄则汗出不止；气脱下元失固，则二便失禁；神失所主故昏迷或昏仆；脾气外泄，则口开目合、手撒身软；心气欲绝，无力鼓动血脉，则肢厥身凉、面色苍白、脉微欲绝。

若由大失血所致者，称为气随血脱证。气脱与亡阳常同时出现，证候基本相同，故临床又称阳气外脱证。

【辨证要点】气息微弱、昏迷或昏仆、汗出不止、脉微欲绝等共见为辨证要点。

（五）气滞证

气滞证是指人体某一部分或某一脏腑经络的气机阻滞，运行不畅，以胀闷、疼痛、脉弦等为主要表现的证候。又称气郁证、气结证，或多称肝郁证。

【临床表现】胀闷，疼痛，脉弦。

【证候分析】多因忧郁悲伤，思虑过度，而致情志不舒，气机郁滞；或痰饮、瘀血、食积、虫积、砂石等邪气阻塞；或阴寒凝滞、湿邪阻碍等导致气机郁滞；或因脏气虚弱，运行乏力而气机阻滞。

气机运行不畅，不通则痛故胀闷、疼痛；气机不利，脉气不舒故见脉弦。因气聚散无常，故疼痛多见胀痛、窜痛、攻痛，部位不定，按之无形，时轻时重；并且胀痛常在嗳气、肠鸣、矢气、叹息后减轻，或随情绪的忧思恼怒与喜悦而加重或减轻。

【辨证要点】胀闷、疼痛、脉弦等共见为辨证要点。

（六）气逆证

气逆证是指气机升降失常，气上冲逆而不调，以咳喘、呕恶、头痛眩晕等为主要表现的证候。

【临床表现】咳嗽，喘息；呃逆，嗳气，恶心，呕吐；头痛，眩晕，昏厥，气从少腹上冲胸咽。

【证候分析】多因气滞不顺而上逆。肺气失于肃降而上逆则咳嗽、喘息；胃气失于和降而上逆则呃逆、嗳气、恶心、呕吐；肝气失调，升发太过而无制，气血上冲头目则头痛、眩晕、昏厥；肝气循经上冲则气从少腹上冲胸咽。

【辨证要点】肺、胃、肝等脏气上逆的特征性表现与气滞症状共见为辨证要点。

（七）气闭证

气闭证是指邪气阻闭脏器，以致气机逆乱，闭塞不通，以神昏晕厥、绞痛等为主要表现的证候。

【临床表现】神昏，晕厥；或脏器绞痛，二便闭塞，呼吸气粗、声高，脉沉实有力等症。

【证候分析】多因大怒、暴惊、忧思过极，或因瘀血、砂石、蛔虫、痰浊等邪气闭阻气机。气机闭塞，神失所主则神昏、晕厥；有形实邪闭阻气机，故脏器绞痛；气机闭阻不通则二便闭塞；邪气阻闭，肺气不通故呼吸气粗、声高；实邪内阻故脉沉实有力。

【辨证要点】以神昏晕厥、或脏器绞痛、二便闭塞等共见为辨证要点。

二、血病辨证

血病辨证，包括血虚证、血瘀证、血热证、血寒证。

（一）血虚证

血虚证是指血液亏少，不能濡养脏腑、经络、组织，以面白、舌淡、脉细等为主要表现的虚弱证候。

【临床表现】血虚证表现为面色淡白或萎黄，口唇、眼睑、爪甲色淡，心悸多梦，手足发麻，头晕眼花，妇女经血量少色淡、愆期，甚或闭经，舌淡脉细。

【证候分析】血虚证多因先天不足，或后天失养，脾胃虚弱，生化乏源；或各种急慢性出血；或思虑过度，暗耗阴血；或瘀血阻络，新血不生等所致。

血液亏少，不能濡养头目，上荣舌面，故面色淡白或萎黄、口唇及眼睑色淡、头晕眼花；血不养神，心神不宁故心悸多梦；血少不能濡养筋脉、肌肤，故手足麻木、爪甲色淡；血海空虚，冲任失充故妇女月经量少色淡、愆期，甚或闭经；脉细无力为血虚而脉失充盈之象。

【辨证要点】以面白、舌淡、脉细等共见为辨证要点。

（二）血瘀证

血瘀证是指瘀血内阻，以疼痛、肿块、出血、舌紫、脉涩等为主要表现的证候。

凡离开经脉的血液，未能及时排出或消散，而停留于某一处；或血液运行受阻，壅积于经脉或器官之内，失去其生理功能者，均属瘀血。

【临床表现】疼痛如针刺、固定、拒按、夜间加重。体表肿块青紫，腹内肿块坚硬而推之不移；出血紫暗或夹有血块，大便色黑如柏油状；面色黧黑，唇甲青紫，眼下紫斑，肌肤甲错，腹部青筋显露，皮肤出现丝状红缕；妇女经闭，或为崩漏；舌质紫暗、紫斑、紫点、舌下脉络曲张，或舌边有青紫色条状线；脉涩，或结、代，或无脉。

【证候分析】多因外伤、跌仆，离经之血未及时排出或消散；或气滞血行不畅，或因寒而血脉凝滞，或因热而血液浓缩壅聚，或气虚推动无力，血行缓慢等，导致瘀血内阻。

气血运行受阻，不通则痛故刺痛、固定、拒按；夜间血行缓慢，瘀阻加重故夜间疼痛加重；瘀积不散而凝结体表，故肿块青紫、腹内肿块坚硬不移；瘀血阻塞脉络，使血液不能循经运行，溢出脉外故出血紫暗，或夹有血块；瘀血阻络，血行障碍，全身得不到气血的温煦濡养，故面色黧黑、口唇及舌体与指甲青紫色暗；瘀久不消，营血不能濡养故肌肤甲错；瘀血内阻，冲任不通故经闭；血脉不通，血不循经，则崩漏；瘀血内阻，血行受阻，故丝状红缕、腹壁青筋显露、脉细涩、或结代、或无脉。

【辨证要点】以刺痛、肿块、出血等特征与舌紫脉涩共见为辨证要点。

（三）血热证

血热证是指脏腑火热炽盛，热迫血分，以出血、疮疖与实热症状为主要表现的证候。又称血分的热证。

【临床表现】咳血、吐血、衄血、尿血、便血，血色鲜红质地黏稠，女子月经先期量多，或局部疮疖红肿热痛，心烦口渴，身热，舌红绛，脉滑数。

【证候分析】多因外感温热之邪；或其他邪气化热；或情志过极，气郁化火；或过食辛辣燥热之品等致火热内炽，迫及血分。

热在血分，迫血妄行则咳血、吐血、衄血、尿血、便血及女子月经先期量多；邪热煎熬，血液浓缩壅聚，故血色鲜红质地黏稠；热在血分，热炽血壅肉腐，故局部疮疖红肿热痛。心烦口渴，身热，舌红绛，脉滑数为邪热伤阴耗液之实热表现。

【辨证要点】以出血、疮疖等与实热症状共见为辨证要点。

（四）血寒证

血寒证是指寒邪客于血脉，凝滞气机，血行不畅，以拘急冷痛、肤色紫暗与实寒症状为主要表现的证候。又称血分的寒证。

【临床表现】手足冷痛，肤色紫暗发凉；或少腹拘急冷痛；或月经愆期，经色紫暗，夹有血块；舌淡紫，苔白，脉沉迟弦涩。

【证候分析】多因寒邪侵犯血脉，或阴寒内盛，凝滞脉络而致血行不畅。寒凝血脉，脉道收引，血行不畅，故手足冷痛、肤色紫暗发凉，或少腹拘急冷痛；寒邪客于胞宫，经血受阻，故月经愆期、经色紫暗、夹有血块。舌淡紫，苔白，脉沉迟弦涩为阴寒内盛，气血运行不畅所致。

【辨证要点】以拘急冷痛、肤色紫暗等与实寒症状共见为辨证要点。

三、津液辨证

（一）津液亏虚证

津液亏虚证是指体内津液亏少，脏腑、组织、官窍失却滋润、濡养、充盈，以口渴尿少、口鼻唇舌皮肤干燥等为主要表现的证候。

【临床表现】口咽干燥，唇焦而裂，鼻干，眼窝深陷，皮肤干燥，甚或枯瘪，渴欲饮水，小便短少而黄，大便干结，舌红少津，脉细而数。

【证候分析】多因脾胃虚弱，运化无权；或长期进食减少，津液化生匮乏；或高热、汗吐泻太过，或燥热伤津等导致。

津液亏少，上不能滋润五官咽喉，故口咽干燥、唇焦而裂、渴欲饮水、鼻干、眼窝深陷、舌体少津；下不能化生尿液、滋润大肠，故小便短少而黄、大便干结；外不能润泽肌肤，故皮肤干燥，甚或枯瘪；内不能充盈脉道，故脉细；舌红，脉数为阴液亏少不能遏制阳气。

一般津液损伤程度较轻，仅为水液亏少者，称为伤津、津亏，以干燥症状为主要表现；继发于汗、吐、泻等之后，体液暴失，津液损伤程度较重者，称为液耗、液脱，常有皮肤枯瘪，眼窝深陷的临床特征。临床上常将二者通称而不作严格区分。

外界燥邪耗伤津液所见证候，为燥淫证，属于外燥；体内津液亏虚必见干燥症状，为津液亏虚证，属于内燥。

常见证型有肺燥津伤证、胃燥津亏证、肠燥津亏证等，均有干燥见症，并表现出各自脏器的证候特点。

津液亏虚属于阴虚的范畴，气虚、血虚与津液亏虚可互为因果或同病，而形成阴液亏虚、津气亏虚、津枯血燥等证。

【辨证要点】以口渴尿少、口鼻唇舌皮肤干燥等共见为辨证要点。

（二）津液内停证

1. 痰证

痰证是指痰浊内阻或流窜，以咳痰、呕恶、眩晕、体胖、苔腻、脉滑等为主要表现的证候。

【临床表现】咳嗽咳痰，痰质黏稠，胸闷；脘痞纳呆、泛恶呕吐痰涎；头重眩晕、神昏而喉中痰鸣；局部有圆滑柔韧的包块，如瘰疬、瘿瘤、乳癖、痰核等；神志错乱而为癫、狂、痴、痫等。形体肥胖，舌苔腻，脉滑。

【证候分析】多由外感六淫、饮食不当、情志刺激、过逸少动等原因，导致肺、脾、肾功能失常，水液不能正常输布而凝结成痰，停聚于局部或全身。

痰浊停聚于肺，肺气失宣则咳嗽咳痰，痰质黏稠，胸闷；痰浊中阻，胃失和降则脘痞纳呆、泛恶呕吐痰涎；痰蒙清窍则头重眩晕、神昏而喉中痰鸣；痰停积于皮下、肌肉、咽喉，故出现圆滑柔韧的包块，如瘰疬、瘿瘤、乳癖、痰核等；痰浊蒙蔽心神，神志错乱而为癫、狂、痴、痫等；形体肥胖，苔腻，脉滑为痰浊内盛之象。

根据痰的性状及兼症的不同，可分为寒痰、热痰、湿痰、燥痰，以及风痰、瘀痰、脓痰等。临床常见的痰证有痰蒙心神证、痰热闭神证、痰火扰神证、痰阻心脉证、痰阻胸阳证、痰浊阻肺证、痰热壅肺证、痰热结胸证、痰热腑实证、燥痰结肺证、痰阻胞宫（或精室）证、痰湿内盛证、痰阻经络证、风痰阻络证、痰气郁结证、脓痰蕴肺证、风痰闭神证、瘀痰阻络证等等，其证候除有痰的表现外，必兼有其他病性及痰所停部位的症状。

痰浊为病，颇为广泛，见症多端，因而有"百病多因痰作祟"，"怪病多痰"之说。

【辨证要点】以咳痰、呕恶、眩晕等特征与体胖苔腻脉滑共见为辨证要点。

2. 饮证

饮证是指水饮停聚于腔隙或胃肠，以胸闷脘痞、泛吐清水、咳痰清稀、胸胁饱满、苔滑脉弦等为主要表现的证候。

【临床表现】脘腹痞胀，水声辘辘，泛吐稀涎或清水；或咳嗽气喘，咳痰清稀色白，胸闷心悸，甚或喉间哮鸣有声；或胸胁饱满，支撑胀痛，随呼吸、咳嗽、转侧而痛增。眩晕，舌淡胖，苔白滑，脉弦。

【证候分析】多因外邪侵袭，或中阳素虚，水液输布障碍，停聚于局部所致。饮停于胃肠故见脘腹痞胀满闷、水声辘辘、泛吐稀涎或清水；饮停于心肺故见咳嗽气喘、咳痰清稀色白、胸闷心悸，或喉间哮鸣有声；饮停于胸胁故见胸胁饱满、支撑胀痛，随呼吸、咳嗽、转侧而痛增；清阳不升，饮邪上泛故见眩晕、舌淡胖、苔白滑；脉弦为饮邪内停之征。

根据饮停部位的不同，临床表现出各自的证候特点。

【辨证要点】以胸闷脘痞、泛吐清水、咳痰清稀、胸胁饱满等与苔滑脉弦共见为辨证要点。

3. 水证

水证是指体内水液停聚，以水肿尿少、腹满如鼓、舌淡胖、脉弦等为主要表现的证候。

【临床表现】水肿尿少，或腹满如鼓，叩之声浊，舌淡胖，苔滑，脉沉弦。

【证候分析】多由风邪外袭，或湿邪内阻，或久病肾虚，使肺、脾、肾的功能失常而水液停聚；或因瘀血内阻，经脉不利，水液内停。

水邪泛溢肌肤故水肿；水液停聚于腹腔，则腹满如鼓，叩之声浊；水液内停，气化失司，则尿少；舌淡胖，苔滑，脉沉弦为水湿内停之征。

【辨证要点】以水肿尿少、腹满如鼓等与舌淡胖、脉沉弦共见为辨证要点。

痰、饮、水、湿之间的关系密切。四者均为体内水液停聚的病理性产物，其形成均与肺、脾、肾三脏功能失调，水液气化失常有关。痰稠浊而黏，多停于肺，也可随气流窜全身，见症复杂，一般有咳痰多的主症；饮较痰稀而较水浊，常停聚于某些腔隙及胃肠，以停聚处的症状为主要表现；水清稀流动性大，以水肿尿少为主症；湿无明显形质可见，以肢体闷重酸困为主要表现。由于痰、饮、水、湿本属一类，难以截然划分，且可相互转化、兼并，故常互相通称，有痰饮、痰湿、水饮、水湿、湿痰等。

四、气血津液兼病辨证

气、血、津液病证发展到一定的程度，往往影响到另一方的生理功能而发生病变，从而表现为气血津液兼病的证候。临床常见的气血津液兼病证候有气血两虚证、气虚血瘀证、气不摄血证、气随血脱证、气滞血瘀证、气随津脱证、气滞津停证、痰瘀互结证等。

（一）气血两虚证

气血两虚证是指气虚与血虚同时存在，以少气懒言、神疲乏力、头晕目眩、舌质淡嫩、脉细为主要表现的证候。

【临床表现】少气懒言，神疲乏力，或有自汗，心悸多梦，头晕目眩，面色淡白或萎黄，舌质淡嫩，脉细无力。

【证候分析】多由久病不愈，气血两伤；或先有血虚，气失化生之源而随之虚乏；或先因气虚，不能生化而继见血少，均可导致气血两虚。

少气懒言、乏力、自汗、脉弱等，是气虚的主要表现；面白或萎黄、舌淡、脉细等，是血虚的症状；气血亏虚，不能养心、养神、上荣头面，故有心悸、神疲、多梦、头晕眼花等症。

【辨证要点】以少气懒言、神疲乏力、心悸多梦，与舌质淡嫩、脉细无力共见为辨证要点。

（二）气虚血瘀证

气虚血瘀证是指气虚运血无力，而致血行瘀滞，以少气懒言、局部有刺痛为主要表现的证候。

【临床表现】以身倦乏力，少气懒言，或有自汗，胸腹或其他局部有刺痛，面色淡白，舌质淡紫或有紫斑，脉沉涩无力。

【证候分析】由于各种原因导致脏腑气机衰减，气虚则运血无力，以致血行不畅而瘀滞。身倦乏力、少气懒言、自汗、舌淡、脉无力等是功能减退的气虚证候；刺痛固定、拒按、舌紫暗或有紫斑、脉涩等是有血瘀的主要指征。

【辨证要点】以身倦乏力、少气懒言与舌质淡紫或有紫斑、脉沉涩共见为辨证要点。

（三）气不摄血证

气不摄血证是指气虚不能统摄血液，而表现以出血为主症的证候。

【临床表现】便血，或肌衄、或齿衄、或妇女崩漏等出血症，并见气短，倦怠乏力，面色淡白或苍白，脉弱或微，舌质淡白等症。

【证候分析】由于久病、劳倦、脾虚等导致气虚，以致气不能统摄血液的运行，而血溢脉外，成为气不摄血证。气虚不能统摄血液致血溢出于脉外，故见出血的同时有气短、倦怠、乏力等气虚症状；气虚失血，故见面色苍白、脉弱或微、舌淡等症。

【辨证要点】以出血与气虚症状共见为辨证要点。

（四）气随血脱证

气随血脱证是指大量出血而引起气随之暴脱，以大量出血、面色苍白、四肢厥冷、大汗淋漓为主要表现的证候。

【临床表现】大量出血，面色苍白，四肢厥冷，大汗淋漓，气息微弱，甚至昏厥，脉微欲绝、或芤、或散，舌淡。

【证候分析】常由外伤，或妇女血崩、产后或内脏破损等突然大量出血所致。

血为气母，血脱则气无所附，故气亦随之而脱。气脱阳亡，不能温煦固护肤表，则冷汗淋漓；阳气不能达于四末，所以四肢厥冷；气血不能上荣，故见面色苍白，甚至昏厥；血脉无气血之鼓动与充盈，故脉微或芤。

【辨证要点】以大量出血与面色苍白、大汗淋漓、脉微欲绝等亡阳症状共见为辨证要点。

（五）气滞血瘀证

气滞血瘀证是指气滞而致血行瘀阻，以胸胁胀满走窜疼痛、刺痛为主要表现的证候。

【临床表现】胸胁胀满走窜疼痛，性情抑郁或急躁；并兼刺痛拒按，妇女可见经闭，或痛经，经色紫暗夹有血块，乳房胀痛。舌质紫暗或有紫斑，脉弦涩。

【证候分析】多由情志不遂，或闪挫外伤，或痰湿、寒邪等阻滞，使气机郁滞，血行障碍而成。情志不遂，则肝气郁滞，走窜作痛；气滞则血行不畅，气血瘀滞，故胁下痞块疼痛拒按、舌紫暗或有紫斑，以及妇女痛经、经闭，经质色暗有块、乳房胀痛等症；脉弦涩，亦是气滞血瘀之征。

【辨证要点】以胸胁胀满走窜疼痛、胁下痞块与血瘀症状共见为辨证要点。

（六）气随津脱证

气随津脱证是指大量津液亡脱而引起气随之暴脱，以眼窝深陷、皮肤干燥、面色苍白、四肢厥冷、大汗淋漓为主要表现的证候。

【临床表现】大量津伤液脱，眼窝深陷，皮肤干燥，甚或枯瘪，面色苍白，四肢厥冷，大汗淋漓，气息微弱，甚至昏厥，舌淡而干，脉微欲绝。

【证候分析】多因高热、汗吐泻太过，或燥热伤津等导致。由于大量津液亡失，气随致外脱，故见眼窝深陷，皮肤干燥，甚或枯瘪，面色苍白，四肢厥冷，大汗淋漓，气息微弱，甚至昏厥，舌淡而干，脉微欲绝。

【辨证要点】以眼窝深陷、皮肤干燥与面色苍白、大汗淋漓、脉微欲绝等气脱症状共见为辨证要点。

（七）气滞津停证

气滞津停证是指气滞而致水液内停，以胸胁脘腹痞满、胀痛、水声辘辘为主要表现的证候。

【临床表现】胸胁脘腹痞满、胀痛，水声辘辘，泛吐稀涎或清水，舌淡胖，苔白滑，脉弦。

【证候分析】多因外邪侵袭，或中阳素虚，水液输布障碍，停聚于局部，阻碍气机运行，或因气机不畅阻碍津液的输布而致津液内停，由于气机阻滞运行不畅，故知胸胁脘腹痞胀；津液内停胃肠，故水声辘辘、泛吐稀涎或清水、舌淡胖、苔白滑；气滞津停，故脉弦。

【辨证要点】以胸胁脘腹痞满胀痛与津停症状共见为辨证要点。

（八）痰瘀互结证

痰瘀互结证是指痰浊阻碍气血运行，或瘀血内阻，津液输布失常，以咳痰、呕恶、眩晕、体胖与血瘀症状为主要表现的证候。

【临床表现】咳痰，呕恶，眩晕，体胖，胸腹或其他部位有刺痛，舌质淡紫或有紫斑，苔腻，脉滑。

【证候分析】多由外感六淫、饮食不当、情志刺激、过逸少动等，导致肺、脾、肾功能失常，水液不能正常输布而凝结成痰，停聚于局部或全身，故见咳痰、呕恶、眩晕、体胖；痰瘀互结，故胸腹或其他部位有刺痛、舌质淡紫或有紫斑、苔腻、脉滑。

【辨证要点】以咳痰、呕恶、眩晕、体胖与血瘀症状共见为辨证要点。

第七章

脏腑辨证

　　脏腑辨证，是在认识脏腑生理功能和病理变化的基础上，对四诊所获得的临床资料进行综合分析，以判断疾病的病因病机，确定脏腑证型的一种辨证方法。简言之，即以脏腑为纲，对疾病进行辨证。

　　脏腑辨证是中医诊察、识别疾病证候的基本方法，亦是临床各科进行诊断的重要基础，在中医学辨证体系中占有突出的地位。中医临床应用的辨证方法颇多，如八纲辨证、病性辨证及六经辨证、卫气营血辨证、三焦辨证等，尽管它们各具特色，各有侧重，但均与脏腑定位密切相关，最终大多要落实到脏腑辨证上来。而且脏腑辨证的内容较为系统、完整，纲目清楚，明确具体，便于中医辨证思维的应用与拓展，也有利于对其他辨证方法的阐明与发挥。因此，脏腑辨证是临床各科辨证的基础，是中医临床辨证论治的核心部分。

　　脏腑辨证可分为脏病辨证、腑病辨证、脏腑兼证辨证三方面，其中脏病辨证是脏腑辨证的主体。

第一节　肝与胆病辨证

　　肝位于右胁，肝脉起于足，绕阴器，循少腹，络胆，布两胁，上系目交巅顶。肝胆互为表里。肝为风木之脏，既能贮藏有形之血，又可疏泄无形之气。性主升发，喜条达。其志为怒，主谋虑，藏魂，为罢极之本。肝开窍于目，在体为筋，其华在爪。胆附于肝，为"中清之腑"，能贮藏和排泄胆汁，并主决断。

　　肝病特点是体阴易虚而用阳易亢，即肝之阴血易亏耗，成为虚证；而肝气易郁结、肝阳易偏亢，产生气郁、火逆、阳亢、风动，或寒、湿及火热之邪内犯，形成实证；或阴虚阳亢，亢阳化风，为本虚标实之证。肝病的常见症状为胸胁少腹胀痛或窜痛、情志抑郁或易怒、头晕胀痛、肢体震颤、手足抽搐，以及目疾、月经不调、阴部疾患等。胆病多以胆汁疏泄失常及胆气不宁、决断不行为主要病理变化，常见口苦、发黄、惊悸、胆怯、失眠等。

　　肝病常见证候有肝血虚证、肝阴虚证、肝郁气滞证、肝火炽盛证、肝阳上亢证、肝风内动证、寒滞肝脉证。胆病常见证候有胆郁痰扰证及肝胆并见的肝胆湿热证。

一、肝血虚证

　　肝血虚证是指肝藏血不足，其所系的目、爪甲、筋或冲任等失养失充所表现的虚弱证候。

　　【临床表现】视物模糊或夜盲，两目干涩，爪甲枯槁不泽，妇女可见月经量少色淡，甚至闭经，或肢体麻木，关节拘急不利，手足震颤，肌肉瞤动，头晕眼花，面唇淡白无华，舌淡，脉细。

【证候分析】本证多由生血不足，或失血过多，或久病耗伤肝血所致。

肝血亏虚，肝窍失养，则视物模糊或夜盲、两目干涩、眼花；外华不荣，则爪甲枯槁不泽；女子以血为本，肝血不足，血海空虚，冲任失充，故经少色淡、经闭；肝主筋，肝血亏损，筋脉失去营血的濡养，血虚生风而见肢麻、震颤、拘急、肉瞤；血虚为患，故头晕、面唇淡白无华、舌淡、脉细。

【辨证要点】以两目、爪甲、筋脉失养或冲任失充和血虚的表现共见为辨证要点。

二、肝阴虚证

肝阴虚证是指肝之阴液亏损，目、筋和胁络失去濡养，虚热内扰所表现的证候。

【临床表现】两目干涩，视力减退，或胁肋隐隐灼痛，或见手足蠕动，头晕目眩，午后颧红，面部烘热，潮热盗汗，五心烦热，口燥咽干，舌红少苔或少津，脉弦细而数。

【证候分析】本证多由五志化火；或温热病后，耗损肝阴；或因肾阴亏虚，水不涵木；或湿热侵犯肝经，久则耗伤肝阴所致。

肝阴亏虚，头目失滋，故两目干涩、视力减退、头晕目眩；胁部肝络失养，且虚热内蒸，则胁肋隐隐灼痛；肝主筋，肝阴亏损，筋脉失去阴液的滋养，阴虚动风而见手足蠕动；阴虚不能制阳，虚热内生，则午后颧红、面部烘热、潮热盗汗、五心烦热；阴液不能上承，则口咽干燥；舌红少苔或少津，脉弦细数，为肝阴亏虚，虚热内扰之征象。

【辨证要点】以两目、筋脉、胁络失养见症，以及全身阴虚内热的症状共见为辨证要点。

三、肝郁气滞证

肝郁气滞证是指肝的疏泄功能失常，而致肝经气机郁滞所表现的证候。又称肝气郁结证，亦称肝郁证。

【临床表现】情志抑郁、易怒，胸胁或少腹胀痛、窜痛，胸闷，善太息，妇女可见乳房作胀疼痛，痛经，月经不调，甚则闭经；舌苔薄白，脉弦；或见梅核气，或见瘿瘤、瘰疬，或见胁下积块。病情轻重与情志变化关系密切。

【证候分析】本证多因情志不遂，郁怒伤肝；或突然强烈的精神刺激；或是其他病邪阻滞引起肝气失于疏泄、条达所致。

肝气郁结，疏泄失常，肝之经气不畅，故胸胁、少腹胀痛，或窜痛；肝失条达，不能调节情志，则情绪抑郁、易怒、胸闷而善太息；肝郁气滞，气机紊乱，冲任失调，故妇女可见乳房胀痛、痛经、月经不调，甚至经闭；脉弦主肝病。若气滞痰凝，结于咽颈，则可见梅核气，或瘿瘤、瘰疬；若气滞血瘀，阻于胁，则可见胁下积块。

【辨证要点】以情志抑郁、肝经循行部位胀痛或妇女月经失调共见为辨证要点。

四、肝火炽盛证

肝火炽盛证是指肝火内炽，气火上逆，表现以肝经上行部位火热炽盛为特征的证候。又称肝火上炎证、肝经实火证，亦称肝火证。

【临床表现】头晕胀痛，面红目赤，急躁易怒，或胁肋灼痛，或耳鸣耳聋，或耳内肿痛流脓，或失眠多梦，或吐血、衄血，口苦口干，大便秘结，小便短黄，舌质红，苔黄，脉弦数。

【证候分析】本证是由于情志不遂，气郁化火；或外感火热之邪；或因烟酒辛辣之物，酿热化火，犯及肝经，以致肝胆气火上逆所致。

肝火上炎，循经上攻头目，故头晕胀痛、面红目赤；肝火内炽，肝性失柔，则急躁易怒，或胁肋灼痛；若肝热移于胆，胆热循经入耳，则可见耳鸣耳聋，或耳内肿痛流脓；火热内扰，神魂不安，故失眠多梦；若热伤血络，迫血妄行，则可见吐血、衄血；火热内盛，灼伤津液，故口苦口干、大便秘结、小便短黄；舌红苔黄，脉弦数，为肝火炽盛之征。

【辨证要点】以火热炽盛于肝经循行部位的头、目、耳、胁的表现为辨证要点。

五、肝阳上亢证

肝阳上亢证是指肝肾阴亏，阴不制阳，表现以亢阳上扰为特征的上盛下虚的证候。

【临床表现】头目胀痛，眩晕耳鸣，面红目赤，急躁易怒，失眠多梦，腰膝酸软，头重脚轻，舌红，脉弦或弦细数。

【证候分析】本证多由情志过急，郁而化火，火热耗伤肝肾之阴，导致肝肾阴亏于下，不能制阳，阳气升动太过所致。

肝阳上亢，气血上冲，则头目胀痛、眩晕耳鸣、面红目赤；肝性失柔，故急躁易怒；亢阳扰及神魂，则失眠多梦；肝肾阴亏，筋骨失养，故腰膝酸软；上盛下虚，则头重脚轻；舌红，脉弦或弦细数，为肝阳亢盛，阴液不足之象。

【辨证要点】以头目胀痛、头重脚轻、腰膝酸软为辨证要点。

【鉴别诊断】肝郁气滞、肝火炽盛、肝阴不足、肝阳上亢四证存在病理联系，可相互转化化。如肝气久郁，可以化火；肝火上炎，火热炽盛，可以灼烁肝阴；肝阴不足，可致肝阳上亢；而肝阳亢盛，又可化火。所以，既要掌握各证临床表现的特征，又要注意证间联系及其变化，才能及时做出正确诊断（见表7-1）。

表7-1　　　　肝郁气滞、肝火炽盛、肝阴不足、肝阳上亢四证鉴别表

证候	性质	主要症状	舌象	脉象
肝郁气滞证	实证	胸胁或少腹胀闷窜痛，喜太息，易怒，妇女月经不调	薄白	弦
肝火炽盛证	实热证	头晕胀痛，面红目赤，耳鸣如潮，或耳内肿痛流脓，口苦咽干，急躁易怒，胁肋灼痛，不寐或恶梦纷纭，尿黄便结，或吐血衄血	舌红苔黄	弦数
肝阴不足证	虚证	头晕耳鸣，胁痛目涩，面部烘热或颧红，口燥咽干，五心烦热，潮热盗汗，或手足蠕动	舌红少津	弦细数
肝阳上亢证	本虚标实	眩晕耳鸣，头目胀痛，面红目赤，失眠多梦，急躁易怒，腰膝酸软，头重脚轻	舌红	弦或弦细数

六、肝风内动证

肝风内动证泛指患者出现眩晕欲仆、抽搐、震颤等具有"动摇"特点为主的一类证候，属内风。临床常见有肝阳化风、热极生风、阴虚动风和血虚生风等证候。

（一）肝阳化风证

肝阳化风证是指阴虚阳亢，肝阳升发无制，亢极化风所导致的一类动风证候。

【临床表现】眩晕欲仆，头摇而痛，肢体震颤，言语謇涩，手足麻木，步履不正；或突然昏仆，不省人事，口眼㖞斜，半身不遂，舌强不语，喉中痰鸣。舌红，苔白或腻，脉弦有力。

【证候分析】本证多由久病阴亏，或肝郁化火，营阴内耗；或素体肝肾阴液不足，阴不制阳，阳亢日久则亢极化风所致。

肝阳亢极化风，风阳冲逆于上，故眩晕欲仆、头摇而痛；风动筋脉挛急，则肢体震颤、语言謇涩；肝阴亏虚，筋失所养，则手足麻木；阳亢于上，阴亏于下，上盛下虚，故步履不正；若风阳暴升，阳盛灼津成痰，肝风夹痰上犯，蒙蔽清窍，则突然昏仆、不省人事、喉中痰鸣；风痰流窜阻于脉络，故口眼㖞斜、半身不遂、舌强不语；舌红，苔白或腻，脉弦有力，为风痰内盛之征。

【辨证要点】以肝阳上亢证基础上突然出现风动的症状为辨证要点。

（二）热极生风证

热极生风证是指由于邪热炽盛，燔灼肝经，引动肝风所表现的动风证候。

【临床表现】高热，抽搐，颈项强直，两目上视，甚则角弓反张，牙关紧闭；烦躁不宁或神志昏迷。舌质红绛，苔黄燥，脉弦数。

【证候分析】本证多见于外感温热病中，由于热邪亢盛，燔灼经络筋脉，热闭心神，而引起肝风内动。

邪热炽盛，燔灼肝经，筋脉挛急，故高热、抽搐、颈项强直、两目上视，甚则角弓反张、牙关紧闭；热扰心神，则烦躁不宁；邪热闭阻心窍，则神志昏迷；舌质红绛，苔黄燥，脉弦数为肝经热盛内灼营血之象。

【辨证要点】以高热与动风症状共见为辨证要点。

（三）阴虚动风证

阴虚动风证是指阴液亏虚，筋脉失养所表现的动风证候。

【临床表现】手足蠕动，眩晕耳鸣，潮热颧红，口燥咽干，形体消瘦，舌红少津，脉细数。

【证候分析】本证多因外感热病后期，阴液耗损，或内伤久病，阴液亏虚，致使筋脉失养而发病。具体分析可参阅"卫气营血辨证"或肝阴虚证。

【辨证要点】以动风兼有阴虚表现为辨证要点。

（四）血虚生风证

血虚生风证是指血液亏虚，筋脉失养所表现的动风证候。

【临床表现】手足震颤，肌肉瞤动，肢体麻木，眩晕耳鸣，面色无华，爪甲不荣，舌质淡白，脉弦细弱。

【证候分析】本证多由急慢性失血过多，或内伤杂病，久病血虚所引起。具体分析参见肝血虚证。

【辨证要点】以动风兼见血虚的表现为辨证要点。

【鉴别诊断】肝风内动四证鉴别要点如表7-2所示。

表7-2　　　　　　　　　　　　　　　肝风四证鉴别表

证候	性质	主症	兼症	舌象	脉象
肝阳化风证	上实下虚证	眩晕欲仆，头摇肢颤，言语謇涩或舌强不语	头痛项强，手足麻木，步履不正	舌红，苔白或腻	弦而有力
热极生风证	实热证	手足抽搐，颈项强直，角弓反张，两目上视，牙关紧闭	高热神昏，燥热如狂	舌质红绛	弦数
阴虚动风证	虚证	手足蠕动	午后潮热，五心烦热，口咽干燥，形体消瘦	舌红少津	弦细数
血虚生风证	虚证	手足震颤，肌肉瞤动，肢体麻木，关节拘急不利	眩晕耳鸣，面白无华	舌淡，苔白	弦细

七、寒凝肝脉证

寒凝肝脉证是指寒邪内侵肝脉，寒凝气滞，表现以肝经循行部位冷痛为主症的证候。又称寒凝肝经证、肝寒证、肝经实寒证。

【临床表现】少腹牵引阴部冷痛，或男子阴囊收缩引痛，或女子痛经，经色暗有块；或见巅顶冷痛。遇寒加甚，得温则减，形寒肢冷，舌淡苔白润，脉沉紧或弦迟。

【证候分析】本证多因感受外寒，如淋雨涉水，或房事受寒等，以致肝经寒凝气滞，或因素体阳气不足，由外寒所引发。

足厥阴肝经环阴器，抵少腹，上巅顶。寒性凝滞收引，寒凝肝脉，脉道拘急，故少腹牵引阴部冷痛，或阴囊收缩引痛；或女子痛经，经色暗有块；或见巅顶冷痛，得温则寒凝可缓，遇冷则寒凝加重，故疼痛得温则减，遇冷加重；阴寒内盛，阳气被困，故形寒肢冷；舌淡苔白润、脉沉紧或弦迟，是寒盛之征。

【辨证要点】以少腹、阴部，或巅顶冷痛与寒盛之象共见为辨证要点。

八、肝胆湿热证

肝胆湿热证是指湿热蕴结肝胆，疏泄功能失职或湿热下注肝经所表现的证候。又称肝经湿热下注证。

【临床表现】胁肋胀痛，口苦，纳呆腹胀，泛恶欲呕，大便不调，小便短赤；或身目发黄；或见寒热往来；或男性睾丸肿胀热痛，阴囊湿疹；或妇女带下黄臭，阴部瘙痒。舌红苔黄腻，脉弦数或滑数。

【证候分析】本证多由感受湿热之邪，或嗜酒肥甘，化生湿热；或脾胃运化失常，湿浊内生，湿郁化热，以致湿热蕴结，阻于肝胆所致。

湿热蕴结肝胆，疏泄失常，肝气郁滞，故胁肋胀痛；胆气上溢，则口苦；脾失健运，胃失和降，故纳呆腹胀、泛恶欲呕、大便不调；若胆汁外溢，则可见身目发黄；若邪居少阳，正邪相争，可见寒热往来；足厥阴肝经绕阴器，若湿热循经下注，而成肝经湿热，则可见男性睾丸肿胀热痛、阴囊湿疹，或妇女带下黄臭、阴部瘙痒；小便短赤，舌红苔黄腻，脉弦数或滑数，皆为湿热内蕴之征象。

【辨证要点】以胁肋胀痛、纳呆呕恶、或身目发黄与湿热内蕴之象共见为辨证要点。若阴部疾患与湿热内蕴之象共见则为肝经湿热证。

九、胆郁痰扰证

胆郁痰扰证是指痰热内扰，胆气不宁，表现以惊悸失眠为特点的证候。

【临床表现】惊悸失眠，胆怯，烦躁不安，胸胁闷胀，善太息，头晕目眩，口苦，呕恶，舌红，苔黄腻，脉弦滑数或滑数。

【证候分析】本证多由情志郁结，气郁化火、生痰，痰热内扰，而胆气不宁所致。

痰热内扰，胆气不宁，决断不行，则惊悸失眠、胆怯、烦躁不安；胆气不舒，气机郁滞，故胸胁闷胀、善太息；痰热上扰头目，则头晕目眩；热蒸胆气上逆，故口苦呕恶；痰热为患，故舌红、苔黄腻、脉弦滑数或滑数。

【辨证要点】以惊悸失眠、眩晕与痰热内蕴之象共见为辨证要点。

第二节　心与小肠病辨证

心居胸中，心包络围护其外。其经脉下络小肠，与小肠互为表里。心的主要生理功能是主血脉，其华在面，又主神明，开窍于舌；小肠主受盛、化物和分清泌浊。

心病以心主血脉的功能紊乱与心主神志的功能异常为主要病理变化，故心病常见症状有心悸怔忡、心烦、心痛、失眠多梦、健忘、神昏谵语、脉结代等；小肠病以小肠分清泌浊功能失常为主要病理变化，常见症状有小便赤涩灼痛、尿血等。

心病常见证候有心气虚证、心阳虚证、心阳暴脱证、心脉痹阻证、心血虚证、心阴虚证、心火亢盛证、痰蒙心神证、痰火扰神证及瘀阻脑络证。小肠病常见证候有小肠实热证。

一、心气虚证

心气虚证是指由于心气不足，鼓动乏力所表现的证候。

【临床表现】心悸怔忡，胸闷气短，神疲乏力，动则诸症加剧，自汗，面色淡白，舌淡苔白，脉弱。

【证候分析】本证多由久病体虚；先天禀赋不足；年老脏气虚衰；暴病伤正所致。

心气不足，鼓动乏力，则心悸、怔忡；心居胸中，心气亏虚，胸中宗气运转无力，故胸闷气短；心神失养则神疲乏力；动则气耗，故活动劳累之后诸症加剧；汗为心液，心气虚则肌表不固，故自汗；气虚运血无力，气血不充，则面色淡白、舌淡苔白、脉弱。

【辨证要点】以心悸与气虚见症为辨证要点。

二、心阳虚证

心阳虚证是指心阳虚衰，温运无力，虚寒内生所表现的证候。

【临床表现】心悸怔忡，心胸憋闷，或心痛，气短自汗，畏寒肢冷，面色㿠白，舌淡胖，苔白滑，脉沉迟无力，或微细，或结代。

【证候分析】本证多由心气虚进一步发展致阳虚寒生所致。

心阳不振，鼓动无力，心动失常，故心悸怔忡；胸阳不振，阳虚则寒凝，寒凝则经脉不通，轻则胸闷气短，重则心痛；心阳虚衰，卫外不固，则自汗；阳气亏虚，形体失于温煦，则畏寒肢冷；心阳虚不能运血上荣，故面色㿠白；舌淡胖，苔白滑，脉沉迟无力，或微细均为阳虚寒盛之象，脉气不相接续则脉结代。

【辨证要点】以心悸怔忡、胸闷或心痛与阳虚见症为辨证要点。

三、心阳暴脱证

心阳暴脱证是指心阳衰极，阳气暴脱所表现的危重证候。

【临床表现】在心阳虚证表现的基础上，突然冷汗淋漓，四肢厥冷，呼吸微弱，面色苍白，或胸痛暴作，口唇青紫，甚或神志模糊，昏迷不醒，舌淡或淡紫，脉微欲绝。

【证候分析】本证多在心阳虚衰或心脉痹阻的基础上致暴脱亡阳所致。

阳气衰亡，津随气泄，故冷汗淋漓；不能温煦肢体，则四肢厥冷；血不上荣而见面色苍白，舌淡或淡紫；阳气暴脱，宗气大泄，不能助肺以行呼吸，故呼吸微弱；心阳虚衰，寒凝经脉，心脉痹阻不通，则胸痛暴作、痛势剧烈、口唇青紫；阳气外脱，心神失养，神散不收，致神志模糊或昏迷；脉微欲绝，为阳气外亡之征。

【辨证要点】以心胸憋闷疼痛与亡阳见症为辨证要点。

【鉴别诊断】心气虚、心阳虚、心阳暴脱三证，是心的功能低下由轻到重，由重到衰的三个发展阶段。心气虚证是以心悸胸闷兼气虚证为特征；心阳虚证是在心气虚的基础上以心痛、畏寒肢冷等虚寒症状为特征；心阳暴脱证是在心阳虚证的基础上突然出现虚脱亡阳症状。三者相互联系，必须认真鉴别（见表7-3）。

表7-3　　　　　　　　心气虚、心阳虚、心阳暴脱三证鉴别表

证候	相同点	不同点
心气虚证	心悸怔忡，胸闷气短，活动后加重，自汗	面色淡白或㿠白，舌淡苔白，脉虚
心阳虚证		畏寒肢冷，心痛，面色㿠白或晦暗，舌淡胖苔白滑，脉微细
心阳暴脱证		突然冷汗淋漓，四肢厥冷，呼吸微弱，面色苍白，或胸痛暴作，口唇青紫，神志模糊或昏迷，舌淡或淡紫，脉微欲绝

四、心脉痹阻证

心脉痹阻证是指由于瘀血、痰浊、寒凝、气滞等使心脉阻痹，不通则痛所表现的证候。

【临床表现】心悸怔忡，心胸憋闷作痛，痛引肩背或内臂，时作时止；或痛如针刺，舌紫暗或见瘀斑瘀点，脉细涩或结代；或心胸闷痛，体胖痰多，身重困倦，舌苔白腻，脉沉滑；或突发剧痛，遇寒加重，得温痛减，畏寒肢冷，舌淡苔白，脉沉迟或沉紧；或心胸胀痛，胁胀，善太息，脉弦。

【证候分析】本证多因年高体弱，正气衰减；或多食肥甘厚腻，痰浊凝聚，痹阻心脉；或外感寒邪，寒客心脉；或情志抑郁，气滞血瘀等所致。

心脉痹阻证，以心悸怔忡、心胸憋闷作痛、痛引肩背或内臂、时作时止为临床特征。多因正气先虚，心阳不振，失于温养，心动失常，故见心悸怔忡；气血阻滞，运行不畅，不通则痛，则心胸憋闷疼痛；手少阴心经循肩臂而行，故见痛引肩背或内臂，多属本虚标实。按其病因分为瘀阻心脉、痰阻心脉、寒凝心脉、气滞心脉等证。

瘀阻心脉以刺痛为特点，伴见舌紫暗或见瘀斑瘀点、脉细涩或结代等瘀血内阻的症状；痰阻心脉以闷痛为特点，伴见体胖痰多、身重困倦、舌苔白腻、脉沉滑等痰浊内盛的症状；寒凝心脉以痛势剧烈，突然发作，得温痛减为特点，伴见畏寒肢冷、舌淡苔白、脉沉迟或沉紧等寒邪内盛的症状；气滞心脉以胀痛为特点，其发作往往与情志因素有关，伴见胁胀、善太息、脉弦等气机郁滞的症状。

【辨证要点】以心悸怔忡、心胸憋闷作痛、痛引肩背或内臂、时作时止为辨证要点。

【鉴别诊断】本证可由瘀血、痰浊、阴寒、气滞等因素引起，但相互兼夹而致病亦很常见，如气滞血瘀、气郁痰凝，以及气滞血瘀痰阻、寒凝气滞血瘀等，尤以痰瘀互结更为多见，故必须根据不同病因的证候特点，进行全面分析作出正确诊断（见表7-4）。

表7-4　　　　　　　　心脉痹阻证瘀、痰、寒、气比较表

证候	常见症状	病因	症状特点
心脉痹阻证	心悸怔忡，心胸憋闷作痛，痛引肩背或内臂。时作时止	瘀阻心脉	痛如针刺，舌紫暗或见瘀斑瘀点，脉细涩或结代
		痰阻心脉	胸痛特甚，体胖痰多，身重困倦，舌苔白腻，脉沉滑
		寒凝心脉	突发剧痛，得温痛减，畏寒肢冷，舌淡苔白，脉沉迟或沉紧
		气滞心脉	胀痛，善太息，发作往往与情志因素有关，脉弦

五、心血虚证

心血虚证是指心血不足，心失濡养所表现的证候。

【临床表现】心悸怔忡，失眠多梦，健忘，眩晕，面色淡白或萎黄，唇舌色淡，脉细。

【证候分析】本证多由久病耗伤阴血；或失血过多；或情志不遂，气火内郁，暗耗阴血等所致。

心血不足，心失所养，心动不安，故心悸怔忡；血不养心，心神不宁，则失眠多梦；血虚不能上荣头面，故见头晕、健忘、面色淡白或萎黄、唇舌色淡；不能充盈脉道则脉细。

【辨证要点】以心悸、失眠、健忘与血虚见症为辨证要点。

六、心阴虚证

心阴虚证是指心阴亏虚，虚热内扰所表现的证候。

【临床表现】心悸怔忡，心烦，失眠多梦，五心烦热，潮热，盗汗，颧红，舌红少苔，脉细数。

【证候分析】本证多因思虑劳神太过，暗耗心阴；或热病、久病耗伤阴液所致。

心阴不足，心失所养，心动不安，故心悸怔忡；阴虚心神失养，且虚热扰心，心神不安，故心烦，失眠多梦；阴不制阳，虚热内生，则五心烦热、潮热盗汗、颧红；舌红少苔脉细数为阴虚内热之象。

【辨证要点】以心悸心烦、失眠多梦与阴虚见症为辨证要点。

【鉴别诊断】血属阴，心阴、心血不足，皆可致心失所养，心神不安，故心血虚与心阴虚均有心悸怔忡、失眠多梦等症状。但血虚与阴虚毕竟不同，若为血虚不能濡养头目，则见眩晕；不能充养肌肤组织，故见面白无华、唇舌色淡；不能充盈脉道，则见脉细。若阴虚阳亢，虚热内生，故见五心烦热、潮热盗汗、颧红、舌红少苔、脉细数等。

七、心火亢盛证

心火亢盛证是指心火炽盛，热扰心神所表现的证候。

【临床表现】心烦失眠，面赤口渴，尿黄便结，或生舌疮，腐烂疼痛，或吐血、衄血，或小便赤、涩、灼、痛，甚或狂躁，神昏谵语，舌尖红绛，脉数有力。

【证候分析】本证多因感受火热之邪；或情志抑郁，气郁化火；或嗜食肥腻厚味、辛辣之品，久蕴化热生火所致。

心主神明，火热内炽，扰乱心神则心烦失眠，甚或狂躁，神昏谵语；火邪伤津，故口渴、尿黄、便结；心之华在面，开窍于舌，火热循经上炎，则面赤、口舌生疮、腐烂疼痛；热伤血络，迫血妄行，则见吐血、衄血；心热下移小肠，故小便赤、涩、灼、痛；舌尖红绛，脉数有力为火热内盛之象。

【辨证要点】以神志、舌脉与实热见症为辨证要点。

八、痰蒙心神证

痰蒙心神证是指痰浊蒙蔽心神，以神志失常为主所表现的证候。

【临床表现】神识痴呆，精神抑郁，表情淡漠，喃喃自语，举止失常；或突然昏仆，不省人事，口吐涎沫，喉中痰鸣；或面色晦滞，脘闷恶心，意识模糊，甚则昏不知人，舌苔白腻，脉滑。

【证候分析】本证多因湿浊酿痰；或情志不遂，气郁生痰，痰气互结，蒙蔽心神所致。常见于癫痫疾病、痰浊上蒙心窍或其他慢性疾病等。

癫痫为精神失常的疾患。癫证多由肝气郁结，气郁痰凝，痰气搏结，蒙蔽心神，故神识痴呆、精神抑郁、表情淡漠、喃喃自语、举止失常；痫证多由肝风夹痰，上窜蒙蔽心窍，故突然昏仆、不省人事、口吐涎沫、喉中痰鸣；若湿浊酿痰，痰阻中焦，清阳不升，浊气上泛，则面色晦滞；胃失和降，胃气上逆，则脘闷恶心；痰浊上蒙心窍，则意识模糊，甚则昏不知人；舌苔白腻，脉滑为痰浊内盛之象。

【辨证要点】以神志异常与痰浊内盛见症为辨证要点。

九、痰火扰神证

痰火扰神证是指痰火内盛，扰乱心神，以神志失常为主所表现的证候。

【临床表现】发热气粗，面红目赤，躁狂谵语，便秘尿黄，或胸闷，喉间痰鸣，痰黄稠，心烦失眠，甚则狂躁妄动，打人毁物，力逾常人，胡言乱语，哭笑无常，不避亲疏，舌红苔黄腻，脉滑数。

【证候分析】本证多因七情郁结，气郁化火，灼津为痰；或外感邪热，炼津为痰，以致痰火扰乱心神所致。

痰火扰神证有外感和内伤之分。外感热病中，邪热内炽，则发热气粗、面红目赤、便秘尿黄；痰火扰乱心神，见躁狂谵语；邪热灼津，痰阻气道，故见胸闷、痰黄稠、喉间痰鸣。内伤杂病中，痰火内扰心神，轻则心烦失眠，重则出现神志狂乱，故见胡言乱语、哭笑无常、不避亲疏等痰火蒙闭心神之症；而火属阳，阳主动，故病则狂躁妄动、打人毁物、力逾常人；舌红苔黄腻，脉滑数为痰火内盛之征。

【辨证要点】外感病以高热、痰盛、神昏；内伤病以心烦、失眠、神志狂乱为辨证要点。

十、瘀阻脑络证

瘀阻脑络证是指瘀血犯头，阻滞脑络，以头痛、头晕经久不愈为主所表现的证候。

【临床表现】头痛、头晕经久不愈，痛处固定不移，痛如针刺，或卒然昏仆，不省人事，半身不遂，或心悸，失眠健忘，或头部外伤后昏不知人，面晦不泽，舌质紫暗，或有瘀点瘀斑，脉细涩。

【证候分析】本证多因头部外伤；或久病入络，致瘀血内停，阻塞脑络所致。

瘀血阻滞脑脉，不通则痛，故头痛如针刺、固定不移；若血郁于脑，上蒙清窍则卒然昏仆，不省人事；脉络失畅，气血不荣，故半身不遂；气血瘀阻，不能上荣，清窍失养，则头晕时作；瘀血不去，新血不生，心神失养，故见心悸、失眠健忘等症；面晦不泽，舌质紫暗，或有瘀点瘀斑，脉细涩，均为瘀血内阻之征。

【辨证要点】以头部刺痛不移、头晕经久不愈与瘀血见症为辨证要点。

十一、小肠实热证

小肠实热证是指心火下移小肠，致小肠里热炽盛所表现的证候。

【临床表现】心烦失眠，面赤口渴，口舌生疮，溃烂灼痛，小便赤涩，尿道灼痛，尿血，舌红苔黄，脉数。

【证候分析】本证多因心火下移小肠；或因脾胃积热，下移小肠所致。

心火内扰心神则心烦失眠；热灼伤津则口渴；心火上炎则面赤，口舌生疮，甚则溃烂灼痛；心与小肠互为表里，心热下移小肠，小肠分清泌浊功能失常，故见小便赤涩、尿道灼痛；热伤血络，迫血妄行则尿血；舌红苔黄，脉数为小肠实热之征。

【辨证要点】以小便赤涩灼痛与心火炽盛见症为辨证要点。

第三节　脾与胃病辨证

脾与胃同居中焦，经络互为络属，具有表里的关系。脾为后天之本，气血生化之源，主运化，主升清，主统血，主肌肉、四肢，其华在唇，开窍于口，喜燥恶湿。胃为水谷之海，主受纳、腐熟水谷，以降为顺，喜润恶燥。

脾病以运化功能失常，导致水谷、水液失运，则气血化源不足、生痰聚湿，以及清阳不升，脾不统血为主要病理变化，故常见症状有腹胀腹痛、食少纳呆、便溏、浮肿、慢性出血、内脏下垂等。胃病以受纳、腐熟功能障碍及胃失和降，胃气上逆为主要病理改变，故常见症状有胃脘胀痛、恶心呕吐、嗳气呃逆等。

脾病常见证候有脾气虚证、脾虚气陷证、脾阳虚证、脾不统血证、寒湿困脾证、湿热蕴脾证等。胃病常见证候有胃气虚证、胃阳虚证、胃阴虚证、寒滞胃脘证、胃火炽盛证、食滞胃脘证、胃虚饮停证、瘀滞胃脘证。

一、脾（胃）气虚证

脾（胃）气虚证是脾（胃）气不足，运化、受纳、腐熟功能失职所表现的证候。

【临床表现】腹胀纳呆，食后胀甚，大便溏薄，胃脘隐痛喜按，呕恶嗳气，少气懒言，倦怠乏力，面色萎黄或淡白，或消瘦，或浮肿，舌淡苔白，脉缓弱。

【证候分析】多因饮食不节，或劳倦过度，或思虑太过，损伤于脾胃；或禀赋不足，素体虚弱，或年老体衰，患病耗伤脾胃之气等所致。

脾（胃）气虚，运化、受纳、腐熟功能失职，则腹胀纳呆、胃脘隐痛喜按；食后脾气益困，故腹胀更甚；胃失和降，其气上逆，则呕恶嗳气；脾虚水湿不运，下注肠间，则大便溏薄；泛溢肌肤，则浮肿；脾虚气血生化乏源，肢体失养，则倦怠乏力、消瘦；面部失荣，则面色萎黄或淡白；舌淡苔白，脉缓弱，为脾胃气虚之征。

【辨证要点】以腹胀、胃脘隐痛、纳呆、便溏与气虚见症为辨证要点。

二、脾虚气陷证

脾虚气陷证是脾气虚弱，升举无力所表现的证候。又称脾气下陷证、中气下陷证。

【临床表现】除脾气虚证表现外，尚见眩晕耳鸣，脘腹坠胀，便意频数，肛门重坠，或久泄久痢，或小便浑浊如米泔，或脱肛、子宫下垂、胃肾下垂、眼睑下垂，舌淡苔白，脉弱。

【证候分析】本证多由脾气虚证进一步发展而成；或久泄久痢，或劳累太过，或孕育过多，产后失养等所致。

本证以脾气虚证为基础，具有脾气虚证的一般见症。脾虚气陷，清阳不升，头目失养，则眩晕耳鸣；胞睑失荣，则眼睑下垂；脾主散精，脾气下陷则精微不能正常输布，下注膀胱，故小便浑浊如米泔；小肠清浊不分，则便意频数、久泄久痢；脾虚气陷，升举无力，则脘腹坠胀、肛门重坠或脱肛、或脏器下垂；舌淡苔白，脉弱，是脾气虚之征。

【辨证要点】以脘腹坠胀、久泄久痢、内脏下垂与脾气虚见症为辨证要点。

三、脾（胃）阳虚证

脾（胃）阳虚证是脾（胃）阳虚衰，失于温运，阴寒内生所表现的证候。

【临床表现】脘腹冷痛绵绵，喜暖喜按，泛吐清水，口淡不渴，纳呆腹胀，形寒肢冷，大便清稀或完谷不化，小便短少，或浮肿，或带下清稀色白量多，舌淡胖边有齿痕，苔白滑，脉沉迟无力。

【证候分析】本证多由脾（胃）气虚证发展而成；或因过食生冷，误用寒凉药物，久病耗伤阳气所致。

脾（胃）阳不足，虚寒内生，寒凝气机，则脘腹冷痛绵绵、喜温喜按；不能温煦肌肤，则形寒肢冷；脾（胃）阳虚衰，运化失职，则纳呆腹胀；中焦虚寒，不能温化津液，水湿内停，则口淡不渴；水饮阻胃，胃失和降，则泛吐清水；水湿溢于肌肤，则浮肿而尿少；水谷不化，与水湿下注大肠，则大便清稀或完谷不化；寒湿下注，带脉不固，则带下清稀色白量多；舌淡胖边有齿痕苔白滑，脉沉迟无力，是阳虚内寒之象。

【辨证要点】以脘腹冷痛绵绵、喜暖喜按与脾（胃）气虚见症为辨证要点。

四、脾不统血证

脾不统血证是脾气虚弱，无力统摄血行，而致血溢脉外的证候。又称气不摄血证。

【临床表现】便血，吐血，尿血，肌衄，齿衄，或妇女月经过多，崩漏，面白无华或萎黄，食少便溏，食后腹胀，神疲乏力，少气懒言，舌淡苔白，脉细弱。

【证候分析】本证多由久病脾虚，或劳倦过度，损伤脾气而统摄失权所致。

脾气虚弱，运化失职，则食少便溏，食后腹胀。脾虚统血无权，则血溢脉外而见各种慢性出血：溢于肠，则便血；逆于胃，则吐血；溢于下焦，则尿血；溢于肌肤，则肌衄；溢于牙龈，则齿衄；溢于胞宫，则妇女月经过多或崩漏；脾虚气血生化乏源，又加出血，必然气血亏虚，则面白无华或萎黄、神疲乏力、少气懒言；舌淡苔白，脉细弱是气血亏虚之象。

【辨证要点】以慢性出血症与脾气虚见症为辨证要点。

【鉴别诊断】脾气虚证、脾虚气陷证、脾阳虚证、脾不统血证均有脾气虚的发病基础，但部分病机不同，故临床表现各有特点。脾气虚证，以纳呆、腹胀、便溏兼气虚见症为特点；脾虚气陷证，以脾气虚证加上脘腹气坠、内脏下垂为特点；脾阳虚证，以脾气虚证加上中焦虚寒见症为特点；脾不统血证，以脾气虚证加上慢性出血症为特点（见表7-5）。

表7-5　　　　　　　脾气虚、脾阳虚、脾虚气陷、脾不统血四证鉴别表

证型	相同症	不同症	舌象	脉象
脾气虚证	纳呆腹胀，食后胀甚，便溏肢倦，少气懒言，面色萎黄，或白而无华	或浮肿，或消瘦	舌淡苔白	缓弱
脾阳虚证		脘腹隐痛，喜温喜按，肢冷畏寒，或泛吐清水，或尿少浮肿，或带下清稀	舌淡胖有齿痕，苔白滑	沉迟无力
脾虚气陷证		脘腹坠胀，便意频数，肛门重坠，或久泻久痢，脱肛，或胃、肾、子宫、眼睑下垂，或小便浑浊如米泔	舌淡苔白	弱
脾不统血证		便血，尿血，肌衄，齿衄，或妇女月经过多、崩漏	舌淡苔白	细弱

五、寒湿困脾证

寒湿困脾证是寒湿内盛，中阳受困，运化失职所表现的证候。又称湿困脾阳证、寒湿中阻证。

【临床表现】脘腹痞闷胀痛，泛恶欲吐，口淡不渴，纳呆便溏，头身困重，或身目发黄，晦暗如烟熏色，或浮肿，小便短少，或妇女白带量多清稀，舌淡胖苔白腻，脉濡缓。

【证候分析】本证多因冒雨涉水，或气候阴冷潮湿，或居处寒湿，或过食肥甘生冷，以致寒湿内盛，中阳受困所致。

脾与胃相表里，其性喜燥恶湿，寒湿内侵，中阳受困，运化失职，气机不畅，则脘腹痞闷胀痛、纳呆；胃失和降，则泛恶欲吐；寒湿内盛，则口淡不渴；流注大肠，传导失常，则大便稀溏；脾主肌肉，湿性重着，阻遏气机，湿邪困脾，清阳不展，则头身困重；寒湿阻滞中焦，肝胆疏泄失职，胆汁外溢，则身目发黄，晦暗如烟熏色；脾阳被寒湿所遏，温化失职，水湿下注，带脉不固，则妇女白带量多清稀；泛溢肌肤，则浮肿、小便短少；舌淡胖苔白腻，脉濡缓，是寒湿内盛之象。

【辨证要点】以脘腹胀痛、呕恶便溏与寒湿内停见症为辨证要点。

六、湿热蕴脾证

湿热蕴脾证是湿热内蕴中焦，致脾胃运化功能障碍所表现的证候。又称中焦湿热证、脾胃湿热证。

【临床表现】脘腹痞闷胀满，呕恶口苦，纳呆厌食，肢体困重，小便短黄，大便溏泄不爽，或身目发黄，鲜明如橘皮色，或皮肤瘙痒，或身热不扬，或热势起伏，汗出热不解，舌红苔黄腻，脉濡数。

【证候分析】本证多因外感湿热之邪，或过食肥甘厚味，或喜嗜烟酒茶，脾胃逐渐酿湿生热所致。

湿热蕴结脾胃，纳运失司，气机受阻，升降失常，则脘腹痞闷、呕恶纳呆、大便溏泄不爽；脾主肌肉，湿性重着，则肢体困重；湿热下注，则小便短黄；熏蒸肝胆，胆汁外溢，则身目发黄、鲜明如橘皮色、口苦、皮肤瘙痒；湿遏热伏，热处湿中，则身热不扬、或热势起伏、汗出热不解；舌红苔黄腻，脉濡数，为湿热内蕴之征。

【辨证要点】以脘腹痞胀、口苦厌食与湿热内蕴见症为辨证要点。

【鉴别诊断】湿热蕴脾证与寒湿困脾证均为湿邪困脾，脾失健运，故皆有脘腹痞闷、肢重身困、纳呆呕恶、身黄便溏、苔腻脉濡等症。两者区别在于，湿热蕴脾证兼热象，见身热口苦、尿短黄、阳黄、皮肤瘙痒、舌红苔黄、脉数等；而寒湿困脾证兼寒象，见腹痛喜暖、口淡不渴、阴黄、带下清稀量多、舌淡胖苔白、脉缓等。

七、胃阴虚证

胃阴虚证是胃阴亏虚，胃失和降，虚热内生所表现的证候。

【临床表现】胃脘隐隐灼痛，嘈杂不舒，饥不欲食，口燥咽干，干呕呃逆，大便干结，小便短少，舌红少津，脉细数。

【证候分析】本证多因饮食失节，过食辛辣，或过服温燥药物，或情志不遂，气郁化火，灼伤胃阴；或温热病后期，阴伤未复，或吐泻太过，耗伤胃津所致。

胃阴不足，虚热内生，热郁胃中，胃气失和，则胃脘隐隐灼痛、嘈杂不舒；阴亏而胃失濡润，纳腐失常，则饥不欲食；胃失和降，胃气上逆，则干呕呃逆；阴亏而津不上承，则口燥咽干；肠失濡润，则便秘；尿液化源不足，则小便短少；舌红少苔，脉细数，为阴虚内热之象。

【辨证要点】以胃脘隐隐灼痛、饥不欲食与阴虚见症为辨证要点。

八、寒滞胃脘证

寒滞胃脘证是寒邪犯胃，胃气凝滞，胃失和降所表现的证候。

【临床表现】胃脘冷痛，甚则剧痛，得温痛减，遇寒加剧，恶心呕吐，吐后痛缓，或呃逆嗳气，口淡不渴或口泛清水，形寒肢冷，舌淡苔白滑，脉沉紧或弦。

【证候分析】本证多因饮食失宜，过食生冷，或脘腹受凉，寒邪犯胃，胃气滞逆所致。

寒邪犯胃，气机凝滞不通，则胃脘冷痛，甚则剧痛，得温痛减，遇寒加剧；胃气上逆，则恶心呕吐、呃逆嗳气；吐后气机得以舒缓，则痛减；寒凝津停，则口淡不渴或口泛清水；寒邪伤阳，肢体失煦，则形寒肢冷；舌淡苔白，脉沉紧或弦，为阴寒内盛之象。

【辨证要点】以脘腹剧烈冷痛、呕吐清涎与实寒见症为辨证要点。

九、胃火炽盛证

胃火炽盛证是胃中火热亢盛，胃失和降所表现的证候。又称胃热证、胃火证。

【临床表现】胃脘灼痛拒按，口臭，渴喜冷饮，吞酸嘈杂，便秘尿黄，或食入即吐，消谷善饥，或牙龈肿痛溃烂，齿衄，舌红苔黄燥，脉滑数。

【证候分析】本证多因过食辛辣温燥，或肥甘厚味，生热化火；或情志不遂，肝郁化火犯胃；或热邪内犯，致胃火亢盛所致。

胃火炽盛，胃腑气血壅滞，则胃脘灼痛拒按；熏蒸浊气上犯于口，则口臭；热伤津液，则渴喜冷饮、便秘、尿短黄；纳腐功能亢进，则消谷善饥；肝火犯胃，肝胃火气上逆，则吞酸嘈杂，或食入即吐；胃经行于齿龈，胃火循经上熏，气血壅滞，则牙龈肿痛溃烂；热伤血络，迫血妄行，则齿衄；舌红苔黄燥，脉滑数为火热炽盛之象。

【辨证要点】以胃脘灼痛拒按、牙龈肿痛溃烂与实热见症为辨证要点。

十、食滞胃脘证

食滞胃脘证是饮食停滞胃脘，导致胃气上逆或阻滞所表现的证候。

【临床表现】脘腹胀满疼痛，拒按，嗳腐吞酸，或呕吐酸腐食物，吐后觉舒，纳呆厌食；或肠鸣矢气，便溏不爽或便秘，舌苔厚腻，脉滑。

【证候分析】本证多因饮食不节，暴饮暴食，或脾胃素弱，过食油腻所致。

胃主受纳腐熟，以通降为顺，食积胃脘，气机停滞，则脘腹胀满疼痛，拒按，纳呆厌食；胃失和降，胃气夹积食、浊气上逆，则嗳腐吞酸，或呕吐酸腐食物；吐后积食得消，胃气和调而觉舒；积食下移肠道，肠内腐气充斥，则肠鸣矢气；大肠传导失常，则便溏不爽或便秘；舌苔厚腻，脉滑，为食滞之象。

【辨证要点】以胃脘胀痛、嗳腐吞酸、厌食为辨证要点。

十一、胃虚饮停证

胃虚饮停证是胃阳虚弱，导致水饮停于胃腑所表现的证候。

【临床表现】胃脘胀满伴振水音，喜温喜按，呕吐清涎，口淡不渴，食少纳呆，或眩晕心悸，舌淡胖苔白滑，脉沉弦。

【证候分析】本证多因过食生冷，伤及中阳；或劳倦内伤，脾胃受损，运化失职，水饮停聚于胃所致。

胃腑虚寒，不能温化津液，导致水饮停聚胃脘，阻滞气机，则脘腹胀满、喜温喜按；胃气上逆，饮邪上泛，则呕吐清涎；寒凝津停，则口淡不渴；纳腐功能减弱，则食少纳呆；水饮停胃，饮性流动，则推之可有波动感，振之可闻辘辘水流声；饮邪内阻，清阳不升，水气凌心，则眩晕心悸；舌淡胖苔白滑，脉沉弦，为水饮内停之征。

【辨证要点】以胃脘胀满伴振水音与虚寒见症为辨证要点。

十二、瘀滞胃脘证

瘀滞胃脘证是血行不畅，瘀血停滞于胃脘部所表现的证候。

【临床表现】胃脘刺痛拒按，固定不移，进食后疼痛加重，食少消瘦，或见吐血，或大便黑色，舌紫黯有瘀点、瘀斑，脉涩。

【证候分析】凡脾胃之病；或寒凝；或气滞等使血瘀于胃脘部，皆可引起此证。

胃病迁延日久，气滞血瘀，瘀血停于胃络，不通则痛，故胃脘刺痛拒按、痛有定处；饮食物进入胃中，触动瘀血，则食后痛重；瘀血内停，胃府失和，水谷难消，则食少；食少则气血生化不足，故消瘦；瘀血内阻，血行不循常道而离经，则吐血、便血；舌紫黯有瘀点、瘀斑，脉涩为血瘀之象。

【辨证要点】以胃脘刺痛、舌紫黯、脉涩为辨证要点。

第四节 肺与大肠病辨证

肺居胸中，大肠位于腹中，两者通过经脉络属，构成表里关系。肺主气，司呼吸，朝百脉，主宣发，外合皮毛，主肃降，通调水道，主音，开窍于鼻。大肠主传导，排泄糟粕。

肺病以呼吸功能活动障碍、水液输布失常、卫外功能失调及宣降失司等为主要病理变化，故肺病常见咳嗽、气喘、咯痰、胸部胀闷或痛、鼻塞流涕、喉痒音哑、水肿等症状。大肠病以传导功能失常为主要病理变化，常见有便秘、泄泻、腹胀、腹痛、肠鸣矢气、里急后重等症状。

肺病常见证候有肺气虚证、肺阴虚证、肺阳虚证、风寒束肺证、风热犯肺证、燥邪伤肺证、寒饮阻肺证、肺热炽盛证、痰热壅肺证等。大肠病常见证候有大肠湿热证、肠热腑实证、肠燥津亏证、大肠虚寒证、虫积肠道证等。

一、肺气虚证

肺气虚证是肺气虚弱，卫表不固，宣降无力所表现的证候。

【临床表现】咳喘无力，少气不足以息，动则益甚，咳痰色白清稀，面色淡白，声低懒言，神疲体倦，自汗畏风，易感冒，舌淡苔白，脉虚。

【证候分析】本证多因久病咳喘，肺气耗伤；或脾胃气虚，生化不足，母病及子所致。

肺气虚弱，宣降无权，气机上逆，则咳喘无力；宗气不足，则少气不足以息、声低懒言；劳则气耗，故活动后咳喘加重；肺气亏虚，津液输布失常，聚而为痰，随肺气上逆，则咳痰色白液清稀；肺合皮毛，肺气虚则卫外不固，腠理疏松，故自汗畏风、易感冒；气虚不能率血上荣于面，则面色淡白；机体功能减退，则神疲体倦；舌淡苔白，脉虚，为气虚之征。

【辨证要点】以咳喘无力、咳痰清稀与气虚见症为辨证要点。

二、肺阴虚证

肺阴虚证是肺阴亏损,虚热内生所表现的证候。

【临床表现】干咳无痰,或痰少而黏,不易咯出,甚则痰中带血,口燥咽干,声音嘶哑,形体消瘦,五心烦热,午后潮热,颧红盗汗,舌红少苔,脉细数。

【证候分析】本证多因燥热、痨虫耗伤肺阴;或热病后期,肺津受损;或房劳伤肾,肾阴虚累及肺阴所致。

肺主宣降,性喜清润,肺阴不足,虚热内生,肺为热灼,气机上逆,则干咳,或痰少而黏难咯出;甚则虚火灼伤肺络,则痰中带血;阴液亏虚,不能上润咽喉,则口燥咽干、声音嘶哑;不能充润肌肉,则形体消瘦;虚火内炽,则五心烦热,或午后、夜间潮热;虚火上炎,则两颧发红;热扰营阴,迫津外泄,则盗汗;舌红少苔,脉细数为阴虚之象。

【辨证要点】以干咳无痰或痰少而黏与阴虚见症为辨证要点。

三、肺阳虚证

肺阳虚证是肺脏阳气亏虚,温煦失职所表现的证候。

【临床表现】面色晦暗或白,咳喘无力,痰白清稀量多如泡沫,胸闷气短,神疲乏力,畏寒肢冷,或面浮肢肿,舌淡紫胖嫩苔白滑,脉虚大或迟而无力

【证候分析】本证多因久病咳喘,耗伤肺阳;或年老体弱,阳气虚衰所致。

肺主宣降,通调水道,肺阳虚弱,宣降失职,则咳喘无力,胸闷气短;津液失布,痰饮停肺,则咳痰色白清稀量多如泡沫;水湿外溢肌肤,则面浮肢肿;气虚机体功能减退,则神疲乏力;阳虚失于温煦,则面色晦暗或白、畏寒肢冷;舌淡紫胖嫩苔白滑,脉虚大或迟而无力为阳虚、痰湿内停之象

【辨证要点】以咳喘无力、痰白清稀量多与虚寒见症为辨证要点。

四、风寒束肺证

风寒束肺证是风寒外袭肺脏,肺卫失宣所表现的证候。

【临床表现】咳嗽,气喘或哮喘,咳痰色白清稀,喉痒不适,微恶寒发热,鼻塞流清涕,头身疼痛,无汗,苔薄白,脉浮紧。

【证候分析】本证多因外感风寒,侵袭肺卫所致。

肺合皮毛,风寒从表侵入肺脏,致肺气失宣而上逆,则咳嗽,气喘或哮喘,喉痒不适;肺失通调,津液不布,聚而为痰,则咳痰色白清稀;寒邪外束,卫阳被遏,肌表失于温煦,则恶寒;卫阳郁而化热,则发热;腠理闭塞,则无汗;肺气失宣,鼻窍不利,则鼻塞流清涕;寒邪凝滞气血,经气不利,则头身疼痛;舌苔薄白,脉浮紧,为外感风寒之象。

【辨证要点】以咳嗽气喘、痰白清稀与风寒表证见症为辨证要点。

五、风热犯肺证

风热犯肺证是风热外袭肺脏,肺失宣肃所表现的证候。

【临床表现】咳嗽，咳痰黄稠，发热微恶风寒，头痛肢酸，鼻塞流浊黄涕，口干咽痛，舌尖红苔薄微黄，脉浮数。

【证候分析】本证多因外感风热，侵袭肺卫所致。

风热犯肺，肺失清肃，肺气上逆，则咳嗽；风热为阳邪，灼液为痰，则咳痰黄稠；肺卫失宣，风热客于肌表，则发热而微恶风寒；鼻为肺窍，肺气失宣，且津液为风热所熏灼，则鼻塞流浊黄涕；风热上犯头咽，灼伤津液，则头痛、口干而咽痛；舌尖红苔薄黄，脉浮数，为风热外袭之象。

【辨证要点】以咳嗽、咳痰黄与风热表证见症为辨证要点。

六、燥邪伤肺证

燥邪伤肺证是燥邪外袭肺脏，肺失清润所表现的证候。又称燥气伤肺证，亦称肺燥（外燥）证。

【临床表现】干咳，或痰少而黏难咯，甚则痰中带血或胸痛，唇、舌、鼻、咽喉干燥，尿少便干，轻微发热恶寒，头身酸痛，舌尖红苔薄而干，脉浮数或浮紧。

【证候分析】本证多因秋令外感燥邪，耗伤肺津所致。

肺喜润恶燥，燥邪犯肺，易伤肺津，肺失滋润，清肃失职，则干咳无痰或痰少而黏难咯；重者燥伤肺络，则痰中带血或胸痛；燥伤津液，官窍失润，则唇、舌、鼻、咽喉干燥；肠失濡润，则大便秘结；尿源亏乏，则小便短少；燥邪袭表，肺卫失宣，则轻微发热恶寒、头身酸痛；若燥与热合，称为温燥，则少汗、舌尖红苔薄黄而干、脉浮数；若燥与寒并，称为凉燥，则无汗、苔薄白而干、脉浮紧。临床上凉燥较少见。

【辨证要点】以干咳或痰少而黏难咯、口鼻干燥与轻微表证见症为辨证要点。

七、寒饮阻肺证

寒饮阻肺证是寒邪与痰饮结合壅阻于肺，导致肺失宣降所表现的证候。

【临床表现】咳喘，咳痰量多色白清稀，甚则哮喘痰鸣，背心寒冷，胸中窒闷，形寒肢冷，口淡不渴，舌淡胖苔白滑，脉沉紧或弦滑。

【证候分析】本证多因素有痰饮伏肺，复感风寒；或脾阳不足，寒从中生，聚湿生痰，寒痰阻肺所致。

寒邪郁滞痰饮客肺，肺失宣降，肺气上逆，则咳喘、咳痰量多色白清稀；寒痰（饮）伏肺，阻塞息道，呼吸不畅，则自觉背心寒冷、胸中窒闷、哮喘痰鸣；寒邪伤阳，肌肤失煦，则形寒肢冷；舌淡胖苔白滑，脉沉紧或弦滑，为寒饮内停之象。

【辨证要点】以咳喘哮鸣、咳痰量多清稀与实寒见症为辨证要点。

八、肺热炽盛证

肺热炽盛证是邪热壅肺，肺失宣肃所表现的证候。又称肺热证，肺火证。

【临床表现】咳嗽气喘，甚则鼻煽气灼，发热面赤，烦渴引饮，胸痛汗多，咽喉肿痛，尿黄便秘，舌红苔黄燥，脉洪数。

【证候分析】本证多因外感风热犯肺，或风寒化热入肺，热邪壅盛所致。

热邪犯肺，肺失宣肃，肺气上逆，则咳嗽气喘，甚则鼻煽气灼；热邪壅盛上熏，则发热面赤、烦躁、渴喜冷饮、咽喉肿痛、汗多胸痛；热盛伤津，则尿黄便秘；舌红苔黄燥，脉洪数，为肺热炽盛之征。

【辨证要点】以咳喘气急、咽喉肿痛与里实热见症为辨证要点。

九、痰热壅肺证

痰热壅肺证是痰热蕴结于肺，肺气壅逆所表现的证候。又称痰热阻肺证。

【临床表现】咳嗽气喘，胸闷，或喉间痰鸣，咳痰黄稠量多或脓血腥臭痰，甚则鼻煽胸痛，身热烦躁，大便秘结，小便短黄，舌红苔黄腻，脉滑数。

【证候分析】本证多因温热之邪犯肺；或宿痰化热，壅阻于肺所致。

痰热蕴结于肺，肺失清肃而气上逆，则咳喘、咳痰黄稠量多；阻滞肺络，壅滞气血，腐败血肉，则咯吐脓血腥臭痰、或痰中带血、胸痛；痰热交阻，息道不利，则胸闷、喉间痰鸣、鼻翼煽动；热盛伤津，则身热烦躁、大便秘结、小便短黄；舌红苔黄腻，脉滑数为痰热内盛之象。

【辨证要点】以咳喘、咳痰黄稠、或脓血腥臭痰与里实热见症为辨证要点。

十、大肠湿热证

大肠湿热证是湿热蕴结大肠，致大肠传导功能失常所表现的证候。又称肠道湿热证。

【临床表现】下痢脓血黏液便，或暴注下泻，大便色黄而臭，腹痛，里急后重，肛门灼热，小便短赤，或发热烦渴，舌红苔黄腻，脉滑数。

【证候分析】本证多因夏秋之季，外感暑湿之邪侵犯大肠；或饮食不洁，湿热内生，蕴结肠道所致。

湿热熏灼肠道，肠络受损，血败肉腐，则下痢脓血黏液便（红白冻子）；下注大肠，传导失司，则暴注下泻、大便色黄而臭、肛门灼热；腑气滞涩不畅，则腹痛、里急后重；热邪内盛，则发热烦渴、小便短赤；舌红苔黄腻，脉滑数为湿热内盛之象。

【辨证要点】以下痢脓血黏液或暴泻、腹痛、里急后重与湿热见症为辨证要点。

十一、肠热腑实证

肠热腑实证是热邪与大肠中糟粕互结，导致腑气不通所表现的证候。

【临床表现】脐腹胀满疼痛，拒按，大便秘结或热结旁流，小便短赤，高热或日晡潮热，汗出口渴，或失眠狂乱，甚则神昏谵语，舌红苔黄厚干焦；或起芒刺，甚则焦黑燥裂，脉沉迟有力或滑数。

【证候分析】本证多因热邪炽盛，津液暗耗；或误用发汗，津液外泄，致使肠中干燥，里热更甚，燥屎内结所致。

大肠属阳明经，阳明经气旺于日晡，而热邪客于大肠，蒸津外出，则日晡潮热或高热，手足汗出；邪热与糟粕互结肠道，形成燥屎，腑气不通，则脐腹胀满疼痛、拒按、大便秘结；燥屎内结，迫肠中津液从旁而下，则见热结旁流；热邪蒸腾，上灼心神，则失眠、狂乱、神昏谵语；热结津亏，则口渴饮冷、尿少、舌红苔黄厚干焦或起芒刺，甚则焦黑燥裂；燥热内结，血行加速，则脉滑数；若燥屎坚结，阻碍气机，脉道壅滞，则脉沉迟有力。

【辨证要点】以腹硬满疼痛、便秘与里热炽盛见症为辨证要点。

十二、肠燥津亏证

肠燥津亏证是大肠津液亏虚，肠失濡润所表现的证候。又称大肠液亏证。

【临床表现】大便干结难解，数日一行，口燥咽干；或伴头晕，口臭，嗳气，腹胀。舌红少津苔黄燥，脉细涩。

【证候分析】本证多因素体阴亏；或久病伤阴；或年老阴血不足；或吐泻、高热、产后等津液耗伤所致。

肠道津液不足，失于濡润，传导不利，则大便干燥，难以排出，甚至数日一行、腹胀；津亏不能上承，则口燥咽干；大便不解，腑气不通，浊气上犯，则头晕、口臭、嗳气；阴液不足，燥热内生，则舌红少津、苔黄燥；津亏则血少，脉道失充，血行涩滞，则脉细涩。

【辨证要点】以便秘粪燥与津亏见症为辨证要点。

十三、大肠虚寒证

大肠虚寒证是大肠阳气虚衰，传导不利，排便失控所表现的证候。又称肠虚滑泻证。

【临床表现】久泄不止，或大便失禁，甚则脱肛，腹部隐痛，喜温喜按，畏寒肢冷，神疲乏力，舌淡苔白滑，脉沉弱。

【证候分析】本证多因久泄、久痢失治误治，以致大肠阳气虚衰，传导失职、排便失控而形成。

久泄久痢伤阳，大肠气虚失于固摄，则久泄不止，甚或滑泻失禁、脱肛；阳虚寒从中生，寒凝气滞，则腹部隐痛，喜温喜按；肢体失煦，则畏寒肢冷；机体功能衰退，则神疲乏力；舌淡苔白滑，脉沉弱为阳虚阴盛之象。

【辨证要点】以泄泻无度、大便失禁与虚寒见症为辨证要点。

十四、虫积肠道证

虫积肠道证是蛔虫等寄生虫积于肠道所表现的证候。

【临床表现】脐腹部疼痛，时发时止，反复发作，或可触及条索状虫团，或大便排虫，面黄肌瘦，胃脘嘈杂，大便不调，烦躁不安，或厌食、嗜食异物，或鼻痒，睡中龄齿，面部白斑，白睛蓝斑，下唇黏膜小粟粒状隆起，或突发腹部剧痛而汗出肢厥，呕吐蛔虫。

【证候分析】本证多因饮食不洁，虫卵随饮食入口，寄生于肠道所致。

虫居肠道，扰乱气机，则脐腹部疼痛；虫动则痛，虫静则止，故反复发作而无定时，或随便而排出；虫聚成团，则腹部按之有条索状虫团；虫居肠道而吮吸精微，阴血暗耗，虚火内生，则嘈杂、面黄肌瘦、烦躁不安、睡中龄齿；虫动扰乱脾胃的运纳功能，则厌食、嗜食异物、大便或泻或秘；虫积肠道，湿热浊气循阳明经上熏，则鼻痒、面部白斑、下唇黏膜小粟粒状隆起；肺与大肠相表里，白睛属肺，虫居肠道，则白睛蓝斑；若蛔虫上窜，侵入胆道，气机阻闭，则腹痛剧烈、呕吐或吐蛔，甚至汗出肢厥，称为"蛔厥"。

【辨证要点】以脐腹时痛、大便排虫或粪检见虫卵为辨证要点。

第五节　肾与膀胱病辨证

肾位于腰部，脊柱两侧，左右各一；膀胱位于小腹中央，上口通于肾，下口连接尿道；肾经与膀胱经相互络属，故两者互为表里。

肾藏精，主生殖、生长和发育，为先天之本；肾主骨生髓充脑，其华在发，开窍于耳及二阴；肾主水，主持和调节人体水液代谢功能；肾主纳气，具有摄纳肺吸入之清气，防止呼吸表浅，保证体内外气体的正常交换。膀胱有贮存和排泄尿液的功能。肾与膀胱相互依存，相互协调，共同完成小便的生成、贮存和排泄。

肾病以人体生长发育迟缓、成人早衰，生殖机能障碍，呼吸功能减退，水液代谢失常和骨、髓、脑、发、耳等功能失常为主要病理变化；肾病常见症状有腰膝酸软或疼痛，耳鸣耳聋，齿摇发脱，男子阳痿遗精、精少不育，女子经少、经闭、不孕，水肿，虚喘，二便排泄异常等。膀胱病以排尿异常为主要病理变化；常见症状有尿频，尿急，尿痛，尿闭，遗尿，小便失禁等。

肾病常见证候有肾精不足证、肾阴虚证、肾阳虚证、肾气不固证、肾不纳气证和肾虚水泛证。膀胱病的常见证候为膀胱湿热证。

一、肾精不足证

肾精不足证是指肾精亏虚，以致生长发育迟缓或生殖功能低下、早衰等所表现的证候。

【临床表现】小儿发育迟缓，身材矮小，囟门迟闭，骨骼痿软，智力低下，动作迟钝；成人性欲减退，男子精少不育，女子经闭不孕；发脱齿摇，耳鸣如蝉，耳聋，腰膝酸软，足痿无力，健忘恍惚，精神痴呆，动作迟钝；舌淡苔白，脉弱。

【证候分析】本证多因先天禀赋不足；或后天失于调养，久病伤肾；或房劳过度，耗伤肾精所致。

肾精主生长、发育，肾精不足，不能化气生血，也不能化髓长骨养脑，故小儿发育迟缓、身材矮小、囟门迟闭、骨骼痿软、智力低下、动作迟钝；肾精亏虚，生殖无源或生殖功能低下，故成人性功能减退、男子精少不育，女子经少或经闭不孕；肾精不足，失其充养，可致成人早衰；肾其华在发，发为血之余，精血互化，精亏血少则头发易脱；齿为骨之余，肾精亏骨失所养则齿摇早脱；耳为肾窍，脑为髓海，精少髓亏，脑海失充，故耳鸣耳聋、健忘痴呆；精亏髓减，则骨骼失养，故腰膝酸软、足痿无力；舌淡苔白，脉弱亦为精血亏虚，脉道失充之象。

【辨证要点】以小儿生长发育迟缓、成人生殖功能低下及早衰为辨证要点。

二、肾阴虚证

肾阴虚证是指肾阴亏虚，相关组织器官失于滋养，虚热内生所表现的证候。

【临床表现】腰膝酸软而痛，眩晕耳鸣，失眠多梦，形体消瘦，潮热盗汗，五心烦热，咽干颧红，男子阳强易举，遗精早泄，女子经少经闭，或见崩漏，舌红少苔或无苔，脉细数。

【证候分析】本证多因久病及肾；或温热病后期伤阴；或过服温燥劫阴之品；或房室不节，耗伤肾阴所致。

肾阴为人体阴液之根本，具有滋养、濡润各脏腑组织器官，并有制约阳亢之功。肾阴不足，脑、骨、耳窍失养，故腰膝酸软而痛、眩晕耳鸣；心肾为水火相济之脏，肾水亏虚，不能上承于心，水火失济则心火偏亢，致心神不宁，则见失眠多梦；肾阴亏虚，阴不制阳，虚火内生，故见形体消瘦、潮热盗汗、五心烦热、咽干颧红；肾阴不足，相火妄动，则男子阳强易举；精室被扰则遗精早泄；女子以血为用，阴亏则经血来源不足，故经少或经闭；阴虚火旺，迫血妄行，则见崩漏；舌红少苔或无苔，脉细数为阴虚内热之象。

【辨证要点】以腰酸耳鸣、男子遗精、女子月经失调与阴虚见症为辨证要点。

三、肾阳虚证

肾阳虚证是指元阳虚衰，其温煦、生殖、气化功能下降所表现的证候。

【临床表现】腰膝酸软冷痛，畏寒肢冷，下肢尤甚，面色白或黧黑，神疲乏力；或见性欲冷淡，男子阳痿、滑精、早泄，女子宫寒不孕、白带清稀量多；或大便稀溏，或五更泄泻，尿频清长，夜尿多。舌淡苔白，脉沉细迟无力，尺部尤甚。

【证候分析】本证多因素体阳虚；或年高肾亏，久病伤阳；或房劳过度等所致。

肾主骨，腰为肾之府，肾阳虚衰，不能温养筋骨、腰膝，故腰膝酸软冷痛；肾居下焦，为阳气之根，元阳不足，失于温煦，则畏寒肢冷、下肢尤甚；阳虚无力运行气血，面络不充，故面色白；若肾阳衰惫，阴寒内盛，则本脏之色外现而面色黧黑；阳虚不能鼓动精神，则神疲乏力；肾阳为生殖的动力，肾阳虚弱，故性欲冷淡、男子阳痿、女子宫寒不孕；肾阳虚弱，固摄失司，则男子滑精、早泄、女子白带清稀量多、尿频清长、夜尿多；肾阳虚衰，火不生土，脾阳虚弱，运化无权，水湿下注，则大便稀溏或五更泄泻；舌淡苔白，脉沉细迟无力，尺部尤甚为肾阳不足之象。

【辨证要点】以腰膝冷痛、生殖能力下降与虚寒见症为辨证要点。

四、肾气不固证

肾气不固证是肾气亏虚，其藏精和摄尿功能失职所表现的证候。

【临床表现】腰膝酸软，神疲乏力，耳鸣耳聋；尿频数清长，夜尿频多，或遗尿，或尿后余沥不尽，或尿失禁；男子滑精、早泄；女子月经淋漓不尽，带下清稀量多，或胎动易滑。舌淡苔白，脉弱。

【证候分析】本证多因年幼肾气未充；或年高肾气亏虚；或房劳过度；或久病伤肾

所致。

　　腰为肾之府，肾主骨生髓，开窍于耳，肾气亏虚，骨髓、耳窍失养，故腰膝酸软、耳鸣耳聋；气不充身，则神疲乏力；肾主水，肾脏有化气摄尿之功，肾气亏虚，固摄无权，膀胱失约，则小便频数、尿后余沥不尽、遗尿、夜尿多，甚则小便失禁；肾藏精，为封藏之本，肾气虚精关不固，故男子滑精、早泄；冲任不固，带脉失约，则女子月经淋漓不尽、带下量多清稀、胎动易滑；舌淡苔白，脉弱为肾气虚衰之象。

　　【辨证要点】以腰膝酸软、小便失摄症状与滑精、滑胎、带下清稀量多及气虚表现共见为辨证要点。

五、肾不纳气证

　　肾不纳气证是指肾气亏虚，纳气无权所表现的证候。

　　【临床表现】久病咳喘，呼多吸少，气不接续，动则喘甚，腰膝酸软；或自汗神疲，声音低怯，舌淡苔白，脉沉弱；或喘息加剧，冷汗淋漓，肢冷面青，脉浮大无根；或气短息促，颧红心烦，口燥咽干。舌红少苔，脉细数。

　　【证候分析】本证多因久病咳喘，肺病及肾；或年老肾亏，劳伤太过，致肾气不足，不能纳气所致。

　　肺为气之主，司宣发肃降，肾为气之根，主摄纳肺吸入之清气，保证体内外气体的正常交换。咳喘久延不愈，累及于肾，致肺肾气虚，则肾不纳气，气不归元，故呼多吸少、气不得续、动则喘息益甚；肾气不足，失其充养，则腰膝酸软乏力；阳气不足则神疲乏力，宗气不足则声音低怯，卫气不固则自汗；舌淡苔白，脉沉弱皆为气虚之象。肾气虚极则肾阳亦衰，甚至虚阳浮越欲脱，则见喘息加剧、冷汗淋漓、肢冷面青、脉浮大无根；阴阳互根，肾气虚衰，若久延伤阴，或素体阴虚，均可致气阴两虚，而见气短息促，以及颧红心烦、口燥咽干、舌红少苔、脉细数等阴虚内热之象。

　　【辨证要点】以久病咳喘、呼多吸少、气不接续和肾虚见症为辨证要点。

六、肾虚水泛证

　　肾虚水泛证是由于肾阳虚衰，气化无权，水邪泛滥所表现的证候。

　　【临床表现】全身水肿，腰以下为甚，按之没指，小便短少，腰膝酸软冷痛，畏寒肢冷，腹部胀满，或心悸气短，咳喘痰鸣，舌淡胖苔白滑，脉沉迟无力。

　　【证候分析】本证多因素体虚弱，久病及肾，或房劳伤肾，肾阳亏耗所致。肾主水，肾阳不足，气化失司，津停为水，水邪泛溢肌肤，则全身水肿、小便短少；此为阴水，水性下趋，故腰以下肿甚，按之没指；水积腹腔，气机阻滞，则腹部胀满；肾阳虚，肢体失去温煦，故腰膝酸软冷痛、畏寒肢冷；水气上逆，凌心射肺，则见心悸气短、咳喘痰鸣；舌淡胖苔白滑，脉沉迟无力均为肾阳亏虚，水湿内停之征。

　　【辨证要点】以水肿、腰以下肿、小便不利甚与肾阳虚见症为辨证要点。

七、膀胱湿热证

　　膀胱湿热证是指湿热之邪蕴结膀胱，致气化不利，排尿失常的证候。

【临床表现】尿频、尿急、尿道灼痛，小便短黄，或浑浊，或尿血，或尿中见砂石，小腹胀痛，或腰、腹掣痛，或伴发热，舌红苔黄腻，脉滑数。

【证候分析】本证多因外感湿热，蕴结膀胱；或饮食不节，湿热内生，下注膀胱所致。

热蕴结膀胱，气化不利，故小腹胀痛；湿热下迫尿道，则尿频尿急、尿道灼痛；湿热熏灼津液，则小便短黄或浑浊；湿热灼伤血络，则为尿血；湿热久郁，煎熬尿中杂质成砂石，则尿中可见砂石；若膀胱湿热累及肾脏，可见腰、腹牵引而痛；若湿热外蒸，可见发热；舌红苔黄腻，脉滑数为湿热内蕴之象。

【辨证要点】以尿频、尿急、尿道灼痛、尿短黄与湿热之象共见为辨证要点。

第六节　脏腑兼证辨证

当疾病发展到一定阶段，可同时出现两个或两个以上的脏腑证候，称为脏腑兼证。然而，脏腑兼证并非多个脏腑证候的简单相加，而是发生兼证的脏腑之间，存在着较密切的生理病理联系，如脏腑之间的表里、生克、乘侮关系及功能联系。因此，学习脏腑兼证辨证，对于掌握脏腑病证的发生、发展和传变规律，正确认识和处理临床上各种复杂病情，具有重要意义。

关于脏腑兼证的辨证，主要应抓住三点：一是兼证是由哪几个脏腑的哪几个证型组成的；二是这些证型之间存在着什么关系，如因果、主次、并列关系等；三是兼证的辨证要领。在前面脏腑辨证中，实际上已涉及的少数脏腑兼证，如肝胆湿热证、肾不纳气（即肺肾气虚）证等。现将临床常见的十二个脏腑兼证作一扼要介绍。

一、心肾不交证

心肾不交证是指心火肾水既济失调，心火亢于上与肾水虚于下所表现的证候。

【临床表现】心烦不寐，惊悸多梦，头晕耳鸣，健忘，腰膝酸软，遗精梦交，五心烦热，口干咽燥，潮热盗汗，舌红少苔或无苔，少津，脉细数；或伴见腰部、下肢酸困发冷，脉细弱。

【证候分析】本证多因久病虚劳，房室不节，耗伤肾阴；或思虑太过，情志忧郁化火；或外感热病等致心火肾水不济所致。

心为火脏，心火下温肾水，使肾水不寒；肾为水脏，肾水上济心火，使心火不亢，这种水火互济，阴阳协调的关系称"心肾相交"或"水火既济"。若肾水不足，不能上济心火，致心阳偏亢，或心火独炽，下及肾水，致肾阴耗伤，均可形成心肾不交的病理变化。心烦不寐，惊悸多梦是由于肾水亏虚，心火偏亢，心神被扰所致；肾阴不足，脑髓失养，故见头晕耳鸣、健忘；腰为肾府，失肾水滋养则腰膝酸软；虚热内扰，性机能亢奋则男子遗精、女子梦交；五心烦热，口干咽燥，潮热盗汗，舌红少苔或无苔，脉细数为水亏火亢之征。若心火亢于上，火不归原，肾水失于温煦而下凝，则见腰部、下肢酸困发冷，此为肾阴肾阳虚于下，是心肾不交的又一证型。

【辨证要点】以心悸失眠、腰膝酸软、遗精、梦交与阴虚见症为辨证要点。

二、心肾阳虚证

心肾阳虚证是指心肾阳气俱衰，温煦失职所表现的证候。

【临床表现】心悸怔忡，肢体浮肿，小便不利，畏寒肢冷，神疲乏力，朦胧欲睡，唇甲青紫，舌淡暗或青紫，苔白滑，脉沉微细。

【证候分析】本证多因心阳虚衰，久病及肾；或肾阳亏虚，气化无权，水气凌心所致。

心为君火，心阳为气血运行，津液流注的动力；肾藏命火，肾阳为一身阳气之本，能气化水液。心肾阳虚，心脉失养，故心悸怔忡；不能温煦肌肤，则畏寒肢冷；心神失养，则神疲乏力、朦胧欲睡。肾阳虚衰，膀胱气化失司，小便不利；水液内停，泛滥肌肤则成肢体浮肿；阳虚运血无力，血行瘀滞，可见唇、甲、舌青紫；舌淡暗或青紫，苔白滑，脉沉微细为阳虚阴盛，血瘀水停之象。

【辨证要点】以心悸怔忡、浮肿尿少与虚寒见症等为辨证要点。

三、心肺气虚证

心肺气虚证是指由于心肺两脏气虚，其机能活动减退所表现的证候。

【临床表现】心悸咳喘，胸闷气短，动则尤甚，痰液清稀，面色淡白，头晕神疲，语声低怯，自汗乏力，易于感冒，甚者可见口唇青紫，舌淡苔白，脉沉弱或结代。

【证候分析】本证或因久患咳喘，肺虚及心；或由心气不足，导致肺气虚衰；或禀赋不足；年高体弱；劳倦耗气等所致。

心主血脉，肺主呼吸，皆赖宗气所推动，以协调两脏的功能。心气虚，鼓动无力故心悸；肺气虚，肃降无权，气机上逆而为咳喘；气机不畅则胸闷；不能输布精微，水液停聚，故痰液清稀，动则气耗故活动后诸症加剧；气虚全身机能活动减弱，运血无力不能充养，则面色淡白，头晕神疲，舌淡苔白；宗气不足则语声低怯；卫外不固则自汗、易于感冒；血运无力则气虚血瘀而见口唇青紫；或心脉之气不续，脉见沉弱或结代。

【辨证要点】以心悸咳喘、胸闷气短与气虚见症为辨证要点。

四、心脾两虚证

心脾两虚证是指心血不足，脾气亏虚所表现的证候。又称心脾气血两虚证。

【临床表现】心悸怔忡，眩晕耳鸣，失眠多梦，食欲不振，腹胀便溏，面色萎黄，神疲乏力，或见皮下出血，妇女月经量少色淡，淋漓不尽，舌淡嫩，脉细弱。

【证候分析】本证多因久病失养；或思虑过度；或饮食不节；或慢性失血，使心血脾气亏耗所致。

心主血藏神，脾主运化为气血生化之源，又主统血。心血不足，心失所养，神不守舍，故心悸怔忡、眩晕耳鸣、失眠多梦；脾气虚弱，健运失职，则食欲不振、腹胀便溏；气血不足，则面色萎黄、神疲乏力；脾虚无力摄血，血溢脉外可见皮下出血、月经淋漓不尽；血源不足则月经量少色淡；舌淡嫩，脉细弱为气血亏虚之征。

【辨证要点】以心悸失眠、食少便溏、慢性出血与气血两虚见症为辨证要点。

五、心肝血虚证

心肝血虚证是指心、肝两脏血虚，有关组织器官失养所表现的证候。

【临床表现】心悸健忘，失眠多梦，头晕目眩，面白无华，两目干涩，视物模糊；爪甲不荣，肢体麻木，甚则震颤拘挛，妇女月经量少色淡，甚则闭经。舌淡苔白，脉细。

【证候分析】本证多因久病体虚；或思虑劳神，暗耗心血；或失血过多；或脾虚生血化源不足所致。

心主血，肝藏血，肝主疏泄，调节血量。若心血不足，则肝无所藏，肝血不足，则无以调节血液进入脉道。心血虚，心失所养，心神不宁，故心悸健忘、失眠多梦；血虚不上荣，则头晕目眩、面白无华；目得血而能视，肝血不足，目失濡养，则两目干涩、视物模糊；肝主筋，其华在爪，肝血虚，爪甲、筋脉失养，故爪甲不荣、肢体麻木，甚则震颤拘挛；女子以血为本，心肝血虚，冲任失养，经血乏源，故月经量少色淡，甚则闭经；舌淡苔白，脉细为血虚之征。上述症状总括了血虚不荣、不养、不充的全部表现。

【辨证要点】以神志不安及目、筋、爪甲失养与血虚见症为辨证要点。

六、肺脾气虚证

肺脾气虚证是指由于肺脾两脏气虚，其基本功能活动减退所表现的证候。又称肺脾两虚证。

【临床表现】食欲不振，腹胀便溏，久咳不止，气短而喘，咳痰清稀，面白无华，少气乏力，声低懒言，或见面浮肢肿，舌淡苔白滑，脉缓弱。

【证候分析】本证多由久病咳喘，肺气虚弱，痰湿留积，损伤脾气；或由脾气久虚，运化无力，化源不足，致肺气亦虚。

脾为气血生化之源，脾气不足，不能输精于肺，致肺气日衰，此为"土不生金"；脾失健运，聚湿成痰，上渍于肺，故有"脾为生痰之源，肺为贮痰之器"之说。肺主一身之气，肺气不足，宣发肃降失常，脾气受困，致脾气亦虚，两脏气虚相互影响而成肺脾气虚证。

脾气虚运化失职，故食欲不振，腹胀便溏；久咳不止，肺气受损，故咳嗽气短而喘；水津不布，聚湿成痰，故咳痰清稀；气虚机能活动减退，则少气乏力、声低懒言；肌肤失养，则面白无华；或水湿泛滥，则面浮肢肿；舌淡苔白滑，脉缓弱为肺脾气虚之征。

【辨证要点】以食少便溏、咳喘气短、痰多质稀与气虚见症为辨证要点。

七、肺肾阴虚证

肺肾阴虚证是指肺肾两脏阴液亏虚，虚火内扰所表现的证候。

【临床表现】咳嗽痰少，或痰中带血，口燥咽干，或声音嘶哑，腰膝酸软，形体消瘦，骨蒸潮热，颧红盗汗，男子遗精，女子月经不调，舌红少苔，脉细数。

【证候分析】本证多因久咳耗伤肺阴，进而损及肾阴；或痨虫、燥热耗伤肺阴，病久及肾；或房劳过度，肾阴亏损不能滋养肺阴所致。

肺肾两脏阴液相互资生，肺津敷布以滋肾，肾精上滋以养肺，称为"金水相生"，病理上相互影响而成肺肾阴虚证。肺阴不足，清肃失职，故咳嗽痰少；阴虚内热，灼伤肺络，则痰中带血；津不上承则口燥咽干；虚火熏灼会厌则见声音嘶哑。肾阴不足，失于滋养，故腰膝酸软；阴津不足，肌肉失养，而见形体消瘦；阴虚内蒸，则自觉热自骨髓蒸腾而出，且午后热势明显，故称骨蒸潮热；虚火上扰则颧红，热扰营阴则盗汗；虚火扰动精室，精关不固，则见遗精；阴亏血少，冲任空虚，故女子月经不调；舌红少苔，脉细数属阴虚内热之象。

【辨证要点】以干咳痰少、腰膝酸软、遗精、月经不调与虚热见症为辨证要点。

八、肝火犯肺证

肝火犯肺证是指肝郁化火，上逆犯肺，肺失清肃所表现的证候。

【临床表现】咳嗽阵作，痰黄黏稠，甚则咯血，胸胁灼痛，急躁易怒，头胀头晕，面红目赤，烦热口苦，舌红苔薄黄，脉弦数。

【证候分析】本证多因郁怒伤肝，气郁化火；或肝火循经，上逆犯肺所致。

肝主升发，肺主肃降，升降相因，则气机条畅；肝脉贯膈上肺，若肝气升发太过，气火上逆，循经犯肺，使肺失肃降，形成"木火刑金"的肝火犯肺证。肝火循经犯肺，肺失肃降，气机上逆，则咳嗽阵作；肝火灼津为痰，故痰黄黏稠，甚则火灼肺络，迫血妄行，则为咯血；肝经气火内郁，失于柔顺，则见胸胁灼痛、烦热、急躁易怒；火邪上扰则头胀头晕、面红目赤；热蒸胆气上溢则口苦；舌红苔薄黄，脉弦数为肝火炽盛之征。本证其本在肝，其标在肺。

【辨证要点】以咳嗽或咯血、胸胁灼痛、急躁易怒与实热见症为辨证要点。

九、肝胃不和证

肝胃不和证是指肝郁气滞，横逆犯胃，胃失和降所表现的证候。又称肝气犯胃证、肝胃气滞证。

【临床表现】胃脘、胁肋胀痛或窜痛，嗳气呃逆，吞酸嘈杂，食少纳减，情志抑郁、善太息、急躁易怒，舌红苔薄黄，脉弦或弦数。

【证候分析】本证多因情志不遂，肝郁犯胃；或饮食伤胃，胃病及肝所致。

肝主疏泄，胃主受纳，肝气条达则胃气和降，肝胃不和，气机不畅，故见胃脘、胁肋胀痛或窜痛；胃气上逆，则嗳气呃逆；胃纳失健则食欲不振、纳减；肝胃气火内郁，则吞酸嘈杂；肝失条达柔顺之性，故情志抑郁、善太息、急躁易怒；舌红苔薄黄，脉弦或弦数为气郁化火之象。

【辨证要点】以胃脘、胁肋胀痛或窜痛、嗳气呃逆为辨证要点。

十、肝郁脾虚证

肝郁脾虚证是指肝失疏泄，脾失健运所表现的证候。又称肝脾不调证。

【临床表现】胸胁胀满窜痛，情志抑郁，善太息，或急躁易怒，腹胀纳呆，腹痛欲泻，泻后痛减，或便溏不爽，肠鸣矢气，舌苔白，脉弦或弦缓。

【证候分析】本证多因情志不遂，郁怒伤肝，木郁克土；或思虑伤脾，劳倦过度，脾失健运，反侮肝木所致。

肝主疏泄，有协调脾的运化功能，脾主运化，气机通畅，有助于肝气的疏泄。若肝失疏泄，气机不利，致脾失健运，称为"木横侮土"；若脾运失健或脾虚湿蕴，而致肝失疏泄，或称"土壅侮木"。故肝脾两脏发生病变时，可以相互影响，成为肝郁脾虚证。肝失疏泄，经气郁滞，故见胸胁胀满窜痛；肝气不舒则情志抑郁，善太息；肝失柔顺之性则急躁易怒。肝气横逆犯脾，脾失健运，则纳呆腹胀；脘腹气滞则腹痛，泄后气机得畅，故泄后痛减；气滞湿阻，则便溏不爽、肠鸣矢气；舌苔白，脉弦或弦缓为肝失疏泄，脾失健运之象。

【辨证要点】以胸胁胀满窜痛、善太息、腹胀纳呆便溏为辨证要点。

【鉴别诊断】肝郁脾虚和肝胃不和两证皆由肝气横逆乘脾犯胃所致；两证皆有肝气郁结的表现。所不同者，肝郁脾虚尚有食少纳呆、腹胀泄泻等脾失健运症状；肝胃不和尚有胃脘胀满疼痛、呃逆嗳气、呕恶等胃气上逆的表现。

十一、肝肾阴虚证

肝肾阴虚证是指肝肾两脏阴液亏虚，虚热内扰所表现的证候。

【临床表现】头晕目眩，耳鸣健忘，失眠多梦，腰膝酸软，胁肋胀痛，口燥咽干，五心烦热，颧红盗汗，男子遗精，女子经少，舌红少苔，脉细数。

【证候分析】本证多因久病失调；或情志内伤；或房室太过；或温热病后期，肝肾阴亏所致。

肝肾同源，肝肾阴液相互资生，肝阴充足，则下藏于肾，肾阴旺盛，则上滋肝木，盛则同盛，衰则同衰。肝肾亏虚，水不涵木，肝阳上亢，则头晕目眩；肾阴不足则耳鸣健忘；腰膝失于滋养，则腰膝酸软；阴虚肝脉失养则胁肋胀痛；阴虚则热，虚热上扰，心神不安，则失眠多梦；津不上润，则口燥咽干；虚热内炽则五心烦热；虚火上扰则颧红；内迫营阴则盗汗；虚火扰动精室则男子遗精，肝肾阴亏，冲任失充，则女子经少；舌红少苔，脉细数为阴虚内热之象。

【辨证要点】以头晕耳鸣、胁肋胀痛、腰膝酸软、遗精经少与虚热见症为辨证要点。

十二、脾肾阳虚证

脾肾阳虚证是指由于脾肾两脏阳虚，温化失职所表现的证候。

【临床表现】形寒肢冷，面色白，腰膝或下腹冷痛，精神萎靡，体倦无力，少气懒言，纳呆腹胀，腹部隐痛，喜温喜按，久泻久痢，或五更泄泻，或完谷不化，粪质清稀，或面浮肢肿，小便不利，甚则腹胀如鼓，舌淡胖苔白滑，脉沉迟无力。

【证候分析】本证多因久病，脾肾失于温养；或久泄久痢，脾阳久虚累及肾阳亦虚；或寒水久踞，肾阳虚衰，不能温煦脾阳，终致脾阳、肾阳俱虚。

脾为后天之本，主运化，布精微，化水湿，有赖命火之温煦；肾为先天之本，温养脏腑组织，气化水液，须靠脾精的供养。所以两者在病理上相互影响，互为因果。脾肾阳气亏虚，机体失于温煦，故形寒肢冷、面色白；肾阳虚不能温养，则腰膝或下腹冷痛；脾肾阳虚，功能活动减退，故见少气懒言、精神萎靡、体倦无力；脾阳虚弱不能助胃消化，气机不利，故见纳呆腹胀、腹部隐痛；阳虚则喜温喜按；久泻久痢，脾虚及肾，命火衰微，脾阳更弱，互为因果，日久不愈；寅卯之交，阴气极盛，阳气未复，故黎明前泄泻，称为"五更泄"；泻下清冷水液，中夹未消化谷物，亦为脾肾阳气衰微，不能温化水谷之故；肾阳虚衰，无以温化水湿，水湿泛滥肌肤，故面浮肢肿；膀胱气化失司，则小便不利，甚则土不制水，反受其克，则腹胀如鼓；舌淡胖苔白滑，脉沉迟无力为阳虚水寒内盛之象。

【辨证要点】以腰腹冷痛、久泻久痢、浮肿与虚寒见症为辨证要点。

第八章
其他辨证
方法简介

其他辨证方法，主要包括六经辨证、卫气营血辨证、三焦辨证和经络辨证等。其中六经辨证、卫气营血辨证和三焦辨证主要适用于对外感病的辨证；经络辨证是对脏腑、气血津液等辨证的补充，有助于判断病位，在内科、妇科、针灸科和按摩科等应用较多。这些辨证方法分别从不同角度对外感和内伤疾病的本质进行分析探讨和概括归类，也是中医辨证学理论体系中的重要组成部分。

第一节　六经辨证

六经，是太阳经、阳明经、少阳经、太阴经、少阴经、厥阴经的合称，它源于《素问·热论》。

六经辨证，是以六经及其所属脏腑的生理、病理为基础，将外感病过程中出现的证候综合归纳为太阳病证、阳明病证、少阳病证、太阴病证、少阴病证和厥阴病证等六类证候，属于外感病的一种辨证方法。

六经辨证出自《伤寒论》，是东汉末年张仲景在《内经》六经理论的基础上，结合外感病的证候特点及其演变规律所创立出来作为外感热病的六个辨证纲领，并以此阐述外感病发病过程中六个深浅阶段的综合证候，指导临床治疗。六经辨证奠定了中医辨证论治的基础，在中国医学发展史上起着重大作用。

六经辨证中六经的含义与经络学说中的六经名同而含义不尽相同。经络学说之六经是指手足各六条经脉的名称，而六经辨证之六经是外感病过程中所出现的六类证型的名称，为疾病部位、性质、人体抗病能力等多种概念的高度综合，故又称"六经病证"。六经辨证以阴阳为纲，将外感病演变过程中所表现的各种证候分成三阳和三阴两大类：其中三阳病证病位偏表，正盛邪实，病势亢奋，以六腑及阳经病变为基础；三阴病证病位偏里，正气不足、病势虚弱，以五脏及阴经病变为基础。因而六经病证实质上仍是十二经脉、五脏六腑病理变化的反映，它不限于外感时病，也可用于内伤杂病，但由于其重点在于分析外感病所引起的一系列病理变化及其传变规律，与前面所讲的脏腑辨证不能等同，因此主要用作外感病的辨证纲领。

一、太阳病证

太阳病证，是指外感伤寒病初期所表现的证候。太阳主要是指足太阳膀胱经、腑及其生理功能而言，其经循行于项背，统摄营卫之气，为诸经之藩篱，其腑膀胱，贮藏水液，经气化由小便排出。当风寒之邪侵袭人体，多先从表而入，太阳主一身之表，首当其冲奋起抗邪，因此伤寒病首先表现出太阳病证。

【临床表现】恶寒，头项强痛，脉浮。

【证候分析】风寒袭表，卫阳被郁，肌腠失于温煦，故恶寒；寒滞经脉，太阳经气不利，气血运行受阻，故头项强痛；邪干于表，正气趋外抗邪，故脉浮。

以上三症为太阳病的主脉主症，是太阳病的提纲证，凡太阳病一般均具有本组脉症。由于病邪所处病位不同，又可分为太阳经证和太阳腑证。

（一）太阳经证

太阳经证，是指风寒之邪侵袭肌表，邪正相争，营卫失和所表现的证候。由于病人感受病邪的不同和体质的差异，又可分为太阳中风证和太阳伤寒证。

1. 太阳中风证

以外感风邪为主，营卫失调所表现的证候。

【临床表现】发热，恶风，头痛，汗出，脉浮缓，有时可见鼻鸣干呕。

【证候分析】风邪袭表，营卫失调，卫阳外浮与邪相争而发热；风性开泄，卫外不固，导致营阴不能内守而外泄，故见汗自出；邪束肌表，加之汗出，腠理疏松，又易招致风邪内侵，卫阳受邪，温煦失职而见恶风；风性轻扬，上犯头部致气血流行不畅，故见头痛；风伤卫阳，汗出肌腠疏松，营阴亦伤，故脉浮缓。肺合皮毛，开窍于鼻，外邪犯表，肺气不利，故见鼻鸣；外邪干胃，胃气上犯，则见干呕。

【辨证要点】本证以恶风，发热，汗出，脉浮缓为辨证要点。

2. 太阳伤寒证

以寒邪侵袭为主，营卫失调所表现的证候。

【临床表现】恶寒，发热，头项强痛，身体疼痛，无汗，脉浮紧，有时可见气喘。

【证候分析】寒邪束表，卫阳被郁，温煦失职，故恶寒；卫阳被遏，郁滞化热而见发热；寒主收引，寒凝肌腠，毛窍闭塞，故而无汗；寒滞经脉，营阴郁滞，筋骨失于濡煦，故头项强痛、肢体骨节疼痛；正气欲驱邪于外，而寒邪紧束于表，脉道拘急，故脉浮紧。寒邪束表，内合于肺，肺气不利，而致气喘。

【辨证要点】本证以恶寒，无汗，头身疼痛，脉浮紧为辨证要点。

【鉴别诊断】太阳伤寒与太阳中风二证，均系邪袭肌表，邪正相争，营卫失和所表现的证候，同具有太阳病主要脉证，但两证的病邪不同，导致病机有异。中风者是以风邪为主，营卫失调表现为卫阳外浮，营阴外泄，故见恶风发热、汗出、脉浮缓；伤寒者是以寒邪为主，营卫失调表现为卫阳被束，营阴郁滞，故见恶寒发热、无汗、身痛、脉浮紧，临证应注意鉴别。

（二）太阳腑证

太阳腑证，是指太阳经病证未解，病邪循经内传于膀胱腑所致的证候。由于病邪内传，或与水结，或与血结，病机不同，临床表现亦有别，而有蓄水证和蓄血证之分。

1. 太阳蓄水证

为太阳经证之病邪内传，邪与水互结导致膀胱气化不利，水气停蓄所表现的证候。

【临床表现】发热恶寒，少腹满，小便不利，渴欲饮水，或水入则吐，脉浮或浮数。

【证候分析】太阳经邪未解，故仍见发热、恶寒、脉浮等表证；病邪随经内传入太阳膀胱之腑，与水互结，导致膀胱气化失司，水液停蓄于下焦，故见少腹满、小便不利；邪水互结，气化不利，津不上承，故见渴欲饮水，口渴非津液不足，而是水停不化，津液失布所致；饮入之水，因不得运化输布，反更加重水饮之势，胃气因饮而逆，拒而不受，故形成随饮随吐、水入后即吐的"水逆"之候。

【辨证要点】以少腹满、小便不利、渴欲饮水与发热、脉浮并见为辨证要点。

2. 太阳蓄血证

为太阳经证之病邪内传，邪与血互结于下焦导致瘀热内蓄所表现的证候。

【临床表现】少腹急结或硬满，小便自利，如狂或发狂，善忘，大便色黑如漆，脉沉涩或沉结。

【证候分析】太阳经证失治，邪热内传，血热搏结下焦少腹，故致少腹急结、硬满胀痛；邪在血分，膀胱气化如常，所以小便自利；瘀热互结，上扰心神，轻则如狂、善忘，重则发狂；瘀热下行，随便而出，故见大便黑似漆；脉沉涩或沉结，乃瘀热内阻，脉道不畅所致。

【辨证要点】以少腹急结、小便自利、如狂便黑为辨证要点。

【鉴别诊断】太阳蓄水证与太阳蓄血证，均由太阳经邪不解，内传于下焦之腑而引起的病变，故都可见太阳表证及少腹满等症，但有邪传入气分和血分之不同。蓄水者，邪入气分，与水互结，影响膀胱气化，而致津液内停；蓄血者，邪入血分，与血互结，瘀热虽阻于下焦，但并未影响膀胱气化。病机不同，故而症状表现各异。蓄水者小便不利而渴，蓄血者小便自利而如狂，此为两证的主要区别。

二、阳明病证

阳明病证，是指外感伤寒病发展过程中，阳热亢盛，胃肠燥热所表现的证候。阳明是指足阳明胃与手阳明大肠之经、腑及其生理功能而言。阳明主里，为多气多血之经，与水谷代谢密切相关，以通为用，且阳气昌盛，有"两阳合明"的含义，故邪入阳明，正邪斗争剧烈，邪多从阳化热化燥，又可因热盛而伤津化燥成实，而表现出热盛、津伤、化燥、成实等主要病理特点。阳明病证常见于外感病过程中正邪剧争，邪从热化的极期阶段，属里实热证。

【临床表现】身热，不恶寒，反恶热，汗自出，脉大。

【证候分析】阳明病证多因太阳病或少阳病未愈；或失治、误治，病邪渐盛入里；或因素体阳盛，外邪入里化热而致。

本证主要病机是"胃家实"。其中"胃家"泛指胃肠，"实"指邪盛，即指邪入阳明，胃肠燥热亢盛。里热炽盛，热蒸于外，故见身热蒸蒸；邪入阳明，表邪已入里化热，故不恶寒，反恶热；里热蒸腾，迫津外出，则汗自出；热盛血涌，脉道充盈，故脉大应指有力。

阳明病证按其病机的不同，又分为经证和腑证两大类。

（一）阳明经证

阳明经证，又名阳明热证，是指无形之邪热弥漫全身，充斥阳明之经所表现的证候。

【临床表现】壮热，大汗出，口干，大渴引饮，面赤心烦，气粗似喘，舌苔黄燥，脉洪大。

【证候分析】太阳、少阳之邪不解，入里化热，正邪交争，无形热邪亢盛充斥阳明，故见身热蒸蒸；热蒸迫津外出，故大汗自出；热盛灼津，汗出津耗，致口干而大渴喜饮；热势上腾，气血涌于面则面赤；热扰心神而致心烦；热迫于肺，呼吸不利，则气粗似喘；阳明热盛伤津，则舌苔黄燥；热壅阳明之经，气血充溢脉道，故脉洪大。

【辨证要点】以大热、大汗、大渴、脉洪大"四大症状"为辨证要点。

（二）阳明腑证

阳明腑证，又名阳明实证，是指邪热与肠中糟粕相搏，燥屎内结阳明之腑所表现的证候。

【临床表现】日晡潮热，手足濈然汗出，腹胀满硬痛而拒按，大便秘结，或热结旁流，烦躁，甚则谵语，舌苔黄厚干燥，边尖起刺，甚则焦黑燥裂，脉沉迟而实或滑数。严重者还可见昏不识人，循衣摸床，惕而不安，微喘，直视等。

【证候分析】阳明经气旺于日晡，阳明腑实邪盛，于其气旺时正邪斗争激烈，故曰身热在日晡时尤著；四肢禀气于阳明，热盛于腑，而蒸津外出，故见手足濈然汗出；邪热与燥屎互结成实，腑气闭阻不通，致腹胀满硬痛而拒按、大便秘结；若燥屎内结，热迫津液下注旁流而成泻下黑绿色污水，臭秽难闻之症；邪热蒸腾，上扰心神，轻则见烦躁，重则谵语，严重时则昏不识人，循衣摸床、惕而不安等；腑气不通，燥热迫肺可致微喘；热极灼精动风，目失精养，可致直视重症；热结燥实，津液灼伤，则舌边尖起刺、苔黄厚干燥，甚则焦黑燥裂；燥热深结于阳明腑，脉道壅滞，则见脉沉迟而实；若热盛迫急，亦可见滑数。

【辨证要点】以日晡潮热、手足濈然汗出、大便秘结、腹满硬痛、舌苔黄燥、脉沉实等为辨证要点。

【鉴别诊断】阳明经证和阳明腑证均为里实热证，经证系无形热邪炽盛于阳明之经，腑证为有形实热结于阳明之腑；经证之邪热持续亢盛，消烁津液，可导致肠燥便结，最终形成腑证，故腑证的病情较经证为重。

三、少阳病证

少阳病证，是指外感伤寒病发展过程中，正邪交争，少阳枢机不利所表现的证候。少阳主要是指足少阳胆经、腑及其生理功能而言。少阳之经位于人身之侧，居太阳、阳明之间，外可从太阳之开，内可从阳明之阖，具有表里出入枢轴的作用，故有"少阳主枢"说。少阳病证，多由太阳经证不解，邪传少阳，或厥阴病转出少阳，或外邪直入少阳所致，一般见于外感病中期，其邪已离太阳之表，但尚未入阳明之里，处于表里之间，故又称之为"半表半里证"。

【临床表现】寒热往来，胸胁苦满，口苦，咽干，目眩，嘿嘿不欲饮食，心烦喜呕，脉弦。

【证候分析】邪入少阳，正邪分争，出入于半表半里之间，邪出于表与阳争，正胜则发热；邪入于里与阴争，邪胜则恶寒；由于正邪相争，各有进退，故见寒热往来；邪郁少阳，经气不利，故胸胁苦满；胆热上扰，热蒸胆气上溢则口苦；热灼津液则咽干；少阳风火上逆则目眩；胆热木郁，疏泄不利，故神情嘿嘿而寡言；木郁犯土，脾胃纳运呆滞，故不欲饮食；胃气上逆，则时时欲呕；胆热扰心则心烦；木气被郁，其脉则弦。

【辨证要点】以寒热往来、胸胁苦满、口苦、咽干、目眩、脉弦等为辨证要点。

四、太阴病证

太阴病证，是指外感病后期，脾阳不振、里虚寒湿所表现的证候。太阴主要是指足太阴脾经、脏及其生理功能而言。太阴为三阴之屏障，病邪内入三阴，太阴首受其伤，故邪伤太阴，疾病由阳转阴，它是三阴病证之初期轻浅阶段，多属里虚寒证。太阴病多由三阳病失治、误治，损伤脾阳，邪从寒湿而化；或脾阳素虚，阴寒之邪直中太阴所致。

【临床表现】腹满而吐，食不下，自利，腹痛时作时止，舌淡苔白滑，脉沉缓而弱。

【证候分析】邪入太阴，脾阳受损，寒湿停滞，气机不畅，故腹部胀满、腹痛阵发；中阳不运，寒湿中阻，脾胃升降紊乱，胃失和降而吐；纳化失司，则食不下；寒湿下迫肠间，则泄泻；阳虚寒湿内停，故舌淡苔白滑；中阳不振，寒湿内阻脉道，故脉沉缓而弱。

【辨证要点】以腹满时痛、食不下、自利等虚寒之象为辨证要点。

太阴与阳明同居中焦，互为表里，太阴属脾为里，阳明属胃为表，二者生理上相互为用，病理上相互影响，在一定的条件下常易相互转化。胃阳旺盛，邪入易从燥热而化，多为实热证；脾阳不足，邪伤易从寒湿而化，多属虚寒证；若阳明中气虚者，或因病证燥热而过用清下，损伤脾阳，则可转为太阴病证；太阴病证而中阳渐复，或因病证寒湿而滥用温燥，或寒湿郁久化热，亦可转为阳明病证。故有"实则阳明（热），虚则太阴（寒）"之说，说明了两者间的密切关系。

五、少阴病证

少阴病证，是指外感病后期，心肾阴阳衰惫，全身性虚寒所表现的证候。少阴是指足少阴肾和手少阴心经、脏及其生理功能而言。病至少阴，是伤寒六经病发展过程中最危重的阶段，表现为全身衰竭，而以心肾两虚为主。心为火脏，肾为水脏，少阴统水火二气，为人体阴阳之根，心肾相交维持人体阴阳平衡。邪犯少阴，由于患者体质阴阳盛衰的不同，可发生寒化和热化两种不同证候。

（一）少阴寒化证

少阴寒化证，是指心肾阳气虚衰，病邪入里从阴化寒所表现的全身性虚寒证候。就伤寒病而言，少阴寒化证是少阴病过程中较为多见的一种类型。

【临床表现】无热恶寒，甚则身热反不恶寒，面赤，但欲寐，四肢厥冷，下利而渴，小便清长，呕不能食，或食入即吐，脉微细，或脉微欲绝。

【证候分析】本证多由素体阳弱，病邪直中少阴；或三阳经病失治、误治损伤少阴；或太阴病发展，损伤心肾之阳，阳虚阴盛所致。

少阴阳气衰微，阴寒独盛，故无热恶寒；若阴寒盛极，虚阳被格拒于外而外浮，则可见到身热反不恶寒，或面红如妆的假热之象；阳气衰微，神疲不支，精神失养，则见但欲寐之神情衰惫之态；阳衰而阴盛，外不能温运四肢，则四肢厥冷；中不能温化脾胃，升降失调，则下利清谷、呕不能食、或食入即吐；吐利同时其津液随之外泄，加之阳虚不能化气升津，则下利伴渴，其渴必喜热饮，且饮量不多；下不能温运制水，则小便清长；阳气虚衰无力鼓动血行，故见脉微细，甚则欲绝。

【辨证要点】以无热恶寒、但欲寐、肢厥、下利、脉微细为辨证要点。

（二）少阴热化证

少阴热化证，是指少阴阴虚阳亢，病邪入里从阳化热所表现的虚热证候。

【临床表现】心烦不得眠，口燥咽干，舌尖红少津，脉象细数。

【证候分析】本证多见于素体阴虚阳盛之人。肾水不足，不能上济心火，致使心火亢盛，心肾不交，水火不济，故心烦不得卧；邪从阳化热，灼耗真阴，口失阴液的濡养，故口燥咽干；舌尖红少津，脉细数，均为阴虚阳亢之征象。

【辨证要点】以心烦不得眠，以及阴虚见症为辨证要点。

少阴兼水火二气，寒热杂居，其为病也较复杂。邪入少阴，既可从阴化寒而表现为阳虚，也可从阳化热而表现为阴虚，甚则阴阳俱虚。其中，寒化证为少阴病之本病，热化证为少阴病之变证，因此在临证时应注意随证辨治。

六、厥阴病证

厥阴病证，是指外感病较后期所出现的阴阳对峙、寒热交错、厥热胜复等的证候。厥阴是指足厥阴肝和手厥阴心包经、脏及其生理功能而言。厥阴本身体阴用阳，藏阳贮血，内寄相火，与少阳相表里，其中孕育着少阳生发的一阳之气。由于足厥阴经属肝络胆而挟胃，所以病入厥阴，多表现出肝、胃、胆功能失调。厥有极、尽之义，厥阴即为阴之尽，阳之始，示其阴中有阳，因而临床表现极其复杂，以寒热错杂，阴阳之气不相顺接为其病理特点，其中又以上热下寒证为其提纲。

【临床表现】消渴，气上冲心，心中疼热，饥而不欲食，食则吐蛔。

【证候分析】本证多因伤寒误治所致。邪入厥阴，阴阳交争，寒热错杂。其上热，因肝气上逆，心包之火炎上，邪热循经上扰，故见气上冲心、心中疼热；热甚伤津，故而消渴饮水；肝热犯胃则有饥饿感。其下寒，因阴寒趋下，寒伤中阳，肝木乘脾，脾气虚寒，运化不利则不欲饮食；上热与下寒相格拒，故而强食则吐；脾虚肠寒，内寄之蛔虫在进食时，可闻食气上逆而吐出。

【辨证要点】以上热下寒、寒热交错、厥热胜复为辨证要点。

七、六经病证的传变

"传"者，是指病证循着一定的趋向发展；"变"者，则指病证在一定条件下发生转变。

六经病证的传变与否，主要取决于正邪的盛衰、病体的强弱，以及治疗是否得当等因素。一般情况下，正复邪衰、体质强壮，或治疗得当，病证可由里达表，由阴出阳，此为病情向愈的转归；若邪胜正衰、体质虚弱，或失治误治，病邪则自表入里，由阳转阴，此多是病情加重的传变。常见的传变方式有以下几种：

（一）传经

传经，是指病邪从外侵入，逐渐向里深入，由一经病证转变为另一经病证。主要有以下三种方式：

1. 循经传

按六经的顺序相传。如太阳病不愈，传入阳明；阳明病不愈，传入少阳；三阳病不愈，传入三阴，首传太阴，次传少阴，最终传至厥阴。但另有一说，是按太阳病→少阳病→阳明病→太阴病→厥阴病→少阴病传变。

2. 越经传

按循经传次序，隔一经甚或隔两经相传。如太阳病不愈，不经阳明和少阳，直传太阴。此传多由病邪亢盛，正气不足所致。

3. 表里传

相为表里之两经相传。如太阳病传入少阴，阳明病传入太阴，少阳病传入厥阴等。从表阳经传入里阴经，多为邪盛正虚所致，一般提示由实证转为虚证，病情加重。

此外，在表里传中还有一种里邪出表、从阴经传出阳经者，如太阴病转为阳明病，少阴病转为太阳病，厥阴病转为少阳病等，此由阴转阳的转化，多为正气渐复，病邪渐退，正能胜邪，病情向愈之佳兆。

（二）合病

两经或三经的病证同时出现者，称为合病。如太阳阳明合病、太阳少阳合病和三阳合病等。

（三）并病

一经病证未罢，又出现另一经病证，称为并病。并病的两经病证合并出现，但有先后之别。例如，太阳阳明并病或太阳少阳并病，是先出现太阳病证，而后又出现阳明病证或少阳病证。

（四）直中

凡伤寒病初起，病邪不从阳经传入，而直接侵袭三阴经而发病者，称为直中。其特点是一发病就呈现三阴经的证候。

第二节 卫气营血辨证

卫气营血，是卫分、气分、营分、血分的合称。

卫气营血辨证，是将外感温热病传变过程中出现的病机和证候综合归纳为卫分证、气分证、营分证和血分证等四个阶段层次和证候，属于外感病的一种辨证方法。它是在伤寒六经辨证的基础上发展起来的，并弥补了六经辨证的不足，从而丰富了外感病辨证学的内容。

卫气营血辨证出自《温热论》，是清代叶天士在《内经》和《伤寒论》基础上所创立的诊治外感温热病的辨证方法。卫气营血的概念，首见于《内经》，它们均是人体内的精微物质，并具有不同的生理功能。叶氏根据《内经》卫气营血各自的特点予以引申，结合自己的临床实践和温热病的特点，将外感温热病由浅入深、由轻变重的病变过程和临床表现划分为卫分、气分、营分、血分四个不同层次和阶段。卫与气是无形之气，属阳，但卫主表而气主里：卫分主皮毛，是最浅表的一层，温热病邪从口鼻而入，首先侵犯肺卫，病位在肺与体表，病情轻浅；气分主肌肉，较皮毛深入一层，病位在肺、胸膈、胆、三焦、胃、肠等脏腑，病情较重。营与血是有形物质，属阴，但营为血中之气，为血之浅层，热邪进入心营，病位在心与包络，病情深重；血主里之深，邪入血分，热邪深入心、肝、肾，重在动血耗血，病情危重。

卫气营血辨证不仅概括了温热病发展过程的不同阶段中四类不同证候，同时还阐明了温热病发展变化的一般规律和预后，用以指导温热病的辨证论治。

一、卫分证

卫分证，是指温热病邪侵犯肌表，肺卫失宣所表现的证候，常见于温热病的初期。

【临床表现】发热，微恶风寒，舌边尖红，苔薄白，脉浮数；常伴头痛，口干微渴，咳嗽，咽喉肿痛等。

【证候分析】温热之邪，外袭肌表，卫与邪抗争而为邪郁，故发热、微恶风寒；因温热为阳邪，故多表现为发热重而恶寒轻；热性炎上，故舌边尖红；邪热在表，脉气外浮且急速，故脉浮数；温热邪气上扰清窍则头痛；上灼咽喉，气血壅滞则咽喉肿痛；邪在肺卫之表，热伤津液不重，故口干微渴；温邪犯肺，肺失宣降，故闻咳嗽。

【辨证要点】以发热、微恶风寒、舌边尖红、脉浮数为辨证要点。

二、气分证

气分证，是指温热病邪内入脏腑，正盛邪实，阳热亢盛所表现的证候，是温热病病势极盛的里实热阶段。由于邪入气分所犯脏腑、部位的不同，临床表现较为复杂，所产生的兼证较多。

【临床表现】发热，不恶寒反恶热，汗出，口渴，心烦，尿赤，舌红苔黄，脉数；或兼咳喘、胸痛、咳痰黄稠；或兼心中懊憹，坐卧不安；或兼日晡潮热，腹满胀痛拒按，时或谵语、狂乱，便秘或纯利稀水；或兼胁痛，口苦，干呕，脉弦数等。

【证候分析】邪在气分，多由卫分证不解，邪热内传入里；或温邪直入气分而成。

温热病邪，入于气分，正邪剧争，阳热亢盛，故壮热；阳热内盛，外灼肌腠，故不恶寒反恶热；热盛迫津外泄则汗出；津为热灼则口渴、尿短赤；热扰心神则心烦；里热炽盛，故见舌红苔黄、脉数有力。

若热壅于肺，肺气宣降失职，灼津为痰，可兼见咳喘、胸痛、咯吐黄稠黏痰等症；若热扰胸膈，气机郁而不宣，心神不宁，可兼见心烦懊忱、坐卧不安等症；若热结肠道，大肠传导失司，腑气不通，可兼见潮热便秘、腹满胀痛拒按；或燥屎结于肠中，热迫津液从旁而下，而见纯利稀水；邪热上逆扰乱心神，则谵语、狂乱等症；若热郁胆腑，枢机不利，胆气上逆，可兼胁痛口苦、干呕、脉弦数等症。

【辨证要点】以发热、不恶寒反恶热、舌红苔黄、脉数有力为辨证要点。

气分证具有邪盛正未衰，阳热亢盛而郁滞气机，症状表现较为亢奋的特点。其病变范围广，兼证繁杂。一般温热病邪不在卫分，又未及营分、血分的所有证候，均可属于气分证。

三、营分证

营分证，是指温热病邪深入，劫灼营阴，心神被扰所表现的证候，是温热病发展过程中病邪内陷较为深重的阶段。

【临床表现】身热夜甚，口不甚渴或不渴，心烦不寐，甚或神昏谵语，斑疹隐现，舌红绛，脉细数。

【证候分析】邪陷营分，多由气分证不解，内传入营；或卫分证逆传直入营分；或营阴素亏，温邪乘虚内陷营分所致。

营属阴，阳气夜行于阴，当温邪入营后，可灼伤营阴，导致阴虚阳亢，同时夜行于阴之阳气与在阴之邪相争，故其身热而夜甚；邪热入营，蒸腾营阴之气上潮于口，故口不甚渴或不渴；营气内通于心，心神被扰，轻则心烦不寐，重则神昏谵语；营血同行于脉中，邪入营分，热窜血络，外迫肌肤，则斑疹隐现；营分有热，热势蒸腾，故舌质红绛；脉细数，为热劫营阴之象。

【辨证要点】以身热夜甚、心烦或谵语、舌红绛、脉细数为辨证要点。

营分介于气分和血分之间，若病势由营转气，是病情好转的表现；若由营入血，则表示病情加重。

四、血分证

血分证，是指温热病邪深入阴血，热盛动血、耗阴、动风所表现的证候。热入血分是温热病发展过程中的最后阶段，也是最深重的危急阶段，病变主要累及心、肝、肾三脏。

【临床表现】身热夜甚，烦热躁扰，甚则昏狂、谵妄，斑疹显露，色紫或黑，出血见衄血、吐血、便血、尿血，舌质深绛，脉细数；或兼抽搐，颈项强直，角弓反张，目睛上视，牙关紧闭等；或见持续低热，暮热早凉，五心烦热，口干咽燥，形瘦神倦，耳聋等；或见手足蠕动，瘛疭等。

【证候分析】本证多由营分证病邪不解传入血分；或气分邪热直入血分；或因温邪久羁，劫烁肝肾之阴而成。

血分热盛，阴血受损，故身热夜甚；血热扰心，轻则烦热躁扰，甚则见昏狂谵妄；热盛迫血妄行，外溢于肌肤则斑疹显露，内溢于脏腑则见出血诸症；血热甚极灼津，血液黏稠，故见斑疹色紫或黑、舌质深绛或紫；血热伤阴耗血，故脉细数。

若血热燔灼肝经，引动肝风，则可见抽搐、颈项强直、角弓反张、目睛上视、牙关紧闭等"热极生风"诸症；若邪热久羁血分，劫灼肝肾之阴，热伏阴分，则致持续低热、暮热早凉、五心烦热；阴血耗竭可见口干咽燥、形瘦神倦、耳聋等热伤阴血之症；阴血不足，筋脉失养，而见手足蠕动、瘛疭等虚风内动的症状。

【辨证要点】以身热夜甚、昏狂谵妄、斑疹紫暗、出血动风、舌深绛、脉细数为辨证要点。

血分证病位最深，病情危重，以热盛动血、热盛动风、热盛伤阴为主要病机，虽均有热，但有虚实不同。心主血，肝藏血，邪入血分，势必影响心肝两脏；若邪热久羁，耗血伤阴，真阴亏损，病又多及于肝肾两脏。故血分证实热者多以心、肝血热神乱为主，虚热者则多以肝、肾阴亏为主。

五、卫气营血证的传变

温热病卫气营血的传变，同样要取决于正邪的盛衰、病体的体质，以及治疗是否得当等因素。主要有顺传和逆传两种传变方式。

顺传：指温热病邪循卫、气、营、血的次序传变。即病邪初感，先由卫分开始；卫分证不愈，渐次内传入气分；气分证不愈，然后传入营分；营分证不愈，最后传入血分。顺传标志着病情由浅入深，由表及里，由轻转重，邪气步步深入，病情逐渐加重的变化。

逆传：指温热病邪不按卫气营血的次序传变，当邪入卫分出现卫分证后，不经气分阶段，而直接邪陷心包或深传入营分、血分。逆传反映邪热亢盛，正气虚衰，无力抗邪，传变迅猛，病情重笃。

此外，温病发病和传变呈现多样化，如发病初期并未表现出卫分证，即出现气分证、营分证或血分证；或虽出现卫分证，但时间极短，病证即转为气分证、营分证或血分证。也常有两证合并出现的，如卫分证未罢，又出现气分证之"卫气同病"；气分证仍存，同时又出现营分证或血分证之"气营（血）两燔"等。如果治疗得当，也有营血之邪透出气分的转化。

总之，温热病的传变，既有按卫气营血循序传变的一般规律，也有不按一般规律传变的特殊传变。

第三节　三焦辨证

三焦辨证源自《温病条辨》，是清代吴鞠通创立的对外感温热病进行辨证归纳的一种方法。

三焦辨证依据《内经》关于三焦所属部位的概念，在《伤寒论》六经辨证及叶天士卫气营血辨证的基础上，将外感温热病的证候归纳为上焦病证、中焦病证、下焦病证，用以阐明三焦所属脏腑在温热病发展过程中不同阶段的病理变化、证候表现及其传变规律。

上焦病证主要包括手太阴肺和手厥阴心包的病变，其中手太阴肺的证候多为温病的初起阶段；中焦病证主要包括手阳明大肠、足阳明胃和足太阴脾的病变，脾胃同属中焦，阳明主燥，太阴主湿，邪入阳明而从燥化，则多呈现里热燥实证；邪入太阴而从湿化，多为湿温病证；下焦病证主要包括足少阴肾和足厥阴肝的病变，多为肝肾阴虚之候，属温病的末期阶段。

一、三焦病证

（一）上焦病证

上焦病证，是指温热之邪侵袭手太阴肺经或逆传手厥阴心包而产生的证候。

【临床表现】发热，微恶风寒，头痛，汗出，口渴，咳嗽，舌边尖红，脉浮数或两寸独大；或见但寒不热，咳嗽，气喘，口渴，苔黄，脉数；甚则高热，大汗，谵语神昏或昏聩不语，舌謇肢厥，舌质红绛。

【证候分析】温热之邪侵袭肺卫，则发热，微恶风寒；肺合皮毛主表，开合失司，则无汗或少汗；温热之邪伤津则口微渴；温热之邪犯肺，肺失宣肃则咳嗽；咽为肺之门户，温热之邪侵袭则咽红肿痛；温热之邪侵袭体表，故苔白、舌边尖红、脉浮数。温热之邪逆传心包，心神被扰，则神昏谵语，或昏聩不语；心开窍于舌，心神被扰则舌謇；热盛于内，阳气郁遏，则肢厥；热盛波及营分，则舌红或绛。

【辨证要点】本证以发热汗出、咳嗽气喘或谵语神昏等为辨证要点。

（二）中焦病证

中焦病证，是指温热之邪侵袭中焦脾胃，邪从燥化或邪从湿化而产生的证候。

【临床表现】身热面赤，呼吸气粗，腹满便秘，谵语神昏，渴欲饮冷，口干唇裂，小便短赤，苔黄燥或焦黑起刺，脉沉实有力；或身热不扬，头身重痛，胸脘痞闷，泛恶欲呕，大便不爽或溏泄，舌苔黄腻，脉濡数。

【证候分析】温热之邪侵入阳明，里热炽盛，故发热、面赤；热盛肺气不利，则呼吸气粗；实热之邪结于肠胃，则腹满胀痛、便秘；热盛伤津，则口干咽燥、小便短赤；舌红苔黄，或焦黑有刺，脉沉实为里实热盛之象。湿热郁阻，则身热不扬；湿邪上蒙，阻滞气机，则头胀身重；湿热郁蒸，中焦气机升降失司，则胸闷脘痞；湿热停留，膀胱气化失司，则小便不利；脾失健运，肠道传化失司，则大便不爽或溏泄；苔黄腻，脉濡数为湿热内蕴之象。

【辨证要点】本证以发热口渴、腹满便秘，或身热不扬、呕恶脘痞、便溏等为辨证要点。

（三）下焦病证

下焦病证，是指温热之邪犯及下焦，劫夺肝肾之阴而产生的证候。

【临床表现】身热颧红，手足心热，口燥咽干，神疲，耳聋，或见手足蠕动、瘛疭，心中憺憺大动，舌绛苔少，脉细数或虚大。

【证候分析】温热之邪深入下焦，肾阴耗损，虚火内扰，故身热颧红、手足心热；热邪伤阴则口干舌燥；神疲，脉虚大为正虚阴伤之象。温热之邪损伤阴液，水亏木枯，筋脉失养，故手足蠕动、瘛疭；阴液亏损，心失所养则心中憺憺大动；舌绛苔少，脉虚，为阴液亏损之象。

【辨证要点】本证以身热颧红、手足蠕动或瘛疭、舌绛苔少等为辨证要点。

二、三焦病证的传变

顺传：三焦病证多由上焦手太阴肺经开始，传入中焦，进而传入下焦，标志着病情由浅入深，由轻而重的病理进程。

逆传：病邪从肺卫而传入心包，说明邪热炽盛，病情重笃。故《温病条辨·中焦篇》总结为："温病由口鼻而入，鼻气通于肺，口气通于胃。肺病逆传则为心包。上焦病不治，则传中焦，胃与脾也。中焦病不治，即传下焦，肝与肾也。始上焦，终下焦。"

三焦病证自上而下的传变，是一般的规律。临床有邪犯上焦，经治而愈，并不传变者；亦有上焦病证未罢而又见中焦病证者，或自上焦而径传下焦者；亦有中焦病证未除而又出现下焦病证者，或起病即见下焦病证者；还有两焦病证错综互见和病邪弥漫三焦者。因此，对三焦病势的判断，应根据临床证候特点进行全面、综合分析。

第四节　经络辨证

经络辨证，是以经络学说为理论依据，对病人所反映的症状、体征进行分析综合，以判断病属何经、何脏、何腑，并进而确定发病原因、病变性质及其病机的一种辨证方法。

经络分布周身，运行全身气血，联络脏腑肢节，沟通上下内外，使人体各部相互协调，共同完成各种生理活动。当人体患病时，经络又是病邪传递的途径。外邪从皮毛、口鼻侵入人体，首先导致经络之气失调，进而内传脏腑。反之，如果脏腑发生病变时，同样也循经络反映于体表，在体表经络循行的部位，特别是经气聚集的腧穴之处，出现各种异常反应，如麻木、酸胀、疼痛，对冷热等刺激的敏感度异常，或皮肤色泽改变等。由此可见，经络辨证是对局部症状、体征进行辨析以确定病位的重要手段。

经络辨证是对脏腑辨证的补充和辅助，特别是在针灸、推拿（按摩）等治疗方法中尤为常用。经络辨证的内容，以十二经脉病证、奇经八脉病证和十五络脉病证为主，在此仅对其病证特点简要论述。

一、十二经脉病证

十二经脉包括手、足三阴与三阳经。各经病证包括经脉循行和所属脏腑的病变。它们的临床表现有三个特点：一是经脉受邪，经气不利，出现的病证多与其循行部位有关；如足太阳膀胱经受邪，可见项背、腰脊、腘窝、足跟等处疼痛。二是脏腑病候与经脉所属部位的症状相兼；如手太阴肺经病证可见咳喘气逆、胸满、臑臂内侧前缘疼痛等。三是一经受邪可影响其他经脉，表现多经合病的症状；如脾经有病可见胃脘疼痛、食后作呕等胃经病证，足厥阴肝经受病出现的胸胁满、呕逆、飧泄、癃闭等病证。

十二经病证的辨识是有规律可循的。只要明确经脉循行部位及其连属脏腑，以及病证特点，便可帮助我们辨别病变所在的经脉和脏腑。

（一）手足三阳经病证

1. 手太阳小肠经病证

嗌痛颔肿，不可以顾，肩似拔，臑似折，耳聋，目黄，颊肿，颈、颌、肩、臑、肘、臂外后廉痛。

2. 手阳明大肠经病证

齿痛，颈肿，喉痹，目黄，口干，大便秘或泄，鼽衄，肩前臑痛，大指、次指痛不用。

3. 手少阳三焦经病证

耳聋，心胁痛，汗出，嗌肿，目锐眦痛，颊痛，耳后、肩、臑、肘、臂外皆痛，小指、次指不用。

4. 足太阳膀胱经病证

寒热，鼻塞，头痛，目似脱，项如拔，脊痛，腰似折，髀不可以曲，腘如结，踹如裂，足小趾不用。

5. 足阳明胃经病证

发热以身前较甚，鼻痛，鼽衄，齿痛，咽痹，颈肿，口喎，膝膑肿痛，循乳部、气街、股、伏兔、胫外廉、足面皆痛，足中趾不用。

6. 足少阳胆经病证

口苦，善太息，心胁痛不能转侧，甚则面微有尘，体无膏泽，足外反热，马刀侠瘿，汗出振寒，疟疾，头痛颔痛，缺盆中肿痛，腋下肿，胸、胁、肋、髀、膝外至胫、绝骨外踝前及诸节皆痛，足小趾、次趾不用。

（二）手足三阴经病证

1. 手太阴肺经病证

肺胀，咳喘，胸部满闷，缺盆中痛，肩背痛，或肩背寒，以及臑、臂前侧廉痛，少气，洒淅寒热，自汗出等。

2. 手少阴心经病证

嗌干，心痛，渴而欲饮，以及目黄，胁痛，臑臂内后廉痛厥，掌中热痛。

3. 手厥阴心包络经病证

手心热，心中憺憺大动，臂肘挛急，腋肿，甚则胸胁支满，面赤目黄，喜笑不休，烦心，心痛等。

4. 足太阴脾经病证

舌本强，食则呕，胃脘痛，腹胀善噫，得后与气则快然如衰，身体皆重，体不能动摇，食不下，烦心，心下急痛，溏泻，癥瘕，泄，水闭，黄疸，不能卧，股膝内肿厥，足大指不能用等。

5. 足少阴肾经病证

饥不欲食，面如漆柴，咳唾有血，喝喝而喘，心如悬若饥状，善恐，心惕惕如人将捕之，口热，舌干咽肿，上气，嗌干及痛，烦心心痛，脊、股内后廉痛，痿厥，嗜卧，足下热而痛。

6. 足厥阴肝经病证

腰痛不可俯仰，甚则嗌干，胸满，呕逆，飧泄，狐疝，遗溺，闭癃，妇人少腹肿。

二、奇经八脉病证

奇经八脉为十二正经以外的八条经脉，即冲、任、督、带、阳维、阴维、阳跷、阴跷诸脉。奇经八脉具有联系十二经脉，调节人体阴阳气血的作用。奇经八脉的病证，由其所循行的部位和所具有的特殊功能所决定。其中督脉总督一身之阳，任脉总任一身之阴，冲脉为十二经之海，三脉皆起于下极而一源三歧，与足阳明胃经、足少阴肾经联系密切，所以冲、任、督脉的病证常与人的先、后天真气有关，并常反映为生殖功能的异常。如调理冲任可以治疗妇女月经不调、不孕、滑胎流产等；温养督任可以治疗生殖机能衰退等，均为临床所常用。带脉环绕腰腹，其病常见腰脊绕腹而痛、子宫脱垂、赤白带下等。阳跷为足太阳之别，阴跷为足少阴之别，能使机关跷健，其病多表现为肢体痿痹无力、运动障碍。阳维脉起于诸阳会，以维系诸阳经；阴维脉起于诸阴交，以维系诸阴经，所以为全身之纲维。阳维脉为病，多见寒热；阴维脉为病，多见心胸、脘腹、阴中疼痛。

奇经八脉病证与十二经脉也有密切关系，尤其是冲、任、督、带所见病证，与肝、脾、肾诸经尤为密切。其中"冲为血海，任主胞胎"，说明冲任为病，与月经、胎妊相关。由于冲、任、督同起胞中，"一源而三歧"，它们均与生殖有关。因此，临床常用"调理冲任"以治月经病；用"温养任督"以治生殖机能衰退等。①督脉病证：实则脊强反折，虚则头重；大人癫疾，小儿风痫。②任脉病证：男子为疝气，女子带下瘕聚。③冲脉病证：气从少腹上冲胸、咽、咳、唾，气逆而里急。④带脉病证：腹部胀满，绕脐腰脊痛，冲心痛，腰溶溶如坐水中，女子则赤白带下。⑤阳维阴维病证：阳维为病苦寒热，阴维为病苦心痛，阴阳不能自相维，则怅然失志，溶溶不能自收持。⑥阳跷阴跷病证：阳跷为病，阴缓而阳急；阴跷为病，阳缓而阴急；阳急则狂走，目不昧；阴急则阴厥。

综上所述，奇经八脉病证具有如下要点：

1. 督、任、冲、带四脉病证以生殖功能异常为主

督脉行身后中线，为阳脉之海，总摄一身之阳；任脉行身前中线，为阴脉之海，总承一身之阴；冲脉行任脉两侧，为十二经脉之海，总领诸经气血。三脉皆起于小腹而与肾、肝、命门密切相关。带脉总束诸脉，环腰一周，与十二经脉及督、任、冲脉交互沟通，共同调气血，主生殖。因此，督、任、冲、带四脉的病证多与人体的先、后天精气有关，常表现为生殖功能障碍及阴阳气血失调等，如妇女月经不调、流产、滑胎、不孕、赤白带下，男子阳痿、遗精、早泄、不育等症。

2. 阴跷脉、阳跷脉病证以肢体运动障碍为主

"跷"者，捷也，含提足敏捷和健步行走之意。阴跷脉从下肢内侧上行于头面，阳跷脉从下肢外侧上行于头面，交通一身之阴阳，调节肢体运动，故其病多见于中风偏瘫、风湿痹痛、腰背强直、手足麻木等症。

3. 阴维脉、阳维脉病证有表里之别

其表现以疼痛、寒热为主。阴维脉起于诸阴交，上行腹、胸部，与足太阴经相合，以维

系诸阴经，故阴维病为里证，多见心、胸、胃、前阴疼痛等；阳维脉起于诸阳会，经胁肋上肩，与督脉会合于风府，以维系诸阳经，故阳维病主表证，多见寒热、腰痛等。

三、十五络脉病证要点

十五络脉，是指十二络脉和任、督二络，加上脾之大络，总共十五条，是所有络脉的主体，通常称十五大络。具有渗灌血气，沟通阴阳，濡养周身的作用。

十五络脉的病证，与其循行及分布特点相关，具有以下三个要点：

1. 大络病证的表现与本经基本相同

大络具有沿经的分布性，络自经别出后多沿本经分布，或内达于脏腑组织，或外布于皮毛肌腠，络与经气相通。如手厥阴之络（内关），沿手厥阴经本经上系心包，联络于心，其病实证为心痛，虚证为烦心，与其本经病候基本一致。

2. 大络病证常兼有表里两经病候

大络的分布具有沟通表里的特点，阴经的络脉走向与它相表里的阳经，阳经的络脉走向与它相表里的阴经，进一步增强表里经的联系。正因为如此，大络的病证常兼有表里两经的病候。例如，足阳明胃经之络（丰隆），既表现为消谷善饥、腹胀痛、呕吐、喉痹等足阳明经的病证，又可见面肿、肢肿、身重等足太阴经的病证，还可见脾不统血的崩漏、月经不调等病证。

3. 大络的色形等局部变化能反映经脉、脏腑的病变

大络内通脏腑，外络体表。其经脉、脏腑、气血的病变可导致络脉中气血发生变化，而由络脉的色形反映出来。因此，诊察络脉的色形能测知相关经脉、脏腑的病变。例如，以络色辨寒热，色青白主寒，色黄赤主热；以络形辨虚实，络脉长而隆起者多主邪气实，短而陷下者多主正气虚。

下篇 综合运用与研究进展

第九章

病情资料的综合
处理和诊断思路

诊法与辨证是认识疾病的不同阶段，各有其主要的目的和任务。诊法是辨证辨病的前提和依据，主要任务是收集病情资料；辨证是将四诊所收集的病情资料，通过分析、综合、推理、判断的逻辑思维，得出符合临床实际结论的过程，也是将感性认识上升到理性认识，再回到临床中进行验证，并不断进行修正，不断深化认识的过程。

辨证的目的在于揭示疾病发展过程中某一阶段的病因、病性、病位、病机、病势等，是论治的前提。因此，在诊法与辨证的运用过程中，应当把诊法与辨证的内容联系起来灵活运用，同时必须对病情资料予以综合处理，遵循辨证的基本原则、要求和思维方法，熟练运用各种辨证方法，按照辨证的具体步骤，并做到辨证与辨病相结合。

第一节 病情资料的综合处理

四诊所收集的各种病情资料，为辨证辨病作准备，是认识病证的初级阶段。由于病情资料是识别病证的原始依据，故为了使辨识病证准确而可靠，对病情资料的综合处理应注意做到以下几个方面：

一、判断病情资料的完整和系统性

患者的临床症状和体征有表有里，有全身亦有局部，有单一亦有复合，其临床表现多种多样，涉及各个方面，因此病情资料应力求完整而系统。忽视病情资料的完整性，其遗漏或过于简单，往往导致漏诊、误诊；忽视病情资料的系统性，其杂乱无章、主次不明，则往往难以下结论。故在收集临床资料时，要求从四诊合参的原则出发，临证时不能只凭一个症状或体征便仓促作出诊断，不能片面强调或夸大某种诊法的作用，而必须对患者进行全面而系统的调查，发挥医者的主导作用，将诸种诊法综合运用，多层次、多角度、多方面收集病情资料。如问诊时，按"十问"的顺序进行，以免遗漏；对妇女尤必详问其经、带、胎、产史，对小儿要详审其发育史等。

病情资料的完整性和系统性，还反映在人与自然、社会的关系等方面，故应包括四时气候、地域水土、生活环境、职业性质、工作条件、生活习惯、性格好恶、精神情志、体质强弱等。诚如《素问·疏五过论》、《素问·征四失论》所告诫的医生不注意对病人作全面的了解、尤其是病人的社会生活和心理状态等而造成的失误。因此，在病情资料中不仅要有症状和体征，还要发掘疾病深层次的社会、心理因素。故按整体观察全身，以及做到察形与神、察机体与环境等的统一，是保证病情资料完整与系统的重要条件。

二、评价病情资料的准确性和客观性

临床表现多错综复杂，有些病情资料不够准确和客观，从而影响诊断。为了使病情资料真实可靠，必须准确地运用每一种诊法，那种"按寸不及尺，握手不及足"的不认真态度早已为张仲景在《伤寒论·序》中所批评；同时应防止主观性和片面性，避免先入为主、主观臆测或暗示的方法，如问诊时不应只"问其所需"或"录其所需"，否则不仅影响病情资料的完整性，也影响了病情资料的客观性。对有诊断或鉴别诊断意义的病情资料之或有或无，或轻或重，应当明确并予以分级量化；有某些症状如"少气"、"气短"等不能含混其词，似是而非。因此，必须采取实事求是的态度，对病情资料进行反复调查和动态观察，以及借用一些客观检查手段（包括现代医学的各种实验室检查、仪器探测等），以证实病情资料的可靠性。评价病情资料的准确和客观与否，还要看病人是否如实地、准确地反映病情。

三、分析病情资料的一致性程度

大多数情况下，病情资料（症、征、舌、脉等）所提示的病理意义一致，病机统一，所主病证一致，即所谓"脉症相应"，"舌脉相应"，"症舌相符"。说明病证不复杂，比较单一，容易辨证。

然而有的时候，病与症并不一致，其临床意义各不相同，体现出疾病的复杂性，它反映了疾病过程中的某些特殊规律。常见的有以下几方面的原因：①病情复杂，有多种病机同时存在，如多病共存、寒热错杂、虚实夹杂等；②病情发展的特殊性，存在因果交替、标本相错、病情发展不一致，如脾气虚而见痞满胀痛、或邪热急剧入里而舌苔仍白、痰饮病见舌体瘦薄（症状的特殊变化）等；③受治疗措施的影响，如热证因大量输液而致小便清长、长期使用皮质激素而致舌红肿大及癌症患者放化疗后出现发热、恶心呕吐、脱发等。

临床中针对各种不同情况，应认真诊察，全面掌握病情，熟悉中医学理论，善于分析，综合考虑，正确从舍，从纷繁复杂的病情中把握病证的本质。

四、辨别病情资料的主次

主症，多是病人主诉最明显、最痛苦的不适，是就诊的主要原因。任何病证都有其主要症状，是辨病辨证的主要依据。所以在诊法过程中，应及早确定主症并围绕它进行收集资料，避免漫无边际、毫无目的地罗列症状。有了主症的病情资料，才能系统条理、重点突出、主次分明。对于主症，尤应注意辨别其发生的部位、性质、程度、持续时间、缓解或加重因素等。以头痛主症为例，就其部位而言，应辨明头痛连项、两侧头痛、前额部还是巅顶部疼痛等；就其性质而言，应辨明头痛是刺痛、胀痛、隐痛抑或重痛等。在疾病过程中，主症可能是一个，也可能是几个，应视具体病情选择。

五、分析病情资料的属性

对病情资料属性的分析，是要求对病人出现的症状，包括病人的自觉症状、体征、以及化验、仪器等检查的异常结果进行判断，为辨别病证提供依据。

（一）病情资料属性的分类

对病情资料属性的划分，是根据它们在辨病辨证中的作用、意义和性质而确定的。对于病证而言，病情资料可划分为必要性资料、特征性资料、偶见性资料、一般性资料和否定性资料。其中，必要性资料和特征性资料是诊断病证的主要依据；偶见性资料诊断意义不大，但常可提示病证转化的可能性；一般性资料具有综合定性的意义；否定性资料则能为鉴别诊断提供依据。因此，在病情资料中，不仅要有揭示病证的阳性症状或体征，而且要有鉴别病证的阴性症状或体征。

1. 必要性资料

这类资料对病证的诊断是必备的，缺少这类资料就不能诊断为该病或该证。这类资料一般是该病、该证的主要表现。如咳嗽、气喘之于肺病，心悸怔忡之于心病，食少腹痛之于脾胃病，发热口渴之于热证，烦躁之于热扰胸膈证，寒热往来之于半表半里证，等等。

但必要性资料并不是排他性资料，即并非该病证所独有。如上所述，心悸为心之病证必备，但临床中心悸亦可见于热证；其次，心的病证还有失眠、多梦、精神症状等诸多表现，并非只有心悸。

2. 特征性资料

此类资料对某一病证的诊断具有确定性的意义，即这种病情资料只见于该病、该证，而不见于其他病证，但此类资料在该病证中又不一定必然出现。如便蛔之于肠蛔虫病，五心烦热之于阴虚证，饥不欲食之于胃阴虚证，等等。

另外，特征性资料还包括一些非特异性资料的有机组合，使该组合对某些病证的诊断具有特异性。如"四大症"，对其中的大热、大汗等症状而言，单独存在时对阳明经证的诊断并无特异性，但组合在一起时就具有诊断特异性。

3. 偶见性资料

此类资料在病证中出现率低，可见可不见，诊断意义不大。如肺阴虚证之"痰中带血"；感冒之"咳嗽"；《伤寒论》小柴胡汤证之"或胸中烦而不呕，或渴，或腹中痛，或胁下痞硬，或心下悸、小便不利，或不渴、身有微热，或咳"，等等。

须注意的是，偶见性资料常提示病证病情的转化，故不可忽视。如胃脘痛时出现黑便，提示有上消化道出血之病证；老年人长期干咳而见咯血常提示病情恶化；感冒病人咳嗽气喘则提示有入里犯肺的倾向。

4. 一般性资料

该资料对任何病证的诊断既非必备，又非特异，仅具有一般诊断意义。临床所见症状大多属于一般性资料，单独出现时对任何病证的诊断意义都不大，即缺乏特异性。而当这些资料组合在一起时，就具有诊断意义，如神疲、乏力、少气、懒言、舌淡等，组合在一起即为"气虚"的诊断依据。眩晕仅是一个一般性资料，但兼见面白、唇舌色淡等症，即为血虚；

若兼见腰膝酸软、耳鸣、健忘等，则为肾精不足；若兼见头胀头痛、面红目赤等，则又为肝火炽盛，等等。

5. 否定性资料

这些资料对病证的诊断具有否定性意义，于病证的鉴别诊断尤其重要。如感冒者若"无汗"，则否定风热感冒和伤风感冒，一般情况下即为风寒感冒；若感冒过程中"不恶寒"，则说明已不再是表证；若感冒"口不渴"，说明不是风热感冒，多为风寒。可见阴性症状也是病情资料的重要组成部分。

（二）病情资料属性的变化

病情资料的属性不是一成不变的，随着疾病的不同阶段而变化。如肺痈病溃脓期症见咳吐大量脓血痰，是必要性资料；而它对于肺痈病初期、成痈期则是否定性资料。又如消瘦可见于许多病证，一般为非特异性，但若身体急剧消瘦而无其他原因时，便应考虑有恶性肿瘤的可能，这时消瘦已不再是非特异资料。再如《伤寒论》第 120 条载："太阳病，当恶寒发热，今自汗出，反不恶寒发热，关上脉细数者……"恶寒发热为太阳病表证的必要性资料，现在病人不恶寒，亦不发热，为否定性资料，说明太阳病表证已去，病情起了质的变化。诸如此类病情变化，临床中要善于分析把握，抓住其本质特征。

第二节　辨证的思维方法和步骤

一、辨证的思维方法

（一）辨证的逻辑思维方法

在对病情资料分析的基础上，辨证的常见逻辑思维方法有类比法、归纳法、演绎法、反证法、模糊判断法等。这几种辨证的逻辑思维方法，彼此联系，并非独立，适宜于对常见与多发证的诊断，但这种诊断只不过是一种假说，尚待验证。因此，在辨证过程中，应发挥能动的积极性思维，克服惰性思维，避免诊断僵化或停滞不前。对于一些疑难杂证、疑似证、危急重证的诊断，还应运用特殊的思维方法。如对疑难杂证，常有经验再现、线索追溯、病因穷举及试验性治疗等。有名望的中医之所以对疑难杂证辨证准确且疗效好，无不与其有丰富的辨证论治的临床经验有关，故继承、发掘名老中医的诊治经验，并在临床中反复实践积累经验，将有助于辨证水平的提高和思路的拓宽。对疑似证的诊断与鉴别，关键在于应有求异的思维，因疑似证之间的临床表现相似，但症状特点及病因病机则不完全相同，因此要在相似的基础上运用求异的思维方法。对危急重证的诊断，应有准确、果断、迅速的思维，并注意诊治并举，急救为先。

1. 类比法

即对比法，通过已知和未知之间的对比而明确诊断的方法。临床只要发现病人的临床表现与我们掌握的病、证的临床表现或诊断依据（或诊断要点）相符合，即可诊断为该病、证。

在中医症状的归类或抽象中也常常应用类比法。如具有"动摇"特点的证候，或具有游走性质的，均归为"风证"。

类比法是一种直接的对应思维方式，迅速而简捷，熟练掌握各个病证的临床诊断要点是采用该法的先决条件。

2. 归纳法

即归类法，对比较复杂的病情通过归类分析而明确诊断的思维方法。即将患者的临床表现按照辨证的基本要素（如病因、病位、病性、病势等）进行归类，或按病类进行区分，从而认识疾病的本质。

按辨证的基本要素进行归类实际上是一种病机归类，如浮肿、尿少、舌胖、苔滑等为水液内停；神疲、乏力、少气、倦怠、声低、懒言、舌淡苔白、脉弱等为气虚功能减退；而畏寒肢冷、舌淡胖嫩、苔白水滑、脉沉迟弱等为阳虚温煦失职等等。若患者出现食少、食后腹胀、便溏、神疲乏力、少气、声低、舌淡脉弱，前三个症为脾脏功能减退，后面的症是气虚，应用中医理论进行辨证分析，可知此证为脾气虚证；若该病人为女性，又见月经过多，崩中漏下不止，则又应辨证为脾不统血证。

面对众多症状，如果逐一进行分析，必将杂乱无章，不得要领，无所适从。因此，运用归纳法对各种病情资料进行分析，是抓住疾病本质的重要方法。

3. 演绎法

对病情进行由浅入深、由粗到精的层层深入分析，直到明确诊断的思维方法。

例如对病情先分表里，如为表证，再辨病因之偏寒偏热；如为里证，再辨病因、定脏腑气血病位、辨病性之寒热虚实。

再如，根据脏腑的生理功能来推导其病理变化，也是一种演绎法。例如肺的生理功能为主气、司呼吸，宣发肃降，通调水道，其病理变化必然为主一身之气的异常（表现为气虚证候）、主呼吸之气的异常（表现为咳嗽、气喘等症状）及水液代谢的障碍（表现为上半身水肿、痰饮等病证）。若患者出现这些病理变化，即可确定为肺的病证。

又如，临床上根据某一疾病的常见证型，选择其中最符合患者病情的证作为诊断，也是一种演绎方法。

4. 反证法

即否定法。在辨证中通过否定而确定诊断的方法。例如，外感病患者有发热，若"不恶寒"，可否定其为表证，确诊为里证；再如伤寒表证治法指出"无汗不可用桂枝"，通过"无汗"，可否定该证是太阳中风证，而为太阳伤寒证。

5. 模糊判断法

对众多不精确、非特异性的症状信息，进行模糊的综合评判，而明确诊断的思维方法。例如气虚、血虚、湿阻等所表现的症状非常多，具有很大的模糊性和不确定性，比如其中的眩晕、麻木、腰酸等。根据中医相关理论及病证特点，求得近似的结论，看似不够精确，但由于它是对各种信息进行了综合分析后作出的评判，因而能从整体上认识事物的本质。

6. 其他辨证思维方法

其他还有诸如预测法，即根据生理病理及病机演变规律，预测疾病的变化和预测新的证型；试探法，通过"诊断性治疗"来确诊病证。此外，名老中医的"经验再现，线索追溯，病因穷举"等对于疑似病证的诊断作用，称"求异思维"。

（二）诸种辨证的灵活运用

在长期的医疗实践中，中医理论不断发展，对辨证的认识也不断深入，逐渐创立出行之有效的各种辨证方法，包括八纲辨证、病因辨证、气血津液辨证、脏腑辨证、六经辨证、卫气营血辨证和三焦辨证等。它们各具特点，各有侧重，相互补充而不能相互取代，形成了辨证体系的纵横交叉的网络，故要求将这些辨证方法灵活运用。

八纲辨证是各种辨证的基本纲领，阴阳、表里、寒热、虚实可以反映证的总体性质和部位，其他辨证方法均是它的具体化。而脏腑辨证是核心，因它是以脏腑理论为基础，尤其是五脏在人体中具有重要的生理功能，因此脏腑病证可以反映机体多方面的病变，其他辨证方法中许多证与脏腑密切相关，大多要落实在脏腑的病位、病机上，所以脏腑辨证具有其他辨证方法无法取代的价值。六经辨证、卫气营血辨证和三焦辨证是以不同阶段、不同层次地反映外感病证的演变。六经辨证开创了外感热病辨证论治的先河，多适用于伤寒，强调寒邪致病；卫气营血辨证是在六经辨证的基础上发展而来，多适用于温病，强调温热与湿热之邪为患；而三焦辨证则是在卫气营血辨证的基础上，补充湿热之邪伤人的内容，多适用于湿热温病。脏腑辨证、气血津液辨证、经络辨证主要适用于内伤病的辨证，但以脏腑辨证为中心；若气血津液病证的表现突出，则与气血津液辨证相结合；若与络循行部位的症状关系密切，则与经络辨证相结合。而病因辨证则以辨别六淫、疫疠、七情等因素为主要目的，是以上各种辨证方法的补充。灵活地运用各种辨证方法，但并不是面面俱到。为了避免繁多的辨证所致的错综复杂，以及名实异同的情况，故在辨证的思维中，应根据具体病证的特点选择最为适宜的辨证方法进行辨证。

二、辨证的具体要求和步骤

辨证的目的是寻找疾病发生发展某一阶段的病因、病性、病位等，并确定证名。所以辨证就要探求病因、分清病性、落实病位等，并最终确定证名。其具体步骤有以下几个方面：

（一）辨病因

辨病因就是探求病证发生的根本原因，是辨证的主要内容。任何病证都可寻求到其发病的原因，一般可通过问诊，直接询问发病时的各种因素，如湿痹多因久居湿地、淋雨涉水所致，泄泻多因饮食不洁、过食生冷所致，肝气郁结多因情志不畅、肝失疏泄所致等。但有些病因不能直接获得，故对病因的探求更重要的是通过审证求因，即从对病情资料的分析来探求病证之因，如外感风邪发病，病因是风寒或是风热，只有对临床表现的分析才可以认识；又如气滞、瘀血、食积、痰饮等病理产物作为继发性病因，也是通过审证而求得的。

（二）辨病位

辨病位就是确定病证发生所在的部位。致病因素作用于人体而发病时，一般总是有一定的部位，如脏腑、经络、五官九窍、四肢百骸，以及气血津液等都可能成为病位。病位不仅要落实在脏腑等具体部位上，而且应该结合生理病理变化来探求病位之所在，如心气虚证、脾阳虚证等，其中心气、脾阳均可理解为病位；另外，病证传变的层次也可视作病位，如表与里是病位，卫、气、营、血是病位等。辨病位在辨证中具有重要意义，因为病位不同，症状有异，常用的定病位的方法有如下四种：

1. 表里定位法

是病证横向传变的定位方法，在外感病证中运用广泛。六经病证中，三阳主表，少阳为半表半里，三阴主里；而卫气营血病证，病位按由表入里顺序排列。

2. 上下定位法

是病证纵向传变的定位方法，在六淫邪气致病和湿温病证中运用。如风邪侵上，湿邪伤下；湿温病证中有上、中、下三部位之不同。

3. 气血定位法

是辨别病证在气、在血的定位方法，通常运用于杂病辨证中。一般新病入气，久病及血；病轻浅者位在气分，病深重者位在血分。

4. 脏腑定位法

是辨别病证在不同脏腑部位的定位方法。此定位法涉及的范围较广。结合脏器与病因方面的关系定位，如风伤肝、火伤心、湿伤脾、燥伤肺、寒伤肾等。结合脏器与季节相应的关系定位，如春病位在肝、夏病位在心、长夏病位在脾、秋病位在肺、冬病位在肾等。结合脏腑所属经络循行路线定位，如肝之经脉绕阴器、抵少腹、布胁肋等，因此上述部位的病证可定位在肝。结合五脏与五体、五志、五液等的关系定位，如肝开窍于目、在体为筋、其华在爪、其志为怒、其液为泪，故以上方面的病证变化可定位在肝。结合脏腑与体表局部的对应关系定位，如寸关尺脉分候脏腑等。结合脏腑各自生理特点和临床病理表现定位，如肺主气，肺病证表现有咳嗽、气喘、吐痰或咯血等，因此见咳、痰、喘等可定位在肺。

（三）辨病性

辨病性就是分清病证性质。病证的发生，根本在于邪正斗争引起的阴阳失调，故病性总体表现为阴阳的偏盛偏衰，但具体表现在寒热、虚实的属性上，所以寒热、虚实是最基本的病性。

1. 寒热定性

有从病因的寒热定性，如感受寒邪多为寒证，感受热邪多为热证。但主要从临床表现特点定性，如寒证以冷、凉为特点，热证以温、热为特点。一般证的寒热属性，在外感病证中，常可揭示邪气的性质；在内伤杂病证中，则常揭示体内阴阳盛衰的变化，如阳胜则热、阴胜则寒，阳虚则内寒、阴虚则内热等。但应注意在某些情况下，病性与病因不一致，如阳盛体质之人，感受寒邪可从阳化热而表现为热证；也应注意在内伤杂病证中，某些证并无明显的偏寒或偏热的属性，如脾气下陷证、肾精不足证等。

2. 虚实定性

从病因定性：邪气盛则实，故六淫、痰饮、食积、瘀血等有形之邪所致病证可定性为实；精气夺则虚，故先天不足、后天失养、久病重病、房劳过度等所致病证可定性为虚。从病程特点定性：新病属实，久病属虚。从体质特点定性：素体强壮者多实，素体虚弱者多虚。从临床表现特点定性：凡机体处于虚弱、衰退、不足状态，抗病能力低下者，可定性为虚；凡机体处于亢盛、有余、兴奋状态，邪正交争剧烈者，可定性为实。对病证属性的定性，除寒与热、虚与实两端外，同样要注意它们间的错杂与真假。

（四）辨病机

辨病机就是阐明病证发生、发展变化的机理，也就是将病因、病位、病性等内容有机地结合起来，揭示其内在联系，得出对病证发生发展变化的整体而动态的全面认识。因为病因、病位、病性等都是侧重于病变过程中某一方面的认识，而证候的病机，则能全面解释临床表现发生的机理。病机要从临床症状的分析而确立，有的单一症状或体征即可反映病机，如盗汗为阴虚，舌红苔少亦为阴虚；但有的症状病机复杂，需结合多方面病情资料分析，如潮热，存在于阳明腑实、湿温、阴虚等多种病机之中。

（五）辨病情

辨病情就是辨别疾病深浅、轻重的程度。一般表证病轻浅、里证病深重，新病多急为标、久病多缓为本。辨病情相对于辨病性而言，是定量的方法。早在《内经》就有"揆度法，以判定病之深浅"，还有"五度"、"十度"等诊法，但仍有待完善。

（六）辨病势

辨病势就是预测病证发展演变的趋势。详审病势的目的在于从整体动态的思维中，推测病证的预后和转归。辨病势要将病证特点、患者体质、病邪性质、感邪轻重、治疗作用等因素综合考虑。外感病证病势急，内伤杂病病势缓；体质强者抗病能力亦强，病证易趋好转，反之易趋恶化；受火热之邪病势多急，感受寒湿之邪病势多缓；感邪轻预后较好，感邪重预后较差；治疗正确，恰中病机则病愈，反之则病当传变。

（七）辨证名

辨证名就是确定辨证的最后结论。证名要求用规范性术语高度概括疾病所处阶段的病理变化。对证名的确定，必须以辨病因、辨病性、辨病位、辨病机、辨病情、辨病势等为依据，其中病因、病性、病位、病机是基本。如肝胆湿热证，病位在肝胆，病性为湿热，病机为肝胆湿热；风寒束肺证，病因为风寒，病位在肺，病性为寒。

第三节　疾病诊断思路

一、疾病的概念

早在有文字记载的甲骨文中即有疾病的概念，随着中医学的发展，诊病在医疗实践中亦不断得到发展。自唐宋以后，便形成了内、外、妇、儿、五官等许多专科，每一专科都有各自病种的诊断，且涉及人体各个系统的疾病，故诊病在临床各科各系统中均有重要意义。

中医学对疾病的认识源远流长，但对疾病的概念则有许多不同的解释。要回答疾病是什么，同时也必须清楚与病相关的证、症概念及其三者间的相互关系。

（一）疾病的基本概念

中医学认为，人是一个有机的整体，并与社会、自然环境息息相关。在正常情况下，人体生理活动及其与外界环境处于相互协调的动态平衡状态，称之为"健康"，中医概括为"阴平阳秘"，即人体生理活动正常、心理状态平静、社会行为正常，能适应外界环境变化的状态。

在古代，"病"与"疾"的概念相同，合称疾病，二者微小差别是疾轻病重，诚如《说文解字》云"疾，病也"；"病，疾加也"。实际上现在已将"疾"与"病"互相通称，如疟疾，也可成为疟病。

一般地说，疾病是指在一定的致病因素（包括六淫、七情、饮食、劳逸、外伤等）作用下，机体与环境的关系失调，人体阴阳、气血、脏腑、经络的生理状态被破坏，出现了机能、形态或神志活动等方面的异常变化，且具有一定发展规律的全部演变过程，反映为若干特定症状、体征和各阶段相应证候的邪正交争的病理过程。是对该具体疾病全过程的特点（如病因、病机、主要临床表现等）与规律（如发病条件、演变趋势、转归预后）所作的病理性概括。

因此，疾病通常是从总的方面反映人体机能、形神异常变化或病理状态的诊断学概念，它包括功能和器质性两方面的改变。中医学对疾病的认识体现了天人相应、形神合一、阴阳平衡等的整体观念。

（二）与病相关的证、症概念

1. 证的概念

《玉篇》云："证，验也。"《增韵》云："证，候也。"《说文解字》中有"證"、"証"字。"證"的本义为证实、验证；"証"通"證"，为证据、证验之义，已被引申作为疾病的征象、证据。《伤寒论》各篇均称病脉证并治，证既可指具体症状，如"但见一证便是"，又可指证候，如"麻黄汤证"等。在古医籍中，"证"和"症"二者相通，"症"字在医学用语中虽义同"證"、"証"，但将部首"言"改为"疒"，随着时间的推移，"证"与"症"不仅仅是字形的改变，而且有了各自的含义。目前，已规定了证、症的各自含义。

证，即证候，它是疾病发生和演变过程中某阶段本质的反映，它以一组相关的症状和体征表现出来，是对疾病所处一定阶段的病因、病位、病性、病机等所作的病理性概括。

2. 症的概念

症，即病状，是病证所表现的各种现象，包括症状和体征。如发热、恶寒、疼痛、恶心、腹胀等症状是病人的主诉或体会到的不适感；舌淡苔白、脉细无力、下肢浮肿、腹部包块等体征是医生或病人发现的客观病理征象。另外，有些病证，患者自觉症状不明显，但是经仔细诊察或借用现代仪器设备检测所得到的实验室指标，如蛋白尿、血压高、血红蛋白低、大便潜血阳性等亦是病理征象。

（三）病、证、症之间的关系

症、证、病是中医诊断学中最基本的概念，三者之间的关系类似点、线、面的关系。病名是代表疾病全过程的特点与规律的根本性矛盾，证名是代表疾病当前所处阶段的主要矛盾，而症是病、证的具体表现。

"症"是最基本的要素，是诊病和辨证的主要依据。诊断的思维过程必须围绕症进行，症是原始的病情资料，经过分析将其上升到证乃至病的高层次上，才能对疾病作出准确的诊断。临床上，有脉症顺逆及寒热、虚实证的真假，而疾病的本质则一，因此对脉症的从舍和寒热、虚实证的真假判断，就是为了对疾病本质予以正确认识。

"证"和"病"都是对疾病本质的认识，二者既有联系又有区别。"证"是病的阶段性反映，主要揭示病变当前的主要矛盾，"病"要求体现疾病全过程的根本矛盾。病与证纵横交叉，病的本质一般规定了症的表现和证的动态变化规律，在病的全过程中可有不同的证，而同一个证又可见于不同的病之中，所以病与证之间存在着同病异证、异病同证的相互关系。如感冒，因有外感寒、热病因的差别，故有风寒表证和风热表证的证型；而若患者都具有阳虚体质，则都可以表现出肾阳虚证；又如许多慢性消耗性疾病的晚期都可出现脾虚的证候。临床上既要辨证，又要辨病，才能使诊断更全面、更正确，治疗更有针对性。

二、疾病诊断意义

疾病诊断就是确定疾病的种类和病名。临床中，根据四诊等方法所收集到的临床资料，在中医理论指导下进行综合分析，按照有关"病"的定义，确定疾病的病种，并对该病种的特点和规律进行整体性的诊断思维过程，称为"辨病"或"诊病"。

病名是中医学在长期临床实践中产生和发展起来的重要概念，代表着该具体病种的本质及特征，因而病名诊断是中医诊断不可缺少的部分。由于证候诊断较难体现疾病发展的演变规律，因而疾病诊断不能由辨证代替；也由于中西医学的理论体系、文化背景等有较大差异，因而也不能用西医病名代替中医病名。

由于每一种疾病都有各自的本质与规律，有一定的病因可查、病机可究、规律可循、治法可依、预后可测。因而明确疾病的诊断，便可以根据该病演变发展的一般规律，总揽病变全局、把握证候主症、治疗针对性亦强。正如朱肱《南阳活人书》所谓："因名识病，因病识证，如暗得明，胸中晓然，无复疑虑，而处病不差矣。"

（一）总揽病变全局

任何疾病，均有自身的特点和规律，以此把握疾病的全局，有利于该病的辨证治疗。如麻疹的根本性矛盾是麻毒内伏，在其初起阶段，易与感冒、风温肺病等外感病混淆，若不能辨别病名，就会忽视麻毒内伏的关键；发热三四日后，疹点出现于皮肤，若能明确麻疹的诊断，便胸有成竹，知其从疹点透发的情况及伴随症状判断病变之顺逆，当病势顺时，即使有发热、咳嗽、喷嚏流泪等症，也可不必作特殊治疗；但当麻疹难以外透时，则应及时透疹，并防热毒闭肺、疹毒内陷之可能。又如中风病，可分为三个阶段：平素经常出现头晕头痛、肢端麻木、眩晕欲仆以及一时性语言障碍等症状时，为中风先兆，乃肝肾阴虚、肝阳上亢、欲作化风之势；而一旦出现突然眩仆、昏不知人等症状时，为卒中，系肝风夹痰夹瘀、上蒙清窍而成；神清之后，往往脉络闭阻，表现为半身不遂、口眼㖞斜、语言不利等中风后遗症。此病虽出现了三个不同阶段的表现和证候，但始终沿着阴虚阳亢、肝风夹痰夹瘀上蒙清窍、络脉闭阻的基本病变规律发展变化。因此，若能认识本病的本质与规律，便能总揽病变全局，在诊疗上便能获得主动。

（二）把握证候主症

异病虽可以同证，但若仔细分析，由于所属病种不同，其证候表现并非完全相同。即构成同一证型的诸要素如主症、次症、兼症及舌脉等，在不同的病种中其主次地位是不一致的。如同为脾虚证，大便溏泻和食后腹胀喜按均为其构成要素，但是病胃脘痛的脾虚证主症是食后腹胀痛，可不一定出现大便溏泻；而便血病之脾虚证主症则以便血紫暗为主，腹痛隐隐、大便稀溏为次症。又如哮喘、水肿、崩漏、阳痿等不同疾病，虽均可出现肾阳虚证，但它们各自的主症是不同的。

同病虽可以异证，但无论证型有何差异，既然病则一，也就是基本病机是一致的，那么其主症可贯穿病变全过程，即同病异证，异中有同。如肺痨病，虽有肺阴亏损、阴虚火旺、气阴耗伤、阴阳两虚等不同的证型，但该病的临床特点有咳嗽、咳血、潮热、盗汗四大主症，均可出现于上述四证型之中，只不过因病情轻重或病各阶段的不同而略有差别，病轻者四大主症未必悉具，病重者则四大主症多先后相继发生或合并出现。又如消渴病，虽有上、中、下三消之分，但该病总以多饮、多食、多尿及形体消瘦的"三多一少"的主症为基本特征。

（三）治疗针对性强

以辨病为主所进行的专法、专方、专药治疗，是中医学术发展和中医临床的一个重要内容。徐灵胎《医学源流论》指出："欲治病者，必先识病之名……一病必有主方，一病必有主药。"说明不同疾病可有自己的专法、专方、专药治疗。专病可有专法治疗，如内痔常用枯痔疗法、结扎疗法，圆翳内障成熟后可采用金针拨障疗法等；专病可用专方，如少阳病用小柴胡汤，百合病用百合类方，肠痈用大黄牡丹汤或薏苡附子败酱散，郁病用逍遥散，脏躁用甘麦大枣汤，蛔厥用乌梅丸等；专病采用专药治疗，如海藻、昆布软坚散结而治瘿肿，水银、硫黄杀虫止痒疗疥癣，常山、青蒿截疟而治疟疾，黄连、鸦胆子治痢疾等。这些专法专方专药对疾病的治疗有很强的针对性，可以大大提高临床疗效，是辨证施治或随证加减的灵活随机性所难以比拟的。青蒿有退虚热的功效，但青蒿能截疟，主治疟病，所以如何寻求对疾病有效的治疗药物，青蒿素的研制成功给予了我们有益的启示和思考，这也是疾病诊断所采取的针对性治疗的意义所在。

三、疾病诊断的一般方法和途径

从某种角度说，疾病诊断实际是要将各种各样的具体病变，从"疾病"这个总概念中区分开来。区分的方法，一般是分辨其属于何类疾病，并层层分辨，直至认识其是何种具体病种，作出病名诊断。

病情的表现是复杂多样的，但是任何疾病都有其发病、病状、病程演变等方面的规律和特点，而这些规律是可以被把握的。因而疾病诊断的一般途径，大体来说是根据病因或发病特点、病史、主症或特征性症状、特发人群、流行情况等进行分析思考。

（一）根据发病特点辨病

患者年龄、性别、发病特点等的不同，常可提示或缩小诊病的范围。

如新生儿出现黄疸称胎黄，属血疸范畴，轻微者多属生理现象；青年人患黄疸，以肝热病、肝瘟为常见；中年以上患黄疸，常见于肝积、癌病，男性多为胰腺癌、肝癌，女性多为胆癌。

又如妇女于月经期或经期前后出现某一主要症状，并呈周期性者，属月经期疾病，如有经行乳房胀痛、经行发热、经行头痛、经行泄泻、经行吐衄、经行风疹块、经行眩晕、经行浮肿、经行情志异常等。

麻疹、水痘、霍乱、时行感冒、白喉、痄腮、天行赤眼、肝热病、痢疾、黄水疮、疥疮、臊疣、痨病类疾病等，均具有传染性或流行性。因而熟悉这些疾病具有传染或流行的特点，及时发现其传染性、流行性，也是明确疾病诊断的主要线索。

（二）根据病因病史辨病

若能确定导致疾病发生的特殊原因，对疾病诊断极为有益。如因食生蚕豆后出现腹痛、黄疸者，为蚕豆黄；近期有输血史，或毒蛇咬伤史，或服用损伤肝脏药物史，而出现黄疸者，多为血疸。因思虑劳神过度，失眠而头晕者，为神劳；因乘车船而发头晕，伴恶心呕吐者，为晕动病；新产之后头晕为主症者，为产后血晕；因头颅损伤而头晕、头痛者，为头部内伤。又如神昏者，不可能了解病人的自觉症状，但若有头部外伤、在暑热高温下劳作、暴遇寒冷、过饥过累、过量饮酒、食服毒物、食物或药物过敏、吸入煤气、自缢、淹溺、遭受雷电等病因或病史者，可分别诊断为头部内伤、暑厥、冷厥、饥厥、酒厥、食物或药物中毒、风厥、煤气中毒、自缢、溺水、电击伤等病。

了解既往患病情况，根据其病情演变趋势而推测当前疾病，也是临床诊病的思路之一。如内脏本有长期的严重疾患，在原有病情加重的基础上出现神昏者，常见于脏厥、中风等病；原有严重心脏病史，心悸、心痛，出现昏迷，面色苍白或青紫，肢厥，冷汗淋漓，脉结代或微者，多为心厥、真心痛；昏迷发生于肾水、癃闭、肾衰等病中，尿少尿闭，或多尿，呼气有尿味，见于肾厥；本有肝系疾病，如肝瘟、鼓胀等，出现昏迷，嗅及肝臭味者，为肝厥；本有严重肺系疾病，如肺胀、尘肺、哮病、肺癌等，咳嗽气喘，出现昏迷，多为肺厥；因颅脑损伤、中风、中毒等，出现神昏、身体僵直、二便失禁，其状若尸者，为尸厥；原有风眩等病，头晕头痛，血压高，突然仆倒，神志昏迷者，为中风。

（三）根据主症或特征症辨病

主症及特征症是许多疾病诊断的主要线索和根据。如百日咳，必有阵发性呛咳的主要表现；痄腮以腮部肿胀、疼痛为主要表现；哮病必有喉间哮鸣有声、呼吸喘促的主症；突发口眼㖞斜为主症者，一般为口僻；以反复发作、或左或右的剧烈头痛为主症者，多为偏头痛；以高热、身发斑疹为主要表现者，多为温毒发斑；以朝食暮吐、暮食朝吐为主症者，诊为胃反；经常大便干结、排便困难者，诊为脾约；尿出砂石，或X线检查发现结石阴影者，可确诊为石淋；蛔虫、姜片虫、寸白虫、蛲虫、钩虫等寄生虫病，粪便检查有虫卵，可作为确诊的根据；全血细胞减少，是诊断髓劳的主要依据。

（四）根据特发人群辨病

如妇女有经、带、胎、产、杂病，故育龄妇女就诊，应考虑此类疾病，若以月经异常作为主诉，则总不离月经的期、色、量、质异常，如月经提前、月经延后、月经先后无定期等；男性有遗精、阳痿、早泄、不育等特发疾病；老年人以久咳、肺胀、风眩、胸痹、消渴、脑瘘、痴呆、精癃、癌病等较常见；小儿有疹、痘、惊、疳、五迟、肥胖等特发病；生活于西北、沙漠等干燥地区者，易患干燥性疾病。凡这些人就诊，应考虑到其特发病的可能。

四、疾病分类的诊断意义

疾病分类，即"病类"，是指按照疾病的某些共同的或相似的性质、特点而形成的疾病类别。

对疾病进行分类诊断的目的，在于从病类与具体病种的共性与个性中认识疾病本质的异同。即首先通过区分疾病的类别，以缩小疾病判别的领域，再从所确定的病类中找出该病的特征表现，从而确定具体的病种。每一类病均包括若干具体的病种，因此，不能将病类与具体病种相混同。

科学分类的根据是事物的本质属性。对于各种疾病，可根据其病因、病位、病性与病状等不同本质而进行不同的分类。临床常用的疾病分类方法有病性分类法、病位分类法、病状分类法、按科分类法等。

（一）病性分类法

以疾病的病理性质作为分类疾病的主要依据的方法，称为病性分类法。

认识和辨别疾病的病理性质，对于掌握疾病的共同规律和指导治疗均有重要的意义。由于同类疾病的病理性质明确，病因基本相似，病机的共性突出，可有共同的发展演变趋势，预后也基本相同，因而可采用共同的方法进行治疗。

按病性归类疾病，主要有疫病类、时行病类、劳病类、痨病类、瘅病类、胀（着）病类、郁病类、绝（脱，衰）病类、厥病类、癥（积）病类、癌（岩）病类、瘤病类、痹病类、痿病类、淋病类、虫病类、中毒病类、痈病类、疽病类、疔病类、癣病类、湿疮（疡）病类、痔病类、疝病类、骨折病类、脱位病类、损伤病类、外障病类、内障病类、瞖病类等。

每类性质相同的疾病，其不同的病名多是根据病位的不同而确定，如肝痈、肠痈、肺痨、骨痨等，即病位加病性而定病名。

以病性为主的分类方法，优点是疾病的病理性质明确，病机的共性突出，有利于指导治疗。缺点是不能反映病位的系统性，有些疾病难以按照病性分类。

（二）病状分类法

以疾病的突出表现（症状或体征）作为疾病分类依据的方法，称为病状分类法。

由于有的疾病是以主症作为病名，因而便可将以主症作为主要依据进行命名的病种，分别归入于黄（疸）病类、水（肿）病类、痛病类、出血病类、眩晕病类、泻泄病类、出疹病类、瘙痒病类等。每类之下，可包括若干独立的病种。

以病状为主的疾病分类法，其优点是疾病的主症突出，临床易于掌握。但病状毕竟只是疾病的现象，多数疾病不宜以主症作为病名。因此，以病状分类疾病的方法，其应用范围是有限的。

（三）病位分类法

以疾病所在的脏器、形体组织或部位作为疾病分类主要依据的方法，称为病位分类法。

如脑系病类、眼病类、耳鼻咽喉口齿病类、心系病类、肺系病类、脾系病类、肝系病类、肾系病类、肛肠病类、男性前阴病类、乳房病类、皮肤病类等，主要是按部位而划分。每一大类之下，一般又可分为若干子类。如眼病类，可分为胞睑病、白睛病、瞳神病及外伤病等；脾系病类可分为食管病、胃病、肠病、胰病、脾病等。

每大类及其子类中，包括若干独立的病种。如肺系病类，包括肺热病（瘅）、肺咳（含暴咳、久咳）、哮病、肺胀、肺络张、肺痿、肺痈、肺痨、肺癌、肺水、肺厥、肺衰、尘肺等；肛肠病类，包括内痔、翻花痔、外痔（含皮痔、气痔、葡萄痔）、混合痔、肛裂、肛痈、脏毒、肛瘘［漏］、穿肠瘘、脱肛、肛肠痒［肛痒风］、肛门湿疡［顽湿］、息肉痔、悬珠痔、肛门失禁、肛门狭窄、肛门挛急、锁肛痔等。

以病位为主的疾病分类法，其优点是疾病的定位明确，与解剖、生理的系统性基本一致，病种概括较为完整。其缺点是较难反映病理共性，病种多而病性各异，某些传染病、部位不明、涉及多个脏器组织的病，则不便归入。

（四）按科分类法

以大的疾病类别及临床诊疗特点，按医学分科为基础对疾病进行分类的方法，称为按科分类法。

历代许多医著基本上都是按科分类疾病。现代中医临床一般分为内科（含传染科）、外科（含皮肤科、肛肠科）、妇产科、小儿科、骨伤科、眼科、五官科（含口腔科、耳鼻喉科）、针灸科、推拿科等。每科又可再分子学科，如内科一般分脑病科、心病科、肺病科、肝病科、肾病科、消化病科等。各科都有各自的病种范围，如妇产科疾病主要有月经病、月经期病、带下病、妇科杂病、妊娠病、产科病、产后病等；儿科疾病主要有新生儿病、小儿特发病、小儿杂病等。

以科为主的疾病分类法，其优点是体现了各科诊疗的特点，有利于指导就诊，但有的疾病可归属于多科，如肠痈既可属内科，也可属外科，蝶斑疮可认为是皮肤病、外科病、内科病等。

总之，疾病分类的主要目的在于区分病种、帮助诊断与鉴别诊断，而各种疾病分类方法各有利弊，均难以将所有疾病全部概括。

五、疾病命名的诊断意义

病名是中医学在长期临床实践中产生和发展起来的重要概念，是中医学术体系的重要内容，它代表该病的本质及特征。

每一病名都从一定角度反映着疾病的突出本质，每一病名的定义则要求全面反映该具体疾病的特征与规律。因而理解了病名概念及其含义，便有利于把握疾病的本质，从而有利于疾病的诊断与鉴别。

每一病名都是对该病本质所作的概括与抽象。由于中医对疾病本质认识的角度不同，以往对疾病的命名形式也不拘一格。位于体表的疾病，多数是以具体的病理改变作为病名，如痈、疽、癣、痔、骨折、麻疹、水痘、脱肛、沙眼等；内在脏器的病变，不易从外观察得知内部的具体病理改变，因而古人常以表现于外的症状或体征作为病名，如黄疸、水肿、头痛、青风内障等。一般而论，外科（含皮肤科、肛肠科）、骨伤科疾病，多有外部形征可察，故多以外部病理体征作病名；内科、妇科、儿科病变，外部形征较少，故多以自觉的主要症状作病名；眼科、耳鼻喉科病变，有的是据外部征象命名，有的则依自觉症状命名；外感温热病更应注意自然环境的影响，故常结合时令、气候而命名，如中暑、夏季热等。

由于每个病名的实际用词一般只有二至四字，如风疹、乳蛾、鹅口疮、附骨疽、圆翳内障、缠腰火丹等，有的甚至只有一个实词，如疟、癫、痛、哮、痢、疖等。这一方面说明中医的病名非常精炼、缜密，限定词少，具有简明的特点，这是中医病名的一大特点；另一方面则因一个简短的病名，不可能将每种病的本质属性概括无遗，于是可从不同的角度对疾病进行命名，以致出现一病多名的现象。

中医学对各种疾病的命名形式，可归纳为以下诸种：

（一）本质属性式

耳胀、厌食、视歧、胎动不安等，是以主要症状命名。麻疹、上胞下垂、黄胖病、解颅等，是以主要体征命名。中暑、蛔虫病、破伤风、毒蛇咬伤等，是以主要病因命名。感冒、脏躁、痰厥、白内障、疔疮等，是以病理性质命名。春温、风温、暑温等，是按时令气候而命名。

（二）形象寓意式

狐臭、雀目、鱼鳞风、绣球风、崩漏、乳蛾等，是病状结合比喻而命名。有的病名含有特殊的寓意，如疟疾（病情酷疟）、霍乱（病起于顷刻之间，挥霍缭乱）、花柳病（隐指因眠花宿柳而得的性病）、恶阻（有孕而恶心，阻其饮食）等。

（三）特征组合式

许多病名往往不是根据单一因素而定，而是将几种本质属性组合而进行命名。如胸痹、肺痈、肝厥、胁疽、肌痿等，是病位加病理而命名；蛔厥、蓐劳、暑疖、蛊胀、湿温、气瘤等，是病因加病理而命名；异物入目、脏毒、脐风、肺（吸）虫病等，是病因加病位而命名；蚕豆黄、漆疮、湿疹等，是病因加体征而命名；胁痛、耳鸣、心悸、胃痛等，是病位加主症而命名；脐疝、脊骨伤、白睛溢血等，是病位加体征而命名；呃逆、枣花翳、红丝疔、郁冒、劳疸等，是病理加体征而命名；羊痫风、子母痔、月蚀疮、蛇头疔、仰月内障等，是病理加形象比喻而命名。

（四）附加条件式

疫痢、天花、瘴疟、时疫发斑、软脚瘟、天行赤眼、春温等，突出了该病的传染性。暴喑、卒中风、慢惊风、顽痹、真心痛、走马牙疳、休息痢、急黄等，提示病之新久缓急。经行发热、子嗽、子肿、梦遗、胎患内障、童子痨、老人淋等，阐述了发病条件。

六、正确运用中医病名

中医病名具有悠久的历史，历代医籍中记载有大量的病名。中医学对疾病的命名很多是以主症、临床特点及病因病机为基础，具有简明、形象、科学的特征。例如白喉、湿疹、破伤风、胬肉攀睛、鹅口疮、舌菌、痄腮等，简练精当，见其名便知其义，易于掌握。其中许多病名如痢疾、霍乱、疟疾、癫痫、哮喘、痛风、感冒、子痫、麻风、脚气病、痈、破伤风等，为中西医所共用。

现代的疾病病种，大部分已为前人所发现，并赋予了特定的病名，为了满足临床的实际需要，应注意继承与挖掘古代的善名。如脏躁、肺胀、狐惑病、蝶斑疮、落枕、疰夏、鼻渊等许多病名，均具有中医学特色，应继续采用。由于中医的病名非常精炼，不少是据病状而名病，如咳嗽、泄泻、水肿、带下、暴盲等；或实际为病类概念，如痹、厥、暑温、风温等，并不都是真正独立的具体病种，因而要正确区分，以免影响疾病的正确诊断。还应指出，临床上的病种很多，并不只是各科教材所列，因此不能仅局限于从教材所列病种中选取病名。

由于病情的复杂性，有的病人所患疾病可能不止一种，同时不同病种尚可兼并、转化。如胆胀可合并胆石；既患感冒，又有肩痹宿疾；既有内痔，又有肛瘘；某些肝病的全过程，可有肝瘅、肝著、肝积、鼓胀、肝厥等不同阶段的病名。因而数病同存而有多个病名诊断，或随病情转变而有不同病名，这在临床上都是实际存在而应该是允许的。但同一种病则不允许有多个诊断，如某患者有低热、盗汗、咳嗽、咯血、X线检查肺部有结核病灶等表现，其诊断应为肺痨，而不能诊断为咳嗽、咯血、盗汗等，因为后者既是症状，且违反了病间互斥的原则。所谓病间互斥，即同一病不允许既诊断为甲病，又诊断为乙病。由于病情的表现不够明显，或因诊断条件有限，或是医生的学识、经验不足等情况，若对具体病种不能及时明确诊断时，可采用"XX症（如腹痛、发热）待查"、"烂喉痧待排"、"疫毒痢？"等不确定性诊断形式，但当病名诊断一旦明确，则应及时予以纠正。

当然，中医病名也有不足之处，如命名的标准不统一，病、证、症的名称概念时有混淆，一病多名或多病一名的现象较多，有的病名定义欠确切，内涵与外延不够清楚，病种分化不够，有的病名实为病类概念等。随着中医学术的发展和现代化进程的加快，这些问题将逐步得到解决。临床工作中，为明确诊断，防止误诊误治，应合理参照西医病名。

第四节　辨证与辨病相结合

辨证与辨病是诊断疾病的两种方法，中医诊断要求病名和证名的双重诊断。正确认识辨证与辨病各自的优势与适应范围，辨证与辨病相结合，是提高临床诊治水平的重要途径。

一、辨病在先，以病限证

临床中，病人欲知自己所患何病，疾病统计都是以病名为主。医生面对纷繁的病种，复杂的病情，通过辨病，将辨证局限在某一疾病中，可以缩小辨证范围，减少辨证的盲目性。

每种疾病都有其基本病机和传变规律，疾病的基本病机贯穿于疾病的全过程，但是作为证候特征的各阶段的主要病机却存在差异；证候的转化，即各阶段的主要病机的变化，可以揭示出疾病的传变规律；另外，不同的疾病有各自的规律和特点。因此，辨病可以区分疾病的不同性质，而掌握临床各科各系统疾病特点，就能有力地指导辨证。

二、从病辨证，深化认识

每种病的病变过程可分为不同的阶段，每个阶段的病状、病性等不尽相同，不同的病人其表现、转归也可能有所差异。辨病可以获得对疾病的整体本质和全过程病变规律的认识，由此进一步辨证，又可以获得对疾病中不同阶段病机特点的具体认识，因为辨证是对疾病发生发展至某一阶段病因、病性、病位等所得出的概括性结论。所以，一方面证受到病的限定，辨证的范围缩小；另一方面证又受到诸如体质、情志等个体因素的制约，使辨证比辨病对疾病的认识更加深刻而丰富。先辨病继而辨证，可使中医诊断不断深入和具体化，显示出中医诊断的特色。

中医的理法方药基本上是以证为基础的，中医临床突出辨证论治便说明了这一点。辨证是在对疾病感性认识的基础上所进行的理性认识，是高度概括的综合概念。因此，从病辨证，有利于反映疾病现阶段的基本特点和发展趋势，从而为论治提供准确可靠的依据。

三、辨病辨证，相得益彰

在辨病的基础上进一步辨证，既有全局观念和整体认识，又有阶段性、现实性和灵活性认识。辨病有助于提高辨证的预见性、准确性，重点在全过程；辨证又有助于辨病的个体化、针对性，重点在现阶段。对病的治疗有专方专药，其针对性强；对证的治疗为辨证论治，其灵活性强。因此，辨病与辨证相互补充不可偏废。

此外，中医辨证与西医辨病的有机结合也是必要的。中医的辨证论治，是针对机体各个部分，以及整体的主要功能状态与病理活动，综合评定，提出恰当的处理。也就是根据病情，运用四诊八纲，结合病因，加以归纳、分析，了解疾病所在的部位，寒热虚实等属性，辨识邪正盛衰，推测疾病的预后转归，从而确定治疗原则和具体治疗措施。而西医的辨病论治，则是在寻找病源，明确诊断的基础上，针对病源用药的。辨证论治的优点，是不管什么疾病，无论何等复杂的病情，都可以从辨证入手，提出治疗方法，但对疾病产生的具体机制和确定的诊断缺乏现代科学根据，疾病特异性诊断较模糊。在中医辨证论治的基础上，进一步辨识西医的病，是提高临床疗效的需要。

一方面，在传统的中医诊疗方法的基础上，借助于现代科学技术，可以把很多疾病的诊断弄明确，防止误诊、误治。例如：一病人主诉腹部近脐处有一巨大包块，时隐时现，医生触诊也摸到确实有一无压痛的包块，因此易于作出"积聚"这样的诊断，"积则有形可征，聚则聚散无常"，治疗方法也就专于活血破气，长期用攻伐消积药，所谓的"积聚"，仍然如故，而身体愈来愈虚，后来一检查，才知是胃下垂，胃如布袋状，故餐后不久便出现"包块"。又如直肠癌的早期，其症状主要是肛坠便血，往往和慢性痢疾、慢性结肠炎、内痔相混淆。如果仅仅按便血治疗，可能无效，也可能暂时止血，然后复发，而病情已由早期发展到中晚期，失去了早期根治的机会。

辨证论治与辨病论治相结合，既有助于早期发现疾病的症结，也有利于早期治疗。例如：鼻衄，对证治疗，投以清热凉血方药，可收捷效。但是，如果由鼻衄这一现象入手，结合西医辨病，很可能不那么简单，因为不少鼻咽癌患者就是因鼻衄而来就诊的。如果思路开阔一些，不满足于能够迅速止血这一点，弄清之所以发生鼻衄的原因所在，就有可能使鼻咽癌在早期就被发现，而及时采取积极主动的治疗，不致延误。

另一方面，可以解决无证可辨，有病可医的困境。临床上也有不少病人，无自觉症状，饮食起居、睡眠各方面均无异常。如乙肝病人，往往是在体检时发现肝功能及乙肝病毒血清学标志不正常。又如冠心病人，既无心绞痛，又无脉象上的异常，但心电图不正常。因为无证可辨，这就要从病论治。

总之，中医辨证与西医辨病相结合是行之有效的临床方法，能更全面准确地认识疾病的共性和个性，是对传统辨证论治的丰富和发展。

第五节　中医误诊原因分析

一、中医误诊的定义和分类

（一）误诊的定义

误诊是指医生在临床诊疗过程中对患者的健康状况和疾病本质所作的判断错误，或因此而导致误治。误诊是医学科学共有的临床现象，在中医临床各科中普遍存在。中医误诊概念的内涵包括：临床资料收集过程的失误；诊断确立时间的延误；将某种病证诊断为另一种病证；将有病诊断为无病或将无病诊断为有病；或将两种或两种以上的病证（如合病、并病、相兼、错杂）诊断为其中某一种病证等。

（二）中医误诊的分类

临床常见的中医误诊在形式上大致可分为以下四类：

1. 错误诊断

错误诊断是指诊断的结果错误，包括完全误诊或部分误诊。完全误诊是指将某种病证诊断为另一种病证，将无病诊断为有病或将有病诊断为无病。部分误诊是指患者患有两种以上的病证，其中部分病证诊断正确而另一部分诊断错误。根据中医诊断学的特点，错误诊断包括：病因判断错误、病位判断错误、病性判断错误、病名判断错误。

2. 延误诊断

延误诊断是指因各种原因导致的诊断时间延长，或对疾病发生发展的规律不了解而致预后判断错误，常因诊断延误而失去了最佳治疗时机。

3. 漏误诊断

漏误诊断是指因各种原因引起的诊断不完全，病人有两种或两种以上的病证（如病人合病、并病、兼证等），而医生只诊断出其中某种病证，同时遗漏存在于病人身上的其他病证。这种现象在脏腑兼病辨证或六经合病、并病等的诊断过程中时常发生。

4. 病情断误

错估病情是在病情复杂的情况下错误判断了疾病病证的轻重缓急，没有分清病证的主次、抓住矛盾的主要方面，以致造成后续治疗的错误。

二、中医误诊的原因分析

（一）医生原因

事实证明，临床大部分误诊现象与医生的医德医风、基本素质、专业素质有着密切的关系。

1. 医生的医德、医风

临床实践中有一半以上的医疗纠纷并非是由于医疗技术的原因，而是由于医生的医德医风造成误诊、误治引起的，而高尚的医德是减少误诊的前提。

2. 医生的基本素质

医学是一种特殊行业，历代对医者的要求很高，《内经》称"非其人勿教，非其真勿授"，作为一名临床医生，对其基本素质的要求是十分重要的。基本素质包括职业素质和心理素质，职业素质综合体现在个人的仪表、性格、表情、语言等方面，心理素质则体现在对从医者有特殊的要求。基本素质低下是医生误诊重要的原因。

3. 人文素质

以人为中心的恒动疾病观，处处将疾病置于人之上，随着时间、空间的演变去考察，决定了为医者必须"上知天文，下知地理，中知人事"。

4. 医生的专业素质

医生的专业素质低下是临床误诊的重要原因。引起误诊的医生专业素质方面的原因主要包括基本功不扎实、经典钻研不深、经验不足和临床思维能力差等方面。

（二）病家原因

患者的主、客观因素直接影响着临床资料的准确性而成为误诊的原因。如失于审慎、讳疾忌医、盲目就医、信巫不信医等必然容易导致误诊。同样的病理变化，由于每个病人的体质因素不同，文化素质及言语表达能力的差别，他们向医生陈述病情时的准确性也会存在明显的差异。如果医生未能警惕这种差异，客观地进行分析，就可能成为误诊的原因。病家的一些不良习惯，如秘患试医、未病先药、趋补厌攻等也常常干扰病变进程而导致误诊。

（三）护理原因

护理工作是临床工作的有机组成部分，尤其是在儿科、聋哑或昏迷的患者，这方面的因素尤为重要。如癫痫、惊厥、胸痹的病人，其发作时的临床表现和缓解期的表现有很大的差别，这类病人就诊时机的选择和发病的诱因、病史的描述对诊断十分重要。因此，护理工作是一个综合的、动态的、具有决策和反馈功能的完整过程，与临床诊断和误诊密切相关。中医误诊的护理因素有护士缺乏中医基本知识、思维模式存在偏差、忽略疾病的动态观察和缺乏人文关怀。

（四）临床原因

误诊的原因虽然很多，但其中最重要、最复杂的原因还是临床原因。根据四诊、辨证、治疗几个环节分析误诊的临床原因。

1. 四诊

（1）望诊　望诊的局限性是临床误诊的常见原因。望诊是医生视觉对病人在外神色形态的感知。中医学中采用了类比的方法，但都过于粗糙、朴素，其准确性必然受到影响。此外，中医望诊实际上是一种"一会即觉"，一方面是病人客观的表现，另一方面是医生的洞察力。病人的表现必然受到各种因素的影响，如当病人被医生久久凝视时可能由于紧张而使本来不红的面色变红；或者由于紧张或害怕使本来自如的表情变得不自然。而医生则可能因为观察力不够敏锐，对一些客观的表现没有及时领悟，遗漏了某些重要的体征，或产生判断的错误。

中医望诊的内容所展现的仅仅是一个或两个"点"，而对于"点"与"点"之间的认识是一个薄弱的环节。例如，中医舌象的分类十分复杂，但鉴别标准简单，临床上常被忽略。薄苔与厚苔的区别是"见底不见底"；腐苔和腻苔的共同特点是舌苔较厚。但是，不少医生对此全然不知，因而厚苔与薄苔不分；临床报道、医案中也常常可见到"薄腐苔、薄腻苔"的写法。对上述舌诊资料的误判，其结果必然在客观上导致表里的误诊和对湿、痰、食证候的判断错误。

望诊的另一特点是共性中存在个性。例如：紫舌和灰黑苔都有寒热之分。寒盛病人其紫舌多由淡白舌转变而来，故多见淡淡青紫，而且较为湿润；热极之人其紫舌多由红绛舌转变而来，故多见绛紫，而且舌面较干。同样地，寒证见灰黑苔多由白苔转变而来，故灰黑四周仍可见白苔且较湿润；而热极见灰黑多由黄苔转化而来，故灰黑四周常有焦黄苔且较干燥。如果不注意鉴别，则常因此而出现误诊。

（2）闻诊　闻诊常被忽视。中医的临床和教学长期普遍存在着一个问题，就是病变的声音和气味十分复杂，而且个体的特异性很强。例如，咳嗽是一种常见症状，但是，咳嗽的声音在不同的患者和不同的病证中是不同的，在客观上使闻诊缺乏统一的标准，学习中只能凭老师的口授和学生见习、实习中对极为有限的病例的感悟，影响了诊断的准确性。

（3）问诊　问诊中常见的误诊因素有受患者主观因素的影响和受表达能力的限制；突出一点，以偏概全，以致一些重要的症状或病史遗漏；受到环境等因素影响。如病人自觉怕冷，便主诉"恶寒"，实际上在中医学中，除了恶寒还有畏寒，二者是不同的。

（4）切诊　现代中医临床中许多医生对脉诊临床意义认识不足，脉学理论研究不精，往往一错再错，以讹传讹。如促脉是指"脉来急促，时有一止，止无定数，一止即来"；结脉是指"脉来缓慢，时有一止，止无定数，一止即来"；而代脉是指"脉来缓弱，时有一止，止有定数，良久方返"。促、结、代三者在脉率和节律上有本质的不同，是不可能同时在一个病人身上见到的。再者，临床上有部分医生对脉诊不够重视，对脉象体会不深，应付了事。如见到舌苔黄腻，便写上"脉滑数"，见到肝病便写"脉弦"，妊娠试验阳性便有"脉滑"。

2. 辨证

辨证错误是临床过程中最严重的误诊现象，也是中医误诊学研究的核心。常见的辨证误诊原因主要是：

（1）八纲分类不明确、不同辨证方法交叉重复及证名不规范　八纲虽然十分简单，但八类证候的分类和层次不规范。如临床辨证不能仅限于单一的八纲证候这个层次，因为单纯的表证、热证、实证，单纯的里证、虚证、寒证是不存在的。八纲证候有相兼、转化、错杂、真假，当出现阴阳二组证候交叉重叠时，如里虚热证、表实寒证等，要用阴阳进行归类是很难的。其次，不同的辨证体系具有不同的适用范围，侧重点不同。例如，三焦辨证和卫气营血辨证主要针对外感热性病传变规律而创立的，脏腑辨证主要用于内伤杂病。因此，不同辨证方法的证候分类有很大的差别，但其中却有许多交叉重复，如太阳经证在八纲辨证中属表寒证，在脏腑辨证中属风寒犯肺；三焦辨证中上焦病证在卫气营血辨证中属卫分证，在脏腑辨证中属风热犯肺，等等。

（2）临床病证的复杂性和表现的多样性　证候的错杂真假十分常见，如寒热错杂、虚实夹杂、表里同病。在实践中由于个体体质有差异，对邪气的易感性也不同，故单纯的证候是很少见的，错杂的证候占大多数。从理论上区别这些证候似乎并不困难，但是，许多症状本身就具有两重性，如感冒患者见有发热、咳嗽，究竟是表证、里证还是表里同病，辨起来不是一件很容易的事。其次，假象是疾病危重阶段出现与本质相反的现象，是八纲辨证的难点，真假判断的失误是八纲中最常见也是最严重的误诊现象。

（3）同证异症或同症异证　"症"是疾病的临床表现，是通过四诊收集而来的。"证"是疾病的本质，是对疾病特定阶段的病理本质的概括和综合。"症"是"证"的基础，对"症"综合分析识别的结论就是"证"。中医诊断学往往是先提出"证"（证候）再列出所应具备的症（临床表现）。这与临床诊断的认识规律是相反的，由于认识过程的颠倒，临床医生往往是按图索骥，其弊端是显而易见的。要做到诊断准确，前提是对各个证的辨别依据（症）的界定准确。但临床实践告诉我们，这几乎是不可能的，任何一个症都有其双重性和或然性。临床上普遍存在的是同一证有不同的表现，而同一症状可见于不同的证。例如，"脾阳虚证"的诊断依据是脾的表现"食少、腹胀、便溏"等，加上阳虚的表现"神疲少气乏力、声低懒言、形寒肢冷、动则益甚、舌淡胖苔白、脉弱"等，但是临床上诊断"脾阳虚"，不可能要求上述表现悉俱，病人甲可能没有便溏，病人乙可能不具食少腹胀，病人丙可能同时具有食少、腹胀、便溏，三者是否都可诊断为脾阳虚证？如果是，那么本证的诊断核心依据是什么？三个脾阳虚病人，有否有差别？

除了辨证之外，由于缺乏统一的疾病命名标准也给准确的辨病论治带来一定困难。再者，一个中医的病往往包括几个本质不同的西医病，其疗效相差悬殊，预后迥然不同。

此外，不恰当的治疗，常常会掩盖疾病的症状，或改变疾病的典型表现，或并发新的疾病，而成为误诊的原因之一。

（五）辅助检查因素

理化检查是现代医学诊断的重要辅助手段，甚至是诊断的主要依据。但是，由于中、西医对疾病的认识不同，现代辅助检查的中医诊断学意义一直没有引起足够的重视。假如不能正确地选择和使用种类繁多的辅助检查，或者不能正确地对待辅助检查的结果，会成为认识疾病本质的障碍。

由于历史条件的限制，传统的中医病名存在着某些不足之处，现代中医学通过借鉴现代医学的理论，新的中医病名正走向规范。现行的国家标准中病的诊断除了沿用原有的中医病名外，在疾病分类上有了长足的进步，中医疾病的诊断标准也由原来单纯的四诊资料扩大到包括现代的理化指标在内的各种病理反映，辅助检查成为中医病名诊断的重要依据之一。但是必须注意，中、西医理论体系不同，对疾病的认识也不同，因此检查结果的中西医诊断意义也是不同的。临床上如果过分迷信于理化检查，就可能出现误诊。

（六）临床思维原因

导致误诊的思维因素，主要表现在两大方面：一是思维发展过程不当；二是思维方式方法运用不当。

1. 思维发展过程不当

思维发展过程不当，可以表现在四诊和辨证两个阶段。四诊阶段误诊的主要原因在于辨认误差和检查不全面。而辨证阶段是中医诊断思维的核心阶段，这个阶段的任何一个环节出现偏差，都可能引起误诊，其中常见的主要有病机追溯不当、病因判断错误和概括总病机不正确等。

2. 思维方式方法不当

不适当地运用抽象思维是导致误诊在思维方式方面的表现。中医诊断虽然需要抽象性判断或推理，但整个过程仍以形象思维为主。如果超越中医实际而过于强调抽象思维的作用，就会在诊断中不适当地运用抽象思维。其主要表现有：把中医的诊断规定为若干典型症状，见其中一二症者，便确定为某证；中西医病证互套，如见"炎症"为有热，见"贫血"为血虚等。

3. 临床思维对误诊的影响

在医疗实践中，专家们认为"医疗事故有一半来自临床医生的思想方法问题"。可以认为在这一半中，误诊、漏诊占重要的地位。

（1）只看局部，忽视整体　例如，目赤肿痛可见于肝经风热，也可见于肝火上炎或肝阳上亢，体现了"肝开窍于目"这一整体联系。但是，如果孤立地着眼于眼睛局部，必然发生误诊。

（2）只见现象，忽略本质　例如，阳明腑实证见有脉沉迟，与寒实证难以区别；心火移热小肠可见小便短赤涩痛，与下焦湿热有相似之处等，如果不辨本质，必然致误。

（3）失于审慎，主观臆断　临床过程中不是力求病史材料的完整性，而是抓住一点，凭主观想象作结论。有人片面夸大自己的主观印象，不愿听取别人的意见，对病人家属的陈述不重视。

（4）不识机变，固守一端　当原来的诊断不符合事实，或病情出现新动向，有的医生不能从变化了的实际情况出发，改变自己的结论，而是因循保守，维持原有结论。

（七）社会原因

从总体讲，误诊有其一定的社会原因。当前，中医的人文基础逐步变化，由于健康观念和中医普及程度的影响，以及受到对疾病认识水平的制约，中医诊断科研与临床脱节，中医的特色优势没有发挥。再者，社会关系与管理制度的影响，如医患关系、不同医学体系关系、医疗管理制度，以及中医的社会地位等都可能成为中医误诊的社会原因。

第十章

病案书写

病案又称医案、方案、脉案、诊籍、病历，是指医务人员在医疗活动中形成的文字、符号、图表、影像、切片等资料的总和，其中包括病人的一般资料、病情（症状、病因、脉象、舌象、其他体征等）、诊断（含病机分析、预后转归等）、治疗（含治法、方药、服用法、其他治疗、医嘱、注意事项等），是病人诊疗的原始档案。在医疗工作中，及时、正确地书写病案有着非常重要的意义。

第一节　病案的沿革与意义

一、病案的沿革

早在殷商时代的甲骨文中，有些关于疾病的记述，已具备了病案的雏形，周代宫廷医生即以医案考核医生的医疗水平。两千多年前的《史记·扁鹊仓公列传》记载了汉代名医淳于意所治疗的 25 个病案，其病案格式包括姓名、身份、病史、症状、诊断、治疗和疗效等内容。既有成功之例，也不讳失治之情。此后，晋·葛洪《肘后备急方》，隋·巢元方《诸病源候论》，唐·孙思邈《千金要方》、《千金翼方》等医著中，都能见到一些散在的病案记录。宋·许叔微《伤寒九十论》记载了 90 例病案作为论说的佐证，是我国现存的第一部医案专书。宋·钱乙的《小儿药证直诀》，金·张子和的《儒门事亲》、李东垣的《脾胃论》等都有专章辑录医案。明清时期，医案专书不断出现。1552 年《名医类案》问世，该书共 12 卷 205 门，收录了明以前历代名医的验案，内容丰富，涉及内、外、儿、妇等临床各科，病案格式包括了姓名、性别、年龄、病史、症状、诊断、治疗和疗效等方面，并附编者按语。1770 年问世的《续名医类案》，收录了明代及清初名医的验案，分 345 门，选案丰富。大量个人医案专著也不断涌现，如明·汪机《石山医案》、明·薛己《薛氏医案》、清·喻嘉言《寓意草》、清·叶天士《临证指南医案》等。其中喻嘉言的《寓意草》载有"议病式"，所列项目较全，可谓中医病案书写规范的雏形。

近代中医教育兴起，病案的书写成为中医院校的必修内容，医案的科学价值得到众多医家的高度评价。章太炎曾说："中医之成绩，医案最著。"此时也出现了不少著名医案，如何廉臣《全国名医验案类编》、秦伯未《清代名医医案菁华》，以及徐衡之、姚若琴《宋元明清名医类案》等。近 50 年来，随着大批中医医院的建立，对中医病案书写的规范要求日趋迫切，书写的内容也日趋统一。1953 年卫生部将中医的诊籍、医案、病案等，正式定名为"病案"。1982 年拟定了《中医病案书写格式和要求》；1991 年国家中医药管理局制定了

《中医病案书写规范》，此规范分中医病案书写通则、中医病案的统一名称、中医病案的排列顺序及项目注释、中医病案书写格式、中医各科情况书写要点及病案举例等五大部分，详细规范了中医病案的书写要求。2000 年，国家中医药管理局医政司委托王永炎教授等专家对《中医病案书写规范》进行修订、完善，形成了新的《中医病案规范》，作为全国各级各类中医医院及临床医师的中医病案书写和管理的标准。2002 年卫生部颁发了《病案书写基本规范》，卫生部、国家中医药管理局又制定了新的《中医、中西医结合病案书写基本规范（试行）》，对中西医结合的病案书写有了更明确的要求。

二、病案的意义

病案是中医临床实践的客观记录，不仅详细记述了疾病发生、发展、变化、转归、诊治的全过程，而且反映了医务人员在诊治过程中的思维活动，对医疗、保健、教学、科研、医院管理具有十分重要的意义。

1. 病案是重要的临床诊治资料。病案是保证病人得到正确诊断和治疗的先决条件之一，也是复诊、转诊、会诊等的重要资料。病案书写不准确、不及时，往往是造成误诊、误治的重要原因。

2. 病案是解决医疗纠纷、处理医疗事故的事实依据。病案是解决医疗事故和纠纷、判定法律责任等事项的一种事实依据。我国有关处理医疗事故的办法规定，患者可复制有关病案作为证据使用。

3. 病案是考察医院管理水平、考察医务人员学术水平和工作态度的重要指标之一。病案书写是临床医师必要的基本功，其质量直接反映医务人员的医疗技术、科学作风、文化修养和工作态度，它既是考察医务人员工作质量、态度和业务水平的重要依据，也反映了医院的管理水平。病案的建设及管理是医院科学管理的一项重要内容。医院的所有临床工作人员及病人，均须对病案资料十分珍视，慎重保管，不可丢失。病案书写训练有助于促进医疗质量的提高，也是培养中医临床医务人员业务水平和科学态度的主要途径之一，是临床工作者必须训练的基本功。

4. 病案是中医临床科研所不可欠缺的基础材料。病案是临床科研的宝贵资料，通过对大量病案内容的统计分析，可总结极有学术价值的科学资料。医案可提供诊断治疗、转归预后、流行病学、医学史等多方面资料，对研究各种方剂、药物的作用、主治、配伍、剂型等都有重要价值。

5. 病案是临床医生重要的参考读物。古代病案蕴涵着名医的学术思想与经验，给我们以启迪，其秀美的文笔可丰富中医词汇，可供借鉴。现代病案中的诊治经过常可给我们以启迪，病案可帮助训练临床诊治技能，培养知常达变的本领。

6. 病案是学习中医、中西医结合理论与临床的重要资料。病案是中医教学中理论联系临床最有价值的资料，对培养学生独立分析和解决实际问题的能力起着重要作用。因此，指导学生书写病案是教学中不可缺少的环节，也是提高学生临床实践能力的重要步骤之一。

第二节　病案的要求和内容

一、中医病案书写要求

病案书写是指医务人员通过问诊、查体、辅助检查、诊断、治疗、护理等医疗活动获得有关资料，并进行归纳、分析、整理形成医疗活动记录的行为，应当客观、真实、及时、准确、完整，其内容与要求应依照 2002 年《中医、中西医结合病案书写基本规范（试行）》的规定实施。

（一）书写要求

1. 住院病案书写应当使用蓝黑墨水、碳素墨水，门（急）诊病案和需复写的资料可以使用蓝或黑色油水的圆珠笔。

2. 病案书写应当使用中文和医学术语。通用的外文缩写和无正式中文译名的症状、体征、疾病名称等可以使用外文。

3. 病案书写应当文字工整，字迹清晰，表述准确，语句通顺，标点正确。书写过程中出现错字时，应当用双线划在错字上，不得采用刮、粘、涂等方法掩盖或去除原来的字迹。

4. 病案应当按照规定的内容书写，并由相应的医务人员签名。实习医务人员、试用期医务人员书写的病案，应当经过在本医疗机构合法执业的医务人员审阅、修改并签名。进修医务人员应当由接收进修的医疗机构根据其胜任本专业工作的实际情况认定后书写病案。

5. 上级医务人员有审查修改下级医务人员书写的病案的责任。修改时，应当注明修改日期，修改人员签名，并保持原记录清楚、可辨。

6. 因抢救急危患者，未能及时书写病案的，有关医务人员应当在抢救结束后 6 小时内据实补记，并加以注明。

7. 对按照有关规定需取得患者书面同意方可进行的医疗活动（如特殊检查、特殊治疗、手术、实验性临床医疗等），应当由患者本人签署同意书。患者不具备完全民事行为能力时，应当由其法定代理人签字；患者因病无法签字时，应当由其近亲属签字，没有近亲属的，由其关系人签字；为抢救患者，在法定代理人或近亲属、关系人无法及时签字的情况下，可由医疗机构负责人或者被授权的负责人签字。

因实施保护性医疗措施不宜向患者说明情况的，应当将有关情况通知患者近亲属，由患者近亲属签署同意书，并及时记录。患者无近亲属的或者患者近亲属无法签署同意书的，由患者法定代理人或者关系人签署同意书。

8. 简化字应以中华人民共和国语言文字工作委员会 1986 年 10 月 10 日发布的《简化字总表》为准。数字原则上应按国家质量技术监督局发布的《出版物上数字用法的规定》书写；日期应按年、月、日、时顺序，用阿拉伯数字填写；除个别情况（如血压）外，计量单位应尽量采用《中华人民共和国法定计量单位》，表达量值时使用的单位符号，除使用国际符号可能产生歧义者可采用中文符号外，均应选用国际符号；标点符号的使用应力求正确，应以国家质量技术监督局发布的《标点符号用法》为准。中医术语的使用应依照中华人民共和国国家标准《中医临床诊疗术语》（最新版）、《中医病证分类与代码》（最新版）和中医药行业标准《中医病证诊断疗效标准》（最新版）等有关标准规范；中药名称的使用应依照《中华人民共和国药典》（最新版）；西医疾病诊断及手术名称应依照国家标准《疾病分类与代码》（最新版）；其他医学名词应尽量采用全国科学技术名词审定委员会公布的《医学名词》。

9. 病案中每页均应填写患者姓名和页码，住院病案还应填写住院号。各项化验、检查报告单应分类粘贴，整齐有序，标记清楚。

10. 病案书写的内容、时限和修改必须按照《中医、中西医结合病案书写基本规范（试行）》的规定严格执行。病案归档后不得再做修改。

11. 各类记录的签名均应签全名。

（二）书写时限

1. "门诊病案"和"急诊病案"中的各种记录及"住院病案"中的"首次病程记录"、"抢救记录"、"会诊记录"、"病程记录"要求即时完成。

2. 入院记录、再次或多次入院记录应当于患者入院后 24 小时内完成；24 小时内入出院记录应当于患者出院后 24 小时内完成，24 小时内入院死亡记录应当于患者死亡后 24 小时内完成。首次病程记录是指患者入院后由经治医师或值班医师书写的第一次病程记录，应当在患者入院 8 小时内完成。主治医师首次查房记录应当于患者入院 48 小时内完成。转出记录由转出科室医师在患者转出科室前书写完成（紧急情况除外）；转入记录由转入科室医师在患者转入后 24 小时内完成。出院记录是指经治医师对患者此次住院期间诊疗情况的总结，应当在患者出院后 24 小时内完成。死亡记录是指经治医师对死亡患者住院期间诊疗和抢救经过的记录，应在患者死亡后 24 小时内完成。

3. 手术记录是指手术者书写的反映手术一般情况、手术经过、术中发现及处理等情况的特殊记录，应当在术后 24 小时内完成。手术护理记录是指巡回护士对手术患者术中护理情况及所用器械、敷料的记录，应当在手术结束后即时完成。

4. 交班记录应当在交班前由交班医师书写完成；接班记录应当由接班医师于接班后 24 小时内完成。

5. 死亡病例讨论记录是指在患者死亡一周内，由科主任或具有副主任医师职务任职资格的医师主持，对死亡病例进行讨论、分析的记录。要求在患者死亡 1 周内完成。

二、中医病案书写的重点内容

中医病案书写的重点内容是主诉，现病史，体格检查，中医病、证诊断。

（一）主诉的确定与正确书写

主诉是指病人就诊时最感痛苦的症状或体征及其持续时间。应简明扼要地叙述患者主要症状及时间，如"胃胀痛 3 个月"。不能用诊断、实验室或特殊检查结果代替症状。

1. 主诉的确定

主诉往往是疾病的主要矛盾所在，具有重要的诊断价值。主诉是医生调查、认识、分析、处理疾病的重要线索。主诉需要医生经过问诊或检查、分析思考以后确定。主诉的确定对临床具有重要的意义：①提示病情的轻重缓急及其救治原则，如以大出血、昏迷等作为主诉者，常应急救处理；②确定询问或检查的主次和秩序，因为询问和检查首先都应围绕主诉进行；③确定病种和辨别病位或病性的主要依据，如寒热定时发作常为疟疾；胃脘痛多为病位在胃等；④决定现病史与既往史书写的内容，因为二者一般是以主诉所定时间作为区分的界限。

2. 主诉的书写要求

主诉的书写，要求重点突出，高度概括，简明扼要。①主诉只能写症状或体征，而不能用病名、证名代替症状、体征。如写感冒 2 天、风湿痹证反复发作 3 年、患肺痨 9 月等，都是错误的。②主诉为主要症状或体征，主诉一般只允许有 1 ~ 3 个，如"恶寒发热无汗 1 天"中的无汗就不应是主诉，因为无汗虽对辨证有意义，但它不是主要痛苦。③主诉的时间要书写清楚，每一主诉都必须有明确的时间，如年、月、日、时、分钟等，对于 2 个以上复合主诉应按主诉出现的时间先后排列，如反复性咳嗽、咳痰 30 年，发热、气喘 5 天。④主诉症状的确切部位、性质、程度等尽可能将其描述清楚，如阵发脐腹部绞痛、经常头晕、右胁下肿块、呕出蛔虫等。⑤主诉应是精练的医学术语，如心里想呕、晚上睡不着等，都是不允许的，而应是恶心、失眠等。⑥如果主诉多于 1 项时，可写第二主诉，应按发生时间先后顺序列出，且第二主诉应另起一行与第一主诉并列。

（二）现病史的书写

1. 要求

书写现病史的要求是系统、完整、准确、翔实。包括：①发病原因和发病诱因。②发病情况，主要症状出现、加重、发展的时间要记录确切。一般而言，病史在 1 年以上的精确到季或月，1 年以内的精确到旬或周，1 个月以内的精确到天，1 天以内的精确到时或分。③患者患有多种疾病，本次需要诊治者均记录于现病史中，但要分清主次，主要疾病记录在前，伴随疾病分段记录在后。本次不需诊治的疾病记录于既往史中。④第 2 次及以上在本院住院患者，应在病史内记录历次住院的时间、出院诊断、住院号。如以前住院的主要疾病与本次相同或密切相关（如系本次主要疾病的前期病变等），在现病史内记录，否则在既往史内记录。⑤如有两个主诉，则现病史必须分别记述这两大类疾病的病史。

2. 现病史与既往史的划分

现病史是指患者当前所患病证的情况，包括本次疾病的发生、演变与诊治的全部过程，以及就诊当时的全部自觉症状。既往史是指患者过去健康与疾病的情况。二者的时间界定主要是根据主诉所定病证及其所记时间为准，即主诉所述病证及其所定时间之内者属现病史的内容，主诉所述病证及其所定时间以外的其他疾病则属既往史的内容。

实际上现病史与既往史有时难以截然划分。因为现在与过去是相对的概念，现在就诊的疾病可能既往已经存在，而既往所患疾病现在可能并未消除，若所指为同一病证，属何种病史？便要以主诉所定的时间为准。同时主诉只能提症状（含体征），且主诉只有 1 ~ 3 个，而临床就诊时的症状则有很多，这许多的症状孰为现在？孰为既往？其界定主要根据是否为主诉所指的病证。正确地划分现病史与既往史，不仅首先要确定好主诉的内容及其时间，并且也要根据病情进行综合分析。

（三）体格检查

西医按体格检查要求 10 大项（其中每大项中还有若干小项）逐次进行，不能颠倒或遗漏。这 10 大项是：①生命体征（体温、脉搏、呼吸、血压）；②整体状况；③皮肤黏膜及淋巴结；④头面部（头、眼、耳、鼻、口腔）；⑤颈部；⑥胸部（胸廓、乳房、肺脏、心脏、血管）；⑦腹部（全腹四诊、肝、胆、脾、肾、膀胱）；⑧二阴及排泄物；⑨脊柱四肢；⑩神经系统。所有项目均应按视、触、叩、听顺序进行。

中医体格检查要求有四诊内容，特别不能遗漏有关舌象、脉象的记载。

（四）初步诊断

分行列举各个中医诊断、西医诊断。中医诊断中的证候诊断另起1行、右退 1 字列在疾病诊断的下面。西医诊断中的从属诊断亦另起 1 行、右退 1 字列在主要诊断的下面。若有多个诊断，应按"重要的、急性的、本科的在先，次要的、慢性的、他科的在后"的顺序分行排列。诊断应完整确切，不能以症状代替诊断，尽量避免用"待查"字样。

1. 要使用中医的病名、证名，而不能以西医病名、综合征等代替，也不能只满足于从教材所列举的名称中选取病名和证名，而应从临床实际出发，准确给疾病和证候下结论。所用病名和证名，一般应以中华人民共和国国家标准《中医临床诊疗术语》所列为依据。

2. 病名与证名是不同的诊断概念，而血虚眩晕、风寒肺咳、肾虚腰痛、湿热痢疾等，则是将病名与证名合并为一进行诊断，因而是不对的。

3. 若现存有几种病，应按重要的、急性的、本科的在先，次要的、慢性的、他科的在后的顺序分行排列，如感冒、肩痹、内痔。

4. 若对具体病种尚不能当即明确诊断时，可采用"ＸＸ（症）待查"、"暑瘟待查"、"疫毒痢？"等诊断形式，但当病名诊断一旦明确，则应及时予以纠正。

5. 证名诊断一般应将病位、病性等综合为一个完整名称，如肝郁气滞证、脾虚湿困证、脾肾阳虚证、水气凌心证等。有多种病存在时，不能每种病后分别写一个证，而应是一个全面、统一的证名。证名不能只有病位而无病性，如"里证"、"手太阴肺经证"等，均不得作为正式的证名诊断。同时也不能将证名写成病机分析，如"气血不利，不通则痛"等。这些均非证名所应有的内容，而是病机阐释，故应删除。

第三节　病案书写格式

一、中医病案书写格式

（一）门诊病案书写格式

门（急）诊病案内容包括门诊病案首页（门诊手册封面）、病案记录、化验单（检验报告）、医学影像检查资料等。

1. 门诊病案首页（门诊手册封面）

门（急）诊病案首页（门诊手册封面）内容应当包括患者姓名、性别、年龄（出生年月）、工作单位或住址、药物过敏史等项目。

2. 门诊初诊记录

门诊初诊记录包括就诊时间（年月日）、科别、主诉、现病史、既往病史、中西医检查阳性体征及具有鉴别意义的阴性体征和辅助检查结果，特别要注意舌象、脉象的记述。诊断包括中医诊断（包括疾病诊断与证候诊断）与西医诊断。处理包括：①中医治疗：记录治法、方药、用法等；②西医治疗：记录具体用药、剂量、用法等；③进一步的检查项目；④饮食起居宜忌、随诊要求、注意事项。医师签名。

3. 复诊记录

复诊记录包括就诊时间（年月日）、科别、主诉、病史（重点记录前次诊疗后的病情变化、药物反应、上次检查后送回的报告单的主要内容，特别注意新出现的症状及其可能原因、简要的辨证分析）、必要的中西医体格检查和辅助检查结果（体格检查可重点进行，复查上次发现的阳性体征、注意新发生的体征，扼要加以记录）、诊断（是否有补充诊断、更正诊断）、治疗处理意见（各种诊治措施的改变及其原因）。医师签名。

（二）住院病案书写格式

住院病案内容包括住院病案首页、住院志、体温单、医嘱单、化验单（检验报告）、医学影像检查资料、特殊检查（治疗）同意书、手术同意书、麻醉记录单、手术及手术护理记录单、病理资料、护理记录、出院记录（或死亡记录）、病程记录（含抢救记录）、疑难病例讨论记录、会诊意见、上级医师查房记录、死亡病例讨论记录等。

1. 住院病案首页

住院病案首页应按照《国家中医药管理局关于修订印发中医住院病案首页的通知》[国中医药发（2001）6 号] 的规定书写。

2. 住院志（入院记录、再次或多次入院记录、24 小时内入出院记录、24 小时内入院死亡记录）

（1）入院记录的要求及内容

患者一般情况：内容包括姓名、性别、年龄、民族、婚姻状况、出生地、职业、入院日期、记录日期、发病节气、病史陈述者。

主诉：患者就诊的主要症状、体征及持续时间。

现病史：是指患者本次疾病的发生、演变、诊疗等方面的详细情况，应当按时间顺序书写，并结合中医问诊要求，记录目前情况。内容包括发病情况、主要症状特点及其发展变化情况、伴随症状、发病后诊疗经过及结果、睡眠和饮食等一般情况的变化，以及与鉴别诊断有关的阳性或阴性资料等。

与本次疾病虽无紧密关系，但仍需治疗的其他疾病情况，可在现病史后另起一段予以记录。

既往史：系统全面记录既往健康状况，防止遗漏，内容包括下列各项：①既往健康状况，是虚弱还是健康；②患过哪些疾病，传染病、地方病、职业病及其他疾病应按时间顺序记录诊断、治疗情况；③手术、外伤、中毒及输血史等。

个人史：①患者的出生地及经历地区，特别要注意自然疫源地及地方病流行区，说明迁徙年月；②居住环境和条件；③生活及饮食习惯，烟酒嗜好程度，性格特点；④过去及目前的职业及其工作情况，粉尘、毒物、放射性物质、传染病接触史等；⑤其他重要个人史。

过敏史：记录致敏药物、食物等名称及其表现。

婚育史：结婚年龄、配偶健康状况等。女性患者要记录经带胎产情况。月经史记录格式为：

月经史：初潮年龄 $\dfrac{每次行经天数}{经期间隔天数}$ 闭经年龄或末次月经时间。

家族史：记录直系亲属及与本人生活有密切关系亲属的健康状况与患病情况。

体格检查：应当按照系统循序进行书写。内容包括体温、脉搏、呼吸、血压，一般情况（包括中医四诊的神色、形态、语声、气息、舌象、脉象等），皮肤、黏膜，全身浅表淋巴结，头部及其器官，颈部，胸部（胸廓、肺部、心脏、血管），腹部（肝、脾等），直肠肛门，外生殖器，脊柱，四肢，神经系统等。

专科情况应当根据专科需要记录专科特殊情况。

辅助检查是指入院前所做的与本次疾病相关的主要检查及其结果。应当写明检查日期，如系在其他医疗机构所作检查，应当写明该机构名称。

初步诊断是指经治医师根据患者入院时情况，综合分析所作出的诊断。如初步诊断为多项时，应当主次分明。

书写入院记录的医师签名。

（2）再次或多次入院记录。是指患者因同一种疾病再次或多次住入同一医疗机构时书写的记录。要求及内容基本同入院记录，其特点有：主诉是记录患者本次入院的主要症状（或体征）及持续时间；现病史中要求首先对本次住院前历次有关住院诊疗经过进行小结，然后再书写本次入院的现病史。

（3）24 小时内入出院记录。患者入院不足 24 小时出院的，可以书写 24 小时内入出院记录。内容包括患者姓名、性别、年龄、职业、入院时间、出院时间、主诉、入院情况、入院诊断、诊疗经过、出院情况、出院诊断、出院医嘱、医师签名等。

（4）24 小时内入院死亡记录。患者入院不足 24 小时死亡的，可以书写 24 小时内入院死亡记录。内容包括患者姓名、性别、年龄、职业、入院时间、死亡时间、主诉、入院情况、入院诊断、诊疗经过（抢救经过）、死亡原因、死亡诊断、医师签名等。

3. 完整病案

实习医生、未获执业资格的其他医师应书写完整病案。完整病案的一般格式与内容包括患者一般情况。

姓名： 出生地：

性别： 常住地址：

年龄： 单位：

民族： 入院时间：年 月 日 时

婚姻状况： 病史采集时间：年 月 日 时

职业： 病史陈述者：

发病节气： 可靠程度：

主诉：患者就诊时的主要症状、体征及持续时间。

现病史：内容应包括：

（1）起病情况。发病的时间、地点、起病缓急、前驱症状、可能的病因和诱因。

（2）主要症状、特点及演变情况。要准确具体地描述每一个症状的发生、发展及其变化。

（3）伴随症状。描述伴随症状的有关情况。

（4）诊治情况。如果入院前经过诊治，应按时间顺序记录与本病有关的重要检查结果及所接受过的主要治疗方法（药物治疗应记录药物名称、用量、用法等）及其使用时间、效果。诊断名称应加引号。

结合中医"十问"记录目前情况。如果两种或两种以上疾病同时发病，应分段记录。如果怀疑自杀、被杀、斗殴或其他意外情况者，应注意真实记录，不得加以主观推断、评论或猜测。

既往史：系统地全面记录既往健康状况，防止遗漏。包括以下内容：

（1）既往健康状况，虚弱还是健康。

（2）患过哪些疾病，传染病、地方病、职业病及其他疾病，应按时间顺序记录诊断、治疗情况。

（3）手术、外伤、中毒及输血史等。

个人史：①患者的出生地及经历地区，特别要注意自然疫源地及地方病流行区，说明迁徙年月；②居住环境和条件；③生活及饮食习惯，烟酒嗜好程度，性格特点；④过去及目前的职业及其工作情况，粉尘、毒物、放射性物质、传染病接触史等；⑤其他重要个人史。

过敏史：记录致敏药物、食物等名称及其表现。

婚育史：结婚年龄、配偶健康状况等。女性患者要记录经、带、胎、产情况。

家族史：记录直系亲属及与本人生活有密切关系亲属的健康状况与患病情况。

体格检查：

（1）生命体征 体温(T) 脉搏(P) 呼吸(R) 血压(BP)

（2）整体状况

望神：包括神志、精神状况、表情等。

望色：面容、色泽病容等。

望形：包括发育、营养、体型、体质等。

望态：包括体位、姿势、步态等。

声音：语言清晰度，语言强弱如前轻后重、低微，异常声音如咳嗽、呃逆、嗳气、哮鸣、呻吟等。

气味：是否正常、有无特殊气味等。

舌象：舌体的形质、动态、舌下脉络、舌色、苔质、苔色、有无津液等。

脉象：各种脉象。

（3）皮肤黏膜及淋巴结

皮肤黏膜：包括色泽、纹理、弹性、温度、汗液、斑疹、疮疡、瘢痕、肿物、腧穴异常征、血管征、蜘蛛痣、色素沉着等，并明确记录其部位、大小及程度，也要记录皮肤划痕征。

淋巴结：有无瘰疬，若有，应记录其大小、活动度、部位、数目、压痛、质地等。

（4）头面部

头部：有无畸形、肿物、压痛，头发情况（疏密、色泽、分布），有无疖、癣、瘢痕。

眼：眉毛（有无脱落）、睫毛（倒睫）、眼睑（水肿、下垂、闭合、㖞斜）、眼球（活动情况，震颤、斜视）、结膜（充血、水肿、苍白、出血、滤泡）、巩膜（黄染、充血）、角膜（混浊、瘢痕、反射）、瞳神（大小，两侧是否等大、等圆，得神、失神、神呆）、对光反应等。

耳：耳郭形状，外耳道是否通畅、有无分泌物，乳突有无压痛，听力情况等。

鼻：有无畸形、中隔偏曲或穿孔，有无鼻甲肥大或阻塞，鼻腔分泌物性状、出血（部位、数量），鼻旁窦有无压痛及嗅觉情况等。

口腔：口唇（颜色、疱疹、皲裂、溃疡），牙齿（龋齿、缺齿、义齿、残根，并注明其位置），齿龈（色泽、肿胀、溢脓、出血、铅线、萎缩），口腔黏膜有无发疹、出血、溃疡及腮腺导管口情况，扁桃体（大小及有无充血和分泌物、假膜），咽（充血及反射等），腭垂（是否居中）等。

（5）颈项 是否对称，有无抵抗强直、压痛、肿块，活动是否受限；颈动脉有无异常搏动及杂音，颈静脉有无怒张，有无肝颈静脉回流征；气管位置是否居中；有无瘿瘤，如有，应描述其形态、硬度、压痛，有无结节、震颤及杂音。

（6）胸部

胸廓：是否对称，有无畸形、局部隆起、凹陷、压痛，有无水肿、皮下气肿、肿块，静脉有无怒张及回流异常。

乳房：大小，是否有红肿、橘皮样外观、压痛、结节、肿块等。

肺脏：呼吸类型、动度（两侧对比是否对称）、呼吸速度和特征、肋间隙（增宽、变窄、隆起或凹陷）。语颤、摩擦音、皮下气肿、捻发音。叩诊音（清音、浊音、鼓音、实音，异常者应注明部位）。肺肝浊音界、肺下界、呼吸时肺下缘移动度。呼吸音的性质（肺泡音、支气管肺泡音、管状呼吸音）、强度（减弱、增强、消失）、有无干湿性啰音，语音传导有无异常。有无胸膜摩擦音、哮鸣音。

心脏：心尖搏动的性质及位置（最强点），有无震颤或摩擦感（部位、时间和强度）。心脏左右浊音界指各肋间心脏浊音界距前正中线的距离（用图表表示，见表10-1），需注明锁骨中线距前正中线的距离。

表 10-1　　　　　　　　　　心脏左右浊音界示意表

右（cm）	肋间	左（cm）
	Ⅱ	
	Ⅲ	
	Ⅳ	
	Ⅴ	

锁骨中线距正中线 cm

心脏搏动的节律、频率、心音强弱、分裂、肺动脉瓣区第二音与主动脉瓣区第二音的比较、额外心音、奔马律等。有无心脏杂音及杂音的部位、性质、心动期间的传导方向、何处最响、强度。心包摩擦音、心律不齐时，应比较心率和脉率。

（7）血管

动脉：桡动脉的频率、节律（规则、不规则、脉搏短绌），有无奇脉、左右桡动脉搏动的比较，动脉壁的性质、紧张度、硬度。股动脉及肱动脉有无枪击音。

周围血管征：毛细血管搏动征，射枪音、水冲脉、动脉异常搏动，Duroziez 征（杜罗征）。

（8）腹部

视诊：对称、大小、膨隆、凹陷、呼吸运动、皮疹、色素、条纹、疤痕、体毛、脐疝、静脉曲张与血流方向、胃肠蠕动波、腹围测量（有腹水或腹部包块时）。

听诊：鼓音、有无移动性浊音。肠鸣音、有无气过水声，血管杂音及其部位、性质等。

触诊：腹部柔软、紧张，有无压痛、反跳痛（压痛部位及其程度），拒按或喜按。

叩诊：有无移动性浊音、包块（部位、大小、形状、软硬度、压痛、移动度）。

肝脏：大小、质地、边缘钝或锐、压痛。表面光滑与否，有无结节。肝浊音界。如有肝大，应图示。

胆囊：可否触及、大小、形态、压痛。

脾脏：可否触及、大小、硬度、压痛、表面光滑度及边缘钝或锐。脾浊音界。如有脾大，应图示。

肾脏：大小、硬度、叩击痛、移动度。

膀胱：可否触及、上界，输尿管压痛点。

（9）二阴及排泄物

二阴：根据需要进行检查。

排泄物：包括痰液、呕吐物、大便、小便、汗液等。

（10）脊柱四肢

脊柱：有无畸形、强直、叩压痛，运动是否受限、两侧肌肉有无紧张、压痛。

四肢：肌力、肌张力，有无外伤、骨折、肌萎缩。关节有无红肿、疼痛、压痛、积液、脱臼，活动度、有无畸形（强直），下肢有无水肿、静脉曲张。指（趾）甲（荣枯、色泽、形状等）。

（11）神经系统

感觉：痛觉、温度觉、触觉、音叉振动觉及关节位置觉。

运动：肌肉有无紧张及萎缩，有无瘫痪（部位和程度，系弛缓性或痉挛性），有无不正常的动作，共济运动及步态如何。

浅反射：腹壁反射、跖反射、提睾反射及肛门反射。

深反射：肱二、三头肌反射，桡骨膜反射、膝腱反射及跟腱反射。

病理反射：在一般情况下检查弹指反射（Hoffmann 征）、跖伸拇反射（Babinski 征，具有同样意义而检查方法不同者有锥体束征 Gordon 氏征、Chaddock 征），脑膜刺激征（Kernig 征）。

专科检查：应当根据各专科特点进行书写。

辅助检查：采集病史时已获得的本院及外院的重要检查结果。应当写明检查日期，如系在其他医疗机构所作检查，应当写明该机构名称。

辨病辨证依据：汇集四诊资料，运用中医临床辨证思维方法，得出中医辨病辨证依据。

中医鉴别诊断：

西医诊断依据：从病史、症状、体征和实验室检查等几个方面总结出主要疾病的诊断依据。

西医鉴别诊断：

初步诊断：

    中医：疾病诊断（包括主要疾病和其他疾病）

           证候诊断（包括相兼证候）

    西医：（包括主要疾病和其他疾病）

实习医师（签名）

住院医师（签名）

如有修正诊断、确定诊断、补充诊断时，应书写在原诊断的左下方，并签上姓名和诊断时间。

4. 病程记录

病程记录是指继住院志之后，对患者病情和诊疗过程所进行的连续性记录。内容包括患者的病情变化情况、重要的辅助检查结果及临床意义、上级医师查房意见、会诊意见、医师分析讨论意见、所采取的诊疗措施及效果、医嘱更改及理由、向患者及其近亲属告知的重要事项等。

（1）首次病程记录　首次病程记录是指患者入院后由经治医师或值班医师书写的第一次病程记录，应当在患者入院 8 小时内完成。首次病程记录的内容包括病例特点、诊断依据及鉴别诊断、诊疗计划等。诊断依据包括中医辨病辨证依据与西医诊断依据，鉴别诊断包括中医鉴别诊断与西医鉴别诊断。具体有以下内容：

一般项目：患者姓名、性别、年龄、主诉、入院时间（年、月、日、时）、入院途径（门诊、急诊或转院）。

病情要点：包括重要病史、基本生命体征、症状体征，已经取得的实验室检查和特殊检查结果。

入院诊断：同住院病案。

诊疗计划：制订诊治计划，目前进行的诊疗措施，治法、方药、调摄、护理、生活起居宜忌的具体要求。

（2）日常病程记录　日常病程记录是指对患者住院期间诊疗过程的经常性、连续性记录。由医师书写，也可以由实习医务人员或试用期医务人员书写。书写日常病程记录时，首先标明记录日期，另起一行记录具体内容。对病危患者应当根据病情变化随时书写病程记录，每天至少1次，记录时间应当具体到分钟。对病重患者，至少2天记录一次病程记录。对病情稳定的患者，至少3天记录一次病程记录。对病情稳定的慢性病患者，至少5天记录一次病程记录。病程记录一律按时间、内容、签名顺序书写。病程记录的基本内容要求：

病情变化及治疗情况，特别要注意对生命体征的检查和记录。在病情平稳阶段，要记录患者的一般情况，如神志、精神、情绪、饮食、二便等；病情骤然出现变化时，要对病情的变化进行详细记录，并对可能的预后（如合病、并病等）进行分析判断。

各项检查的回报结果，以及前后对比变化及其分析等。

新开医嘱、停用医嘱及其依据。若变更治法及用药，则要求有理有据。

原诊断的修改、新诊断的确定，均应说明理由。

详细记录诊疗操作的情况（如腰穿、骨穿、胸穿等）。

与患者本人、患者家属、患者单位负责人谈话的内容。必要时请对方签字。

上级医师查房记录，要求写明查房者的姓名、技术职务；具体记录对病史、体格检查的补充，对患者情况的分析判断以及对检查治疗的具体意见。如实记录上级医师查房的内容，不得主观揣摩推测。必要时由上级医师亲自书写或核对审查后签名。

危、急、重、难病例的病程记录应由上级医师亲自书写或审核后签名。

专科会诊记录由会诊医师亲自在病程记录中或专用会诊单上书写。院外专家会诊或院内大会诊，由经管医师如实记录。

临床药师查房、行政领导查房，与患者病情有关的意见也要记录。

（三）急诊病案书写格式

急诊病案格式与门诊病案格式基本相同。但急诊病案书写就诊时间应当具体到分钟。抢救危重患者时，应当书写抢救记录。对收入急诊观察室的患者，应当书写留观期间的观察记录。

急诊观察的患者，应随时书写急诊病程观察记录，要求同住院病程记录。急诊观察患者离院时要记录患者离院时的病情、去向及随诊要求。自动离院者，要求有患者或患者家属签字。

急诊抢救记录：急救记录是对病情危重、需要立即进行抢救的患者的诊疗记录，要求及时书写，包括以下内容：

1. 一般项目。姓名、性别、年龄，因（主诉）于某年某月某日某时某分入抢救室。送诊者姓名及与患者的关系。

2. 简要病史，就诊时的主症、生命体征及阳性体征，辅助检查。

3. 中、西医诊断。

4. 抢救治疗计划。

5. 抢救过程：①各种抢救措施具体使用方法（如呼吸机、洗胃等有关内容的记录）、执行时间及实施后的病情变化；②详细记录用药（包括特殊用药）名称、用量、给药途径、给药速度、医嘱执行时间等。

6. 记录上级医师及会诊医师意见，并注意标注时间。

7. 向患者家属交代病情，记录与患者家属谈话的内容和患者家属对诊疗的意见，患者家属签字。

8. 抢救记录必须在抢救结束后立即记录，及时完成。

9. 参加抢救人员名单，主持抢救医师签名，记录医师签名。

二、西医病案书写格式

（一）门诊病案书写格式

门（急）诊病案内容包括门诊病案首页（门诊手册封面）、病案记录、化验单（检验报告）、医学影像检查资料等。

1. 门（急）诊病案首页

首页内容应当包括患者姓名、性别、出生年月、民族、婚姻状况、职业、工作单位、住址、药物过敏史等项目。

门诊手册封面内容应当包括患者姓名、性别、年龄、工作单位或住址、药物过敏史等项目。

2. 门（急）诊病案记录分为初诊病案记录和复诊病案记录

初诊病案格式

年 月 日 科

主诉

现病史

既往史、个人史、家庭史等（要求简要记录与本次发病有关的病史和其他有意义的病史）

体格检查：（主要记录阳性体征及有意义的阴性体征）

实验室检查结果

特殊检查结果

初步诊断

处理与建议：（1）

　　　　　　（2）

　　　　　　　　　　　　　　　　　　　　医师签名

复诊病案格式

年 月 日 科

病史：（1）上次诊治后的情况。

（2）上次建议检查的结果。

体格检查：（主要记录阳性体征变化和新的阳性体征发现）

实验室检查结果及其他特殊检查结果。

初步诊断（诊断无改变者，不必再写诊断，诊断有改变者应再写诊断）

处理与建议：（1）

　　　　　　　（2）

医师签名

（二）住院病案书写格式

住院病案内容包括住院病案首页、住院志、体温单、医嘱单、化验单（检验报告）、医学影像检查资料、特殊检查（治疗）同意书、手术同意书、麻醉记录单、手术及手术护理记录单、病理资料、护理记录、出院记录（或死亡记录）、病程记录（含抢救记录）、疑难病例讨论记录、会诊意见、上级医师查房记录、死亡病例讨论记录等。

住院志是指患者入院后，由经治医师通过问诊、查体、辅助检查获得有关资料，并对这些资料归纳分析书写而成的记录。住院志的书写形式分为入院记录，再次或多次入院记录、24小时内入出院记录、24小时内入院死亡记录。

入院记录的要求及内容：

1. 患者一般情况内容包括姓名、性别、年龄、民族、婚姻状况、出生地、职业、入院日期、记录日期、病史陈述者。

2. 主诉是指促使患者就诊的主要症状（或体征）及持续时间。

3. 现病史是指患者本次疾病的发生、演变、诊疗等方面的详细情况，应当按时间顺序书写。内容包括发病情况、主要症状特点及其发展变化情况、伴随症状、发病后诊疗经过及结果、睡眠、饮食等一般情况的变化，以及与鉴别诊断有关的阳性或阴性资料等。

与本次疾病虽无紧密关系，但仍需治疗的其他疾病情况，可以在现病史后另起一段予以记录。

4. 既往史是指患者过去的健康和疾病情况。内容包括既往一般健康状况、疾病史、传染病史、预防接种史、手术外伤史、输血史、药物过敏史等。

5. 个人史，婚育史，女性患者的月经史，家庭史。

6. 体格检查应当按照系统循序进行书写。内容包括体温、脉搏、呼吸、血压，一般情况，皮肤，黏膜，全身浅表淋巴结，头部及其器官，颈部，胸部（胸廓、肺部、心脏、血管），腹部（肝、脾等），直肠肛门，外生殖器，脊柱，四肢，神经系统等。

7. 专科情况应当根据专科需要记录专科特殊情况。

8. 辅助检查指入院前所作的与本次疾病相关的主要检查及其结果。应当写明检查日期，如系在其他医疗机构所作检查，应当写明该机构名称。

9. 初步诊断是指经治医师根据患者入院时情况，综合分析所作出的诊断。如初步诊断为多项时，应当主次分明。

10. 书写入院记录的医师签名。

（三）再次住院病案书写格式

再次或多次入院记录是指患者因同一种疾病再次或多次住入同一医疗机构时书写的记录。要求及内容基本同入院记录，其特点有：主诉是记录患者本次入院的主要症状（或体征）及持续时间；现病史中要求首先对本次住院前历次有关住院诊疗经过进行小结，然后再书写本次入院的现病史。

三、中西医结合完整病案示例

姓名：张某某　　　　　　　　出生地：河北省某县某乡

性别：女　　　　　　　　　　常住地址：某市某区某里1栋2门303室

年龄：48岁　　　　　　　　　单位：某市某厂

民族：汉族　　　　　　　　　入院时间：2004年12月10日10时10分

婚况：已婚　　　　　　　　　病史采集时间：2004年12月10日11时15分

职业：工人　　　　　　　　　病史陈述者：患者本人

发病节气：大雪后1天　　　　可靠程度：可靠

主诉：咳嗽、气喘反复发作20年，加剧6天。

现病史：患者自1984年起，常因感受风寒而咳嗽、气喘，曾先后到该厂职工医院、市中医院及我院门诊就诊，服中、西药物（具体药名不详）治疗，症状可暂时缓解，但稍感风寒即发，病情迁延不愈。1990年冬宿疾又作，曾在省某医院住院治疗，当时诊断为"慢性支气管炎"。近10年来病情逐渐加重。2000年10月至今年初，患者在某市某医院以"慢性支气管炎"、"肺气肿"先后住院治疗3次，住院时用抗生素、止咳平喘等药物（具体药名不详）控制病情，缓解后出院。近一年来患者咳嗽、气喘症状逐渐加重，且近6天来更甚，故今晨来我院急诊。门诊以"肺咳，肺胀"收入住院。现患者咳嗽气粗，痰白而稠，难以咯出，胸闷，口干喜热饮，饮量不多，口淡无味，纳差，大便2日未解。

既往史：既往体质较差。1992年曾在本院行"子宫肌瘤摘除术"。曾有多次预防疫苗接种史，否认肝炎、结核等传染病史，否认高血压、冠心病史，否认糖尿病史，否认外伤、输血史。

个人史：出生在河北省某市，现居住在某市。喜食辛辣，不嗜烟酒，无其他不良嗜好。否认粉尘、毒物、放射性物质接触史。

过敏史：有青霉素过敏史。否认食物过敏史。

婚育史：月经日，无痛经史。25岁结婚，丈夫体健，孕3产2，1982年做人工流产1次，1983年顺产1活男婴，1985年顺产1活女婴，现子女发育正常。

家族史：父1993年死于"脑出血"，母1986年死于"子宫癌"。有2姐1妹1弟，除大姐患"高血压"之外，余皆体健。

体格检查

体温：36.8℃，呼吸：26次/分，脉搏：120次/分，血压：14/10 kPa。

整体状况

发育正常，营养欠佳，半卧体位，查体合作，神志清楚，神疲倦怠，两目少神，面色晦暗少华，形体稍瘦，步履维艰，语言清晰，语声低微，呼吸急促，咳嗽时作，咳声重浊不扬，痰微腥臭，口有秽气，时有呻吟，无呕吐及呃逆，身无特殊气味。

舌诊：舌体大小适中，活动自如，舌质紫暗，舌苔薄黄，舌下系带紫暗。

脉诊：脉细数无力。

皮肤、黏膜及淋巴结

肌肤失润泽，皮肤弹性减退，皮肤黏膜、巩膜无黄染，全身浅表淋巴结无肿大，全身腧穴无压痛。

头面部

头颅大小正常，面部及目窠部上微肿，瞳孔对称，正圆等大，对光反射存在，目睛不黄，白睛红丝隐隐，无鼻翼煽动，耳轮干枯，耳郭失其润泽，口唇紫暗，牙齿晦垢，无龋齿及齿衄，咽部无充血，扁桃体不肿大。

颈项

颈软，颈静脉充盈，气管居中，甲状腺不大。

胸部

桶状胸，肋间隙增宽，双肺叩诊呈过清音，呼吸音增粗，双肺底可闻及湿性啰音。心尖冲动在剑突下可见，虚里按之应手不显。心率 100 次/分，律齐，心音遥远，未闻及病理性杂音。

腹部

上腹部稍膨隆，腹软，肝上界在右第六前肋间，肝下界在右肋缘下 3cm，质硬，有压痛，肝 – 颈静脉回流征阳性，脾未触及，无移动性浊音，肠鸣音正常，双肾区无叩痛。

二阴及排泄物

肛门及外生殖器未查。

脊柱四肢

脊柱无畸形，有杵状指，双下肢呈凹陷性水肿。

神经系统

两膝反射减弱，巴氏征、克氏征和布氏征均阴性。

实验室检查

血常规：Hb：120g/L，WBC：11.2×10^9//L，N：0.78，L：0.22。

尿常规：各项均正常。

胸部 X 线透视：肺纹理增多、紊乱，肺野透明度增加，肋间隙增宽。

辨病辨证依据：

患者罹患咳嗽之疾，每于感寒劳累则反复发作，已历 20 年余，病情逐渐加重。入院时症见：神疲倦怠，面色晦暗，咳喘倚息不得平卧，痰白而稠，难于咯出，双下肢浮肿，耳轮干枯，颈部青筋暴露，咳声重浊不扬，口干喜热饮，量不多，口淡无味，纳少，尿少而黄，大便二日未解，唇色紫暗，舌质暗，苔薄黄，脉细数无力。

本病初为风寒之邪犯肺，肺气失宣而咳嗽气喘；然由于病情缠绵不愈，久咳伤肺，肺气日虚致神疲倦怠、语声低微、咳嗽气短。肺病久治不愈，必传心肾，水湿内停，酿湿生痰，上壅于肺，故见胸闷、咳痰；水湿溢于肌腠而成水肿。肾主水，肾阳气虚不能制水，则加重痰饮水湿的停聚。肺主气，心主血，气虚不能推动血液循行，血脉瘀阻，故见面色晦暗、唇舌紫绀、颈部青筋暴露。又患者年近五旬，体弱久病，肾之精气亏耗，故又可见耳轮干枯、发失润泽。

总之，此病其本在肺，肺气虚损，久则导致心、肾阳气亏虚。其标在痰湿壅肺，水饮内停，血脉瘀阻，故为正虚邪实之证，治疗应当标本兼治。

西医诊断依据：

（1）咳嗽、气喘反复发作 20 年；呼吸音增粗，双肺底可闻及湿性啰音；WBC：11.2 × 10^9/L；胸部 X 线透视：肺纹理增多，紊乱。符合慢性支气管炎合并感染的表现。

（2）呼吸急促，桶状胸，肋间隙增宽；双肺叩诊呈过清音；胸部 X 线透视：肺野透明度增加，肋间隙增宽，符合肺气肿的表现。

入院诊断：

中医诊断：疾病诊断：1. 肺咳
　　　　　　　　　　2. 肺胀

　　　　　证候诊断：痰湿阻肺证
　　　　　　　　　　肺肾气虚证

西医诊断：

　　1. 慢性支气管炎合并感染
　　2. 肺气肿

实习医师：×××

住院医师：×××

第十一章
研究进展

第一节　望诊研究进展

　　望诊是中医诊法的重要组成部分，近年来中西医结合工作者在传统的中医理论基础上，结合临床实践，在中医望诊方面取得了很大的进展。比如利用测色仪、色差计、信息诊断仪、红外热像仪等现代科学技术，使望诊的研究不断深入，并为望诊提供了定量、定性依据；据生物全息律原理，已涌现出如耳诊、穴位诊、甲诊、掌诊、指诊、指纹诊、尺肤诊、第二掌骨侧诊等全息诊法，使望诊的范围在不断拓宽。

一、望面色

　　脏腑在颜面均有其投影区，当脏腑有疾病时，其面部相应部位即能提供内脏的信息。哥伦比亚学者关于面部望诊划分分属部位十分详细，将面部与内脏一一对应。日本学者将面部按三区进行划分，将眉以上的部位叫上亭，诊断与脑有关的疾病；从眉以下到鼻下沿叫中亭，诊断与呼吸系统有关的疾病；鼻以下的部位叫下亭，诊断与消化系统有关的疾病。日本医生长期研究发现，人的不同相貌有其相应的易患疾病，将相貌分为以下 5 种：即结核型、肾脏型、溃疡型（内脏下垂型）、恶性贫血型、胆囊型。

　　有用红外热像仪对 700 名学龄期健康儿童进行了面部红外热像望诊，结果表明：正常学龄期儿童在男女性别之间面部温度均值比较无显著差异，在面部和舌部的红外热像谱上具有明显的规律性。健康面色以淡黄淡白透淡红为主，色泽润泽，额部色泽偏黄。临床研究发现面部色诊对危重病有诊断价值。如心衰病人额头黑、口唇紫绀；急性肝病病人面色死黄如土；尿毒症病人面色黧黑等。有人发现 98 例肺癌患者的面色多现淡白、苍白、潮红、紫红或面红如妆，其中 70 例患者两颧部有蟹爪纹，蟹爪纹有随临床分期加重而加剧的趋势；对 58 例 "慢阻肺" 的观察结果，两颧有轻重不等的蟹爪纹者 44 例，其阳性率和程度与气道阻塞的程度及肺循环障碍的病理改变成正比，哮喘、单纯型慢支、喘息型慢支、肺气肿、肺心病的蟹爪纹阳性率依次增加，程度依次加重。

　　陈振相等运用红外成像技术，用了 10 年时间，对 914 名健康人进行了面部红外线辐射量的观测，并绘制了主要脏腑在面部的反映图。图中还标出了若干反映点，如天庭（阙上）映头面咽喉，阙中（眉间）映肺脏，下极（山根）映心脏，鼻柱（鼻梁）映肝脏，鼻柱旁（鼻两侧）映胆腑，明堂（鼻尖）映脾脏等。从他们的研究报道可看出，面部各脏腑反映区温度存在一定差别，表明正常人面部不同部位皮肤的红外辐射量是不同的，这些数据为以后对不同疾病的患者进行对照研究时提供了参考。袁肇凯等对 46 例气滞血瘀、42 例气虚血瘀证病人及 40 例健康人进行了面部色诊的研究。结果表明：三组面部色诊出现红黄明润、淡白、萎黄、淡青和灰青 5 种面色，其中气滞血瘀证病人以面色青灰为主，气虚血瘀证患者以面色淡青和淡白居多，而健康对照者大多面色红黄明润。三组面部颜色出现率比较有明显差异。

二、望五官

（一）望目

将两眼瞳孔的下方 6 点处，巩膜与结膜间的毛细血管呈充血、扩张、红黑之象称为巩膜胃征，查此可诊断胃肠道疾病。通过对 122 例巩膜胃征阳性患者的临床分析，此征与临床症状体征（急慢性胃肠炎、胃十二指肠溃疡、胃癌等）的符合率达 90.2%。将眼球结膜 5、6 点间部位附近由下向上行走的扩张、弯曲、充血的血管称为球结膜痔征，用于诊断内痔。检查了 1 270 例，符合者达 1 079 例，符合率达 85%。受中医理论影响而产生的"虹膜诊断学"，是目前国外颇为盛行的新学科，它认为人体内脏、器官、四肢百骸在眼虹膜上占有一定的代表区，当人体内脏或肢体患病时，其产生的信息则反应到相应的代表区，而表现为虹膜纹理的分离、凹陷、变色或色素堆积、瞳孔变形等，通过检查虹膜上的这些变化，就能诊断疾病。

（二）望耳

近几十年来，耳诊已发展到有耳郭视诊、耳穴压痛、耳穴电测定、耳穴染色、耳痛原因分析、耳穴知热感度测定、耳温测定、耳穴压痕、耳心反射等多种方法，并已运用于各科疾病的诊断中。国外学者都认为耳及耳穴的形态、色泽等方面变化与脏腑器官的功能有关。认为耳朵是灵魂的镜子，一些心身病人的耳朵外形与健康人不同，故可根据望耳来诊断心身疾病。

耳郭阳性反应物及其临床意义：点片状红润或充血，点片状白色边缘红晕，或红色丘疹见于急性炎症或慢性炎症的急性发作。线条状圆形，白色半圆形，或暗灰色疤痕等，多见于手术及外伤。

（三）望唇

据报道患者下唇内侧黏膜出现粟粒样大小淡白色丘疹，提示肠蛔虫病；小儿下唇有碎米样小白点即是疳积病，且白点之密疏与疳虫多少相对应。发现下唇黏膜出现圆形或椭圆形紫黑色斑块，不高出皮肤，压之不褪色，结合观察眼球结膜有异常走向血管、耳穴相应部位隆起、舌质青紫、躯干白斑等，对早期诊断消化道癌有一定价值。唇系带上有无结节、索条及其部位、色泽的变化可诊断痔瘘；唇系带上小点的个数和位置与痔瘘的个数和位置相对应。唇系带上出现白或灰色粟粒大颗粒为"龈交斑"，诊断肛门病。上唇系带出现白色颗粒性赘生物是急慢性腰痛的征象。

（四）望鼻

明堂即指鼻，王鸿谟多年来大量临床病例的观察，发现色部范围大小虽有变化，却总是以一固定的点为中心。每一脏腑肢节病色的出现或聚或散，总是围绕在特定色部中心周围，大小方圆，各如其形。认为肺部中心在前正中线与两眉内侧端连线交点；心部中心在前正中线与两侧内眼连线交点，正当鼻尖上方，正常鼻梁骨最低处；肝部中心在前正中线与两颧骨连线交点，正当鼻梁骨最高处；脾部中心在前正中线与鼻翼中央偏上1/3连线交点，正当鼻尖上方，鼻端准头上缘正中处。国内外学者认为鼻毛白化是机体衰老的重要标志之一。日本学者吉泽康雄等人把300名18~73岁的健康男子作为调查对象，研究表明鼻毛白化率随着年龄的增长而提高。武汉同济医科大学等单位联合调查了湖北省17~79岁健康人口1 905人，证实了我国人鼻毛的白化率同日本文献观察基本一致。

（五）望人中

秦学义对70例原发性不孕和100例经产妇人的人中沟和子宫发育情况的观察，将人中沟形态归纳为五型，即端直型、梨状型、平坦型、横凹型和狭窄型。发现70例原发不孕病人中，端直型和梨状型人中沟仅10例，而平坦型、横凹型和狭窄型者达60例，对照组100例经产妇中端直型、梨状型人中沟97例，说明原发性不孕症与人中沟的类型有非常密切的关系。且170例受检者中，子宫正常大者110例，其中端直型、梨状型人中沟者105例，其他3型人中沟仅5例，说明子宫正常大者多见端直、梨状型人中沟，而子宫不正常者多见平坦型、横凹型、狭窄型人中沟。证实人中与子宫二者之间确有联系。

（六）望牙齿

山东中医药大学附属医院姚保泰对牙龄改变与胃黏膜病变的关系进行了探讨。观察结果表明，牙龈改变与胃黏膜病变存在一定的关系，如萎缩性胃炎、胃癌和病程较长的胃溃疡患者，牙龈多见萎缩。

（七）望腭黏膜

有人观察1 032例患者及1 144例健康人的腭黏膜，发现患者组在腭黏膜上出现不同程度的小静脉曲张、小动脉扩张、出血及黏膜色调改变等腭黏膜征者显著高于健康人组；在肝癌、肝硬化、冠心病、糖尿病、月经不调等五种疾病中辨证属血瘀，腭黏膜征更为显著，观察130例不同病种患者的腭黏膜征变化，认为在瘀血证的诊断方面，它的价值等同于青紫舌及舌腹静脉征。有人曾报告肝癌病人的软硬腭异常出现率高于正常人。有报道，通过对328例口腔颊部黏膜异常（淡嫩有齿痕、紫筋、紫斑、黏膜发红充血、黄点、红点、黏膜苍老、颊部及上颚弓发黄）者的观察研究，证明此项望诊对诊断上消化道疾病具有临床前瞻性意义，其与胃镜阳性诊断的符合率达88%左右。

三、望头发

有人对六个不同年龄人的头发进行扫描电镜观察，表明头发的变化与年龄有关，其生长、变化与人的肾气盛衰有密切的关系。应用原子吸收分光光度法测定头发中多种微量元素的含量，探求其与中医病证间的相互关系。有人观察患者的毛发，间接判断患者对化疗的承受能力。

四、望手纹

中医重视体质与辨证的关系，而手纹可判断体质与遗传状况。对 56 例脾虚病人与 105 例正常人的手纹 11 个纹区、16 个参数进行比较。结果是脾虚病人手指的手纹多，双箕出现率比正常人低，总指纹嵴数高，显示手指的大斗及大箕居多，食中指间区及鱼际、小鱼际区花纹出现率高，纹嵴数偏低，小鱼际区及掌心部白线出现率高。这些皮纹的异常变化，可作为脾虚体质辨证的指标。有报道，从察看手掌皮肤增厚、粗糙、皲裂可获食道憩室病变的初步诊断，与 X 线食道钡餐造影验证无误。

五、望指甲

爪甲荣枯与溃疡病发作有一定关系，爪甲色泽的改变可作为溃疡病发作先兆。发现凡肝癌、胃癌、子宫癌的患者，其指甲表面必现晦黄色。有人观察 51 例四肢骨骨折患者指趾甲变化后发现，骨折患者呈现随着指趾甲新甲的生长，骨折处骨痂形成这一特征性改变。有发现寒型甲印多表现为甲印偏小或有甲印的指数减少；热型甲印表现为甲印变大或甲印的指数增多；寒热交错型甲印主要特点是甲印大而边界模糊不清，失去了清晰度和饱满度。

六、望食指络脉

朱兴仁等通过用剥离法、组织学观察及活体调查发现，食指掌侧静脉汇入头静脉时有六种不同方式的类型。小儿食指络脉的颜色有白、黄、红、紫、青、黑等六种。张先新统计了 604 名儿童的指纹，健康儿童多数在风关、气关（占 7 成），少数在命关或气、命关（占 29%）。汝兰州观察了 1 376 例 3 周以内的乳幼儿，其中健康儿及轻病儿的指纹在风关者的比例为最高，重病儿则主要在气关，命关次之，危重病儿则主要在命关。

七、舌诊的现代研究

（一）舌诊的主要研究方法

1. 舌色识别方法的研究与应用

大量研究资料表明：早期的舌诊客观化检测和识别方法是以舌色为突破口和主要研究内容的，早在 20 世纪 70 年代英国人用三种颜色比色表检查病人的舌质，用以确定舌质是否正常，认为凡舌质含有蓝色即属异常，对此有人称其为舌诊客观化的一种尝试。主要的舌色研究方法有以下几种：①荧光法：发现荧光峰值的波长按青紫舌、红绛舌、淡红舌和淡白舌依次递增，研究报道显示具有较高的符合率。②光电转换法：中国科学院的物理舌诊仪、北京的舌色客观测定仪等均采用了此法。研究显示，淡白舌、淡红舌、红舌等，不同舌色之间红、橙黄、绿、蓝、紫等各种光分量值均有显著差异。③光谱光度法：上海的光谱光度法舌色仪、哈尔滨的 HR - 1 舌色比色仪、天津和沈阳共同研制的 SHSY - 1 型舌色测定仪、江苏的舌色仪、陕西中医学院与杭州光学仪器厂的 LGS 型色诊仪等均采用此法，并在临床应用于正常人和再障贫血等患者的舌色测定；国外也有人用彩差计测门诊及糖尿病、中风患者舌色，对舌色测定值与舌色视诊间的关系进行观测分析。④舌诊比色板：20 世纪 80 年代初，有人制成舌诊简易色谱，用于舌色的观察；中国中西医结合研究会肿瘤专业委员会中医诊断协作组制定了统一的舌诊比色板，该板颜色分为淡白、淡红、红、绛、红紫、淡青紫、青紫和紫黑，中医诊断协作组在20世纪90年代初期组织了全国29家医疗单位，应用该比色板对近万例癌症患者和健康人进行舌象观察和分析，对癌症患者舌象与病种，舌象与诊断治疗，舌象与分期和舌象形成机理等方面进行了研究。⑤图像识别法：天津研制的舌象摄影仪，用于临床舌象的拍摄记录，可用于舌象的识别比较和保存。有用此法观察急性心肌梗死（AMI）的特殊舌象，发现AMI患者早期舌前部出现剥斑高达43.48%，对于AMI早期诊断具有辅助价值；国外有人将有胶片的显微镜探头直接放置于舌上，放大100倍和250倍，录像记录舌诊信息与舌表面血管、乳头颜色、形态的关系。

2. 舌象其他方面检测识别方法的研究与应用

①舌体（形）测算仪：河北研制了智能化舌体测算仪，并用此仪器对1 773例患者进行舌体测量，发现胖大舌以慢性支气管炎最多，恶性肿瘤及消化系统疾病次之，心血管疾病最少，而瘦小舌则以心血管疾病最多；②舌津液测定仪：天津研制的舌津液测定仪，用于临床舌面津液的测定，为临床舌象的干湿润燥提供了客观检测指标；③舌表浅血流量测定仪：中日友好医院利用该仪器对儿童肾炎舌表浅血流量及动物内脏表浅血流量观察，并认为利用该仪器可以从宏观上定量反映舌的微循环状态。

3. 计算机舌象识别技术的发展

清华大学与中国中医科学院西苑医院将舌诊自动识别定位于色彩模式识别，联合研制舌诊自动识别系统。该系统主要进行常见舌质RGB量值范围分析，常见舌苔定量分析，舌苔苔厚指数等参数测定，并在此基础上与北京普利生公司合作研制舌诊仪，有运用该系统对血瘀证舌质RGB颜色范围进行研究，结果显示，血瘀组与非血瘀组比较红色分量R值明显降低（$P < 0.05$），蓝色分量B值显著升高（$P < 0.05$），而绿色分量G值则接近（$P > 0.05$）。有从数学形态学和HIS模型的彩色舌图像分割、舌象彩色校正、舌色苔色分类方法等内容研究舌象自动分析仪，进行舌色、苔色的分类；台湾以舌色为主要内容进行电脑化中医舌诊系统研究，应用增强影像对比，影像二值画及边缘检测等方法，实现舌体的分离，舌质与舌苔的分离；香港理工大学与哈尔滨工业大学合作开展中医诊断自动舌象分析与研究，已建立了有5 000多个病例的舌象库，自行设计制作了舌象采集工具，运用图像处理技术对舌图像的舌质颜色、舌苔厚薄、纹理特征等进行处理，通过舌图像的多种参数及量化特征，依据统计模式识别方法，建立了疾病诊断系统。

由刘颂豪院士与邓铁涛教授共同提出了光子中医学的概念，并联合筹建了光子中医学实验室，其基本目的就是应用光子学的理论和技术对中医学诊断、治疗、预防、康复、保健等方面的方法和效应进行定性、定量或半定量研究，以揭示光子运动规律中医属性的学科，其最主要的研究方向之一，就是将光子学技术应用到中医的望诊中，以求中医诊断向定量化、客观化和自动化发展。

4. 舌象动物模型研究

如用流行性腹泻的华株病毒感染仔猪，使它出现发热、呕吐、黏液血便的湿热下注模型，观察到仔猪出现舌苔增厚变腻的现象。当病愈时，舌苔也恢复正常。用低硒饲料喂饲仔猪 1~2 月后，仔猪出现精神不振、虚弱无力、气促水肿的气虚血瘀模型，并出现与人类相同的淡白舌、舌边瘀斑等表现。用低维生素 B 的食物喂饲小白鼠，可迅速出现光滑舌及舌乳头萎缩。若用缺乏泛酸的食物喂饲老鼠，可使老鼠出现舌乳头角化过度及溃疡。用人工慢性放血造成气虚的家兔动物模型在第七天后出现舌色苍白、胖嫩、湿润等特征。在裂隙镜下观察，乳头的变化较为明显，早期时为舌尖丝状乳头稍见平坦，蕈状乳头相对表现得较为突出，蕈状乳头内的放射形血管也较为明显；到后阶段，舌尖部的丝状乳头变得非常平坦，蕈状乳头中的放射状血管明显变细，红色变淡。舌中部的丝状乳头从尖锐结实的外观变为圆钝而浮肿，排列由整齐变为紊乱而拥挤。反映出动物机体内变化对舌的影响。

（二）舌苔的现代研究进展

1. 舌苔的微观研究

马文香等对舌苔进行刮片检查和术后病理切片电镜扫描，薄白苔刮片，脱落上皮细胞较少，主要为角化前细胞，一般无菌，即或见到细菌，也大多在单个角化细胞质内，中性白细胞较少，涂片背景较清洁，切片可见舌丝状乳头无角化或角化不明显，致使上皮表面较扁平，棘细胞增生，部分为棘细胞和角化不全细胞，胞浆常有水肿。薄黄苔舌刮片，脱落上皮细胞比较多，以角化不全细胞为主，也可见中等量完全角化细胞，中性白细胞较多，或见单核细胞，细菌较多，或在坏变的单个上皮细胞胞浆内，或成群。

2. 健康人的舌苔分布情况

张伯礼对 6 708 名健康人进行舌苔调查，有白苔 4 945 例、黄苔 1 609 例、黑苔 59 例、剥脱苔 89 例、全剥无苔者 6 例。结果表明，大部分健康人的舌苔是薄白苔，极少数的人是薄黄苔。

3. 舌苔与免疫相关性的研究

马伯龙等的实验证明，98% 病理舌苔者唾液淀粉酶含量低于正常对照组含量的最低值。

4. 舌苔与激素的关系

吴正治等对 26 例正常薄白苔和 91 例病理舌苔者的唾液皮质醇进行测定，剥苔患者唾液皮质醇显著增高，可能亦与其影响舌上皮蛋白质合成，使其不能正常生长分化有关。虚寒薄白苔患者皮质醇含量低于正常人，说明其肾上腺皮质功能低下。黄、厚苔患者皮质醇升高则可能与炎症感染、精神刺激等介导的应激反应有关，应激时大量产生的儿茶酚胺使 cAMP 增多，舌上皮生长分化加速从而导致厚苔出现。

5. 舌苔与自主神经的关系

吴正治对不同舌苔患者自主神经平衡指数进行测定，各类舌苔的平衡指数由病理虚寒薄白、正常、薄黄、黄厚、花剥、光剥依次增大，说明舌苔的变化与自主神经平衡状态有关。自主神经平衡指数与儿茶酚胺呈正相关，能客观地反映交感－肾上腺系统的机能状态。该指数值愈大提示交感系统愈活跃，反之则提示迷走神经系统占优势。

6. 舌苔的细胞化学研究

Burker 认为，地图舌的形成可能与角蛋白酶有关。Jensen 发现，缺铁或缺维生素 B_{12}，舌黏膜萎缩时葡萄糖－6－磷酸脱氢酶及琥珀酸脱氢酶明显降低。当经过治疗而恢复时，则见它们活性增加，因此，认为此酶的活性与舌乳头之生长有关。

7. 舌苔与舌面 pH 值的关系

陕西中医药研究院对 227 例健康人舌苔及唾液成分观察表明，正常人薄白苔、厚白苔、厚黄苔等酸碱度无明显差异。上海中山医院还发现，厚苔、腻苔、黑苔、光红舌等病理舌象的唾液 pH 值低于正常薄白苔，而薄黄苔唾液 pH 值则与正常苔相近。

8. 舌苔与疾病、预后的关系

岛田丰依据光泽的气虚、气郁、气逆、血虚、血瘀、水湿内停记分和所拍舌像进行分类，舌苔按厚度分为轻、中、重三度，按色泽分为白、白黄和黄色三种，探讨了舌苔与气血水失调，以及与自觉症状的关系。结果在气血水失调各类型中，气虚与舌苔厚度及色泽呈明显相关，即舌苔越黄、越厚，则气虚程度越严重。病人自觉症状特别是消化系统症状如体倦身重、易疲劳、睡眠差、食欲不振、胃部不适、胸胁苦满等也与舌苔的厚度和色泽有关。

（三）望舌下络脉

有报道，肺癌患者常出现胖大青紫舌、腻苔和花剥苔，舌下络脉异常，舌下瘀斑瘀点及舌系带处蜘蛛球等舌象变化，耳部肺区可见皮下结节，不规则片状隆起等，颧部可出现蟹爪纹，这些望诊指征对癌症早期诊断具有一定的意义。有人发现正常舌下静脉的直径均不超过 2.7 mm，其长度不超过舌尖与舌下肉阜连线的 3/5，无分枝及结节，如静脉怒张充盈于黏膜下，长度延长，即为不正常。有报道在门诊就诊的 7 689 例中，通过中医望诊发现舌系带处有蜘蛛球 173 例（2.3%），事后证实全部为癌肿患者，此法对癌肿临床诊断有意义。台湾逢甲大学对舌下络脉的量化特征参数进行了研究，采用色彩均衡方法强化图像中的脉络颜色，配合后续的影像处理分割出舌下脉络区域。经量化后提出了舌下脉络的色度、饱和度及亮度、长度、宽度、面积等多项参数，以及舌下脉络的正常宽度比例，脉络与舌长比例与对称性等评估指标。

第二节　闻诊研究进展

利用声音的特性对其频率、振幅、持续时间进行分析，运用声谱仪、语声仪、喉声气流图仪、频谱分析仪等结合电子计算机对语声、咳嗽声、肠鸣声、呼吸声等进行了初步观察，为闻诊的客观化迈出可喜的一步。

一、闻语声

有应用声纹图分析心肝脾肺肾五声，将 70 例患者的资料作一系列的图像解析处理和数学分析，构成定量的评价指标作为认识声音心理属性依据，并与声学家和临床医师的诊断结果进行对照。结果在声纹图上可见肝之声高频成分量多，相当于声学上的高亢声；脾之声含高频成分比肝之声少；肺之声除高频成分少外尚含有噪音，属于听不清的声音；肾之声频率紊乱含高频成分少，相当于呻吟声。

使用长城 BBL—2B 晶体管携带式盘式磁带录音机记录了正常人、肺气虚、肺阴虚、实证各 30 例 e、i、a、u、o 五个母音用美产 7029 型声图仪进行了声频图谱分析。结果显示，正常组谱纹整齐，线条清晰，各母音谐波及共振峰规律而声能较强，顶频一般在 4KHz 以上，各次谐波之间一般无杂音；肺气虚组各母音高次谐波不明显而声能低下，共振峰明显减少，有的母音共振峰消失，顶频在 4KHz 以上测不出任何成分，各次谐波之间含有少许杂音成分；肺阴虚组各母音谐波失去规律性，共振峰减少，声能较弱，各母音顶频一般在 3KHz 以下，杂音含量比肺气虚组多；实证组各母音谐波较窄，边缘不整齐，共振峰相应增多，声能较强，母音 e、a、o、i 的顶频在 5KHz，母音 u 顶频很低在 2KHz 左右，各次谐波间杂音成分明显增多，与中医学中所说的虚证语声低微细弱，实证发音高亢吻合。有人采用频谱分析方法对喉癌、喉返神经麻痹、声带息肉和小结、沟状声带等四种疾病患者声音及正常人的声音进行了统计分析，结果表明正常人与以上四种疾病病态嗓音间声音频谱分析诊断辨别率 85%；喉癌与其他三种疾病间诊断辨别率为 58%。其他三种疾病间诊断辨别率为 70%。有对 61 例肺结核病人将其分为阴虚、气虚、气阴两虚三组对照，用微型计算机进行语声检测和频谱分析，结果显示元音 "a" 的振幅扰动各组间差异有着显著意义，频率扰动各组间差异无显著意义。利用电话通讯，用计算机记录声音，进行声音频谱分析，判断声带有无疾病，进行早期诊断及喉癌的早防早治。

二、闻咳嗽声

对肺气虚、肺阴虚、实证组各 30 例进行咳嗽声声纹图分析。结果显示，咳嗽声是非同期性的声波，没有规律和谐波和共振峰。肺气虚组顶频一般在 4KHz 左右，振幅较弱，杂音分布较散，密度不大，基频、顶频持续时间较短；肺阴虚组顶频在 5KHz 左右，振幅较强杂音分布较集中，密度较大，基频、顶频持续时间较长；实证组顶频在 6KHz 左右，振幅很强，杂音分布集中，密度大，基频，顶频持续时间长。有用顶频、振幅、基频时间、顶频时间、杂音等 5 项指标建立肺气虚、肺阴虚、实证判别方程。咳嗽声判别方程的诊断效率为 88.9%。

三、闻肠鸣声

采用 MSC—IT 心音拾音器，通过放大器将拾得的信号用磁带机储存后，放入医用数据处理机进行分析并作出肠鸣音曲线图，对几种急腹症常用中药对正常人肠运动的影响作了观察。结果表明，大承气汤有兴奋小肠肠管运动的功能，客观地、定量地显示了药物对肠道的作用，从而代替了"肠中辘辘有声"、"腹中雷鸣"等模糊描述。

四、闻呼吸声

用呼吸音示波曲线描记法观察分析 50 例小儿支气管喘息患者的针灸治疗效果，根据记录的波形判断。结果显示，记录的波形曲线能很好地再现支气管喘息患儿所特有的呼气性呼吸困难的呼吸音及杂音。

不少学者提出借助化学方法，找出各种气味的物质源，再寻找这些物质源的颜色，用颜色光谱、pH 试纸等分析方法将其辨别，或用特制的电子鼻来分辨。在实验研究方面，对人体口腔呼出气味应用气相色谱技术研究较为广泛，尤其对以下疾病研究较为深入。如与糖尿病人有关气味的丙酮浓度可以作为检查糖尿病的一个附加的量度。胰岛素不足导致糖尿病患者气味中丙酮的浓度在早晨最高，与血液中葡萄糖高的糖尿病人相比，胰岛素不足导致糖尿病患者对丙酮浓度更为敏感，因为在血液中葡萄糖还没有变化时而气味中丙酮浓度却增加了。肾病尿毒证病人气味中含有高浓度的乙烷和三甲胺等成分，经透析后气味中和血清中的这些胺可恢复正常水平。肝硬化病人口腔气味中发现二甲基硫醚、硫醇、脂肪酸等浓度增加。肝炎病人口腔气味中氨浓度很高。肺癌病人呼出气体中的几种挥发性有机成分，而正常人却没有。这对肺癌的早期诊断具有特别重要的价值。

第三节　问诊研究进展

一、症状规范化研究的思路与进展

（一）症状术语及其内涵的规范

1. 现状与意义

中医的症状学内容非常丰富，但相当多症状的内涵模糊，问诊与其他诊法所收集的资料的主要差别在自觉与他觉，问诊所收集的资料多为自觉。而这一部分最易受主观因素影响，因而研究难度大，任务重，尤其是自觉症状表述不精确，加之汉语词汇的丰富多彩、不同地区使用语言的差异及临床表现的多样性和复杂性，导致了临床上中医症状术语使用的不统一。症状术语的不规范，不仅容易引起概念使用的混淆和混乱，而且也是影响中医药现代化、国际化的瓶颈之一。

症状是辨证与辨病的临床依据，因此，根据古代文献及临床实际首先开展症状的规范化研究，克服症名的不规范、内涵欠明确、症状表述的模糊性及诊断意义认识上的差异等缺陷，是进行证与病规范化研究的前提和基础。开展症状术语的规范化研究是中医药名词术语研究的内容之一，对于中医药现代化、国际化，中医药知识的传播，国内外医药交流，学科与行业间的沟通，中医药科技成果的推广使用和生产技术的发展，中医药书刊和教材的编辑出版，特别是对现代信息技术的发展和应用，都具有十分重要而深远的意义。

2. 思路与进展

新中国成立以来，人们通过多方努力，对中医常见症状术语的概念、发生机理及其在辨证、辨病中的意义等进行了较为详细的阐述，促进了症状术语的规范。例如：目前使用的《中医诊断学》教材，将病人"怕冷"的感觉界定为"恶寒"、"恶风"、"畏寒"、"寒战"四种情况，并赋予其特定的含义。又如：，纳呆、纳差、纳少、食欲不振、食少、不欲食，规范认为应从食欲与食量两个角度去认识这一类概念并予以量化及规范。归纳症状术语及其内涵规范化研究的方式与途径，可概括为以下几个方面：

第一，集全国高等中医药院校优秀师资的力量，通过编写不同版本的《中医诊断学》等国家规划教材促进症状术语的规范。

第二，通过政府部门组织编写的国家行业标准（如中华人民共和国中医药行业标准．

ZY/T001.1～001.9～94《中国病证诊断疗效标准》；中华人民共和国国家标准《中医病证分类与代码》GB/T15657－1995；中华人民共和国国家标准《中医临床诊疗术语》GB/T16751－1997），促进症状术语的规范。

　　第三，通过学术力量，组织中医药人员进行相关研究。如中国中医科学院组织全国编写的《中医症状鉴别诊断学》（赵金铎主编），对500个中医症状的概念、常见证候及鉴别诊断进行了阐述；中国中医科学院王永炎等主持了国家科技基础性专项项目"中医药基本名词术语规范化研究"已于2003年12月通过鉴定。在项目成果《中医药基本名词》（含中医症状术语）中，对5 284个中医药名词术语的中英文进行了规范，并做出了相应的注释。如在既往工作的基础上，将单纯的"怕冷"现象界定为"恶寒"、"恶风"、"畏寒"及"寒战"四类，并分别加以注释。即"恶寒（Aversion to cold）"：感觉怕冷，虽加衣覆被，采取保暖措施，身体发冷的感觉仍不能缓解的表现；"恶风（Aversion to wind）"：遇风则怕冷不适，甚至战栗，避风则缓的表现；"畏寒（Fear of cold）"：自觉怕冷，加衣被或近火取暖，采取保暖措施，身体发冷的感觉可以缓解的表现；"寒战（Shivering）"：感觉寒冷的同时伴有全身不由自主地颤抖的表现。该项研究所规范的名词术语已经被新版国家《药典》配套书《临床用药须知》、制定国标《中医基础理论术语》、新版《现代汉语词典》、新版《中医大词典》及"中医药科技数据库"等相关研究项目所采用。

（二）症状严重程度的量化分级表述

1. 现状与意义

　　传统的中医诊断，多侧重于定性诊断，忽略对"病"，"证"，"症"严重程度的定量诊断。由于中医主要以症状为诊断依据，因此，开展证的定量化诊断，不仅有利于掌握病情的严重程度，使临床施治更有针对性，而且也是现代临床研究中的实际需求。例如：为了增加所纳入研究对象的齐同性以及提高不同课题组科研数据的可比性，不仅需要定性的诊断标准，而且需要一个定量化的诊断标准。对于证的定量化诊断，是以科学、合理的症状量化为基础与依据的，因此，开展症状的量化分级研究是必然的趋势。

2. 思路与进展

　　近年来，人们在传统中医症状量化方法的基础上，吸取了现代医学和心理学中一些较为成熟的对主观症状的量化分级方法，在中医症状的量化表达方面进行了尝试，并应用于临床研究中，作为判断证的严重程度或疗效评价（根据干预前后症状积分的变化）的依据，促进了中医症状的量化描述与表达。

　　（1）采用轻、中、重对症状进行量化分级　例如，在古代口微渴、口渴、口大渴的基础上，目前研究者一般将中医症状的严重程度分为轻、中、重三级，并赋予一定的分值（如轻、中、重分别为1、2、3分或2、4、6分等），其划分的依据常常是症状的性质特征、出现频率、范围、出现情境、持续时间、伴随的其他症状、对药物的依赖程度、与外界刺激的关系及对日常生活影响程度等项目中的一项或多项。如周小青等对心绞痛的研究。

　　如梁茂新等根据记忆力的下降特征是远记忆力还是近记忆力，将"健忘"一症的严重程度划分为：近事记忆力和远事记忆力均明显减退为3分（重）；近事记忆力减退，远事记忆力略减为2分（中）；近事记忆力减退为1分（轻）；综合多个因素，将"心悸"一症严重程度划分为：无感触而发，发作频繁，持续时间长，症状重（3分）；有无感触均可发作，间断出现，时轻时重（2分）；感触而发，症状轻，持续时间短（1分）等。又如徐迪华等在《中医量化诊断》中，列出内、妇、儿常见四诊信息393个，分轻、中、重三级，附注栏内酌情提出定位、动态、性状描述的要求，对四诊信息模拟定量（级）的方法进行了探索。其量级分档采用计数标准、比拟标准、病情标准三法，每档信息至少含有二重或三重标准。每一信息除轻中重的量级外，另选用医生惯用的术语，作为描述量级的小标题。如将"望神态"中的"忧郁"程度划分为：微忧：两眉微蹙，若有所虑，细察方得；忧愁：愁眉苦脸，精神抑郁，有苦思状，稍察即得；郁郁寡欢：愁眉不展，精神忧郁，面色发灰，终日闷闷不乐，一望可知；将厚苔的程度划分为：微厚：苔厚如纱布，厚约1mm，被苔处舌质舌蕾隐约可见；苔厚：苔厚如棉布，厚约2mm，被苔处舌质舌蕾隐约不清；甚厚：苔厚如镍币，厚约3mm，被苔处舌质舌蕾完全受蔽；将结脉的程度划分为：略结：往来较缓，时一止复来，止无定数。十五六至以上一见，或每分钟5次以下；结：往来缓，时一止复来，止无定数，七至十五六至一见，或每分钟6~10次；极结：往来缓慢，时一止复来，止无定数。二至六七至一见，或每分钟10次以上等。

（2）运用通用量表对症状的严重程度进行量化评定　有些主观症状，如疼痛、失眠、抑郁、焦虑、疲劳等，往往反映的是一种综合状态或行为，需要从多个角度去把握，并且对这些症状的主观感受与实际严重程度往往因个体的不同而有差异，因此，有人在研究中尝试直接运用国内外通用的量表，对一些症状的严重程度进行量化。如王天芳等在对慢性疲劳综合征的中医研究中，采用国际上通用的一些量表，对患者的疲劳、抑郁、焦虑等症状的特点、严重程度及中药的疗效进行量化评定。

（3）编写具有中医特色的症状评定量表　近年来，随着症状的量化研究及量表在中医研究中的应用，人们逐渐开始借鉴精神与心理症状分析的一些模式与方法，研制更符合中医特点的症状评定量表。尤其是在研究证候诊断标准的基础上，编写针对某一证候的症状评定量表，不仅方便证候的诊断，而且可作为证候严重程度的一般资料、科研中病例选择的入选标准、临床疗效的评价及病情演变的观测。

（三）症状的辨证意义

1. 现状与意义

证候表现为一组相关的症状，包括自觉症状和客观体征。症状是辨证的前提与依据，二者密切相关。因此，有关症状的辨证学意义是症状学研究中的一项重要内容。

从临床实际来看，症状与证或病（尤其是证）之间不是一一对应的简单关系，一个症状往往与多个证有关，而且与相关证之间关系的疏远程度也不同。例如：一个症状在甲证中可能属于主要症状，在乙证则属于次要症状。也就是症状与证候之间的关系，有主次和不同权重之分。过去中医对于症、证间关系的确立，主要是依据古代文献的记载及个人的临床经验，而且多侧重症状与证之间定性关系的论述，忽略定量关系的描述，因此使得症状与证之间关系的描述比较模糊。

2. 思路与进展

从 20 世纪 80 年代计算机中医专家系统和辨证论治系统研究伊始，人们在症状辨证意义方面的研究中，不仅探讨每一症状与哪些证有关，而且还开展了各个症状与证诊断之间计量关系的研究（即每一症状在不同证诊断中的贡献度）。如朱文锋将病人所出现症状的贡献度权值之和（以 100 作为通用阈值，根据病的轻重与复杂程度进行调节）作为确定各辨证要素（如气虚、血瘀等）是否成立的依据，最后将达到诊断阈值的项目（要素）进行有机联系组合，从而构成完整的证名诊断。如在虚证类的诊断中，"五心烦热"一症对阴虚、阳虚、津亏的贡献度分别为 10、−3 和 2，而"经常畏冷"的贡献度则为 −3、7 及 −2。

另外，随着现代医学的发展及疾病谱的变化，在临床中出现许多新的主观症状、体征及客观检测指标概念，如果采用"拿来主义"的思想，研究其与中医证之间的关系，可能也是丰富和发展中医诊断学内容的途径之一。

（四）存在问题与展望

中医症状的规范化研究，虽然取得了一定进展，但今后仍需在以下方面加强努力，使之更加符合及满足临床实际的需求。

1. 症状量化分级的方法学研究有待加强

多年来，人们在症状的量化分级及客观表述方面进行了有益探索，并将其用于临床研究疗效测评及证候的研究当中。但同时也存在一些问题。如同一疾病的同一症状，在不同的研究或专著中，其严重程度划分可能均为三级，但关于其具体内容的描述却存在很大随意性；不同特点、性质的症状信息，在分级描述时常常是千篇一律，不符合临床实际。上述情况导致了不同研究者分别制订自己的分级标准现象，不能真正起到量化分级的目标。

鉴于上述存在的问题，应该在总结多年工作的基础上，根据症状学的自身规律，从以下方面探索症状的量化研究：①借鉴其他学科的方法与思路，探索中医症状信息量化分级的科学方法。②症状的量化表述方法及依据，应因症状不同而异。也就是说，应将症状的量化与症状现象自身的特点和规律相结合。③症状的量化表述方法及依据，应与病相结合。也就是说，同一症，在不同的疾病中，其严重程度的量化应该体现病的特异性。④统一的症状量化分级标准，应建立在群体调查的基础上。也就是说，应借助专家调查等形式，确立量化分级标准，并通过临床大范围、大样本的实践，使其逐步完善。⑤症状的量化应与四诊的客观化研究成果相结合。也就是说，舌诊、脉诊等信息的量化，应参考舌诊仪、脉诊仪的一些测定参数。

2. 症状的辨证学意义研究应基于群体调查

症状与证候间的定性或定量关系，往往是较为复杂的。因此不能仅仅根据医者的个别想法而确立，而是应建立在群体调查分析的基础上。因此，遵循循证医学的原则，开展大样本临床调查，结合生物信息学的数据挖掘、处理方法，是今后确立症、证关系的一个主要方向。

另外，随着现代医学的发展及疾病谱的变化，在临床中出现许多新的主观症状、体征及客观检测指标概念，如果采用"拿来主义"的思想，研究其与中医证之间的关系，也是丰富和发展中医诊断学内容的途径之一。

3. 症状信息采集的规范也不可忽视

中医对症状信息的采集，主要是依赖主观感觉器官，通过望、闻、问、切四诊进行。望诊（主要是舌诊）与切诊（主要是脉诊）信息的客观化采集和分析一直是中医诊断学的重要研究方面。但是问诊信息（主要是指一些自觉症状）的采集也需要规范。在研究中，不同医者或研究者，虽然经过统一培训，用统一制订的调查表去收集病人资料，其信息采集的结果也会存在不同程度的差异。这是因为症状询问的方法、方式及步骤的不同所致。如同样问"口渴"，不同的病人回答往往是多种多样的，这就要求不仅对什么是"口渴"有一个明确的定义及程度的划分，还要求规范问口渴的方法、方式和角度。因此，对一些常见症状，针对其各自的特点，进行询问方法的规范，至少在调查研究中是很有必要的。另外，在临床调查中，对于四诊信息内容获取的整体框架的科学、合理搭建，也有助于四诊信息的规范采集。如根据中医问辨结合的问诊思维特点，将相关症状信息的内容放在同一单元，使其符合中医围绕主症的纵、横向联想问诊思维。纵向联想问诊，主要是指全面询问某一症状的特点。如当病人主诉为"头痛"时，我们应该进一步询问疼痛的具体部位、性质、发作诱因、持续时间等。横向联想问诊，主要是指询问病人是否存在与主诉密切相关的其他症状。如将上述"头痛"的内容问清楚后，应进一步询问病人是否存在有"发热"、"头晕"、"耳鸣"、"失眠"等症，以便对病人头痛的原因和类别等进行分析与辨识。

总之，症状的规范化是中医病、证规范化的前提和基础，其现状尚不能满足科研与临床的实际需求，今后应加强其方法学的研究及研究成果的推广与使用。

二、问诊思维及问诊程序的规范化研究

（一）中医问诊特点

1. 问辨结合的问诊思维过程

辨证是对收集到的病情资料，运用中医基础理论，加以辨识、分析、综合、判断，以确定其病机，进而作出证候诊断的思维过程。问诊在四诊中收集的临床资料最多、最广，而且许多信息，如自觉症状、诊疗经过、既往史等非问诊而不可得，因此它是获取病情资料最主要的途径。而这些资料，往往是医生分析病情、判断病机、辨识证候的基本依据。尤其是在某些疾病的早期，病人仅有自觉症状而尚未呈现客观体征时，只有通过问起病情况、既往病史、家族史等，才能使医生抓住重要线索给予早期诊断和治疗。

在问诊的过程中对问诊具体项目的选择，对各症状的详细询问均贯穿了辨证的思维，辨证的思维是贯穿中医问诊全过程的主线。例如：患者主诉"咳嗽"，问诊首先要询问发病情况、起病的诱因病程以辨外感与内伤；通过对咳嗽的声音、时间及痰的有无、颜色、多少、质地的详细询问辨别寒热虚实；根据医生初步形成的辨证进一步询问相关的伴随症状以印证与完善辨证。由此可见，问诊的过程中随处都充满了辨证的思维，医生的辨证思维是临床问诊的内在原则，问辨结合的思维过程是中医临床问诊的一项主要特色。

2. 围绕主症的纵横向联想问诊思维

抓住主症问深全，相关症状紧相连，求因辨性定病位，十问歌诀亦可参，是问诊临床常用的方法。如胃脘痛，首先需围绕这一主症问疼痛性质、持续时间、好发季节、与饮食的关

系等，即深入全面地问，继而问大便情况，也就是说根据中医问诊与辨证相结合的特点，将相关症状信息纳入在同一单元，采取纵、横向联想思维问诊的方法，将有助于搭建一个科学、合理的问诊信息整体框架，也有助于问诊信息的规范化采集。

纵向思维问诊，主要是指全面询问患者的某一症状的特点。如在了解到"头痛"为病人当前的主要不适后，应进一步询问其头痛的时间、部位、性质及其他伴随症状等。中医理论中一个症状名词中多包含有"多维"的概念，具有"立体性"和"等级性"。例如：头痛这个症状名词，是一个多维的概念，包含时间、空间的内涵，比如说疼痛的发作时间、疼痛的持续时间、疼痛的体表部位、疼痛的脏腑部位等。由此可见，症状是一个立体化的概念，是多种信息的综合，是对多种信息进行提炼、概括的结果。因此，我们在进行信息采集时，要结合症状的特点充分考虑到症状的多维性、等级性和立体性。从多角度、多侧面、多时空，对症状的各种信息进行全面的收集，只有在全面收集信息的基础上，才能更好地对症状进行把握与分析。

横向思维问诊，主要是指询问患者是否存在与主诉密切相关的其他症状。如将上述的"头痛"症状全面询问后，应进一步询问患者是否存在有"发热"、"头晕"、"耳鸣"等相关症状。中医的症状既有各自的独立性，又有相互间的关联性。中医的辨证正是从每个症状入手，探讨分析症状间的相互关联，从而达到辨别分析疾病的目的。其次，相关症状也是主诉症状辨别的一个主要方面。相关症状在一定程度上，体现了主诉症状的性质，对于主诉症状的分析有十分重要的补充和参考作用。因此，围绕主诉症状进行横向思维问诊，可以让我们更好地认知症状，把握症状，分析症状。

（二）问诊程序规范化的重要性与必要性

《十问歌》是问诊程序的集大成者。临床上，疾病往往是复杂多变而受很多因素影响的，只有全面、充分收集病人的病情资料，才有利于疾病的正确诊断。疾病发生、发展、变化的过程及诊治经过，患者的自觉症状、既往病史、个人生活史等，是医生分析病情、辨证辨病的重要依据，而这些资料只有通过问诊才能获得。尤其在某些疾病的早期，患者尚未呈现客观体征，仅表现有自觉症状时，通过问诊是获取诊断疾病线索的重要途径。中医对症状信息的采集，主要是依赖主观感觉，通过望、闻、问、切四诊进行。望诊（主要是舌诊）与切诊（主要是脉诊）信息采集的客观化一直是中医学研究的重要方面，并已经取得了丰硕的成果。但是，在症状的规范化研究中，我们常常忽略了一个很主要的问题，那就是问诊信息采集的规范化。

首先，由于中医诊断中缺乏客观指标，通过详细问诊全面收集可靠性资料显得很重要。但由于问诊中医生与病人的发问与回答带有一定的主观性与随意性，加上时间等客观因素的限制，临床信息收集的规范化、程序化就显得很重要。

其次，临床研究是以病人为主要研究对象，在临床研究中不论采用什么研究设计类型和测量技术，其实质都是围绕病人收集各种信息，并用适当的方法进行分析和总结。因此，信息的收集和处理是所有临床研究的共同特征，以信息收集和处理作为考虑临床研究中方法学问题的主线，有利于简化工作思路，避免遗漏，减少差错。

（三）问诊程序规范化的应用与体现

在四诊之中，问诊的主观成分最多，医生的经验、问诊的语言、问诊的环境等均可对问诊的结果产生不同影响。所以问诊的客观化研究一直是当代学者的研究重点。特别是近10余年来，随着自然科学的发展及电子计算机在医学领域的应用，为传统医学问诊的客观化、定量化提供了条件，采用数学模型使传统中医问诊的信息与病、证之间建立起量化关系，问诊的客观化有了新的发展。

1. 中医专家系统

中医专家系统就是运用电子计算机技术来模拟中医专家的综合、分析、判断等处理中医临床四诊信息的过程。也就是将四诊或其他的诊断信息输入计算机，中医专家系统将模拟专家的思路进行辨证施治，并从知识库中提取中药或针灸的治疗方案。

自1979年关幼波老中医诊治肝炎的专家系统诞生至今，估计中医专家系统已经不下300个，并遍及中医的内、外、妇、儿、五官、针灸等各科。在研制中医专家系统的基础上，研制人员发现众多的中医专家系统有许多类似之点，即都是通过向计算机输入患者的"四诊"信息，然后运用计算机来模拟专家处理病理信息的过程，最后输出该专家处理患者的诊断结果及治疗方案。为了方便临床应用，为了医生能根据自己医理设计的内容自己编制中医专家系统，软件工程人员开始寻找中医专家系统的通用程序，即专家系统外壳或中医专家生成系统。正像"建造专家系统的专家系统"EMYCIN一样，在中医专家系统领域也开发了不少通用的中医专家生成系统。例如昆明计算机应用中心利用数据库及C语言开发的"YXTY医学诊疗通用专家生成系统"；暨南大学医学院在Lisp语言的基础上开发的"医疗专家系统外壳DEX"；南京大学计算机系与南京中医学院在Pascal语言的基础上共同开发的"中医专家系统开发工具"；北京市中医医院与希望电脑公司共同基于Prolog语言基础上开发的"中医专家系统外壳-SHELL"；山西太原工业大学运用Kese工具及Lisp语言创建中医通用专家系统等。

中医专家系统由于存在着知识获取困难、知识面窄、推理能力不强、智能化水平较低和实用性差等问题，我国研究的众多中医专家系统多数未能很好地用于临床实践，其根本原因在于现有的程序式数字计算机的固有缺陷：局域式信息存贮、系统的工作是一种相对固定串行程序处理方式，不能适时采集病人的病理信息，知识更新困难所致。进入90年代后，人们对专家系统的研究转向了与知识工程、模糊技术、实时操作技术、神经网络技术、数据库技术和多媒体技术等组合的专家系统，这也是专家系统今后的研究方向和发展趋势。

2. 中医诊疗软件的发展

20世纪70年代末至80年代初，先后出现了一批以专家系统为特点的中医诊疗软件。秦笃烈1989年主编的《中医计算机模拟及专家系统概论》，选编了13个具有代表性的专家软件，可分为三类：第一类是单一病域中医专家诊疗软件，容易开发，具有早期特点；第二类是向整体思维靠拢，如袁冰等的"董建华热病诊疗系统"；第三类超出专家系统概念，形成智能化辨证论治系统，如1985年朱文锋的"中医辨证论治电脑系统"。

20世纪80年代中期以后，中医专家系统维持在原有状态。中医运用计算机，低调而稳健地向术语规范化、专题知识库、综合资料库、文献检索、辅助教学等方面迈进。上海通宝实业有限公司的"通宝中医药计算机咨询系统"，共收集了千余个症状、证型，近千种疾病和7 000首单方等，其内容丰富，但不能用专家诊疗系统的标准来衡量。上海中西医结合医院与颐圣计算机公司联合开发的"中医计算机辅助诊疗系统"，用数据库组织有关知识，属大病域的范畴，其使用要求输入的症状按重要程度顺序排列，确定症状的量化程度，其诊断结果是一列按相关程度排列的病名连同证型的序列，具有咨询和辅助的性质。国外的专家系统多限定在单一病种或单一目的，属大病域的医学系统以匹兹堡大学用Lisp语言开发的Caduceus神的使者内科咨询系统为代表，但并非完整意义上的诊断系统。美籍华人李科威的《杏林中西医实用临床辅助软件》，是面向西方中医行业的临床诊疗与病员管理软件，具有中、西医全病域辅助诊疗功能。

如何充分利用现代科技手段改造中医的运用方式，完善中医的内部整合，是提高其疗效，扩大其影响力，增强其生命力，实现中医现代化的重要措施。以往的专家系统，只是一位专家或某一病种的诊疗经验。如果能以整体思维为指导，充分认识和把握中医诊疗的规律，将计算机技术与中医药学有机的结合，就有可能建立起全病域的中医诊疗系统，研制出辅助中医诊疗的实用软件，能够追随医生的诊断思路，随时向医生提供各种数据和可能的常规诊疗方案以供选择，起到"延伸记忆"、"医生助手"等作用，在某些方面还有可能超过医生已有的知识、经验和师长的传授。

（四）展望

在四诊之中，问诊的主观成分最多，医生的经验、问诊的语言、问诊的环境等均可对问诊的结果产生不同影响。所以问诊的客观化研究一直是当代学者的研究重点。症状是辨证、辨病的基础，只有规范采集症状才能统一认识，统一操作，才具有科学性和可重复性。中医症状信息采集的不统一，严重影响临床辨证论治和治疗，制约科研的可靠性和真实性，一定程度上阻碍了中医药学术的交流与走向世界，已经成为影响中医药现代化、国际化的瓶颈之一。

目前，中医临床研究中采集症状信息以问诊为主，主要依靠医生的主观经验，全凭医生经验和眼睛、手指的主观感觉进行收集病情资料。由于采集方法存在局限，导致临床信息采集的不统一，收集症状缺乏客观性。在临床研究过程中，不同的研究者对同一个病人的问诊结果都会有较大差异，临床问诊获取的信息量不够、欠灵敏，还有待于各方面的专家共同参与，以进一步改进提高。近10余年来，随着自然科学的发展及电子计算机在医学领域的应用，为传统医学问诊的客观化、定量化提供了条件，相信随着现代科学技术的不断融入，我们将采用数学模型使传统中医问诊的信息与病、证之间建立起量化关系，问诊的客观化必将有新的重大发展。

三、症状发生机理的现代研究

临床上症状一般是认识疾病的切入点，在诊疗疾病中占有重要的位置。中西医都很重视对症状的研究，然而，由于中西医理论体系的不同，中西医对同一症状的发生机理有着不同的解释，中医多从宏观和整体的角度去认识症状的含义，而西医则是从微观的角度去分析症状的成因。中医症状的发生机理实际上也就是西医对症状的现代认识，但由于中西医对同一症状现象的名称不尽相同，以及同一症状名称的外延和内涵有时并不完全相同，所以有时两者并不完全重叠。随着科学技术的发展，对中医症状，尤其是具有中医特色的一些症状的发生机理的现代认识和现代研究已成为广大中医学者的内在要求，它必将有助于提高中医学者对疾病的认识，有助于症状规范化，有助于提高中医辨证论治水平。下面是关于几个中医症状的传统认识及其发生的现代机理的认识研究进展。

（一）口苦

口苦是自觉口中有苦味的表现，一般多见于火邪为患和肝胆有热之症。早在《黄帝内经》中就有"肝气热则胆泻口苦"，"胆病者，善太息，口苦"的记载。元代危亦林《世医得效方》中亦有"口之味，热胜则苦"的描述。

口苦的现代机制还不完全清楚，有学者推想口苦可能与口腔中由血液向唾液移行的胆汁酸有关，并进行了实验。结果表明，口苦与口腔唾液中的胆汁酸有关。口腔唾液胆汁酸来源于血液胆汁酸向唾液中的移行，两者相应成分之间具有显著相关性。口苦与多种疾病有关，如胃炎、胆囊炎、肺炎、神经官能症、冠心病、肝癌、口腔溃疡等，亦可由服用抗精神病等药物后发生。如有研究者从1994年10月至1996年10月，共收治口苦病人184例，在所得病例中消化系统疾病占首位，呼吸系统疾病占第二位，癌症占第三位；并认为其原因可能与消化系统功能紊乱、各种酶的分泌异常或缺乏、味蕾功能异常、胆汁的排泄受阻、舌微循环障碍，使舌感受甜味的味蕾萎缩、唾液内成分的改变等有关。

（二）偏嗜异物

偏嗜异物是指患者偏嗜某种非正常食物成癖的症状，亦称"嗜异症"或"食癖症"。它是临床较为常见的症状之一，任何地区、任何年龄都能出现。中医认为多与疳积、寒湿火热之邪侵犯脾胃、虫积、情志异常等有关。《小儿药证直诀》中记载："疳积，体黄腹大，食泥土，当补脾，益黄散主之。"《万病回春·小儿杂病》也说："爱吃泥土，脾脏疳生也。"《景岳全书·杂证谟》说"凡喜食茶叶，喜食生米者，多因胃有伏火，所以能消此物"；"凡喜食炭者，必其胃寒而湿，故喜此燥湿之物"。《张氏医通·杂门》说："人患虫积，多因饥饱失宜，中脘气虚，湿热失运，故生诸虫……其候心嘈腹痛，呕吐涎沫，面色萎黄，眼眶鼻下有黑，嗜食米纸茶叶泥炭之类。"

从现代医学角度分析，认为嗜异证多与微量元素有关。如小儿体内缺铁元素，会出现嗜异症，常伴有偏食、厌食、拒食、面黄肌瘦；如体内缺锌，亦可引起嗜异症，因为锌是合成唾液中味觉的重要物质，缺锌后，令人厌食，并使味蕾辨别功能失常。也有人认为一些嗜异症，是一种心理失常的强迫行为，初为无意识地咬，日久则形成习惯，变成条件反射，这种现象多见于小儿。

（三）黄汗

黄汗是指全身汗出色黄如柏汁，汗出粘衣。该词出自《金匮要略·水气病脉证并治》。《张氏医通·诸气门上》曰："病水身黄，汗出如柏汁者，由阳明胃热，故见色于外。"《金匮要略发微》中记载："黄汗之病，郁于营分，久而后发……营郁而生热也。"《金匮要略浅注补正》中曰："水从汗孔入，是入膜腠膏油之间，蒸发脾土之色，则为黄汗。"后世部分医家把黄汗混同于黄疸。《症因脉治·黄疸论》说："黄汗之症，眼白黄，面皮黄，汗出沾衣如黄柏汁"是不对的。中医学一般认为多为湿热交蒸，郁遏营卫所致。有认为《金匮要略》中的黄汗属于现代医学痛风性肾病范畴。也有人认为《金匮要略》中描述黄汗的病因是铅、汞、砷中毒。

从现代医学角度认为黄汗见于：①药物的反应：如利福平、核黄素、呋喃妥因等。②肝胆疾病：如急慢性肝炎、急慢性胆囊炎、肝胆结石、肝硬化及肝癌、胰头癌等，引起肝功能减退或胆汁淤积堵塞，胆红素在血液中浓度增高，随汗液排出体外，而出现黄汗。③某些溶血性、感染性疾病：如自身免疫性溶血性贫血，误输异型血液，以及蚕豆病的患者，因红细胞大量破坏，间接胆红素在血中滞留而致黄汗；疟疾、伤寒、钩端螺旋体病、败血症的病人，由于红细胞破坏加快，肝脏功能受到损害，而出现黄汗。④食物因素：进食胡萝卜、橘子、柑橙等食物，以及过量食用含色素的食品或饮料。⑤环境因素等。

也有学者认为黄汗症的病因可能为惊恐、愤怒或肾上腺及拟肾上腺素药物的刺激等因素造成，内分泌功能紊乱导致小汗腺分泌黄色汗液，或因由产生色素的细菌所引起。

（四）呃逆

呃逆是指胃气上逆动膈，气逆上冲，喉间呃呃连声，声短而频，不能自止。中医学认为其病因是由寒邪、燥热、气滞、脾胃虚弱等引起的胃气上逆动膈而成。《景岳全书·呃逆》曰："皆其胃中有火，所以上冲为呃。"《丹溪心法·咳逆》曰："咳逆为病，古谓之哕，近谓之呃，乃胃寒所生，寒气自逆而呃上。"

从现代医学角度看，呃逆系由一侧或两侧横膈阵发性痉挛性收缩所引起，并伴有其他呼吸肌的收缩及声门突然关闭。发病病因可分中枢性和末梢性两种：①中枢性原因：如涉及延髓的一些疾病（脑炎、脑血管意外、脑瘤）；尿毒症、酒精中毒、糖尿病酮症及代谢性、中毒性疾病时；也可见于癔病。②末梢性原因：常由脑、胸、腹部疾病引起。胸部疾病中有肿瘤、纵隔炎、动脉瘤、心肌梗死、心包炎、胸膜炎、肺炎等；腹部疾病中有胃扩张、腹膜炎、肠梗阻、膈下脓肿、胃肠肿瘤、胰腺炎等。此外，腹部手术后留置胃管或膈肌下引流管等刺激也能引起呃逆。

（五）肢体麻木

肢体麻木是指肌肤、肢体发麻，甚或全然不知痛痒的一种患者自感症状。《内经》中称麻木为"不痛不仁"，如《素问·痹论》曰："其不痛不仁者，病久入深，荣卫之行涩，经络时疏，故不痛，皮肤不荣，故为不仁。"中医学一般认为麻木是由气血亏虚、风寒湿邪入侵，或痰浊瘀互结，阻于经络，影响气血流通而成。

现代医学认为，生理性麻木多因长时间的局部受压而引起，这种麻木经活动受压的局部或肢体，使血液循环恢复后，片刻便可复原。而病理性麻木的原因很多，脊椎骨质增生、大脑病变、神经感染、营养障碍、慢性中毒等都可以引起受损神经的支配区发生麻木。此外，临床亦有报道由药物如乙胺丁醇等所引起的麻木。

（六）胁胀（痛）

胁胀是指胁的一侧或两侧有胀满、支撑之感，多属于肝气郁结等肝胆病变。

　　现代研究认为，每当人体情绪波动较大时，常会影响到管理内脏（包括消化系统）的自主神经系统的工作状态，致使其功能失调，结果消化道的蠕动机能紊乱，以至食物残渣在大肠部位停留过久，在肠腔内众多细菌的作用下，过度分解而发酵，同时产生大量的气体。这些气体特别容易积聚在结肠的上方，尤其是转弯之处的肝曲和脾曲。结果肠管内因过度积气而膨胀，进而牵拉和刺激了感觉神经末梢而引发闷胀和疼痛的感觉，现代医学将其分别命名为"结肠肝曲综合征"和"结肠脾曲综合征"。

　　（七）奔豚

　　奔豚是指气冲上逆如豚之奔突。医学亦将这种症状认为是一个证候或疾病。奔豚之名初始见于《灵枢·邪气脏腑病形篇》："肾脉急甚为骨癫疾，微急为沉厥奔豚，足不收，不得前后。"《难经·五十六难》亦有奔豚之名："肾之积名曰奔豚，发于少腹，上至心下，若豚状，或上或下无时，久不已，令人喘逆，骨痿，少气。"《金匮要略·奔豚气病》记载有："奔豚病，从少腹起，上冲咽喉，发作欲死，复还止，皆从惊恐得之。"中医对此症状的认识并不完全相同。有认为奔豚气病的根本在于脏虚（血虚、气血两虚）受邪所迫，肾虚不能调节，则引冲脉应急。有认为奔豚气的发生可能与肝、肾、冲、任四脉有关。

　　对本症的现代研究也不甚清晰，西医常诊奔豚为"神经官能症"。有的学者则认为诊断为神经官能症不符合疾病的发生规律，而认为奔豚和脑血管栓塞及脑神经功能障碍均有密切关系。气冲上逆是腹腔血管神经丛的病理兴奋和内脏反射所产生的。

　　以上简要分析了几个症状的中西医发生机制，由于机体的复杂性，有的症状的发生机制已弄清，有的尚未完全明白。对中医症状现代机理的研究从一定程度上深化了对中医症状的认识。中医的症状学的内容虽然非常丰富，但也存在着很多的问题，相当多症状的内涵比较模糊，表述不精确，临床上中医症状术语的使用不统一，概念经常混淆，而且亦有将一个症状就作为病名的现象。所以对症状的现代机理研究首先要从症状的规范化做起，或者从规范化了的但尚未弄清机制的症状做起。运用先进的医学手段，从生化、免疫、细胞乃至分子等不同层次、不同角度去探讨其机制。其次，由于一症多因和一因多症的复杂性，即一种症状可以由不同原因造成，一种原因又可以产生不同的症状，研究中必须注意控制混杂性偏倚，避免掩盖或夸大研究因素与症状之间的真实联系。再次，也可从同病异症或异病同症的角度去探讨症状的机制。疾病有其自身的发生发展规律，将疾病与症状结合起来去研究症状的发生机制，也许是一种好的思路。对于不同疾病所产生的同一症状，要以病限症的研究特定疾病的症状，并要注意不同疾病的相同症状之间的个性与共性的分析探讨。

　　随着医学技术水平的不断提高，人们对症状的认识也必然不断深入，由于在中医学中症状是辨证与辨病的依据，因此，加强症状的现代机制研究必然会丰富中医症状学，也必将会推动中医诊疗能力的进步。

第四节　切诊的研究进展

　　随着科学技术的发展，人们试图利用现代技术进行中医诊查方法的规范化、客观化、标准化研究，在切诊中做了一些有益的探索，在脉诊和腹诊方面，取得了一些成果。

一、脉诊

（一）脉象形成的机理研究

在每一心动周期中，随着动脉血压的周期性波动，在浅表的动脉上可以扪到一次搏动，称为动脉脉搏或简称脉搏。现代生理学研究主要认为脉搏的形成与心脏、血管、血液循环有着密切的关系。而心脏、血管和血液循环受机体神经内分泌免疫系统的调节。心脏是一个持续不断的振源。心室收缩时，血液快速射入主动脉致其基部压力骤增而膨胀；心室舒张时，主动脉基部压力下降，管壁弹性回缩，则恢复至原来的位置。如此，主动脉血管管壁就因心室的舒张和收缩而有节律地受迫振动。这种由心脏的舒张和收缩引起的、沿着弹性血管向末梢传播的机械波，就是脉搏波。

目前，从血流动力学角度一般认为，脉搏波是心脏射血活动引起的血液和血管壁的振动波叠加而成。这一振动波，最初在主动脉根部形成称为初始波。然后，沿着动脉迅速向外周血管传播，而形成各部分的表现波。脉搏波的传播不是由分子本身的前进构成的，而是分子间能量传递的结果。由于可不断从心脏获得能量，因而血管的振动可持续向前传播；在脉搏波的传播过程中，由于穿过肌肉组织，其能量必然因弹性阻力而部分损耗，结果是振幅变小，而不影响频率，所以在桡动脉处诊得的脉搏波频率等于心率。由于心室射血状态不同，脉搏波波长也不相同。当心室充盈良好、收缩力强而快、半月瓣启闭良好、血管弹性正常时，短时间内大量血液射入主动脉基部，以致血管管径骤增，能形成振幅大、节段长的长波；反之则形成振幅小、节段短的短波。由于心室每搏输出量受心率的影响，脉搏波的波长也必然与心率有一定关系，即心率愈快则波长越短，因此，血管振动节段的粗细长短，从一定程度上反映了心输出量的大小。柯学尧等认为脉搏波具有驻波的特点。驻波是由两个方向相反的波叠加而成的，因此，推断人体存在无数外周"小心脏"。而外周"小心脏"则是毛细血管周围细胞吸收心脏传播过来波的能量，集体主动收缩运动的结果。

脉搏波的传播速度比脉管中的血流速度快，其传播与动脉管的弹性有关。最早澳大利亚人测定人体脉搏波的传播速度为 6m/s，是血流速度的 60 倍左右。老年人脉搏波的传播速度较年轻人快。主动脉段的传播速度为 3～5m/s，到小动脉可以增快到 15～35m/s。据测定脉搏波由主动脉到桡动脉约需 0.1 秒，由主动脉根传到足部的微动脉需 0.2 秒。2004 年王炳和等人测得脉搏波在桡动脉处的传播速度为 6.53m/s。

（二）脉诊客观化研究

脉象是脉动应指的感觉，主要通过切脉时运用不同的指力、指法来感觉脉象的位、数、形、势的变化。由于各人手指感觉和临床经验的差异，对脉象的体会和描述不够规范；对脉象的记录采用文字和语言描述，脉象的概念较抽象，使人难以理解和掌握，故有脉学"在心易了，指下难明"的感叹，影响了脉象的实质探讨和机理研究。随着科学的发展，借助现代科学方法和先进的电子仪器，脉诊的客观化研究方面取得了一些进展。

1. 脉象特征

脉象是手指感觉脉搏跳动的形象，该形象（脉象）可分解为脉位、至数、长度、宽度、力度、流利度、紧张度、均匀度等八个方面，即八个脉象要素。脉位反映脉搏跳动显现部位的深浅，如浮、沉脉；至数反映脉搏的频率，如迟、数脉。脉长反映脉动应指轴向范围的长短，如长、短脉；脉宽反映脉动应指径向范围的大小（粗细），如洪、细脉；流利度反映脉搏来势的流利通畅程度，如滑、涩脉；紧张度反映脉管的劲急或弛缓程度，如弦、紧、缓脉；脉力反映脉搏的强弱，脉搏应指的力量，如虚、实脉；均匀度反映脉动节律是否均匀或脉力是否均匀，如促、结、代脉。每一种脉象都可用八个脉象要素进行分析、表述。有的脉象可表现为其中一个脉象要素的变化，如浮脉；有的脉象则同时表现为几个脉象要素的变化，如濡脉（浮细软）。

2. 脉象的检测

1860年法国的Vierordt制造了第一台杠杆式脉搏描记仪，应用描记桡动脉脉搏图的方法研究脉象，使脉图研究由模式图阶段进入示波图阶段，但是受当时的科技水平的限制，进展不大。

20世纪50年代，研究者将杠杆式描记器引入中医脉诊研究，人们开始通过描记桡动脉脉搏图，对多种脉象进行了脉图描记和分析。但是，由于当时科技水平的限制，描记出的脉图不清晰，甚至失真，但它清楚地表明脉象信息可以使用仪器记录，并且各种不同的脉象可以用图形区分。

20世纪50年代初，朱颜将脉象仪引用到中医脉诊的客观化研究方面。此后，随着机械及电子技术的发展，国内在研制中医脉象仪方面进展很快，尤其是70年代中期，北京、天津、上海、贵州、江西等地相继成立了跨学科的脉象研究协作组，多学科共同合作促使中医脉象研究工作进入了一个新的境界。

近年来，已研制出许多种性能各异的脉诊仪。如MX3C型、MX5型、MX811型、ZMⅢ型、MXY1型、MTYA型、WD1型、BYS14型四导脉象仪等。其主要区别在于传感器及传感器的分布情况。目前应用的脉象传感器种类繁多，性能各异，根据其工作原理可分为四种：第一种是通过感受脉动处压力的变化而描述脉搏图，即压力传感器；第二种则是通过感受脉管容积的变化来描述脉象，即光电传感器；第三种即传声器，是利用声学原理，拾取由脉搏引起的振动，即所谓听信号；第四种是超声多普勒检测技术。其中以压力传感器使用时间最长，技术最为成熟。

压力传感器是中医脉诊客观化研究中一直使用的数据采集工具之一，同时也是最接近中医师诊脉习惯的数据采集方式。中医师用手指通过"举、按、寻"，一方面探测患者的脉搏，一方面通过手指外加压力迫使患者寸口桡动脉进行强迫运动，通过改变桡动脉的运动，探测运动中桡动脉的变化，获取更多的信息，达到无创诊断和医患交流的目的。使用压力传感器正是模拟这一行为，所以压力传感器是中医脉诊客观化中必不可少的一部分。

压力传感器通常有压电式、压阻式和压磁式三种类型。

（1）压电式传感器　是利用压电材料的特性将脉搏的压力信号转换为电信号。压电式传感器根据压电材料的不同可分为压电晶体式传感器、压电陶瓷式传感器、压电聚合物传感器和复合压电材料传感器。荆炳忠等研制了多功能微机脉图信号的采集和处理系统，该系统利用压电晶体换能器实现脉搏信号的采集。有学者利用陶瓷型压力传感器，开发出适合于浮、中、沉各压力等级的元件，并用此传感器描述了全部脉象对应的脉搏图形，分析后得到满意结果。压电聚合物传感器所用的压电聚合物以 PVDF（PolyVingy Lidene Fluoride）为最常用：PVDF 是一种有机高分子敏感材料，其名称为聚偏二氟乙烯。自从 1969 年日本学者首次发现 PVDF 的压电效应以后，PVDF 在电声、水声、探伤、超声、传感器等技术领域，以及生物医学上得到广泛应用。朱筱玮等采用北京信息工程学院传感器电子学研究所研制的 PVDF 薄膜脉象传感器，设计了一种腕带式的脉搏测量传感装置，并成功应用于某无线遥测监护系统中；复合压电材料分为以陶瓷为基和以聚合物为基两种。凌志远等采用了以柔软的聚合物 PVDF 为基体，PZT 压电陶瓷粉末为添加物的复合压电材料传感器应用于脉搏信号检测。这种用复合压电材料制作的脉搏换能器具有结构简单、重复再现性好、精度较高、可扰性好、易于贴紧皮肤、可消除外界干扰信号等优点。但压电式传感器电荷易"跑失"，不宜进行静态压力的测量，并且信号放大需特殊的电荷放大器，成本较高，使其通用性受到限制。

（2）压阻式传感器 是应用最广泛的压力传感器，但在测试时必须将应变片粘贴在试件或传感器的弹性元件上。因此，黏合剂性能的优劣直接影响应变计的工作特性，如蠕变、机械滞后、绝缘电阻、灵敏度、非线性等，并影响这些特性随时间或温度变化的程度。因此，制约了应变式压力传感器的精度、线性度及使用范围。

（3）压磁式传感器 也称作磁弹性传感器，是近年来国内外新兴的一种新型传感器。它的作用原理是建立在磁弹性效应的基础上，即利用这种传感器将作用力变换成传感器磁导率的变化，并通过磁导率的变化输出相应变化的电信号。压磁式传感器具有输出功率大、信号强、结构简单等优点。但因磁性材料的选择、励磁方式的选择、磁性材料的热处理、输出特性等理论和技术上尚未成熟，限制了其广泛应用。

脉象仪中传感器的分布也从单部逐渐发展到多部，从单点式发展到多点式，甚至阵列式。数据的采集越来越精确，脉象表达越来越清晰。其中以单部单点应变片式最为广泛，不过近年来正在向三部多点式方向发展。汤伟昌等研制了多路换能器，不但能检测到普通换能器所能检测的脉象信息，还能检测到脉象宽度方向上的有关信息。金观昌等研制的以新型压电薄膜（PVDF）多点脉搏波计算机辅助测试系统，测量脉搏波在寸、关、尺三部的不同信息，以及沿血管横截面方向脉搏波的变化，能够全方位、多功能地显示各种脉图，实现多点动态实时测量。动脉脉搏除发出压力搏动的信息之外，还有管腔容积、血流速度、脉管的三维运动等多种信息，仅用目前单一点的压力脉图难以全部定量地反映脉象构成要素的指标。随着医学超声显像诊断技术的发展，超声多普勒技术在脉象客观化的研究中已经日益受到重视并取得了一定的进展。田家玮等提出超声三维重建为观察浅表动脉的轴心位移提供了条件，对于研究中医脉象形成机理提供了一条新途径。目前，应用多普勒超声技术检测桡动脉内径、血流速度等脉象客观化指标，被认为是对脉象客观化、科学化研究的新方法。

陈家旭等提出从"整体动态"出发进行脉象仪设计，除采用传统脉象仪设计的通用流程模式以外，主要：① 采用 MEMS 技术，使微型数据采集传感器矩阵式分布，对取脉部位进行全方位数据采集。②绘制脉搏的整体动态变化图，对构成脉象的主要因素即脉位、脉宽、脉长、脉率、脉律、脉力、脉流、脉体等从整体入手，动态描述。比如：取同一部脉上同一时刻，任意横截面上各点的最大值，做出该部脉整体随时间变化的图形。即：整体脉搏——脉体时空综合图，以反映脉体、脉力、脉长等。利用单探头脉象仪对寸口脉关部进行全方位数据采集，取同一部脉上同一时刻。任意纵截面上各点的最大值，做出该部脉整体随时间变化的图形。即：整体脉搏——脉势时空综合图，以反映脉宽、脉体、脉流、脉力等。取同一部脉上同一时刻，任意横截面上各点的最大值，投影到该点对应的二维空间位置上，以相同比例线条宽度表示该点测量值大小，将所得点根据测量值大小平滑过渡，做出该部脉整体随时间变化的图形。即：整体脉搏——脉流时空综合图，以反映脉流、脉长、脉宽等。③利用整体动态脉图对脉搏的"位"、"数"、"形"、"势"进行综合分析，确定不同情况下不同脉象的参数取值范围，以使脉象客观化、标准化。

近年来对桡动脉脉搏波的研究，大多是把适当的换能器置于被测部位，脉搏传感器采集到的脉搏搏动转换成电信号，再输入电路，经过滤波放大等处理后，将微弱的生理病理信号用记录仪记录，或用计算机处理，再对脉搏波进行处理和分析，以得到脉象的定量化指标和分类。其主要组成方框图如下：

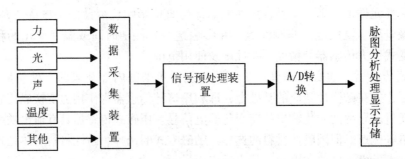

对于脉图所反映的多方面、综合的信息，单靠直观形态分析法会将许多重要的信息掩盖住。因而，目前分析方法向更加全面与多样化发展，主要有时域分析和频域分析两大类，另外还有利用混沌理论对脉象分析等其他方法。时域分析法是直接在时域脉搏图中提取特征信息，来阐明动脉血管内流体参量与时间和空间的函数关系，从而了解脉动频率和节律、脉力的强弱、脉势的虚实和脉象形态特征等。李敏等观察比较桡动脉直径内从中间到两边的7个等分点上压力随时间变化的波形，检测后发现细脉者中间到两边的峰高下降快而且平均值较小，并设想用脉图面积积分和7个波平均峰值的乘积作为鉴别脉道粗细的指标，与中医切脉符合率达80%左右。李景堂提出每个寸、关、尺脉均应包括脉波-脉位趋势图、脉象波形图、脉率趋势图、脉道形态示意图等来进行脉象的多因素分析。杨天权等应用典型相关分析法对脉图指标和血流动力学指标进行分析以阐明应用脉图、切脉诊断动脉硬化的科学依据。

频域分析法是近代工程力学中常用的一种处理波动信息的方法。这里主要是采用傅立叶变换 A 把一个很复杂的由许多叠加波构成的脉搏波分解成不同的简谐波，将其中所包含的丰富信息和能量提取出来。对时域脉搏信号进行频谱分析，得到相应的脉搏频谱曲线，通过频谱曲线的特征分析，实现脉象分类。有人测试了病人和健康人的脉搏，经计算机处理后得到功率谱，分析不同频率功率谱的能量比后得出结论：正常脉SER（10）正常值经统计大于100，患病的SER（10）均低于100，并表现为25Hz以上脉谱曲线占优势。石神龙代等对脉搏信息进行了频域分析，发现功率谱中基波的功率较大，认为基波的半值的宽度，基波及高次谐波的比值及高次谐波的含量是决定脉波的特征的因素。另一种对信号进行功率谱分析的算法是最大熵谱估计，它首先根据离散采样信号建立时间序列模型（自回归模型），然后根据模型计算功率谱。

混沌理论在医学上的应用总的来说尚处在初级和探索的阶段，如用于分维分析、功率谱分析等。将医生靠个体感觉的判断变为可视性、直观性和连续性的图形表达，可客观地度量脉象的改变程度和性质。从初步的实验结果看，可能为中医的脉象信息提取提供一条新的途径。

总之，经过几十年的努力，无论在脉象仪的研制、脉图分析方法、脉搏波及脉象形成机理的研究，三部九候的临床、分析方法及机理研究，正常脉象的生理变异及脉图研究，还是在脉象、脉图与病、证关系研究等方面都取得了显著的成绩。

（三）脉图分析

通过对单一点脉搏波的形态描记，发现脉搏波的形态因描记的部位不同而有所变化，但一般都包括以下几个组成部分（见图11-1）：升支、降支、主波、降中峡、重搏波、外周血管表面波，还可记重搏前波。

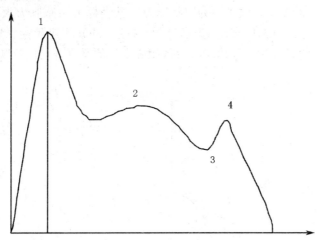

图11-1　单一点脉搏波形图
1 主波；　2 重搏前波；　3 降中峡；　4 重搏波

升支是在心室的快速射血期，动脉血压迅速上升，动脉管壁被扩张，形成了脉搏波中的升支。升支、斜支和幅度可反映心肌收缩的能力及心输出量。外周阻力，大动脉的可扩张性（动脉顺应性）。降支的形成较为复杂：首先，在心室射血的后期，射血速度减慢，压力随之下降，被扩张的大动脉管壁因弹性逐渐回缩，形成了降支的前段。心室舒张期开始，室内压力迅速下降，主动脉的血液顺压差向心室反流，从而推动主动脉瓣迅速关闭。在主动脉瓣关闭前的瞬间，在脉搏波的降支上形成切迹，称为降中峡。此后，反流的血液不仅使主动脉的根部的容积变大，并且受到已闭合的主动脉瓣的阻挡，发生一个返折波，于是在降中峡的后面形成一各短暂的向上的波动，称为重搏波（或降中峡）。而重搏前波的形成是在心室缓慢排血期由于主动脉张力增大，血流阻力增加，造成左室代偿性延长射血时间所致。降支同样反应心脏的功能、血管弹性和外周阻力。

近年来受波形图的启示，许多学者试图将传统的示意图进行改进，从而更加明确说明脉搏的性状和性质等。主要运用指压（p）-指感（h）趋势图（图 11-2）、脉宽图（图11-3）、脉长图（图 11-4）、脉波图（图 11-5）四组图像组合，表述各种脉象的多种特征。

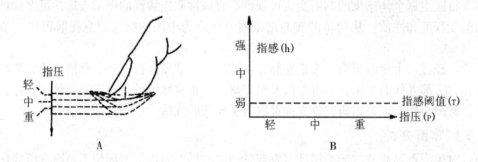

图 11-2　指压（p）-指感（h）趋势图

图 11-2A—手指以轻、中、重三个等级的压力取脉；图 11-2B—以平面坐标系表示指压（p）与指感（h）的关系，横坐标为取脉压力，纵坐标为指感脉力大小，虚线表示指感阈值。指压-指感趋势图以指压（p）为横坐标，指感（h）为纵坐标。坐标上的趋势曲线，表示随着切脉的压力由轻到重，脉动应指力量相应变化的过程，可以反映脉位的浅深、脉力大小和趋势的变化，

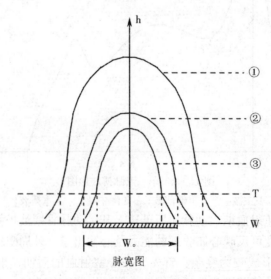

图 11-3　脉宽图

脉宽图是表述脉动应指的径向范围，即切脉手指感觉到的脉体粗细，但由于皮肤与脉道

之间软组织的影响和脉道的横向运动，指感脉宽不完全等同于血管径的粗细。脉宽图用横坐标示脉形宽度，纵坐标示指感大小。正常人的脉形宽度一般在 2mm 左右；明显增宽者为大脉图，明显缩小者为细脉图。

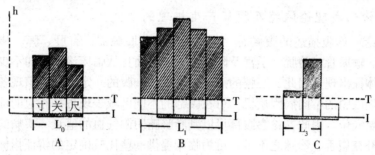

图 11−4 脉长图

脉长图是表述脉动应指的轴向范围，即指与寸、关、尺三部的关系。以直方图表示寸、关、尺三部。如指感范围超过寸、关、尺三部为长脉如图，不及三部或仅出现于某一部为短脉如图。

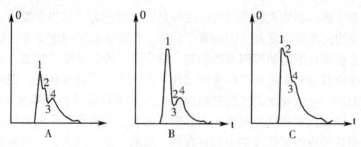

图 11−5 脉波图

脉波图主要表述脉动应指的形态，即在一定的取脉压力下，指感随时间变化的特征。与脉象的紧张度、流利度、均匀度等有关，反映了弦、濡、滑、涩、快、慢、强、弱等脉象的特征，可以引用测绘的脉搏波图加以说明。比如平脉呈三峰波，三个波的幅值依次递降，反映一个脉动周期中脉管内压力的逐渐变化，所以在切脉时指感和缓从容。滑脉呈双峰波，波峰陡直，反映脉管内压力起伏明显，故指感充实、流利而圆滑。弦脉呈宽大主波，反映脉管内压力升高的持续时间较长，与端直以长的指感相应。脉波周期的时值，即反映脉率的快慢；脉波幅值大小与脉搏强弱相应，所以脉搏波图除反映脉象形态外，亦可以提示脉搏节律快慢和脉力大小的均匀度。

二、腹诊

自 16 世纪以来，在日本汉方医学界，就开始提倡腹诊，迄今仍较为广泛地应用于临床，对其重视程度更甚于脉诊。但日本腹诊多重视在腹象描述及汤证指征对应方面进行研究，尚缺乏系统的理论整理和腹诊检测的客观化、规范化的研究。面对这一实际需要及面临的一系列问题，近年来国内不少医家多有重视，对腹诊的源流、原理、手法、腹诊区域及腹诊与方药的关系、腹诊仪的研制等方面开展了一定研究。

（一）腹诊形成理论依据及腹候产生机理的研究

从《伤寒论》诊腹描述的腹候看，包括腹腔、盆腔脏器，有肝、脾、胰、胃、胆、大肠、小肠、肾、输尿管、膀胱、子宫及附件等脏腑，而且从临床诊察可知不少心肺疾患在腹部也有症状和体征出现。因此，脏腑的病变可反映于胸腹的一定部位，出现各种自觉或他觉的症状，并且随脏腑的不同病因病机，可在腹部的不同区域表现各种相应的证候。另外，腹部还有许多重要穴位。因此，诊察腹部可以判断脏腑阴阳气血的盛衰、疾病的预后，腹诊运用于临床，能补充望舌、诊脉之不足，可为临床提供一些比较确定的辨证指标及辨病依据。

有腹满、腹胀的病人，腹部按压时可感到抵抗增强。腹部的阻抗是由整个腹壁的紧张度、腹腔充实感、内脏的阻抗所显示的内脏－体壁反射合在一起构成的。而腹壁的紧张度直接反映了腹壁皮内层、腹肌层的阻抗，同时亦受内脏的阻抗和腹腔充实感的影响，因此能显示生理病理的情况。腹诊时虽在腹壁体表按压，但可以从腹壁的张力来了解腹部的生理、病理表现，而腹壁的张力在一定程度上代表了全身的紧张度，因此可通过腹诊来了解全身的生理病理状况。

按诊时，医者手感得到病人腹壁的软硬度即是腹壁的张力，相当于腹满、腹胀。然腹力是客观的，是指全腹的膨胀程度和皮肉的紧张程度。腹部的膨胀程度受腹内脏腑器官的充实度、肿瘤、腹水、腹部皮下脂肪等因素的影响。皮肉紧张程度主要受腹肌、皮下脂肪等因素影响，但是如果腹内脏器充实度高、巨大肿瘤或高度腹水等因素存在时，则可使皮肉紧张度增高。可见，腹力的产生主要决定于腹部情况。但是如果腹部脏器充实度正常，且无肿瘤、腹水等情况存在，则皮肉紧张度是腹力的主要决定因素。皮肉紧张度的高低，往往与体质强弱程度成正比，而这种皮肉紧张度是全身存在的，故从一定意义上讲，测腹力可了解全身情况，反映体质状况，而体质情况又是决定病证虚实的重要因素。从临床实际看，亦可得到证实。

肝胆病变时易产生胸胁苦满，切诊时更易产生，这与触摸病变部位导致疼痛，进而反射引起腹肌紧张收缩有关。这种情况在炎性病变时尤为明显。此外，胃、肠、胰腺等脏腑的病变亦可放射产生胸胁苦满。日本学者将胸胁苦满分为真性、假性两种。真性者属真皮、结缔组织和浆液性炎症，是全身性间叶系统炎症的部分表现；假性者为腹肌紧张，是与精神、神经相关联的症状，其形成机理是与Ⅵ～Ⅷ脊髓胸节有密切关系的腹腔脏器（肝、胃、脾、胰、膈肌）发生病变，通过内脏－体壁反射所致。

如胃的实质性损害较重，则切诊时可引起或加剧疼痛，甚至痛不可近，并反射引起平滑肌痉挛、紧张，而见心下痞硬。如胃的损害轻，胃壁神经末梢感受性没有改变，胃的紧张度降低，胃壁松弛，则切诊时觉抵抗感小，甚至无抵抗感，且无压痛或仅有轻度压痛。此种情况下，外加压力亦有反觉痞满减轻者，这是因为按压后可增加组织细胞分子内能的不足，促进蠕动，使原来停留于胃的大量气体和毒物易于排空。从中医理论讲，这是气虚导致的气滞，是痞证治疗中加人参的依据。

　　胃脘部叩诊发现有振水音，其产生机理与胃的排空延长有直接关系。胃内容物尤其有较多水分时，过久停留在胃（进食或进水后 2 小时以上），病人除有主诉不适外，可叩诊发现振水音。胃排空延长的原因可有胃平滑肌松弛，胃扩张，胃下垂，幽门水肿、憩室、肿瘤等多种。从这些原因看，主要有两种：一是胃本身动力不足；二是排空受阻，两者亦可兼有。从中医理论看，以脾胃虚弱、水湿内停为主。

　　瘀血腹证出现最多的部位是膀胱部（少腹正中）；其次是左右脐旁部、回盲部、乙状结肠部。下腹正中部腹壁结构有：皮肤浅筋膜、腹直肌前鞘、腹直肌、腹膜外脂肪，其下还有相应脏器如：回肠袢、部分乙状结肠、充盈的膀胱、长大的子宫及附件，偏两侧有左右输尿管。人体因多种病因导致血液循环障碍而表现出瘀血腹证，不同程度地使上述结构发生功能异常。

（二）腹诊客观化研究

　　为使腹诊得以在临床广泛运用，近年来不少学者提出了某些腹候的诊察方法和诊断标准，并试制了仪器，使结果数据化。例如，提出了腹力的诊察方法及测定标准，将腹力等级分为软、偏软、中等、偏实、实五级，在确立徒手测定标准的基础上，研制出腹力测定仪，使腹力作为虚实辨证依据之一的诊断客观化、数据化。有报道研制成中医腹诊参数检测仪，可对腹部寒热及腹部胀满即腹力作数据测定。

　　关于中医腹诊的分区，最有代表性的当属腹诊十一分区法，即胸区（内应心肺两脏）、心区（内应心脏）、左胁部、右胁部、左胁下、右胁下（内应肝、胆）、心下（内应胃、心、胆）、脐部（内应脾、胃、大小肠）、小腹（内应肾、膀胱、胞宫、大小肠）、左少腹、右少腹（内应肝、胞宫、膀胱、大小肠）共 11 个区域的划分，并指出各种腹证的内属脏腑，使腹诊的诊断趋于规范化、客观化。制定了胸胁苦满、心下痞、心下痞满、心下痞硬、心下支结、心下痛、心下悸、腹胀满、腹痛、少腹急结等 20 多个常见腹证及其类证的诊断标准。从表现部位、诊断要点、兼症方面提出了诊断依据，编制出腹诊图，制作了幻灯片和电视教学片，使腹证的诊断标准化、客观化。

（三）腹诊的临床应用

　　急腹症由于起病急、发展快、病程短，舌、脉象变化往往不明显，然腹部症状表现突出，能及时客观地反映病情。有人报道了三种急腹症（急性胰腺炎、急性胆囊炎、急性阑尾炎）的腹证表现及治疗依据，并在临床上取得了良好的诊疗效果。

　　腹部的切诊，可较直接且客观地了解腹内脏腑的病变，一些腹候的诊察部位与某些脏腑的体表投影部位相合，因此某些腹候的诊察结果具有一定的特异性。胸胁苦满程度严重者，诊察时手指可觉有抵抗感，此与肌紧张有关，多见于肝胆湿热，此型病人多属肝胆病的急性发作期，随着病情好转，胸胁苦满程度减轻，抵抗感消失。心下痞硬可作为脾胃病诊断和辨证分型诊断依据之一，心下痞硬程度较重，持续时间长，多提示胃有器质性病变，中医辨证多属气滞血瘀或湿浊中阻。心下悸，即中上腹部悸动感，尤其是叩诊所得的波动感，又称胃脘部振水音，提示胃内有停水，常与心下痞硬同时存在，然本腹候的出现，表示胃腑传导功能的减弱，辨证多属脾胃虚弱，湿浊内停。少腹硬满压痛部位往往提示病变所在，根据其程度的轻重及与月经的关系和其他伴有症，可对宫外孕、子宫内膜异位症、妇科肿瘤、盆腔炎等疾病作出初步诊断。

第五节　八纲辨证研究进展

八纲辨证是中医重要的辨证方法。八纲不仅是归纳疾病类别的抽象逻辑概念，从现代医学的观点看，是对机体器官、组织细胞及分子水平生理、病理异常反应状态的归纳和概括。因此，通过对临床观测和基于动物模型的实验研究，探索了八纲的现代生理、病理学基础，并取得一定成果。

一、表里证候

（一）动物模型的研究进展

1. 风寒犯肺模型

将阉割后的食品猪麻醉后，在其两侧放置冰块，并以电风扇距离 1m 吹风，持续 2 小时，模拟风寒邪气侵袭肌表肺卫。模型出现呼吸频率加快，浅表（球结膜）微血管痉挛收缩、关闭而表现为微血管数减少，微血管血流受阻而扩张、管径增粗。

2. 风寒表证模型

将大鼠自由饲养于风（5~6 级）、寒（3℃~7℃）环境中，发现前期（6 天）表现符合中医的风寒表证。

（二）表里证与皮肤温度的研究

有通过测量指端皮肤温度，发现表寒证患者指端皮肤温度及体表耐寒能力明显高于里寒组，而表热证患者的指端皮肤温度及体表耐寒能力也显著高于里热证组，提示指端皮肤温度及体表耐寒能力的高低似乎与病邪是否在表及卫阳的反应状态有关。

二、寒热证候

（一）寒热证的病理生理学改变

凡代谢旺盛、新陈代谢率增高者一般视为热证，反之则为寒证。辨证的方法除依据症状、体检外，还可依据体温计、基础代谢率（BMR）测定（仪器或计算法），甚至可借助一些物理和化学的实验，如通过测定血清酶的含量、激素定量、生化反应指标等来评价。

1. 热证

一般表现为潮热、口渴、喜冷饮、面红目赤、小便短赤、大便秘结、舌质红、舌苔黄燥、脉数。触诊皮温升高、有灼热感。体温测量可有体温升高，BMR 升高，心率、呼吸频率可加快。依据发热的原因，可分为感染性发热与非感染性发热两种类型。在发热的性质上，可分为：①阳盛证，多见于急性感染性疾病的早期，治则常以驱除致病因子为主。②阴虚发热证，多见于慢性感染的中毒症状，如结核、风湿性疾病、肾盂肾炎、胆囊炎等。③血虚发热证，见于重度贫血，体温调节中枢缺血缺氧致功能紊乱。④某些代谢亢进病，如甲亢、肾上腺皮质功能亢进症，多表现为阴虚阳亢证。

2. 寒证

常表现为身冷、畏寒、喜热饮、口不渴、面苍白、小便清长、大便溏薄、舌质淡、舌苔白滑、脉迟。皮肤触诊有凉感。体温正常或偏低，BMR 降低，心率、呼吸减慢。寒证与阳虚阴盛证有类似处，其病因多见于慢性衰弱性疾病，或甲状腺功能减退症、腺垂体功能减退症、休克等。治疗除对因治疗、补充相应激素外，多采用温热药物辅助治之。

3. 寒热错杂证

临床表现为诸多器官的代谢紊乱状态，某些器官代谢率高，而另一些器官代谢率减低。如原有胃肠炎，遇冷食即腹痛腹泻，属胃肠寒证；又新患上感，发热、咳嗽、吐黄痰，表现为上热下寒的错杂证。或原有慢性支气管炎，遇冷则喘、咳；新患膀胱炎，尿频尿痛，小便赤短，表现为上寒下热证。

（二）动物模型的研究进展

1. 寒证类动物模型

给大鼠连续灌服由寒凉药物制成的煎剂后，动物出现心率减慢、尿量增多等寒象表现。采用首先给大鼠腹腔注射白喉、百日咳、破伤风三联疫苗使动物发热，然后再用寒凉药物，复制由热证转化而成的虚寒证模型。在家兔的双侧后肢围置低温冰袋，1～5 天后，受试动物的微循环及血液流变学等指标发生显著改变。有将正常大鼠放入低温冰箱，复制出寒凝血瘀证"呼吸缓弱"的模型。有采用给大鼠灌饲冰水方法研制了病证结合的胃溃疡实寒证模型。

2. 热证类动物模型

给大鼠连续灌服温热药物煎剂，3 天后动物逐渐出现心率加快、饮水量增多、尿量减少、低热、呼吸急促等表现。采用首先喂补气药党参、黄芪 1 周，提高交感神经和内分泌的机能活动，随后皮下注射致热物松节油引起发热，体温可达 40.3℃，持续 3 日，随后体温恢复正常。有人模拟现代医学发热性疾病的病因，通过给动物体内注入细菌产生内毒素，或直接注入内毒素引起发热而形成热证模型。有以家犬作为受试对象，取大肠杆菌制备液，向家犬腹腔内注射，诱发急性腹腔炎，并同时予以禁食禁水，肌肉注射速尿脱水等，成功地造出热病伤阴红舌证的动物模型。有给大鼠静脉注射醋酸铅和 5－羟色胺（5－HT），同时灌服脂多糖，通过肠源性内毒素塑造了肠热证模型，该模型与中医肠热腑实证基本吻合。

（三）寒热证与神经系统关系的研究

临床研究发现，热证（实热、虚热）患者的交感神经系统活动增强，尿中儿茶酚胺的排出量均增多。寒证患者的表现则正好相反，交感减弱或副交感增强，尿中儿茶酚胺排出量降低。富宏发现虚寒证患者机体内副交感神经功能处于兴奋状态。有人通过测定正常人、虚寒、虚热患者血浆多巴胺－β－羟化酶（DβH）活性及尿中儿茶酚胺（CA）排出量，发现虚热证患者高于对照组及虚寒证组。上述研究说明，交感－肾上腺髓质功能活动增强是热证的共性，而寒证患者的交感神经功能则处于低下状态，副交感神经功能处于兴奋状态。

有认为"阳胜则热"的实热证多是由感染而引起的炎症反应，或由精神因素引起的交感神经偏亢或由物理化因素引起的机能亢奋、产热增加；"阴虚则热"的虚热证是以交感神经占优势并伴有环核苷酸代谢障碍的一组病理状态。

另外，有动物实验表明，寒证组大鼠大脑的 5 - HT 含量升高，儿茶酚胺类却降低或变化不大；热证大鼠则相反。在免疫组化研究中也证明，虚寒证时垂体内含有的促肾上腺皮质激素（ACTH）、促黄体生成素（LH）、促甲状腺激素（TSH）颗粒细胞数量明显少于对照组，说明单胺类递质参与了虚寒证的形成。

因此，热证时中枢兴奋过程增强，相反，寒证时中枢抑制占优势。

（四）寒热证与内分泌系统关系的研究

1. 下丘脑 - 垂体 - 肾上腺皮质轴

上海第一医学院脏象专题研究组发现阳虚患者的尿 17 - 羟类固醇较正常人偏低，而阴虚患者偏高。阳虚患者的尿 17 - 酮类固醇和血浆促肾上腺皮质激素也偏低。另外，有人报道，虚热证患者不仅血浆皮质醇浓度有显著性升高，且白细胞皮质醇受体（GCR）含量亦有上升趋势，说明热证可能使细胞内形成的具有生物活性的皮质醇 - 受体复合物增多，最终导致体内糖皮质激素的生物效应增强。

2. 下丘脑 - 垂体 - 甲状腺轴

根据临床观察，甲状腺机能亢进患者的表现多偏阴虚，而甲状腺机能减退患者多属阳虚。河南省中医研究所观察测定了 31 例阳虚患者（除 1 例为甲减外，其余 30 例均系非内分泌疾病患者）和 9 例阴虚患者（均为非内分泌疾病患者）的血清总三碘甲状腺原氨酸（T_3），发现这两组病人的总 T_3 较正常都明显降低，但其中阳虚组比阴虚组下降更为明显。阳虚组经过温阳，阴虚组经过养阴治疗后，血清总 T_3 都有明显回升。另外邱保国也报道，阳虚证者 T_3、T_4（甲状腺素）均降低，经温阳药治疗后，均有所恢复。动物实验也表明，热体者 T_3、T_4 含量偏高，而寒体偏低。

3. 下丘脑 - 垂体 - 性腺轴

研究表明，雌激素（E_2）水平的高低与肾阴阳的平衡有关系，肾阴虚者雌激素水平偏高，肾阳虚者雌激素水平则偏低。卵泡早衰的病人，辨证为肾阴虚火旺者，促卵泡激素（FSH）水平显著偏高，为肾阴虚者多偏高，为肾阳虚者多偏低。张伟荣的研究表明，热体动物的睾酮、黄体酮、雌二醇的含量偏高，而寒体动物偏低。

三、虚实辨证

（一）虚实证的病理生理学改变

实证，指患病器官功能的相对或绝对增强，一般表现为组织器官的扩大，器官功能亢进。虚证，指器官功能的低下症，一般表现为组织器官的缩小，器官功降低。

从细胞的水平分析，凡细胞活性增强、功能正常或亢进的称为实证，反之则为虚证，如组织细胞的吞噬功能，单核细胞、中性粒细胞的吞噬活性，淋巴细胞分泌淋巴因子的能力，浆细胞分泌抗体的功能等。以淋巴细胞为例，淋巴细胞中的 T 细胞在细胞免疫中起主导作用，T 细胞又分为 T 辅助细胞（TH）与 T 抑制细胞（Ts），TH/Ts≈1～1.8∶1，二者的协调是正常免疫所必不可少的要素，如 TH 增多，则为免疫亢进病，参与了某些风湿性疾病如 SLE、类风湿性关节炎等的发病机制；而 AIDS 病，则是由于嗜人类 T 淋巴细胞病毒感染，侵入了 TH 细胞之中，溶解 TH 细胞，使之丧失殆尽，造成了严重的免疫缺陷病，表现为虚证。

在基因水平，虚实证表现为色体数目的增加或减少，基因片段的增加、缺失或变异，HLA 位点抗原的增加或减少，都直接决定着某类疾病的临床表现，或成为某些疾病如类风湿性关节炎、强直性脊柱炎、糖尿病等的易感人群。提前检测出这些异常，则可能有效地预防这些疾病，基因工程的开展，则可能治愈这些疾病。

（二）虚证动物模型的研究

1. 气虚模型

有人每天给小鼠喂以控制量饲料，第 15 天后动物出现精神不振，鼠毛枯槁、竖立、脱落，尾绀、稍凉、角化。第 21 天与 22 天实验，耐寒、耐力下降，用四君子汤治疗各指标得到改善。

2. 血虚模型

用较为常用的免疫介导和综合放血法制作小鼠血虚证模型。实验结果表明，采用免疫介导法制作的血虚证小鼠模型，在处理后的第八天即出现明显的血虚证症状体征。应用综合放血法制作血虚证小鼠模型，所需时间则相应较长，程度相对较轻，预后也较上述方法良好。在血液细胞学检查方面，主要表现为红细胞计数明显下降，白细胞系、血小板系则无明显改变；骨髓有核细胞计数显著增多；突出表现为胸腺萎缩（但不及免疫介导组明显），指数较正常明显下降。

3. 脾虚模型

脾虚模型的研究开展得较早，且开展很多。根据中医理论，脾虚的产生主要与久病体弱、久泻久痢、饥饱失常、久服苦寒之药、服用生冷油腻及过度疲劳等因素有关。因此，人们主要是选用一种或多种与其临床发病有关的因素，施加于动物（大、小白鼠及驴等），模拟脾虚的发病过程而研制其动物模型。其模型研制方法有：①如苦寒泻下法，运用单味大黄、芒硝、番泻叶或大承气汤等；②耗气破气法，运用青皮或厚朴三物汤等；③饮食失节法，在每天喂饲白菜的基础上，每两天加喂猪脂一次而不限量等；④限量营养法，给予半量饮食等；⑤运用利血平、新思的明等，造成副交感功能亢进型的脾虚模型等；⑥或选用两种以上与脾虚有关的因素造模：如苦寒泻下加饥饱失常，苦寒泻下加劳倦过度，劳倦过度加饮食失节，劳倦过度加饥饱失常，耗气破气加饥饱失常，劳倦过度加饮食失节及苦寒泻下等；⑦病证结合造模法：是将中医脾虚的造模方法与西医疾病的造模方法结合，使模型同时具备中医脾虚证与西医某病的特点。如脾虚胃溃疡模型，在给予泻下剂的同时，用醋酸法造成动物的胃溃疡。

4. 肺气虚模型

如采用 SO_2 染毒及雌激素肌注的方法引起鼻黏膜慢性非特异性炎症改变，动物生态属肺气虚型。采用熏香烟烟雾叠加气管内注入弹性蛋白酶和平阳霉素的方法，建立了肺气虚证慢阻肺合并肺纤维化金黄地鼠模型。

5. 心气虚模型

通过对血液–组织液循环的分析,建立心气虚的血流动力学模型,模型的理论计算结果与中医心气虚证的表现相一致,并与近年来中西医对心气虚的研究发现相吻合。有采用结扎大鼠左冠状动脉主干造成心梗后左心衰,从心率、呼吸、心功能、耐疲劳程度等方面进行心气虚证指标的量化观察。发现模型组动物与假手术组术后 30 天相比,呼吸频率和心率加快,饲料消耗指数及体重增加指数下降,力竭性游泳时间缩短,心功能参数下降等,基本上可定性定量地反映出大鼠的心气虚证。

(三)虚实证与免疫功能关系的研究

临床研究表明,虚证(主要为气虚、阳虚、血虚等)的共同特点是机体的免疫功能下降,尤其是细胞免疫功能低下。虚证时机体的体液免疫和非特异性免疫功能也多有改变,其结果表明多数为低下,但缺乏一致性,可能与所患疾病的不同有关。同时,补益类中药具有调节和增加虚证患者免疫功能的作用。动物实验的结果也多与上述报道一致。

(四)虚实证与能量代谢关系的研究

研究表明,虚实证候存在物质代谢的紊乱。如虚证患者的过氧化脂质明显高于健康人,而血清超氧化物歧化酶则低于健康人。有人报道慢性肾衰竭(CRF)脾肾两虚证患者存在脂质代谢紊乱。有人观察并对比了脾阳虚证和肾阳虚证大鼠动物模型和相应治疗组的脂质过氧化物(LPO)和谷胱甘肽过氧化物酶(GSH – Px)、心肌黄酶(DTD)、超氧化物歧化酶(SOD)活性的变化。结果显示,脾、肾阳虚模型大鼠 LPO 含量升高,三种抗氧化酶活性均下降,进一步认为脂质过氧化是脾、肾阳虚证形成的共同病理生理基础。由于脾主运化及四肢肌肉,近年来,人们通过脾虚证动物模型,从与肌肉能量物质贮存、肌肉能量生成及肌肉能量代谢有关的环节入手,开展了很多脾虚与肌肉能量代谢关系方面的研究。

(五)虚实证与血液流变学及微循环关系的研究

近年的研究表明,虚实证患者均可出现血液流变学方面的改变,但具体改变特点有所不同。有人报道中医实证冠心病患者血液呈高度浓、黏、聚状态,心血瘀阻证血液流变学变化,明显大于痰浊壅塞证和阴寒凝滞证。有人通过对 111 例以心脑血管病为主患者的血液流变学观察发现,偏实证组伴有全血比黏度明显增高,阴虚组(尤女性患者)也有增高趋势,阳虚及阴阳两虚组则不伴有全血比黏度增高。提示全血比黏度的增高与邪实的关系更密切,且邪实不仅血瘀,还包括气滞、痰浊、湿热和实火等证,均可见血液趋于高黏滞状态。有发现血虚证者脑血流动力学的各项血流参数与健康人无异,但两侧血流差值明显异于正常人。说明血虚证者的证候与脑循环自动调节功能相关。有通过临床观察发现,肺气虚患者的全血高切黏度、全血低切黏度、血浆高切黏度、红细胞刚性指数(IR)、红细胞聚集指数(RCI)、红细胞压积(HCT)均明显高于健康对照组,提示肺气虚证患者血液存在高黏、高聚、高浓流变特性,红细胞变形能力减弱,与动物实验结果一致,进一步证实了肺气虚证存在血瘀状态。

有关虚实证在微循环方面变化的研究报道也不少。如有人通过观察微循环改变认为,虚证患者甲皱微循环多表现为视野底色苍白或微黄，管襻清晰，排列整齐，无渗血及毛边，血流中可以清楚看见单个血球缓慢流动，甚至可见"断节"现象。实证可见视野底色红或黄红，管襻形长，排列整齐，血流通畅，充盈度好，速度快，管襻有无渗出或毛边则视病程长短而异。有人发现脾气虚患者存在明显甲襞微循环的异常变化，主要表现在血流速度减慢、红细胞聚集明显等。虚证患者舌尖微循环有明显变化，不同虚证表现不相同。如阴虚组舌尖微循环表现舌乳头横径缩小，表明蕈状乳头有萎缩；扩张微血管丛增多及血色鲜红，都表明微血管有扩张、充血。阳虚组则主要表现了血流缓慢的微循环障碍。气血两虚组的微循环障碍与阳虚组相似，可能与淡白舌有关。气血两虚与阳虚两组舌尖微循环也有不同之处，主要表现为舌乳头微循环充盈不足，阳虚比气血两虚更明显。这种不同变化，为阳虚与气血两虚的鉴别提供了舌象微观的客观依据，也说明舌尖微循环变化反映体内病理改变，比观察舌象更敏感。

（六）虚实证与微量元素关系的研究

近年的一些研究报道，不同的虚实证候存在有微量元素的改变。有发现湿热证患者在感受湿热之邪，发生以脾胃为中心的病变后，微量元素存在一定的变化规律，既锌、铁、锶含量下降，铜含量上升。提示湿热证的证候实质可能与微量元素及维生素 E 代谢有关。有谱仪检测了 62 例慢性肾小球肾炎（CGN，简称慢性肾炎）虚证患者全血铝、镉、钴、镍、锰、铜、锌、锶、铁、铬等 10 种元素和 14 味补阳（气）药，以及 18 味补阴（血）药相应 10 种元素。结果发现 CGN 虚证微量元素谱低于正常人，且阳虚证微量元素谱低于阴虚证；而两类补益药微量元素谱却高于药物总体元素谱。

四、阴阳证候

（一）阴阳与病理生理学关系

1. 阳盛证

由于阳性功能或物质成分的绝对增加而导致的病理生理学异常。此时，阴性功能或物质成分绝对值正常，但相对值不足，机体以阳性功能物质成分占主导地位。以血浆蛋白为例，正常人体血浆总蛋白为 55～75g/L，白蛋白（A）35～55g/L，球蛋白（G）为 20～30 g/L，A/G = 1.5～2.5:1，白蛋白与 α_1 球蛋白表面带负电荷，为阴性成分；α_2、β、γ 球蛋白表面带正电荷，为阳性物质成分，它们共同组成的血浆总蛋白保持中性，即阴阳平衡状态。阳盛证时，A、α_1 正常，α_2、β、γ 增加且主要是 γ 球蛋白增加，血浆总蛋白上升，A/G < 1.5～2.5:1，表现为比例倒置，血浆总蛋白则呈阳离子占优势的状态。此证常见于急性发热性疾病的初期，或免疫亢进病。

2. 阴虚阳亢证

由于阴性功能或物质成分的不足而导致的阳性功能亢进或阳性物质成分的相对增多，患病机体仍以阳证为矛盾的主导方面。以血浆蛋白为例，此时球蛋白含量在正常范围，但由于白蛋白的产生减少或丢失过多，白蛋白 < 35～55 g/L，血浆总蛋白下降，A/G < l.5～2.5:1，表现出球蛋白的相对增多。临床常见于慢性肝炎、肝硬化、慢性肾功能不全、烧烫伤、结核

病的中毒症状、慢性胆囊炎、慢性肾盂肾炎及自主神经功能紊乱性疾病。

3. 阳虚阴盛证

由于阳性功能或物质成分的绝对不足导致的病理状态。比较典型的是甲状腺功能减退症，或腺垂体功能减退症（席汉病），表现出阳不足所致的畏冷、代谢率低下、懒动、乏力、纳差等症状。以血浆蛋白为例，γ球蛋白的含量减少，球蛋白总量 < 20 ~ 30 g/L，而白蛋白正常，TP 正常或降低，A/G > 1.5 ~ 2.5 : 1，呈免疫力低下的病理表现。

4. 阴阳两虚证

阴阳物质的普遍衰竭或减少，功能均降低。常见于慢性消耗性疾病，如胃肠消化吸收不良、肿瘤晚期，或多脏器功能衰竭。此时患病既久，免疫功能低下。

5. 亡阴证

由于阴性功能或物质成分的极度减少，甚至几乎耗尽而产生的一种病理急证。常见于急性传染病，感染性疾病的重度脱水，高渗性糖尿病酸中毒，糖尿病酮症酸中毒，中暑，失血性休克等疾患。

6. 亡阳证

由于阳性功能或物质成分的极度缺乏，甚至欲耗尽而导致的病理急证。即现代的冷休克，也可见于晕厥，呼吸及循环衰竭。

（二）阳虚证动物模型的研究

1. 糖皮质激素致阳虚模型

使用大剂量外源性糖皮质激素（约相当于正常人日分泌量的 80 倍）所致动物的一系列虚弱现象与中医的阳虚证相似。例如，每天给每只成年小鼠臀部或股四头肌注射氢化考的松 0.5 ~ 1mg，或醋酸氢化考的松 0.75 mg，或醋酸强的松龙 100mg，连续 5 ~ 10 天。动物可出现体重减轻，活动减少，反应迟钝，肢尾冷，蜷曲拱背，毛疏松，无光泽等表现。随着造型天数增加，虚弱表现日益严重，甚至死亡。因此，该模型为有关中医药研究中采用较多的模型。

2. 甲状腺机能减退致阳虚模型

通过切除动物甲状腺，或给予动物甲状腺激素合成抑制剂，使甲状腺的合成和分泌减少，T_3、T_4 含量降低后出现类似阳虚的表现。他巴唑致阳虚模型：给大鼠连续饮用 68 天含他巴唑 0.04% 的饮水，动物可出现鼠毛蓬竖、精神萎靡、蜷缩、食量减少、体重下降、活动减少、嗜睡、体温降低、形体扁小等。

3. 羟基脲致阳虚模型

每天给每只昆明种小白鼠灌服羟基脲 7.5mg，连续用药 7 ~ 15 天，动物出现体重减轻，弓背蜷缩，活动迟缓，耐力及耐寒力降低等类似阳虚的表现。

4. 切除肾上腺致阳虚模型

通过手术切除大鼠左侧肾上腺，同时挖去右侧肾上腺髓质和大部分皮质，造成肾上腺髓皮质再生性高血压模型，经实验指标及中药治疗观察（用温热药附子、肉桂等治疗后，血压下降，动物死亡率下降，而用六味地黄丸治疗，动物的状况恶化），推测该模型为阳虚证。

5. 腺嘌呤诱发肾阳虚模型

用含0.5%腺嘌呤的饲料喂养大鼠10～30天，随着进食腺嘌呤饲料日数的增加，模型动物日益消瘦，10天后体重有所回升，并出现体温降低，多尿，鼠毛干枯、稀疏、脱落，畏寒，肢冷，弓背蜷缩，精神萎靡，反应迟钝，少动闭眼，尾部苍白，解剖后睾丸呈萎缩状态等。

（三）阴虚证动物模型的研究

1. 糖皮质激素阴虚模型

每天给小鼠或大鼠氢化可的松或可的松1.25mg，肌肉注射，4～5天后动物血浆cAMP水平反应性升高，用滋阴泻火药生地、龟板、玄参、知母、黄柏等使之降低，而助阳药附子、肉桂则使之恶化。

2. 甲状腺机能亢进阴虚模型

给予动物大剂量外源性甲状腺素（T_4）、三碘甲状腺原氨酸（T_3）等，可使动物处于甲亢状态。同时，运用滋阴泻火药物可使一些指标得到改善，也反证该模型为阴虚。

（四）阴阳与物质能量代谢关系的研究

上海第一医学院在测定肾虚病人的红细胞糖酵解率时发现，肾阳虚者比正常人为低，肾阴虚者比正常人为高，给中药补肾治疗后趋于正常。提示肾阳虚者产热较正常人少，肾阴虚者产热较正常人为多，这可能是阴虚生热、阳虚生寒的重要原因之一。有人报道阴虚患儿的红细胞钠泵活性比正常儿童约高25%，测得成人阳虚患者红细胞钠泵活性比正常人低31%，经补肾中药治疗后其活性接近正常水平。上述观察提示钠泵活性的改变可能或部分是肾虚患者产热异常的原因之一。另外，有人提出体温的高低标志着机体热量代谢的盈亏，体温高达38℃以上者，或白细胞总计数在（10～15）×10^9/L者，或中性白细胞>0.75者多属热证。有人证明邪热在表患者指端皮肤温度和体表耐寒能力较正常人和表寒证患者升高。动物实验也表明，热证大鼠氧消耗量增多，Na^+、K^+、ATP酶活性升高，寒体动物则下降。

（五）阴阳与环核苷酸关系的研究

关于环核苷酸cAMP、cGMP与具体的阴虚证、阳虚证的关系经研究目前已较为明确。有通过多年研究cAMP和cGMP在不同疾病虚证患者中的变化规律，得出相同结论：凡中医辨证阳虚者，cAMP/cGMP比值明显降低；而各类疾病辨证为阴虚者则表现为cAMP含量升高，伴以无明显降低的cAMP/cGMP比值。有人认为，测定血浆cAMP、cGMP含量及其比值，可以作为帮助判断阴虚、阳虚的一个客观指标，从而可能对临床中病情较为复杂病例的辨证有一定参考价值。例如，急性心肌梗死的辨证比较复杂，其发病初期既有心脾气虚、阳虚的症状，又往往同时有痰浊、瘀血等表现，有时还可出现热象。此时若仅根据病人当时的症状与舌象脉象，不易抓住疾病的主要矛盾。夏宗勤等人通过对急性心肌梗死患者观察发现，发病初期血浆cAMP/cGMP明显降低甚至倒置（比值<1），而根据当时的临床表现，却未能较明确地辨为阳虚，这也反映了中医病机虚实标本的复杂性。而环核苷酸cAMP、cGMP含量的测定为明确的辨证提供了可能。另外，通过观察发现cAMP、cGMP的含量及比值变化还可作为阳虚与阴虚病人病情演变的指标。阳虚者好转时，cAMP含量升高，cAMP/

cGMP 比值增大，无好转或恶化时则相反；阴虚者好转时，cAMP 含量降低，无好转或恶化时升高。

<h1 style="text-align:center">第六节　病性辨证研究进展</h1>

一、六淫辨证

自邓铁涛主编的《中医诊断学》（五版教材）以来，多种版本教材对六淫所致外感疾病的证候类型进行了描述，斟定了基本概念、临床表现、证候分析及辨证要点。并且，自 20 世纪 80 年代开始，在国内学术团体及政府有关部门组织专家制定的中医证候的辨证标准中，也包含有六淫证候诊断标准。诸如 1995 年颁发的《中华人民共和国国家标准·中医病证分类与代码》（GB/T15657 - 1995），1997 年颁发的《中华人民共和国国家标准·中医临床诊疗术语证候部分》（GB/T16751.2 - 1997）等。这些标准的制定，为六淫证候的规范化及证候本质研究奠定了良好的基础。

在证候客观化研究方面，近年来有些学者通过动物实验，从工程角度模拟六淫，探讨病因与病证之间的效应与机理关系。主要工作有以风力、温度、湿度 3 个客观指标工程模拟六淫的致病环境。如王绪辉等模拟风寒湿环境，间断重复刺激家兔后肢 1.6 小时，制造痹证模型；郭金龙等模拟长夏湿热环境配合灌饲猪脂、饮蜂蜜的方法，制造湿阻模型等等。有人发现，寒冷气候状态下，人血液中淋巴细胞数相对处于最低水平；炎热气候时，人血液中淋巴细胞数量最多，中性白细胞处在最低；春秋时节，人体内的特异性免疫球蛋白增多。此外，还有学者从经络、免疫、内分泌角度探讨与六淫的相互关系。

二、情志内伤辨证

（一）临床研究

情志证候辨证，目前尚无规范化诊断标准。此类证候多见于心身疾病，其临床特点有二：一是病种广泛，多见于内分泌系统疾病、消化系统疾病、免疫系统疾病、心血管系统疾病、神经系统疾病等；二是常见于疑难病证，如占据 21 世纪疾病死亡谱前三位的心血管病、脑血管病、恶性肿瘤，经临床观察和实验研究表明均与情志密切相关。临床观察，精神病患者怒伤证候明显多于肝病组及内科其他病组，而内科其他病组患者在"忧伤、惊伤、悲伤、恐伤"证候中明显多于肝病组患者。肝病组患者七情证候出现的主次为：思、怒、忧、喜、惊、悲、恐；其他内科病组则为：忧、思、恐、悲。冠心病患者较之正常人具有紧张、易激惹、形盛体衰、正气不足、气滞和阳热体质等特点，消化性溃疡患者具有紧张、易激惹及气滞、虚寒性体质特征，说明心身疾病除与情志刺激相关外，亦与体质类型密切相关。

（二）机理研究

1. 神经－内分泌－免疫网络系统失调

愤怒、惊恐、思虑、悲哀、忧愁等不良情志刺激均导致神经介质和内分泌激素紊乱，可出现去甲肾上腺素、肾上腺素、5 – 羟色胺、多巴胺、ACTH、性激素、儿茶酚胺、生长激素、甲状腺素、胰岛素、乙酰胆碱等多项指标发生变化，从而导致躯体反应和器官损伤。长期的情志刺激也可使周围血中淋巴细胞增多，如肝郁能使 T 细胞免疫功能紊乱、NK 细胞和巨噬细胞功能下降；恐惧伤肾的应激后，可降低机体红细胞免疫功能，又损伤免疫器官；各种应激过程中白细胞介素 – 1（IL – 1）活性明显改变；持续激怒的大鼠，腹腔巨噬细胞的吞噬功能和产生 IL – 1 的能力明显抑制，并伴有体重下降、胸腺萎缩、T 细胞功能抑制，导致免疫功能下降。

2. 脑病理变化

应激引起的 c – fos 表达主要分布在下丘脑室旁核、蓝斑、终纹背侧窗核，以及 A5 和 Al 去甲肾上腺能神经元，脑内存在着特异性心理应激反应核团，探讨不同性质情绪应激后 c – fos 在脑内表达分布的差异在医学研究中具有重要意义。研究发现，c – fos 在表达部位上，因情志性质不同而各异：愤怒组 c – fos 以下丘脑表达显著，而恐惧组 c – fos 以杏仁核表达显著，两组有显著性差异。在从物理学角度探索情志异常对脑波动力学影响的实验研究中发现：惊的脑波动力学特征是以轨迹向外周扩散为主，归类为逃逸型；恐的脑波动力学特征是以轨迹向中心集结为主，归类为缩结型。

（三）造模方法

目前，在情志证候造模的动物选择方面，主要有猴、大鼠、小鼠、兔等，其中最常用 Wistar 大鼠，因为 Wistar 大鼠种系垂体 – 肾上腺系统功能发达，对应激反应灵敏，适于制作情志病证模型，成功率高。模型方法主要有：模拟中医传统病因建立动物模型，如孤独饲养致怒法、空瓶刺激致怒法、社会应激致怒法；采用猫吓鼠、人吓猫及爆竹吓狗方法，制作"恐伤肾"模型；通过间断、低频、低压交流电电击大鼠足底，使动物反复受到刺激，结合同步闪光照射，制作大鼠惊恐模型；采用睡眠剥夺的小站台法加定时钟的铃声刺激，制作中医"惊"情志刺激大鼠病理模型。此外，尚有人从中西医结合的思路出发，复制情志病证动物模型：如用雌二醇和黄体酮注射复制产后抑郁情志模型，采用夹尾等方法制作愤怒情志模型，采用利血平、苯丙胺、5 – 羟色胺等诱导制作忧伤情志模型。

模型动物的行为学特征主要有：愤怒大鼠主要表现为兴奋激动、情绪爆发、攻击行为；恐惧表现为退缩逃避、惊慌失措、交感神经兴奋，甚至肢体软瘫、大小便失禁或精神抑制等。对于动物情绪的评定，目前尚缺乏统一标准。然而，情志动物模型研究的特殊性需要观察其行为模式，并做客观和数量化的记录，其中应用最广的是旷场实验（能有效评价动物对新异环境的兴奋性、适应性、探究、紧张、记忆等多种行为）。研究表明：愤怒模型组大鼠的水平得分和垂直得分均高于孤独对照组和正常对照组，表明排除孤独饲养因素，愤怒应激后大鼠兴奋性、敏感性增强，探究活动增多；恐惧模型组明显低于孤独对照组和正常对照组，说明排除孤独饲养因素，恐惧应激能够使大鼠的兴奋性、敏感性明显减弱。

三、气血津液辨证

（一）气病辨证（气虚证研究进展）

1. 诊断标准

全国中西医结合虚证与老年病研究专业委员会于 1986 年 5 月修订的《中医虚证参考标

准》中，关于气虚证的辨证参考标准为：①神疲乏力；②少气或懒言；③自汗；④舌有齿印；⑤脉虚无力（弱、软、濡等）。具备3项。

2. 模型复制

①控制饲料量造模法：根据中医"饥则损气"的原理，通过控制饲料量复制气虚证动物模型。小鼠每日饲料量控制在100g/kg体重左右，经过一定时间，可出现体重下降、精神萎靡、四肢无力、耐寒能力下降、游泳时间缩短等虚弱症状。经解剖各脏器均呈明显萎缩。②强迫游泳造模法：根据中医"过劳伤气"的原理，将大鼠放入恒温水槽中游泳，迫使大鼠连续游泳两周，使大鼠处于高度应激状态，造成大鼠体力逐步衰弱。

3. 证本质研究

①甲皱微循环障碍：表现为气虚证患者甲皱微血管管祥轮廓模糊不清，管祥长度相对缩短，血色淡红、暗红，流态断线状，管祥发夹状减少，扭曲状增加，血流速度降低。②血液流变性异常：多见全血黏度、血浆黏度增高，血沉加快，红细胞（RBC）电泳时间延长等。③免疫功能下降：可见淋巴细胞刺激指数明显下降、免疫复合物（CIC）阳性率升高等。④物质代谢障碍：血液红细胞糖酵解活力明显低于正常人，尿肌酐、尿酸和尿素氮含量也较正常人明显降低，提示气虚证患者呈现有能量代谢的障碍。⑤其他：如血清中微量元素锌、铜降低，心血管自主神经系统功能紊乱，脑电图和脑血流图的异常率明显升高，收缩压降低（一般低于12.65 kPa时，多有气虚证存在），脉图参数变化（脉图总面积减小，脉图上升时间延长，降斜降低，重搏波高度比主波高度略低于正常），面部色泽变化（泽度高、红光低而呈白色，黄光正常）。

（二）血病辨证

1. 血虚证

（1）模型复制　①溶血性造模法：选用大鼠，2%乙酰苯肼（APH），按体重1mg/100g皮下注射，第2天开始出现精神萎靡、行动迟缓、团缩、毛蓬竖少泽、眼裂变窄（闭目）、眼睛色淡红、耳尾苍白而凉等症状，并随着实验的进行逐渐加重。经三次注射后大鼠形体消瘦，体重下降，呼吸急促，行动摇晃，易惊。并发现血红蛋白和红细胞计数降低等。②失血性造模法：剪去小鼠鼠尾尖端（0.25~0.3cm），立即采血测定Hb及RBC，然后将鼠尾伤口浸入37℃左右温水中直至小鼠失去血液约0.5ml，于失血后24小时再在小鼠尾端采血测定Hb、RBC值。结果证明小鼠失血后Hb、RBC值均显著低于正常值。另有采用特制毛细吸管从小鼠眶后静脉放血，隔日1次，共7次，放血首次量为总血量的20%，以后各次均为15%，并限食。其主要生物学特征为动物皮毛疏松，无光泽，体重下降，萎靡不振，少动，红细胞计数及血红蛋白含量均明显降低。③其他造模法：采用给小鼠连续注射马利兰35天，造成再生障碍性贫血血虚证动物模型。造模后动物主要表现为面、耳、尾苍白，耳郭小血管色淡，骨髓中造血干细胞、骨髓有核细胞数量明显减少，外周血血红蛋白、红细胞计数明显减少等。

（2）证本质研究　①血液流变性异常：全血黏度、血浆黏度、血细胞比容及全血还原黏度均明显降低，血虚证轻、中、重型与血液流变学指标的关系十分密切。血虚时，血细胞比容下降，从而降低了血液的黏滞性，在单位容积内所含的血细胞减少使血细胞不易凝聚，凝血因子受到一定的影响，故血液呈稀、淡、清的状态。②心功能减退：血浆心钠素（ANP）含量明显升高，提示血虚证患者的心脏循环及调节功能不足。用心阻抗微分图，计算心功能指数（PEP/LVET）、心输出量（CO）等10项指标，血虚组有明显差异，这些变化反映了血虚证患者的心肌收缩力减弱，影响心脏射血功能，因而出现心输出量减少，外周阻力增加。③微循环异常：血虚证患者甲皱微循环在形态学上的改变为管祥淡红或苍白，视野模糊，管祥排列不齐、充盈度差，管祥平均数减少，血液断线或粒流，流速多中等。其他研究表明血虚患者多具有体液免疫的缺陷和机体抗氧化系统对自由基的清除率减弱等。

（3）流行病学研究　有人采用流行病学方法，对河北省承德地区及湖北省武汉市的17个单位进行了调查，并应用条件 Logistic 回归分析，探讨血虚证的病因。结果发现，从相对危险度（RR）的数值来看，药毒损伤对血虚证发病的贡献最大，其他依次为情志因素、不良饮食习惯、生育因素、失血史、出生时体质、疾病病程。而从标准化回归系数的数值来看，情志因素对方程的贡献最大，其他依次为不良饮食习惯、平素体质、疾病病程、失血史、生育因素、药毒损伤和出生时体质。

2. 血瘀证

血瘀证现代诊断研究随着临床活血化瘀的兴起而十分活跃，目前已成为中西医结合研究最广泛且最有成效的领域之一。有关血瘀证和血液流变性、血小板黏附、聚集和血管功能关系的认识，得到了国际范围内的广泛认可，陈可冀院士等领衔主研的"血瘀证与活血化瘀研究"课题，是我国中医药界迄今唯一获得国家科技进步一等奖（2003年度）的项目，其研究成果代表着当代中西医结合领域的最高水平。

（1）诊断标准　全国第二届活血化瘀会议血瘀证诊断标准主要依据：①舌质紫暗或舌体瘀斑、瘀点，舌下静脉曲张瘀血；②固定性疼痛，或绞痛，或腹痛拒按；③病理性肿块，包括内脏肿大，新生物，炎性组织增生；④血管异常，人体各部位的静脉曲张，毛细血管扩张，血管痉挛，唇及肢端紫绀，血栓形成，血管阻塞；⑤血不循经而停滞及出血后引起的瘀血、黑粪、皮下瘀斑等，或血性腹水；⑥月经紊乱、经期腹痛、色黑有血块、少腹急结等；⑦面部、唇、齿龈及眼周紫黑者；⑧脉涩，或结、代，或无脉。其他依据：①肌肤甲错（皮肤粗糙肥厚、鳞屑增多）；②肢体麻木或偏瘫；③精神狂躁；④腭黏膜征阳性（血管曲张、色调紫暗）。实验室依据：①微循环障碍；②血液流变性异常；③血液凝固性增高或纤溶活性降低；④血小板聚集性增高或释放功能亢进；⑤血流动力学障碍；⑥病理切片示有瘀血表现；⑦特异性新技术显示血管阻塞。判断标准：凡符合以下条件者可诊断为血瘀证：①具有主要依据2项以上；②具有主要依据1项，加实验室依据2项或其他依据2项；③具有其他依据2项以上，加实验室依据1项。说明：临床血瘀证常有兼证，如气虚血瘀、气滞血瘀、痰阻血瘀或寒凝血瘀等。临床可根据中医理论及其他有关标准进行辨证，作出兼证诊断。

国际血瘀证诊断标准1988年10月北京血瘀证研究国际会议修订：①舌紫暗或有瘀斑瘀点；②典型涩脉或无脉；③痛有定处（或久痛、锥刺性痛或不喜按）；④瘀血腹证；⑤癥积；⑥离经之血(出血或外伤瘀血)；⑦皮肤黏膜瘀斑、脉络异常；⑧痛经伴色黑有血块或闭经；⑨肌肤甲错；⑩偏瘫麻木；瘀血狂躁；理化检查具有血液、循环瘀滞的表现。说明：

①具有以上任何 1 项可诊断为血瘀证；②各科血瘀证诊断标准另行制定；③有关兼证应注意整体辨证。

（2）模型复制　参照梁爱华、闫珊珊等对血瘀证动物模型制作进行的回顾，模型制作的基本依据和方法可概括为以下两部分：

第一，根据血瘀证的病因病机建立模型：①外伤致瘀证动物模型：将家兔固定在兔台上，用杠杆压其后腿内侧肌肉，加压 7.5kg，持续 1.5 小时；②热毒血瘀证动物模型：在家兔耳静脉注射大肠杆菌内毒素；③离经之血型血瘀证动物模型：采用雌性家兔 10ml/kg 体重抽取心脏血液，放置 20 分钟后，取 20ml 经无菌手术将血凝块置于结肠下，12 天后处死；④气虚血瘀证动物模型：将家兔适应性喂养 1 个月后，统一喂饲胆固醇（每只剂量 1g/d）猪油（每只剂量 3g/d）每周 6 次，第 8 周后胆固醇及猪油剂量减半，第 9 周恢复原剂量，持续到第 13 周；⑤寒凝血瘀证动物模型：在家兔两侧后腿足的周围放置冰袋（-15℃～-25℃），冷冻 1.5 小时；⑥阳虚血瘀证动物模型：将大鼠置于低温冰箱中，在 -15℃环境中持续受冻 4 小时；⑦衰老血瘀证动物模型：取 27～30 月龄老年大鼠，此为病性天然血瘀证模型。

第二，根据血瘀证研究中发现的病理生理过程异常制作模型：①结扎动脉（冠状动脉或脑动脉）造成心梗或脑梗：通过结扎冠状动脉或脑动脉造成心肌梗死或脑梗死作为局部血液循环的血瘀模型；②高分子右旋糖酐制作的模型：在家兔耳缘注入 10% 高分子右旋糖酐，每周静注 2 次，历时 10 周；③耳缘注入去甲肾上腺素或肾上腺素造成局部循环障碍：在家兔耳注入肾上腺素或去甲肾小腺素；④射线损伤动物模型：用 Co-60-γ 射线造模，动物经过 γ 射线或 X 射线照射后，可出现符合"血瘀证"变化的血液流变学和微循环障碍。

（3）客观化研究　对血瘀证进行的客观化研究，主要结果包括血瘀证的眼部体征、舌下络脉异常、微循环障碍、血液流变性异常、血流动力学异常、血小板功能变化、单核细胞及白细胞的活化异常、血管内皮损伤、自由基损伤、器官组织病理改变以及基因表达异常等。此外，尚有学者利用现代模糊数学、多变量分析等方法对血瘀证的症状、体征、实验室客观指标进行量化，制定血瘀证量化诊断标准；采用电子计算机及多元线性逐步回归方法，对血瘀证的临床症状、体征和血液流变学检查做了定量分析，并根据回归结果及国内外资料提出了血瘀证的计分标准等。

（三）津液病辨证

1. 痰证、痰病的诊断标准研究

目前，国内痰证诊断标准的制定，主要是从统编教材的编写和学术团体、学术会议及政府有关部门组织部分专家研讨而制定。《中华人民共和国国家标准·中医临床诊疗术语》（GB/T 16751-2-1997）证候部分中详细制定了关于风痰证、寒痰证、湿痰证、热痰证、燥痰证、痰气互（郁）结证、痰瘀互结证、痰热内扰证、痰热内闭证、痰浊上扰证等 19 个痰证诊断标准。

方永奇等对痰证宏观辨证的计量化和规范化进行了系统研究，并从宏观辨证的判别方程式的结果中，拟订出痰病的宏观诊断标准。主要条件：①咳痰；②喉中痰鸣；③舌苔腻；④脉滑。次要条件：①嗜睡；②胸腹痞闷；③肥胖；④口干不饮；⑤恶心呕吐；⑥口眼㖞斜。

诊断标准：符合下列任何一项：①具备主要条件 2 项；②舌苔腻加次要条件 1 项；③咳痰加次要条件 2 项；④喉中痰鸣或脉滑加次要条件 3 项；⑤具备次要条件 4 项。需要说明的是，该项研究应用逐步判别分析法，所筛选出的 10 项指标认为是痰证最精确、相关性最大、最具代表性的指标。通过进一步回代检验和前瞻性研究，证实了该诊断标准的敏感性、特异性及准确度均较高。该标准规范、清晰、易于掌握。但由于其来自内科病人，故主要适用于内科病。此外，还有朱曾柏、刘艳娇、易玉斌、孙建芝、孙刚提出的痰病诊断标准。

2. 痰及痰病本质研究

关于痰浊本质的研究，学者们分别从免疫、细胞、血液流变学、微循环、淀粉样蛋白、异常糖类、糖复合物、自由基、脂代谢、体质与痰浊的关系等诸多方面，进行了有益的探索与研究。其中，研究重点在于脂代谢与痰浊、血液流变学及微循环与痰浊、痰瘀同病、痰湿体质研究等，病种涉及高脂血症、冠心病、中风、糖尿病、肿瘤等多种临床常见疾病。

徐建华认为痰是较稠浊、黏腻乃至胶凝的，多余地产生、累赘地存在的有害物质。其本质是异常的糖类物质和糖复合物以及过多、异常沉淀的脂蛋白等脂类物质等，且以异常的糖类物质和糖复合物为首要，临床多种疾病均与其密切相关。

大量研究表明，痰证患者存在着血脂、脂蛋白和载脂蛋白等生化指标的异常，以及明显的血液流变学异常和微循环障碍。孙建芝等认为，血脂类异常是痰浊证的生化基础，血液流变学异常是痰浊证的血液循环基础。血脂升高可视为血中之痰浊的微观显现，血清总胆固醇（TC）、甘油三酯（TG）、低密度脂蛋白（LDL）含量升高及血液流变学异常，可作为痰浊证的微观辨证指标。宋剑南等提出血中 TC、TG、LDL 升高，是痰浊的主要特征和生化物质基础，并认为脂质过氧化物（LPO）是中医冠心病血瘀与痰浊两证的中心环节及痰瘀相关的生化物质基础。温化冰等研究发现，痰瘀证和瘀血证均表现为血液黏、浓、凝、聚状态，痰瘀证的变化程度甚于单纯的瘀血证组，说明痰可致瘀，并提出痰证与瘀血证具有共同的病理生理基础。

3. 痰病学各种假说

随着医学的发展，特别是中西医结合的崛起，应用现代医学知识探索中医痰病学的本质及其发病机理日益受到关注，研究人员通过实验和临床观察，从不同角度进行研究与探索，提出了痰证病理生理学本质假说，即各种致病因素导致神经内分泌异常、体液代谢及其调解障碍、代谢产物堆积、物质代谢调解异常、内环境紊乱等，从而导致痰证的一系列临床表现。目前已形成五种痰病学假说。

（1）中医痰病学的免疫学假说　李以义、林绍基认为人体免疫机能与痰浊密切相关。当免疫机能、结构、反应等发生异常时，都可在体内形成危害人体的痰浊。而应用免疫学技术可以阐述痰病的病因、病机、病理。

（2）中医痰病学淀粉样变性假说　吴昌国认为淀粉样变性颇似中医痰病，而淀粉样蛋白即是无形之痰，为微观之痰的物质基础。

（3）中医痰病学异常糖类、糖复合物假说　徐建华认为痰是较稠浊、黏腻乃至胶凝的，多余地产生、累赘地存在的有害物质。痰的本质是异常的糖类物质和糖复合物以及过多、异常沉淀的脂蛋白等脂类物质等，其中以异常的糖类物质和糖复合物为首要。

（4）中医痰病脾虚－痰湿－黏液假说 邹世洁认为消化、吸收、生殖道的黏液腺、黏液细胞黏液分泌功能异常，是脾虚有形痰湿的病理实质之一。黏液的主要成分是糖蛋白，黏液的物理性质符合湿为阴邪，其性重浊、黏滞的性质。

（5）中医痰病淋巴假说 周以普从痰与淋巴的特性相关、生成相关、疾病相关、痰瘀相关、用药相关等五个方面分析比较，提出痰即淋巴的假说，并用以阐述"痰生百病"、"痰生怪病"的机理。

4. 痰湿体质与肥胖的关系

为了论证痰湿体质的客观存在及其特征，王琦等根据文献记载和现代临床研究，筛选出169项与痰湿体质相关的因素，在全国不同地区、年龄、性别等方面开展体质调研，得出痰湿体质的判断标准（以与痰湿体质关联大小为据）：苔白腻、舌胖、脉滑、胸闷、身重不爽、目窠微浮、腹部肥满松软、困倦、下肢浮肿、痰多而黏或稀白、面色淡黄、口黏。痰病体质（痰湿质）的特征，概括有两个方面，一是肥胖体形，尤其是向心性肥胖更为突出，舌胖大，脉滑；二是湿证明显，身体沉重，易困倦，胸闷，头如裹，脉濡，苔白腻，口黏，痰多黏。

据统计，痰湿体质在肥胖人群中占51.4%，且痰湿体质者易患高脂血症、高血压病、糖尿病、冠心病、中风等疾病。素有"肥人多痰、多湿，易患中风"。中医理论认为，过食膏粱厚味，致脏腑功能失调、气机紊乱则酿生痰浊。肥胖者体内痰湿浊脂壅盛，此与脾胃、肝、肺、肾等脏腑功能失调关系密切。

现代医学认为，肥胖者脂膏的形成与过盛积聚，与脂质、糖、能量代谢、遗传及内分泌失调等因素密切相关。肥胖者多有脂质代谢紊乱的病理基础。苏庆民等研究认为，肥胖人痰湿型体质者血糖、胰岛素水平显著高于非痰湿型体质，其主要原因是胰岛素对糖代谢调节作用失常，糖大量转化为脂肪贮存，糖代谢异常的结果使脂肪代谢紊乱。此外，痰湿型体质者Na^+-K^+-ATP酶活性显著低于非痰浊型体质者，提示痰浊型体质能量转化水平偏低，体内能量利用减少，引起脂肪等基本供能物质蓄积，进而导致脂质代谢紊乱以及水电解质代谢障碍，使水液停聚于组织器官从而导致痰湿浊邪内盛。

流行病学研究发现，越来越多的人同时存在腹部肥胖、动脉粥样硬化性、血脂异常（TG、LDL－C升高，HDL－C降低）、血压升高、胰岛素抵抗，以及栓塞和炎性反应状态，学者们将其概括为"代谢综合征"。张馨等认为，代谢综合征是一与痰浊密切相关、病变涉及多脏腑的综合性复杂病证，痰浊是代谢综合征发生、发展的病理关键，年老脾肾亏虚是其发生、发展的病理基础。现代研究表明，大多数肥胖患者存在瘦素抵抗，张馨等研究发现，高脂高糖饮食能诱发大鼠糖、脂代谢紊乱和瘦素抵抗，使用化痰中药能降低过高的瘦素水平，改善瘦素抵抗。

第七节 脏腑辨证研究进展

一、肝病辨证研究进展

肝是人体重要脏器之一，其生理、病理极为复杂。国内对肝脏生理病理研究较为重视，从诊断标准、动物模型复制、临床及实验研究等方面进行了大量研究，主要涉及神经、内分泌、免疫等功能活动，多以肝郁证、肝阳上亢证、肝火上炎证、肝胆湿热证、肝气虚证、肝血证等入手。

（一）诊断标准

1. 黄炳山等制定肝郁气滞诊断标准

主症：①情绪抑郁或心烦易怒；②胸胁或乳房或少腹胀闷窜痛；③善长叹息；④脉弦。

次症：①食欲不振；②口苦咽干；③排便不爽；④头晕目眩。具备主症、次症各 2 项即可诊断。

2. 陈国林等制定肝阳上亢证的辨证标准

①眩晕；②头痛；③面部烘热；④烦躁易怒；⑤口苦而渴；⑥脉弦。以上 6 项中具有 4 项，或兼有 1～2 项肝肾阴虚症状。

3. 石林阶等制定肝血虚证辨证标准

①眩晕；②视物模糊；③肢体麻木；④妇女月经量少、色淡或闭经；⑤面唇、爪甲淡白无华；⑥舌质淡，脉弦细或细。①项必备兼有其他 3 项者。

4. 陈家旭认为肝气虚证临床诊断应具备如下几方面表现

①具备气虚证表现，如神疲乏力、气短懒言、舌体胖或有齿印、脉虚无力等；②情绪及思维活动的改变，如抑郁不快或烦躁不安、思维迟钝、多梦善恐等；③肝经循行部位出现不适，如胸胁满闷、喜引太息、少腹坠胀等；④女性可出现月经不调、痛经、闭经等。

5. 陈国林等制定肝火上炎辨证分型标准

目赤肿痛；头胀头痛；口苦口干；烦躁易怒；暴鸣暴聋或吐衄；大便闭结和（或）尿黄短；舌质红苔黄，脉弦数。以上 7 项中具有 4 项者即可诊断。

（二）动物模型复制

1. 肝郁证动物模型

乔明琦等几经摸索，总结出束缚大鼠四肢限制其自由活动的造模方法：放入自由活动大鼠在造模鼠笼内，是借鉴 K. Morton 的实验技术，具有增强致郁的效应。结果模型大鼠表现出类似肝气郁的整体反应。结果：模型大鼠呈现胡须下垂、叫声尖细、贴边、扎堆及活动、饮食减少等情志和行为改变。

2. 肝火证动物模型

张海男等用大肠杆菌内毒素复制家兔实验性肝火证模型，于家兔两后脚掌肉垫皮下注入内毒素溶液 0.5ml。结果模型组动物肝火证的临床表现如皮肤温度、饮水量、呼吸、尿量、易怒、心率等明显缓解；眼部症状显著好转；明显减少房水炎性渗出，降低血液和房水中炎症介质的浓度；减轻眼葡萄膜组织病理损害等。

3. 肝血虚证动物模型

贾长恩等于 20 世纪 70 年代中期独自设计创建了用乙酰苯肼造成大鼠溶血性贫血的血虚动物模型，认为多属于肝血虚。结果：①血虚表现：如口、唇、舌、指甲淡白，耳、尾苍白发凉，精神萎靡，行动迟缓，蜷缩，毛蓬竖立干枯，眼裂变窄（闭目）等；②组织学检查，除了红细胞和血红蛋白降低外，红细胞出现蛋白质变性的海氏小体占 30% ~ 38%，肝细胞发生肿胀，胞质疏松，出现少量脂滴，肝血窦扩大，巨噬细胞增多变大，严重时肝小叶结构可破坏。镜下见部分肝细胞内线粒体肿胀、嵴减少、基质空虚，RER 减少，SER 成小囊泡，内有絮状物，溶酶体增多。

4. 肝阳上亢证模型

黄文权采用多巴胺注射法模拟肝阳上亢证型的实验动物模型，观察了此证型与 T 淋巴细胞亚群、红细胞免疫等指标间的内在联系。发现肝阳上亢证型实验动物除有心率增快、毛细血管充盈明显、性情急躁易怒等表现外，尚有肾素活性及血管紧张素的明显升高。何纲等建立一种高血压脑出血肝阳上亢证大鼠模型。

（三）实验与临床研究

中西医对肝脏认识的异同等方面进行的大量工作；主要涉及神经、内分泌、免疫等功能活动。

1. 肝郁证

严灿等为了阐明肝郁证免疫功能改变的机理，研究观察了 50 例肝郁证患者及实验性肝郁证大鼠。结果提示：肝郁证患者免疫机能的改变与环核苷酸的代谢紊乱、尿木糖排泄率下降，以及血浆皮质酮水平升高有关。

吴涛等采用中医肝脏情绪评定量表（ERSG）测量肝气郁结证、肝血虚证、脾气虚证患者及健康人，并同步检测血浆神经降压素（NT）水平，以评估肝气郁结证患者的情绪状态及探索新的神经－内分泌指标。结果提示：肝气郁结证患者的情绪状态为焦虑与抑郁并存，并同时存在血浆 NT 水平的变化。

2. 肝阳上亢证

陈孝银等研究肝阳上亢证的病理生理基础：①自主神经功能紊乱，交感亢进占 69.8%；②血浆去甲肾上腺素含量增高；③血浆 cAMP、cGMP、TXB_2、6－Keto－PGF1α 含量增高；④红细胞内 ATP、ADP、NADP 含量增高；⑤大脑中动脉平均血流速度（Vm）、收缩峰血流速度（Vs）增高；⑥高血压大鼠肝阳上亢证模型，肾上腺酪氨酸羟化酶（TH）基因 mR－NA 表达增强。

唐发清等研究认为肝阳上亢证红细胞膜内 ATP 酶活性降低，而胞内 Na^+、Ca^{2+} 浓度增高，可能是肝阳上亢证患者血管紧张度增高的病理机制之一。唐氏等研究提示高血压病肝阳上亢证的形成可能与 TH 基因扩增有关。

3. 肝火上炎证、肝胆湿热证

鄢东红等发现两证的共同病理生理基础是：①机体处于应激状态，肾上腺皮质、髓质机能增强；②炎症介质增加，血管内质细胞损伤；③调节血管舒缩的活性物质变化，呈血管扩张，毛细血管通透性增加。此外，肝火上炎证还存在过敏反应、代谢旺盛、能量消耗增加和贮备减少；肝胆湿热证炎症损伤较重，脂质过氧化自由基损伤明显的特点。

李运伦等研究发现肝火炽盛是原发性高血压的重要病机，与胰岛素抵抗增强、红细胞变形能力降低，微循环障碍、脑血流异常、内皮功能损伤和人格特征变化密切相关。为清肝泻火法治疗原发性高血压提供了理论依据。胡随瑜等对中医肝病证候进行测量的结果表明，肝火上炎证患者具有典型的焦虑情绪，肝气郁结证患者具有典型的抑郁情绪，而中医理论也认为阳亢可以化火，肝阳上亢证可以在一定条件下转化为肝火上炎证。

4. 肝血虚证

石林阶等研究认为肝血虚证患者红细胞膜 ATP 酶活性与红细胞耗氧率低下，以致能量代谢减退。陈昌华等采用高效液相色谱法（HPLC – ED）和放射免疫法（RIA）研究认为肝血虚证的病理基础主要以交感神经活动减退，低 T_3 综合征，调节心血管舒缩和水盐代谢的活性物质及细胞膜内第二信使类物质的显著改变为特征。石林阶等研究认为肝阴虚证患者调节血管平滑肌舒缩功能的活性物质紊乱，存在微循环障碍。

5. 肝气虚证

陈家旭等从理论与临床角度探讨了肝气虚证患者病理生理学的改变，并得出肝病肝气虚证与非肝病肝气虚证上述指标变化的不一致性。肝气虚证主要分布于慢性肝病及自主神经功能紊乱性疾病之中，肝病肝气虚主要兼夹脾气虚，反映肝脏器质性病变；非肝病肝气虚主要兼夹原发病见证，反映肝脏功能性病变。陈家旭认为在深入研究肝气虚证时，可考虑从上述病种入手，并区分肝病与非肝病肝气虚证，以排除混杂与干扰。并提出肝气虚证具有的临床特征是女性、中年、情绪不稳定者与其有密切联系。通过对肝气虚证者进行医院焦虑抑郁情绪表、艾森克人格问卷（成人）的测定，发现本证的情绪异常以焦虑抑郁的混合状态为主，其人格特征以不稳定、倾向内向或内向者居多。从肝脏生理，性喜条达；肝病病理，易郁易亢；肝病治疗，多泻少补；以及肝气虚证易与肝气郁证、肝阳虚证、脾气虚证及肝郁脾虚证等相混淆，探讨了忽视肝气虚证的若干原因。

郭姣等近期研究发现肝气（阳）虚证主要有四个方面的病理变化：①交感神经功能活动降低；②调节血管平滑肌舒缩功能的活性物质显著变化、微血管处于收缩状态，微循环障碍；③机体代谢水平降低，供能不足；④炎症介质增加，组织呈炎性反应。

陈家旭等进行临床病例调查表明，肝气虚证在临床上广泛存在，占气虚证的 18.85%。进一步分析，肝气虚证患者与脾气虚者及健康人之间血清乳酸脱氢酶活性、肝气虚证患者与健康人之间血清多巴胺 – β – 羟化酶活性、气虚证患者与健康人血清中铜和锌含量均有明显差别，揭示了肝气虚证的一些微观表现。

二、心病本质的研究进展

心为君主之官，为五脏之首，主血脉而藏神。对中医心病本质的研究主要定位于现代医学心血管系统疾病，因此主要借助现代医学心功能检测、血液循环、免疫、自主神经功能等方面开展研究；此外，亦开展了心虚证诊断标准、动物模型研制的工作，尤其在心气虚证的客观化方面，以临床和实验为手段，定性和定量相结合，反映了中医辨证的客观化、规范化、定量化的研究方向。

（一）心虚证诊断标准及临床辨证规律

目前，较通用的心虚证诊断标准是 1986 年全国中西医结合虚证与老年病研究专业委员会制定的标准。心虚证：①心悸、胸闷；②失眠或多梦；③健忘；④脉结代或细弱。具备 2 项，其中第 1 项为必备。心虚证常与气虚、阳虚、阴虚、血虚证等共存，则分别构成心气虚证、心阳虚证、心阴虚证与心血虚证。

心气虚证以 1990 年 10 月中国中西医结合学会心血管协会制定的心气虚证诊断标准作为评判标准。临床表现的共性症状为心悸、胸闷、神疲乏力等表现，并伴有心功能的降低。沈绍功等提出计量评分观察法即按照证候（主症、兼症、舌诊、脉象的程度不同），用评分法评定 4 级疗效。

（二）心气虚证的计量诊断

参照数理诊断最大似然法计算出心病气血证候（心气虚证、心血虚证、心脉瘀阻证）及对照组（肺气虚证、肝血虚证、肝血瘀阻证）临床主要症状的条件概率，并建立"中医心病气血辨证症征计量诊断指数表"。黄惠勇等认为心气虚证的计量诊断，就是对心气虚的主要证候、功能指数等进行定量，从而建立心气虚证的辨证客观化标准。

（三）心虚证的动物模型

1. 心气虚证的动物模型

姚立等采用强迫跑步、控食及大剂量心得安等复合因素建立大鼠心气虚证模型。邹世洁等采用手术结扎左冠状动脉法制造大鼠心气虚动物模型。王硕仁用大鼠剪尾失血实验制造心气虚动物模型。程志清用控食、跑步、电击法；控食、负重游泳、大剂量心得安等方法制造小鼠心气虚动物模型。李绍芝等采用强迫负重、连续游泳、控食等方法制造小鼠心气虚动物模型。龙子江通过"劳"和"惊"两种致病因素制造了小鼠心气虚证动物模型。

2. 心阳虚证的动物模型

张明雪等采用高脂饮食、垂体后叶素皮下注射及寒冷刺激的方法建立冠心病心阳虚证大鼠模型。结果模型组大鼠近似于临床冠心病心功能不全的病理改变（血脂升高和心肌缺血损伤），与正常组和治疗组比较有显著或高度显著性差异，使这种中西医结合复制造模方法具有一定的理论和实践意义。

（四）心虚证临床与实验研究进展

1. 心虚证与心功能

心主血脉，心脏具有推动血液在脉管内运行的能力；气行则血行，因此心气虚势必影响到心脏的泵血功能。近年来，研究者运用检测超声心动图、心肌电图等方法把心病不同病证与心功能联系起来进行动态观察，取得了一定的成绩，通过检测心功能，对心病定位、定量诊断，具有重要意义。宋萌萌认为，心功能是对心气虚证既定位、定性又定量的诊断指标。

目前，心功能测定主要有两种方法，创伤性检查和无创伤性检查。

（1）心气虚证与心功能　许多研究资料均表明心气虚患者的左心功能异常。程志清等研究认为反映心脏收缩功能的指标明显下降，而反映心脏舒张功能的指标均呈显著上升趋势。说明心脏的收缩和舒张功能均已下降，心功能受到损害。周欣比较心气虚与非心气虚患者左心形态功能方面的差异，发现心气虚并非等同于临床上的心功能不全。姚芳等通过心气虚血流动力学的研究认为心气虚证与左心室功能密切相关。

（2）心血虚证与心功能　中医认为心血虚的主要病机是"血不养心"，同时伴有"心主血脉"功能的低下。杨振平等研究证实心血虚证患者的负荷 STI 指标与正常人比较有显著差异，说明心血虚证的左心功能有潜在低下情况。提示其心脏储备功能低于正常人，这也就是为何心血虚证患者稍事劳作则心慌、气短、乏力等症出现或加重的主要病理生理学基础。同时也客观反映出中医理论"心血"与"心气"阴阳互根的理论。

（3）心阴虚证与心功能　林棋等用心电图对 124 例心病患者进行检查，发现心阴虚证患者快速心率失常发生率及 Q – T 间期延长和 ST – T 段异常心阴虚证组较高；其对建立心阴虚证的心电图诊断标准具有十分重要的价值。周英等用超声心动对 16 例心阴虚心血管病的研究发现，E（舒张早期血流峰值速度）、Ei（E 波流速积分）、DC（舒张早期减速度）均升高，A（舒张晚期血流峰会晤速度）、Ai（A 波流速积分）、Ai/Ei、IRT 均升高，表明心阴虚者存在心脏舒张功能减退。

（4）心阳虚证与心功能　周英等对 14 例心阳虚心血管病的研究亦表明：存在心脏舒张功能明显减退，并与气阴两虚、心气虚、心阴虚比较，A、A/E、Ai、Ai/Ei、IRT 升高及 E、Ei、DC 减低，依次为气阴两虚 > 心阳虚 > 心气虚 > 心阴虚。

2. 心虚证与血液循环关系

（1）心虚证与血液流变学　冠心病者与正常人相比，其全血高切黏度、全血低切黏度、全血还原低切黏度、红细胞压积、纤维蛋白原含量等均明显升高。吴齐雁认为心气虚时 RAS 激活对导致机体纤溶系统功能失衡有重要作用，可能为心气虚导致气虚血瘀的病理生理基础。

（2）心虚证与血流动力学　姚伟等通过对血液 – 组织液循环的分析建立了一个研究心气虚的血流动力学模型，模型的理论计算结果与中医心气虚证的表现相一致，与近年来中西医对心气虚证的研究发现相吻合。赵明镜等选取 SV、CO、CI、SBP/kPa 等血流动力学参数对心气虚动物模型进行了研究。袁肇凯等认为心气虚证患者以面色㿠白为主，兼有萎黄，体现了心气不足，气血运行无力，不荣于面的病理生理特点。多因左心室射血功能降低和大动脉顺应性降低，不能有效地推动血液正常运行，影响组织的血流灌注而面色㿠白；低心输出量和低外周阻力是心气虚证的病理特点。

（3）心虚证与微循环　袁肇凯等观察心虚证与舌尖微观变化的关系，表明心气虚证病人在舌微观上舌菌状乳头横径、微血管袢长度、横径及微血流速度均减小，微血流呈泥流状，管袢渗出增多，反映了该证病人心气亏虚，血行无力，舌体失养的病机特点。心血虚证的病人在微观上亦出现舌菌状乳头横径、微血管袢长度、横径及微血流速明显减小的趋势，其管袢短小，血色淡红尤为明显，反映了该证病人心血不足，血脉失养，舌络失充的病机变化。故舌象的微观变化不仅是心病气血辨证的重要依据，也是进一步开展心病微观辨证和机理研究的基础。

3. 心气虚证与血管活性物质

刘强等采用放射免疫法、硝酸还原酶法观测 60 例心气虚证患者血中内皮素（ET）、降钙素基因相关肽（CGRP）、一氧化氮（NO）、一氧化氮合酶（NOS）的含量变化。结果表明，ET、NO 的诊断价值优于 CGRP、NOS，与现行辨证标准符合情况良好。临床流行病学评价结论：ET、CGRP、NO、NOS 四指标均可作为筛选心气虚证的参考指标。但是，只有 ET、NO 可作为临床诊断心气虚证的参考。

4. 心虚证与免疫功能

中医认为"正气存内，邪不可干"；"邪之所凑，其气必虚"。因此，气的防御功能表现为免疫功能的强弱，国内许多研究表明中医虚证者共同存在免疫反应较低。易字明等观察到心气虚患者的淋转细胞转化率、E－花环形成和 ANAE 染色的测定均显示心气虚患者的细胞免疫功能降低；而反映体液免疫的 3 项免疫球蛋白中，IgM 有增高趋势，IgA 有降低趋势。以上表明心气虚亦存在免疫功能的低下。

5. 心虚证与自主神经功能

心气虚、心阴虚证的部分临床表现如心悸失眠、潮热盗汗等与自主神经功能紊乱有关。姚芳等认为心气虚、心阴虚患者均存在自主神经功能障碍，表现为交感兴奋性增高，但心气虚患者较心阴虚患者交感神经敏感性降低。张道亮等为探索心阴虚、心气虚证自主神经功能的变化，将 55 例辨证为心阴虚、心气虚证心脏病患者分别测定心搏间距、卧立血压差、24 小时尿儿茶酚胺等指标，并与健康人进行比较，结果认为心阴虚、心气虚均有自主神经功能紊乱，其类型及程度与不同证型有关。

6. 其他

（1）脉象的变化　脉搏的形成与心肌的收缩能力、心输出量、输出速度、动脉弹性、外周阻力等因素有关。李冰星等对心病心气虚证、心血虚证、心脉瘀证各 30 例脉图参数观测，结果显示：①心病三证与健康组比较，其病理改变心脉瘀证＞心血虚证＞心气虚证，体现了"同病异证"中"证"的差异；②心病三证与相对应的肺气虚证、肝血虚证、肝血瘀证比较，体现了"异病同证"中，病的不同，病理机制的差异，脉图参数变化亦不同，说明脉图参数作为心病气、血辨证的客观指标之一是可行的。

（2）血气分析关系　朱新星等将 95 名冠心病患者按阴虚、气虚、阳虚分为三组，分别测红细胞比积、平均血红蛋白含量、动脉血氧分压、二氧化碳分压。结果：心气虚证平均血红蛋白含量升高，红细胞比积下降。心阳虚证红细胞比积、动脉血氧分压降低，平均血红蛋白含量、二氧化碳分压升高。结论：血气分析相关指标可作为虚证型冠心病辨证诊治的客观指标。

（3）心血管活性物质的改变　姚芳等认为心气虚证患者血浆 6－keto－PGF1α（PGI$_2$ 的稳定代谢产物）、血小板内环磷腺苷胺（cAMP）含量均低于正常人，而血浆血栓素（TXB$_2$）和 TXA$_2$、心钠素（ANP）、内皮素（ET）、血小板内环磷鸟苷（cGMP）均增高。谢梦州等研究发现，心肌超微结构的损伤是心气虚证患者临床表现的根本原因，以心钠素的含量为观察指标，结果发现心气虚证＞心血虚证＞心脉瘀阻证＞正常人组＞心阴虚证组，可见 ANP 可作为临床判断心气虚证患者的 1 个指标。

（4）与微量元素的关系　黄献平等观察了 78 例中医心病患者血清锌（Zn）、铜（Cu）、铁（Fe）、钙（Ca）含量变化，并与肺病（34 例）、肝病（58 例）进行了对比研究。结果提示，血清 Zn、Cu、Fe、Ca 含量的变化与中医辨证辨病存在着一定的关系。

三、脾病本质的研究进展

脾病辨证的研究主要集中在脾虚证的研究方面。脾虚证的现代研究，一直是学术界所瞩目的课题，研究所取得的累累硕果极大地丰富和发展了脾胃学说。目前许多学者采用现代科学技术和方法，从临床与动物实验对脾虚证做了大量研究，主要集中在脾虚证的诊断标准、动物模型复制、脾主运化、脾主肌肉、脾主统血等方面。研究涉及脾气虚证、脾阳虚证、脾阴虚证、脾不统血证等方面。

（一）脾虚证诊断标准

1987 年卫生部药政局颁布《中药治疗脾虚证的临床研究指导原则》，制定有关脾虚证标准如下：

1. 脾气虚证诊断标准

包括脾虚与气虚两部分，脾虚主症：①胃纳减少或食欲差；②大便不正常（溏、烂、先硬后溏、时溏时硬）；③食后腹胀、或下午腹胀。气虚主症：①舌质淡、舌体胖或有齿印、苔白薄；②脉细弱；③体倦乏力；④神疲懒言。次症：口淡不渴、喜热饮、水泛清涎、腹痛绵绵、或喜按喜温、或得食则减、或遇劳则发、恶心呕吐、脘闷、肠鸣、消瘦或虚胖、面色萎黄、唇淡、短气、排便无力、白带清稀、浮肿、小便清长、咳痰多清稀、失眠不寐。诊断：①气虚主症 2 个 + 脾虚主症 2 个；②气虚主症、舌象 + 脾虚主症 2 个；③气虚主症、舌象 + 脾虚主症 1 + 次症 2 个。以上 3 项中具备 1 项即可诊断脾气虚证。诊断参考指标：要求有 50 例以上观察对象治疗前后同步测定以下 2 项指标，作为诊断脾气虚和评定疗效的参考：①唾液淀粉酶活性负荷试验；②木糖吸收试验。

2. 脾虚中气下陷诊断标准

脾气虚诊断 + 内脏下垂（脱肛、胃、肾、子宫下垂等），或久泻不止、或滑精等 1 项。

3. 脾气虚夹湿诊断标准

脾气虚诊断 + 大便溏泄、舌苔白腻等。

4. 脾不统血诊断标准

脾气虚诊断 + 慢性出血。

5. 脾阳虚诊断标准

脾气虚诊断 + 阳气虚诊断（阳气虚诊断：①畏寒；②肢冷；③大便清稀、完谷不化；④口流清涎）。

6. 脾阴虚诊断标准

脾气虚诊断 + 阴虚诊断（阴虚诊断：①舌质嫩红；②苔少或苔剥；③口干少饮；④食欲差）。

1994年国家中医药管理局发布《中医病证诊断疗效标准》，包括中医内、外、妇、儿、眼、耳鼻喉、肛肠、皮肤、骨伤等9科406个病证，均涉及脾虚证的诊断与疗效标准；1995年卫生部颁布《中药新药临床研究指导原则》（第二辑），这些标准较具权威性，使脾虚证的辨证走向规范化。

（二）脾虚证动物模型

1. 脾气虚证模型

脾气虚证模型主要采用苦寒泻下、饥饱失常、甘肥过度、劳倦伤脾等方法。曹小玉等用喂饲保宁醋制造脾气虚动物模型。樊雅莉提出用苦寒泻下加耗气、破气、降气法制造脾气虚证动物模型。陈小野提出用多因素、多途径的方法来造脾气虚的动物模型。

2. 脾阳虚证模型

王昕用伤湿法致大白鼠脾阳虚动物模型。严桂珍等采用苦寒泻下加饥饱失常法建立脾阳虚家兔动物模型。瞿德竑用番泻叶造成大鼠脾阳虚证模型。

3. 脾阴虚证模型

辽宁中医学院王小明建立的饮食失节加劳倦过度加甲状腺激素和利血平脾阴虚模型。

4. 脾不统血证模型

彭成等在偏食法塑造"脾气虚证动物模型"的基础上，用过酸法模拟成"脾不统血黑便证（上消化道出血）动物模型"，醇酒法模拟成"脾不统血便血证（下消化道出血）动物模型"，破血法模拟成"脾不统血肌衄证（肌肤出血）动物模型"。瞿德竑用番泻叶、水蛭粉溶液灌胃制成大鼠脾不统血动物模型。

5. 脾虚证病结合模型

王玉良等用20%番泻叶浸剂灌服豚鼠3天后肛门注入5%冰醋酸0.1ml，复制了辨证与辨病相结合的豚鼠脾虚型溃疡性结肠炎模型。

已有的研究证明，劳倦过度加番泻叶组对免疫系统影响最显著，是脾虚证理想的造模方法。

（三）脾虚证的临床与实验研究

根据中医"异病同证"，脾虚证是慢性消化系统疾病（慢性消化性溃疡、慢性胃炎、胃下垂、胃黏膜脱垂、慢性肠炎、慢性痢疾、消化不良、胰腺炎、肝炎等）的主要证型，亦是非消化系统的多种疾病（慢性支气管炎、功能性子宫出血、慢性肾炎、各种慢性出血疾病等）的常见证型。

1. 脾主运化

对脾主运化的研究仍集中在消化系统，认为消化和吸收失常为主的疾患是脾虚证，因此胃肠道功能、胃肠道激素、胰腺功能等下降均可导致脾虚证。

任平等认为大鼠的脾虚状态明显地影响磷酸川芎嗪（TMPP）在体内的吸收、分布、代谢和排泄，脾虚患者胃动素（MOT）和前列腺素（PGE_2）含量的异常可能是脾失健运的实质之一。金敬善等认为脾气虚证胃动素升高，免疫球蛋白下降可能是脾气虚证的病理机制之一。杨维益等认为胰腺外分泌功能降低可作为脾气虚证的病理机制之一。

2. 脾主肌肉

主要体现在"脾气虚"时能源物质的改变、糖酵解供能系统的改变、磷酸肌酸激酶的改变、有氧代谢供能系统的改变、骨骼肌的形态变化等方面。

杨维益等研究说明"脾气虚"大鼠骨骼肌存在着能量产生及能源物质的不足。并发现"脾气虚"所致肌肉失养的病理机制之一为骨骼肌线粒体结构损伤，从而影响骨骼肌的有氧代谢。杨氏等通过多年的脾虚证与肌肉能量代谢关系的研究，已逐步将中医"脾主肌肉"的理论应用于运动医学领域，以提高运动能力、抗运动性疲劳等。

3. 脾主统血

范晔认为脾不统血证可概括为四个方面：一是出血现象；二是脾虚运化失司表现；三是气虚特征；四是血少失濡表现。其中运化失司症状是脾虚的共性，为脏腑辨证的定位标志，气虚和出血现象是该证的主要病理性质和病理机转的标志。

陈信义等将 158 例脾不统血证进行统计、分析认为：脾不统血证是慢性血液病出血常见证；血虚、血瘀是慢性血液病脾不统血证最常见的兼证；阴阳两虚、气衰血脱是脾不统血证病证恶化的结果。其发病机制及证候演化规律为：脾气虚弱，脾失统血，气失固摄，气不化血，气虚血瘀以至阴阳两虚、气衰血脱。陈易新在研究中证明复合因素造模，动物出现凝血机制抑制、纤溶系统活跃的出血倾向。

（四）脾虚证与免疫功能

主要体现在非特异性免疫、细胞免疫、体液免疫、红细胞免疫等方面。

葛振华等发现脾虚证小鼠胸腺细胞内 DNA 合成减少，胸腺细胞和 T 细胞发育增殖受到影响。万集今等通过对实验性脾虚小鼠脾脏淋巴细胞增殖周期和免疫细胞学的研究发现，脾虚动物脾细胞 DNA 及 IgM 合成不足，脾 B 细胞增殖能力降低。刘健等发现脾气虚及脾不统血病人红细胞 C_3b 受体花环率（$RBC-C_3b-RR$）与胃中积热和血热妄行病人比较明显降低，而偏食脾虚大鼠 $RBC-C_3b-RR$ 也明显低于正常。

（五）脾虚证与微性循环、血液流变学

黄贤樟观察脾虚证患者的血液流变表现为高黏状态、供血障碍、出血倾向并有贫血现象，即血浆比黏度及红细胞硬化指数明显增高，红细胞聚集指数及血细胞比容明显降低；甲皱微循环则表现为组织器官供血不足。杨建华等报告运用血液流变学甲皱微循环检查方法对 34 例脾阴虚证患者进行了多项指标观察，并与 35 例健康人对照分析。结果提示对于脾阴虚证患者，在补益脾阴时，佐以养血活血之品实属必要。

四、肺病本质的研究进展

肺为相傅之官，主气司呼吸。肺气虚是临床常见证型之一，对中医肺脏本质的研究主要定位于现代医学肺系疾病，因此主要借助现代医学肺功能检测、肺血流图、神经内分泌、免疫功能等方面开展中医肺虚证的研究。此外，亦开展了肺虚证诊断标准、动物模型研制的工作。

（一）肺虚证的诊断标准、计量诊断及证候学特点

1979 年广州会议首次提出肺气虚证诊断标准。1986 年全国中西医结合虚证与老年病研

究专业委员会制订了肺气虚证的诊断标准（肺虚与气虚兼见）：肺虚证：①久咳、痰白；②气短喘促；③易患感冒。具备 2 项即可诊断。气虚证：①神疲乏力；②少气懒言；③自汗；④舌胖或有齿印；⑤脉虚无力（弱、软、濡等）。具备 3 项即可诊断。

潘毅建立了肺气虚证的计量诊断表，并进一步简化成诊断计分表，该表与全国对肺气虚证的诊断参考标准比较，诊断符合率为 93.4%。

此后，2002 年《中药临床研究指导原则》制定了肺气虚证诊断标准。2003 年全国高等中医院校《中医诊断学》中明确了肺阴虚证诊断标准。王鹏提出肺阳虚证诊断标准：主症：①久咳，声低气怯，痰涎清稀，日痰量在 100ml 以上，或夜间及清晨咳痰 50ml 以上；②喘息，气短；③背畏寒；④舌质淡，舌体胖边有齿痕，或舌质暗淡，苔薄白或白润；⑤脉虚弱无力，或沉迟无力，或迟缓。次症：①反复感冒，怯寒，自汗；②面色㿠白或颜面虚浮；③胸部憋闷。诊断条件：主症中①、③项为必备，加上主症 1 项或次症 2 项即可诊断为肺阳虚证。

（二）肺虚证的动物模型

陆和屏等用二氧化硫吸放法复制中医肺气虚模型。杨牧祥等采用《医学动物实验方法》慢支动物模型和《实用中医证候动物模型学》"烟熏法肺气虚证动物模型"复制方法，复制 SD 大鼠"肺气虚证"模型。文小敏根据肺气虚弱、寒邪犯肺致"肺阳虚"的理论，利用现代实验方法对实验动物大鼠给予烟熏和寒冷刺激，造成"肺阳虚"动物模型。并从现代免疫学、血液流变学、分子生物学、病理学角度探讨"肺阳虚"证的发病机理。刘茜采用气管内注入脂多糖（LPS）和烟熏双因素复合制作肺气肿肺气虚证大鼠模型。这种造模方法既符合西医肺气肿"病"的病理模型特点，又与中医肺气虚"证"的证候基本相符。

（三）肺虚证本质的临床与实验研究

1. 肺虚证与心肺功能

刘立等对慢性阻塞性肺病（慢性支气管炎、肺气肿）的肺功能改变及与中医辨证分型的关系进行了探讨。实验结果提示：痰浊型通气量显著低于痰热型，并且通气障碍更为明显。葛正行等对肺虚型喘证、肾虚型喘证的每搏输出量等 7 项心功能指标进行同步测定，并与正常对照组进行比较，结果表明中医认为喘证"在肺为实，在肾为虚"的理论符合心功能测定结果。周庆伟等对 120 例慢性阻塞性肺病患者口服"血神口服液"（由黄芪、当归、血榆提取物等组成）前后之肺功能进行测定，结果表明"慢阻肺"肺气虚患者存在着通气功能障碍，该口服液能改善其肺通气功能。

2. 肺虚证与神经-内分泌-免疫功能

文小敏肺发现阳虚组和肺气虚组大鼠外周血 T 淋巴细胞转化率和呼吸道 SIgA 均较正常组下降，且前者更为严重，两两比较均有显著性差异。现代医学认为肺脏除有呼吸、代谢功能外，还有防御功能，而防御功能的强弱与免疫功能有很大关系。免疫功能越低下，防御功能越差，越易发病，病后更严重。研究表明：肺阳虚证的免疫功能比肺气虚证更为低下。这和临床上常见呼吸系统疾病中有肺阳虚证表现者比仅有肺气虚证表现者病情严重且易复发相一致的。

宋卫东认为，虚证存在整体神经－内分泌－免疫系统（NEIS）功能紊乱，主要表现为迷走神经功能亢进，肾上腺皮质功能及免疫功能低下。

宋卫东等检测肺气虚证、慢支隐性肺证及正常人外周血、支气管肺灌洗液胆碱酯酶及去甲肾上腺素与肺泡巨噬细胞（AM）内 cAMP 和 cGMP 含量。结果表明：隐性肺证局部交感神经兴奋对 AM 功能具有一定的调节作用，使 AM 内 cAMP/cGMP 比值保持在正常水平；肺气虚证局部自主神经功能紊乱较明显，自主神经对 AM 的调节作用相对较弱。

王鹏实验结果表明：肺阳虚组大鼠肺组织中 cAMP 含量与正常组织非常接近，肺气虚组 cGMP 含量与正常组亦非常接近，而肺阳虚组 cGMP 含量明显升高，cAMP/cGMP 比值明显下降。但董祥实验发现肺阳虚证 cAMP、cAMP/cGMP 及肺气虚组 cAMP/cGMP 与正常人比较无显著差异，此结果与以往结果不同，有待于进一步的实验研究，但 cGMP 含量明显升高，与正常组、肺气虚组有显著性差异。因此，cGMP 可能间接反映肺阳虚证的变化。

赵江云等通过深入研究肺气虚证局部内分泌功能紊乱及其对 AM 功能影响，为临床肺气虚辨证论治提供理论基础及客观依据。杨牧祥等观察到"肺气虚证"SD 大鼠模型免疫球蛋白 IgM、IgG 均显著低于对照组。

3. 肺虚证与血液流变学

文小敏研究提示：肺阳虚组大鼠全血比黏度、血浆比黏度、血细胞比容、红细胞变形指数比肺气虚组升高。这是由于肺阳有助心行血之功，肺阳虚则行血无力，血液出现黏、浓、聚流变性，血流阻力加大。同时，气虚乃阳虚之渐，阳虚乃气虚之甚，阳虚常由气虚发展而来。因此，肺阳虚组的血液黏、浓、聚变性较肺气虚组严重。

刘向国采用气管内注入脂多糖（LPS）和烟熏双因素复合制作肺气肿肺气虚证大鼠模型，观察模型大鼠血液流变学的变化。其结论是肺气肿肺气虚证模型大鼠血液存在高黏、高浓、高聚的流变特性。因此，可以认定对肺气虚证的血瘀状态，只有补益肺气，辅以活血化瘀，才能最有效地促进气血运行，改善组织器官的供血缺氧。

4. 其他

申维玺等应用免疫组化方法研究了白细胞介素－1β（IL－1β）、白细胞介素－6（IL－6）、肿瘤坏死因子（TNFα）与肺阴虚证的关系。结果表明：肺阴虚证组非瘤细胞中 IL－1β、TNFα 表达水平高于对照组；非瘤细胞中 IL－1β/IL－6 比值与肺阴虚证有密切关系，并初步认为 IL－1β 和 TNFα 等细胞因子是肺阴虚证的本质。

文小敏的研究结果显示：肺阳虚组大鼠气管支气管、肺组织均有不同程度损害，说明肺阳虚证模型大鼠的气管、支气管黏膜、肺组织存在广泛严重的缺损性病变。

董祥等研究发现，肺阳虚组一氧化氮（NO）、cGMP 含量明显升高，与正常组、肺气虚组有显著性差异；而肺气虚组 NO、cGMP 含量与正常组无显著性差异。因此，NO、cGMP 可能间接反映肺阳虚证的变化。

五、肾病本质的研究进展

肾为先天之本，藏精主生殖、主水而内寄元阴元阳。自 20 世纪 50 年代开始进行肾本质的研究。近年来，在此领域的研究有了更加深入的发展，从整体功能到形态学变化，从组织器官水平到细胞分子水平进行了较深入的研究。从异病同证、同证异病角度，以丘脑－垂体－靶腺轴为研究靶点，初步揭示了肾阳虚证的本质。陶少平、李勇枝等对此方面的进展作了综述。

（一）肾虚证诊断标准

全国中西医结合虚证与老年病研究专业委员会对肾虚证诊断要求具备以下三项：①腰脊酸痛（外伤性除外）；②胫酸膝软或足跟痛；③耳鸣或耳聋；④发脱或齿摇；⑤尿后有余沥或失禁；⑥性功能减退、不育、不孕。

（二）肾虚证动物模型

1. 肾阳虚证动物模型

肾阳虚证造模方法有：过量皮质激素，损伤肾上腺，过量甲状腺素，使用抑制甲状腺素功能药物，切除甲状腺素，使用羟基脲等。有报道给 250g 左右的雄性大鼠灌喂腺嘌呤 30mg/100g 体重，连续 30 天，大鼠出现与人类肾阳虚相似的症状：生育力低下，睾丸生精功能障碍，恶寒蜷卧，精神萎靡，反应迟钝，少动，体毛干枯脱落，消瘦等症状表现。李哲等用强迫小鼠游泳法造成劳倦过度；以 College 效应诱导雄性小鼠房室不节，建立"劳倦过度，房室不节"肾阳虚小鼠模型。王建红等用醋酸可的松混悬液充分混匀，后肢肌肉注射制造肾阳虚动物模型。

2. 肾阴虚证动物模型

肾阴虚证造模方法有：过量甲状腺素，甲状腺素加利血平，条件反射或结扎肾动脉，过量皮质激素，热性中药等。

（三）肾虚证临床与实验研究进展

1. 肾虚证与下丘脑－垂体－靶腺轴

肾虚证的研究以丘脑－垂体－靶腺轴为研究靶点，包括下丘脑－垂体－肾上腺皮质轴、下丘脑－垂体－性腺轴、下丘脑－垂体－甲状腺轴等方面揭示肾阳虚证的本质。

宋春风对 31 的肾阳虚动物模型研究发现，垂体促甲状腺素细胞、甲状腺滤泡上皮细胞的粗面内质网扩张，线粒体肿胀、空化，细胞变形，核变形，固缩；而且，其甲状腺超微结构损伤程度大于垂体超微结构。王建红认为：在模型早期（15 天）动物身上并没有完全出现垂体－甲状腺轴功能的明显下降，即垂体分泌的促甲状腺素（TSH）水平有一定变化，但甲状腺激素（T_3、T_4）水平明显下降；而在模型中期（23 天）动物身上则可以完全看到垂体－甲状腺功能明显下降这一变化，到了模型晚期（30 天）则出现下降程度加剧。结果提示，较理想的肾阳虚动物模型时间应为 15～30 天。如果造模时间过长则会出现严重的肾阳虚，因而也不能够排除由于造模时间长，大剂量的可的松在体内蓄积引起的毒性反应。

张云如等以性腺激素和促性腺激素为指标，观察老年肾虚证与垂体－性腺轴的关系，结果显示老年人中肾阳虚组血清 T、E_2 和 E_2/T 比值明显低于肾阴虚组，而 LH、FSH 明显高于肾阴虚组，以老年雄性大鼠造肾阳虚模型，其指标变化与男性老年人相同。肾精不足型主要是 Ⅲ－VIPL 延长，提示该型的脑干上橄榄核到下丘听传导通路传导功能减退。刘德山对 75 例眩晕病人进行分证研究，结果认为：眩晕不同证型之间的 BAEP 的变化有一定规律性，

BAEP可以作为眩晕中医辨证分型和中医治疗的客观指标。

2. 肾虚证与免疫功能

主要体现在与细胞免疫、体液免疫等方面。

细胞免疫低下是肾虚证的共性。范国荣等应用单克隆抗体 OKT 系列检测 57 例老年人肾虚证周围血 T 淋巴细胞亚群。结果：T_3、T_4 较正常对照组显著降低，T_8 显著升高，T_4/T_8 显著下降，且肾阳虚较肾阴虚明显；肾阳虚组 T_4/T_8 与 IgA 呈高度正相关，与 C_3 及 CIC 分别呈高度负相关，因此推测肾虚证老年人 T 细胞亚群改变致细胞免疫功能失调，可能是衰老的肾虚本质之一。张宏伟等综述肾阳虚证主要表现为血清 IgG 下降，抗病邪能力较差；肾阴虚证主要表现为血清 IgM 升高，尿中 IgG、IgA 亦升高。

由此可见，关于肾脏的本质是什么，以及从肾虚探讨衰老的机理，曾引起中医、中西医结合研究者的兴趣，而下丘脑、垂体及其靶腺是神经内分泌的重要靶器官，许多学者认为通过补肾则起到如下作用：①可以改善肾上腺皮质的功能；②可以改善甲状腺、性腺及激素水平；③可以使下丘脑－垂体－靶腺轴的形态结构得到改善和恢复。

近年来，上海医科大学中西医结合研究所在国家自然科学基金重点资助下，带动了补肾、健脾、活血类中药对神经－内分泌－免疫网络功能作用的对比研究。如张新民等研究认为补肾益精方对衰老或肾虚状态下的免疫机能似乎与活血化瘀方、健脾益气方有不同的作用。钟历勇等采用反转录（RT－PCR）化学发光定量法、放射免疫及细胞免疫技术，观察补肾、健脾、活血三类复方分别对下丘脑－垂体－肾上腺－胸腺（HPAT）轴受抑制模型的下丘脑促肾上腺皮质激素释放因子（CRF mRNA）表达、神经内分泌和免疫功能的影响，结果唯有补肾药可通过提高下丘脑 CRF mRNA 表达来保护 HPAT 轴免受外源性皮质酮的抑制，健脾药对免疫系统有直接的促进作用，从而得出补肾药物对肾阳虚证的主要调节定位在下丘脑的结论。而蔡定芳等以外源性糖皮质激素复制中医肾阳虚大鼠模型，观察右归饮及根据右归饮组方原则自拟的命门合剂的调节作用。结果表明，外源性糖皮质激素在反抑制下丘脑－垂体－肾上腺轴的同时激活下丘脑单胺类递质的生物合成和代谢，去甲肾上腺素、多巴胺、3，4－二羟基苯醋酸、5－羟色胺、5－羟基吲哚醋酸等含量增高；体重下降，每日饮食摄水量减少，垂体、肾上腺、胸腺重量减轻；室旁核的 CRH 神经元与正中隆起的 CRH 神经纤维、垂体前叶的 ACTH 细胞等明显减少；下丘脑 CRH mRNA 表达明显抑制，血浆 ACTH、皮质酮含量下降，肾上腺及胸腺萎缩，脾脏淋巴细胞数减少，T 淋巴细胞增殖反应及 NK 细胞活性下降，T 淋巴细胞诱生 IL－2 和 γ－IFN 能力明显减退。经温补肾阳后，上述各项指标得到明显改善，支持肾与神经内分泌免疫网络存在本质联系的观点。

赵琳观察复方补肾冲剂治疗肾阳虚型骨髓增生异常综合征（MDS）的临床疗效并初步探讨其作用机制，观察治疗前后外周血象、骨髓象、T 细胞亚群及细胞因子水平。结果表明：复方补肾冲剂是治疗 MDS 安全、有效的药物，其作用途径可能主要通过调节机体免疫及调控造血细胞因子表达，促进骨髓正常造血的恢复。

3. 其他

肾虚证与微量元素与骨矿物含量及骨密度关系密切。研究表明，病理性肾虚或生理性肾虚者骨矿物含量及骨密度均低于正常人，如李仁康等测定老年前期肾虚证骨矿物含量，结果老年肾虚证骨矿物含量较老年前期肾虚证者低，老年肾虚证组与老年前期肾虚证组分别较同年龄非肾虚证组比较均有显著性差异，从而为中医肾主骨的理论提供了依据。

此外，应用 TP－1 型中医舌象数字化分析仪检测患者舌象参数，采用酶法、比色法等技术检测 CRIT 患者血生化指标，以揭示慢性肾衰竭虚证患者舌象变化的基本规律。结果：慢性肾衰竭虚证 5 种证型中舌色指数以脾肾阳虚型为最高，润燥指数以阴阳两虚型为最低，不同证型中，舌象参数与血生化指标具有相关性，不同证型舌象参数对应的血生化指标不同。

第八节　其他辨证研究进展

一、六经辨证

研究认为，六经辨证实质上是对疾病不同阶段的综合性认识，它包括了机体正气的盛衰、内外邪气的强弱，机体的反应程度、病情的转归趋势，以及体现在外表的各种表象的综合；它结合疾病脉证，进行因、性、位、时、量、势的分析，形成了一个系统而又完整的六经辨证理论，实际上包含了脏腑、三焦、八纲、病因、气血津液等辨证方法，因此，可广泛适用于临床各科。如张喜奎等认为肾脏疾病辨证方法、临床发病和传变不越六经范畴；张文勇从理论上提出可以从六经角度对黄疸进行辨证论治；娄绍昆将慢性萎缩性胃炎分为太阳太阴合病、少阳病、阳明少阳合病、太阴病、少阴病等型；章浩军等运用六经辨证对溃疡性结肠炎患者进行治疗，临床上均取得了良好的疗效；刘燕平从临床实践中体会到，用六经辨证治头痛，运用得当，显效快，获愈早，而对多种顽固性头痛，亦能收到较好疗效。

黄皖生等在针灸临床实践中运用六经辨证体系指导针灸治疗，认为三阳证多属表热实证，三阴证多为里寒虚证，其治法亦有祛邪与扶正之别。此为提纲证的针灸辨治，再随其兼证等的不同，选择相应配穴与针刺方法，疗效甚佳。此外，也有人开展了六经辨证理论结合经脉循行时辰进行辨证，以及运用六经方法指导腰椎间盘突出症辨证治疗。

二、卫气营血辨证和三焦辨证

近年来研究发现，卫气营血辨证和三焦辨证的应用疾病谱广泛，包括多种具有温病特点的急性传染病，某些具有温病特点的急性感染性疾病，以及少数非感染性的急性发热性疾病，涵盖了多科的属于温病范畴的疾病。SARS 和其他病毒性疾病的防治受到普遍重视。同时，提出卫气营血辨证与三焦辨证相辅运用，是今后教育乃至临床、科研的一大课题。

（一）SARS

在诊治 SARS 的过程中，众多医家认为采用卫气营血和三焦辨证施治 SARS 在干预病程、减轻中毒症状、缩短发热时间和住院时间、减少后遗症、减轻并发症和西药副作用方面有明显的作用。

朱敏等对 61 例传染性非典型肺炎患者的研究中发现，SARS 致病邪气主要具有三方面的性质：风热、夹湿、疫疠，而且入院时病情多处于卫、气分阶段。及早将病情控制在卫、气分阶段，可防止其向营、血分传变，卫、气分是治疗的关键时机。其症状多以发热为首发症状，并以中、高热型为主。王权等以卫气营血辨证施治 SARS，认为 SARS 是一种热毒极强的以侵犯肺脏为主的"热毒疫"，在症状上以高热喘咳的气分证为主；在疾病的传变上十分迅速，以气营两燔同时并见，表现在高热的同时伴有肺部实变的影像学特征；在中医治疗上须贯穿两个始终一个顾护，即始终贯穿清热解毒和活血化瘀的原则，注意顾护肺气和肺阴。

钟嘉熙等对 SARS 治疗中发现，早期应用疏风清热、利湿解毒法，能有效控制病情由卫气分传入营血分，疗效较单纯西医治疗有一定优势。胡卫东等在运用中医药预防 SARS 的过程中体会到相比较西医而言，用中医"温病"的理论能够解释 SARS 所有特点和规律，将 SRAS 归为温病中的"瘟疫"，用温病卫气营血辨证及规律来指导 SARS 的早期预防和既病防变，以及康复期的调理作用，都有非常重要的意义。

缪英年等对中山市 20 例 SARS 临床特点观察后则提出另一种看法，他们发现所见 20 例患者均以肺卫证候为主，超过 50% 的病例出现发热恶寒、头痛、胸痛、咳嗽、气促；在重症患者中，该比例更高，但未见入营、动血之象。因此，提出其病变部位着重在肺卫，疾病性质则不能归属于已知的各种温病范畴。

（二）病毒性心肌炎

向宏应用卫气营血辨证治疗病毒性心肌炎。提出急性期的治疗按卫分、逆传心包辨证，恢复期及后遗症期按阴虚火炽、气营两虚，瘀血阻脉、邪入血分辨证，提高了对其病因、发展、转归的认识。

周承志等在治疗病毒性心肌炎时发现如按卫气营血辨证能更好地指导临床治疗。认为急性病毒性心肌炎发病前多有卫分证前驱症状，治以轻剂祛邪外出；发病时表现为热邪直入营分，在清营育阴的同时，需佐以透热转气之品，心肌炎重症者表现为阴竭气脱，治宜益气救阴、敛汗固脱；恢复期表现为余邪不解，在养阴的同时应注意透解余热。

（三）病毒性乙型肝炎

杨月艳认为引起病毒性肝炎根本原因是感染某种专一的瘟疫毒邪，在临床表现上虽虚实错杂，复杂多变，且累及部位广泛，但疾病演变过程仍符合卫气营血的传变过程，因此可以以卫气营血辨治病毒性肝炎。张田仓等认为运用卫气营血辨证对乙型肝炎分型，能够反映病变的浅深层次及其传变规律。乙型肝炎之病因为湿毒之邪，病机演变由卫气而及营血。临床应根据卫气营血及其各自的证候特点，依据病变部位及湿毒偏重程度之不同而辨证、立法、选方。

（四）其他病证

王建中等以卫、气、营、血并治法对放射性肺炎进行治疗。苏玲等以卫气营血辨证、中西医结合治疗以高热为主要表现，病理特点为单核巨噬细胞系列的噬血细胞系统性增生的感染相关性噬血细胞综合征（IAHS），均取得较好的疗效。

此外，不少有关肾脏疾病按上、中、下三焦进行辨治的报道，与传统意义上温热病的三焦辨证有所区别。

三、络病辨证

络病是指各种因素导致络中营卫气血津液运行、输布及渗化失常，最终出现络脉瘀滞，痹阻不通的一类病证。有关络病学说中的络病理论肇始于春秋战国时期的《黄帝内经》。其首次提出络脉概念，初步论述络脉分布、生理及病理。至汉代张仲景《伤寒杂病论》中创制旋覆花汤，大黄䗪虫丸、鳖甲煎丸等络病治疗方药，首先提出辛温通络、虫药通络用药。清代叶天士提出"久病入络"、"久痛入络"、"络以辛为泄"、"大凡络虚，通补最宜"，其理、法、方、药，广泛运用于疼痛、卒中、积、痹证等病证，发展了络病学说。近10年来，一些学者对络病理论又进行了深入的研究和总结，提出了一些新的观点，开拓了络病研究的视野。

（一）络病理论基础研究

茅晓等通过考察和总结络病及通络方法的历史沿革，提出通络法与络病理论渊源于《内经》、《难经》，具体治法萌动于《伤寒杂病论》，经晋、唐、宋、元、明漫长的学术积累，至清代叶天士《临证指南医案》，络病说及通络法基本定型。近年的中西汇通和临床探索表明通络法的运用有了新的进展。

吴以岭提出"脉络－血管系统"同一性和"脉络－血管系统病"概念，与国际医学界的"大循环病"和"泛动脉"概念相吻合。他指出络气郁滞（或虚气留滞）为络病发病始动因素，与血管内皮功能障碍具有高度相关性，由此发展演变的络脉瘀阻动脉粥样硬化、络脉绌急与血管痉挛、络脉瘀塞与血管闭塞成为其共性病理环节。六淫外袭易于先伤阳络，由阳络至经其则热毒滞于阴络形成一系列病机演变过程。病邪伤及络脉易形成易滞易瘀、易入难出、易积成形的络病病机特点，从而出现络气郁滞、络脉瘀阻、络脉绌急、络脉瘀塞、络息成积、热毒滞络、络脉损伤、络虚不荣等络病基本病机变化。

雷燕等回顾几千年来络病理论的演进脉络，探讨络脉病证的病因病机，并试从西医学角度阐明络病的病理生理学基础，认为络脉系统是维持机体内稳态的功能性网络。络病是以络脉阻滞为特征的一类疾病，邪入络脉标志着疾病的发展和深化，其基本的病理变化是虚滞、瘀阻、毒损络脉。

王永炎等结合细胞、分子、基因组方面所取得的研究成果，对中医"毒邪"与"络病"的科学内涵，"毒邪致络病"、"毒损脑络"的病理演变规律，以及证候与基因组的相关关系进行了深入的探讨，提供了新的研究思路和方法。

李岩等概括了络脉理论，认为络脉的生理功能不外聚、留、通、化，络病的病理机制总为瘀、虚、痰、毒。通过在分子水平上探索与研究络病的病理生理机制，对中医络病理论给予了现代医学诠释，并提出了新的络病假说。认为中医络病中血行不畅、络脉失养、气血瘀滞、津凝痰结、络毒蕴结等病理变化涉及了血管活性物质调控异常、血管内皮细胞及血管平滑肌细胞的损伤机制、细胞外基质代谢异常、细胞因子生物学内容，从而部分地实现了中医基础理论与西医基础理论实质性的衔接。

有人提出治络病当明营卫之理，也有人就络脉生理病理与营卫关系进行了探讨。认为络脉贯通营卫，为营卫气化的场所，络脉渗灌血气、互渗津血的生理功能赖营卫气化而实现，营卫气化失常是络病的基本病理环节，治络病者，当明营卫之理。

（二）络病的临床研究

在王永炎的大力倡导下，络病与中风、高血压、老年性痴呆、痹证、糖尿病性脑病等疾病的关系得到详尽阐述。邹忆怀等总结了王永炎治疗中风病急性期的经验，认为痰热腑实证由于浊毒损及脑脉、脑络，神机失用，病人可见烦躁或嗜睡，或言语謇涩、半身不遂。可用化痰通腑法进行治疗。王继明等总结了虫类走窜、入络搜剔；取类比象、藤类入络；辛香通络、引经报使等三种基本络病用药规律。吴以岭等认为，冠心病心绞痛的中医病机包括络脉瘀阻和络脉细急两大病理变化，提出"心气虚乏、运血无力"导致络脉瘀阻，并认为脑血栓的形成也是由于脑络痹阻和脑络细急形成的。脑络痹阻导致脑神经失养形成半身不遂、语言不利、口舌㖞斜、肢体麻木。运用络病理论指导中药通心络胶囊的组方，主要是以虫类药益气活血、通络止痛，治疗高脂血症、糖尿病性多发性神经病变、肢体动脉硬化性闭塞症、心衰、冠心病、脑血栓，临床上取得了良好疗效。

鞠大宏等提出高血压病可从络论治。认为高血压病的产生主要是由于络脉系统受到损害，自我调节功能发生紊乱所致。其中"痰瘀阻络，毒损心络"是高血压病发生的主要病理基础。其病理演变是由于病久不愈，正气亏虚，或情志郁怒，或外邪入侵，邪气由气及血，终至津停血滞、化浊生毒，痰瘀、浊毒痹阻络脉而发为络病。病变主要在心络，又与脑络、肾络密切相关。

宋福印等论述了毒损脑络与糖尿病性脑病的关系，提出毒损脑络是其关键病机，益气养阴解毒通络法是治疗糖尿病性脑病的根本大法。他认为气阴两虚存在于糖尿病的全过程，病久由气及血，致气虚不能行血，使瘀血内停，阻塞脑络则发生脑病。同时，糖尿病患者多伴有高脂血症、高胰岛素血症、高尿酸血症、高血压等，由此表现血管脑组织及细胞的毒性作用与毒邪致病、久病入络的病机相吻合。提出解毒通络方药治疗糖尿病性脑病的同时需加入益气养阴之品。

李梢以类风湿关节炎为例，总结了王永炎从络辨治痹病的学术思想，提出类风湿性关节炎是新病入络的代表病证，其病变渠道在于病络，并初步构建类风湿性关节炎从络辨治的理论体系，以及"外邪入络，伏邪逆攻入肢节脉络"的发病学特点；"毒损肢节络脉，脉道亢变，络脉虚滞"的主要病机特点；"分证论治，截毒防变，通畅络脉"的主要治则治法特点。

有学者提出肝纤维化当按络病理论进行辨治，并以乙肝后肝纤维化为例，从整体、细胞、分子水平较为详尽地阐述了肝纤维化与络病关系。指出肝纤维化络病辨治病理关键环节是"毒损肝络，痰瘀交阻"，治疗上可选用多种通络法，并辅以针对病因、病机的其他治疗，方能取得较好疗效。

（三）络病的实验研究

仝小林认为糖尿病肾病虽为消渴病的慢性并发症，仍离不开阴虚燥热、精血亏虚的病理基础，但其标在于肾络瘀阻。周水平通过对糖尿病视网膜病变的研究，结合络病理论，提出络脉与微循环功能和结构具有一致性。络病与微循环障碍纤维化病变本质一致，经实验研究得出络病的发生是从小血管病变开始的，再到大血管病变，即初病即入络。

王陆军认为络病与微小血管的病变密切相关，血管内皮细胞的损伤是络病发生的物质基础之一。采用体外培养血管内皮细胞（HUVEG），观察养阴生津方药对 HUVEG 的保护作用。实验结果显示，养阴三方均可降低丙二醛（MDA）水平，提高 SOD 水平。因此认为，养阴生津方药保护络脉、濡润络脉的实质就在于保护 VEG。并推测养阴生津方药对 HUVEG 保护作用是通过以下几个方面实现的：一是提高细胞对 LPS、自由基等有毒物质的清除能力；二是保护细胞膜的完整性；三是促进 VEG 的能量和物质代谢。从现代医学角度证实了养阴生津方药"保护络脉、濡润络脉"的实质。

有人运用中医"络病学说"指导肾性蛋白尿的治疗。认为其病位在肾络，基本病机为元气内虚，毒损肾络，清浊相混，精微漏泄，提出舒络固肾的治疗大法及其常用药物，并介绍在此基础上研制的肾舒胶囊临床与实验研究进展。李氏等认为，中风的病机是"毒损脑络"。所谓"毒"，泛指在正常生命过程中机体内不存在的物质，或原本适应机体生命活动的物质超过了生命机体的需求而对机体形成危害。脑络瘀阻导致营卫失和，卫气壅滞而化生火毒进一步损伤脑络是中风病康复困难的病机关键。其现代病理学基础是中风发病过程中的缺血级连反应，即自由基、代谢毒性物质及兴奋性氨基酸等对微血管内皮细胞和神经细胞的损伤。在治疗上宜解毒通络，调和营卫。解毒以祛除损害因素，通络以畅通气血的渗灌，是中风病治疗的核心环节。

教材与教学配套用书

新世纪全国高等中医药院校规划教材

注：凡标○号者为"普通高等教育'十五'国家级规划教材"；凡标★号者为"普通高等教育'十一五'国家级规划教材"

（一）中医学类专业

1　中国医学史（常存库主编）○★
2　医古文（段逸山主编）○★
3　中医各家学说（严世芸主编）○★
4　中医基础理论（孙广仁主编）○★
5　中医诊断学（朱文锋主编）○★
6　内经选读（王庆其主编）○★
7　伤寒学（熊曼琪主编）○★
8　金匮要略（范永升主编）★
9　温病学（林培政主编）★
10　中药学（高学敏主编）○★
11　方剂学（邓中甲主编）○★
12　中医内科学（周仲瑛主编）○★
13　中医外科学（李曰庆主编）★
14　中医妇科学（张玉珍主编）○★
15　中医儿科学（汪受传主编）○★
16　中医骨伤科学（王和鸣主编）○★
17　中医耳鼻咽喉科学（王士贞主编）○★
18　中医眼科学（曾庆华主编）★

19　中医急诊学（姜良铎主编）○★
20　针灸学（石学敏主编）○★
21　推拿学（严隽陶主编）○★
22　正常人体解剖学（严振国　杨茂有主编）★
23　组织学与胚胎学（蔡玉文主编）○★
24　生理学（施雪筠主编）○★
　　生理学实验指导（施雪筠主编）
25　病理学（黄玉芳主编）○★
　　病理学实验指导（黄玉芳主编）
26　药理学（吕圭源主编）
27　生物化学（王继峰主编）○★
28　免疫学基础与病原生物学（杨黎青主编）○★
　　免疫学基础与病原生物学实验指导（杨黎青主编）
29　诊断学基础（戴万亨主编）★
　　诊断学基础实习指导（戴万亨主编）
30　西医外科学（李乃卿主编）★
31　内科学（徐蓉娟主编）○

（二）针灸推拿学专业（与中医学专业相同的课程未列）

1　经络腧穴学（沈雪勇主编）○★
2　刺法灸法学（陆寿康主编）★
3　针灸治疗学（王启才主编）
4　实验针灸学（李忠仁主编）○★

5　推拿手法学（王国才主编）○★
6　针灸医籍选读（吴富东主编）★
7　推拿治疗学（王国才）

（三）中药学类专业

1　药用植物学（姚振生主编）★
　　药用植物学实验指导（姚振生主编）
2　中医学基础（张登本主编）
3　中药药理学（侯家玉　方泰惠主编）○★
4　中药化学（匡海学主编）○★
5　中药炮制学（龚千锋主编）
　　中药炮制学实验（龚千锋主编）
6　中药鉴定学（康廷国主编）★
　　中药鉴定学实验指导（吴德康主编）
7　中药药剂学（张兆旺主编）○★
　　中药药剂学实验
8　中药制剂分析（梁生旺主编）○

9　中药制药工程原理与设备（刘落宪主编）★
10　高等数学（周　喆主编）
11　中医药统计学（周仁郁主编）
12　物理学（余国建主编）
13　无机化学（铁步荣　贾桂芝主编）★
　　无机化学实验（铁步荣　贾桂芝主编）
14　有机化学（洪筱坤主编）★
　　有机化学实验（彭松　林辉主编）
15　物理化学（刘幸平主编）
16　分析化学（黄世德　梁生旺主编）
　　分析化学实验（黄世德　梁生旺主编）
17　医用物理学（余国建主编）

（四）中西医结合专业

1 中外医学史（张大庆 和中浚主编）
2 中西医结合医学导论（陈士奎主编）★
3 中西医结合内科学（蔡光先 赵玉庸主编）★
4 中西医结合外科学（李乃卿主编）★
5 中西医结合儿科学（王雪峰主编）★
6 中西医结合耳鼻咽喉科学（田道法主编）★
7 中西医结合口腔科学（李元聪主编）
8 中西医结合眼科学（段俊国主编）★
9 中西医结合传染病学（刘金星主编）
10 中西医结合肿瘤病学（刘亚娴主编）
11 中西医结合皮肤性病学（陈德宇主编）
12 中西医结合精神病学（张宏耕主编）★
13 中西医结合妇科学（尤昭玲主编）★
14 中西医结合骨伤科学（石印玉主编）★
15 中西医结合危重病学（熊旭东主编）★
16 中西医结合肛肠病学（陆金根主编）★
17 系统解剖学（杨茂有主编）
18 组织学与胚胎学（刘黎青主编）
19 生理学（张志雄主编）
20 生物化学（温进坤主编）
21 免疫学与病原生物学（刘燕明主编）
22 病理学（唐建武主编）
23 病理生理学（张立克主编）
24 医学生物学（王望九主编）
25 药理学（苏云明主编）
26 诊断学（戴万亨主编）
27 局部解剖学（聂绪发主编）
28 中医基础理论（王键主编）
29 中医诊断学（陈家旭主编）
30 中药学（陈蔚文主编）
31 方剂学（谢鸣主编）
32 针灸推拿学（梁繁荣主编）
33 中医经典选读（周安方主编）

（五）护理专业

1 护理学导论（韩丽沙 吴瑛主编）★
2 护理学基础（吕淑琴 尚少梅主编）
3 中医护理学基础（刘虹主编）★
4 健康评估（吕探云 王琦主编）
5 护理科研（肖顺贞 申杰主编）
6 护理心理学（胡永年 刘晓虹主编）
7 护理管理学（关永杰 宫玉花主编）
8 护理教育（孙宏玉 简福爱主编）
9 护理美学（林俊华 刘宇主编）★
10 内科护理学（徐桂华主编）上册★
11 内科护理学（姚景鹏主编）下册★
12 外科护理学（张燕生 路潜主编）
13 妇产科护理学（郑修霞 李京枝主编）
14 儿科护理学（汪受传 洪黛玲主编）★
15 骨伤科护理学（陆静波主编）
16 五官科护理学（丁淑华 席淑新主编）
17 急救护理学（牛德群主编）
18 养生康复学（马烈光 李英华主编）★
19 社区护理学（冯正仪 王珏主编）
20 营养与食疗学（吴翠珍主编）★
21 护理专业英语（黄嘉陵主编）
22 护理伦理学（马家忠 张晨主编）★

（六）七年制

1 中医儿科学（汪受传主编）★
2 临床中药学（张廷模主编）○★
3 中医诊断学（王忆勤主编）○★
4 内经学（王洪图主编）○★
5 中医妇科学（马宝璋主编）★
6 温病学（杨进主编）★
7 金匮要略（张家礼主编）○★
8 中医基础理论（曹洪欣主编）○★
9 伤寒论（姜建国主编）★
10 中医养生康复学（王旭东主编）
11 中医哲学基础（张其成主编）★
12 中医古汉语基础（邵冠勇主编）★
13 针灸学（梁繁荣主编）○★
14 中医骨伤科学（施杞主编）○★
15 中医医家学说及学术思想史（严世芸主编）○★
16 中医外科学（陈红风主编）○★
17 中医内科学（田德禄主编）○★
18 方剂学（李冀主编）○★

（七）计算机教材

1 SAS统计软件（周仁郁主编）
2 SPSS统计软件（刘仁权主编）
3 多媒体技术与应用（蔡逸仪主编）
4 计算机基础教程（陈素主编）
5 计算机技术在医疗仪器中的应用（潘礼庆主编）
6 计算机网络基础与应用（鲍剑洋主编）
7 计算机医学信息检索（李永强主编）
8 计算机应用教程（李玲娟主编）

9　网页制作（李书珍主编）
10　医学数据仓库与数据挖掘（张承江主编）
11　医学图形图像处理（章新友主编）
12　医院信息系统教程（施诚主编）

新世纪全国高等中医药院校创新教材（含五、七年制）

1　中医文献学（严季澜主编）★
2　中医临床基础学（熊曼琪主编）
3　中医内科急症学（周仲瑛　金妙文主编）★
4　中医临床护理学（杨少雄主编）★
5　中医临床概论（金国梁主编）
6　中医食疗学（倪世美主编）
7　中医药膳学（谭兴贵主编）
8　中医统计诊断（张启明主编）★
9　中医医院管理学（赵丽娟主编）
10　针刀医学（朱汉章主编）
11　杵针学（钟枢才主编）
12　解剖生理学（严振国　施雪筠主编）★
13　神经解剖学（白丽敏主编）
14　医学免疫学与微生物学（顾立刚主编）
15　人体形态学（李伊为主编）★
　　人体形态学实验指导（李伊为主编）
16　细胞生物学（赵宗江主编）★
17　神经系统疾病定位诊断学（高玲主编）
18　西医诊断学基础（凌锡森主编）
19　医学分子生物学（唐炳华　王继峰主编）★
20　中西医结合康复医学（高根德主编）
21　人体机能学（张克纯主编）
　　人体机能学实验指导（李斌主编）
22　病原生物学（伍参荣主编）
　　病原生物学实验指导（伍参荣主编）
23　生命科学基础（王曼莹主编）
　　生命科学基础实验指导（洪振丰主编）
24　应用药理学（田育望主编）
25　药事管理学（江海燕主编）
26　卫生管理学（景　琳主编）
27　卫生法学概论（郭进玉主编）
28　中药成分分析（郭　玫主编）
29　中药材鉴定学（李成义主编）
30　中药材加工学（龙全江主编）★
31　中药调剂与养护学（杨梓懿主编）
32　中药药效质量学（张秋菊主编）
33　中药拉丁语（刘春生主编）
34　针灸处方学（李志道主编）
35　中医气功学（刘天君主编）
36　微生物学（袁嘉丽　罗　晶主编）★
37　络病学（吴以岭主编）
38　中医美容学（王海棠主编）
39　线性代数（周仁郁主编）
40　伤寒论思维与辨析（张国骏主编）
41　药用植物生态学（王德群主编）
42　方剂学（顿宝生　周永学主编）
43　中医药统计学与软件应用（刘明芝　周仁郁主编）
44　局部解剖学（严振国主编）
45　中医药数学模型（周仁郁主编）
46　药用植物栽培学（徐　良主编）★
47　中西医学比较概论（张明雪主编）★
48　中药资源学（王文全主编）★
49　中医学概论（樊巧玲主编）★
50　中药化学成分波谱学（张宏桂主编）★
51　中药炮制学（蔡宝昌主编）★
52　人体解剖学（严振国主编）（英文教材）
53　中医内科学（高天舒主编）（英文教材）
54　方剂学（都广礼主编）（英文教材）
55　中医基础理论（张庆荣主编）（英文教材）
56　中医诊断学（张庆宏主编）（英文教材）
57　中药学（赵爱秋主编）（英文教材）
58　组织细胞分子学实验原理与方法
　　（赵宗江主编）★
59　药理学实验教程（洪　缨主编）
60　医学美学教程（李红阳主编）
61　中医美容学（刘　宁主编）
62　中药化妆品学（刘华钢主编）
63　中药养护学（张西玲主编）
64　医学遗传学（王望九主编）

新世纪全国高等中医药院校规划教材配套教学用书

（一）习题集

1　医古文习题集（许敬生主编）
2　中医基础理论习题集（孙广仁主编）
3　中医诊断学习题集（朱文锋主编）
4　中药学习题集（高学敏主编）

（二）易学助考口袋丛书

中医执业医师资格考试用书